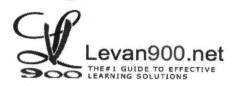

Levan900.net
THE #1 GUIDE TO EFFECTIVE
LEARNING SOLUTIONS

FACIAL900

THEORY & PRACTICE

New edition
2018

● *900 Questions* ● *Practice* ● *Lesson review* ● *Wax tests* ● *Dictionary*

VAN LE 900 PUBLISHER
Designer: *Helen Le*
Typesetting: *Parker Le*
Front cover: *Jessica*
Back cover: *Photograph of Author*

GREAT THANKS TO ANNIE LE, PHARMACY. DOCTOR.; CINDY NGUYEN, OPTOMETRY.DOCTOR.;
PARKER LE, M.A.; HELEN LE, B.A; AND KATHERINE LE, M.A FOR YOUR HELP IN COMPLETING THIS BOOK.

UNITED STATES COPYRIGHT OFFICE
THE LIBRARY OF CONGRESS TX 5-818-099
EFFECTIVE DATE OF REGISTRATION AUGUST 15, 2003

ISBN 978-0-9799651-1-1

9 780979 965111

* PRINTED IN THE UNITED STATES OF AMERICA ISBN 978-0-9799651-1-1

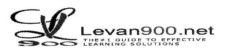

VAN LE 900

442 N. Rancho Santiago Blvd - Orange, CA 92869

Tel: **(714) 878-2365** . *Office:* **(714) 532-5172**

Website : **www.levan900.net**

Email : thammy900@yahoo.com

Distributors:

- *Sacramento: CITY BEAUTY COLLEGE (916) 399-8288*
- *San Jose: JADE BEAUTY COLLEGE (408) 218-5082*
- *Georgia: THE GEORGIA BEAUTY SCHOOL (404) 729-4084*
- *Georgia: TDI TRANS DESIGN, INC (404)363-2933*
- *Pennsylvania: MODERN BEAUTY ACADEMY (856) 426-2001*
- *Virginia: AHEAD OF THE TIME BEAUTY ACADEMY (703) 241-4143*
- *Georgia: ATLANTA BEAUTY COLLEGE (770) 449-1740*
- *Georgia: THE KY BOOKSTORE (404)353-2818*
- *Texas: 89 BEAUTY SCHOOL (281)707-0929*
- *Virginia: AI LIEN BEAUTY ACADEMY (571) 435-6501*
- *Ohio: ELEGENT NAILS SUPPLY (937) 258-3087*
- *San Francisco: SAN FRANCISCO BEAUTY COLLEGE (415) 621-1333*
- *San Jose: VICTORIA BEAUTY COLLEGE (408) 891-4358*
- *Las Vegas: ADVANCE BEAUTY COLLEGE (702) 320-4315*
- *Philadelphia: KIMBERLY BEAUTY SCHOOL (215) 852-5460*
- *Washington: RENTON BEAUTY SCHOOL (425) 251-8882*
- *California: COASTLINE BEAUTY COLLEGE (714) 963-4000*
- *Seattle: THAI A CHAU BEAUTY SCHOOL(206) 244-9870*
- *Denver: UNITED BEAUTY COLLEGE (303) 922-1852*
- *Louisiana: MYLE BEAUTY COLLEGE (504) 362-0682*
- *Minnesota: MAGIC BEAUTY COLLEGE (612) 703-8986*
- *Virginia: DERMA ELITE (804) 272-7222*
- *Virginia: SKIN CARE SCHOOL (703) 276-719*
- *Virginia: AI LIEN ACADEMY (571) 435-2818*
- *Sacramento: MY LE BEAUTY COLLEGE (916) 422-0223*
- *Orange County: VAN BOOK (714) 895-7080*
- *Orange County: TU QUYNH BOOKSTORE (714) 531-4284*
- *Boston-Massachusetts: JUPITER BEAUTY ACADEMY (617) 590-7959*
- *Worcester-Massachusetts: JK NAILS ACADEMY (508)753-6500*
- *Philadelphia: HUONG BEAUTY COLLEGE (215) 744-9755*
- *California: ELITE BEAUTY COLLEGE (714)206-3234*
- *Washington: VUU BEAUTY SCHOOL INC (206) 696-6490*
- *Oakland, California: KATIE SKILLS CENTER (510)860-0125*
- *Pomona: THUY PRINCESS BEAUTY COLLEGE (909)620-6893*
- *El Monte, California: BICH NGOC B C, INC (626) 456-3514*
- *Seattle-Washington: VUU BEAUTY SCHOOL (206) 696-6490*
- *Hawaii: HONOLULU NAILS ACADEMY (808) 944-1121*
- *Oakland: INTERNATIONAL BEAUTY COLLEGE (510) 261-0866*
- *Arkansas: TAMMY'S BEAUTY SCHOOL (479) 420-4099*
- *Massachusetts: CALI FOR NAILS (781) 388-1070*
- *Minnesota: SAIGON BOOK & GIFT SHOP (612) 870-0652*

Thanks to God with all my love
To my Parent with all my respects
Special thanks to Jessica who encouraged me to write this book

REFERENCES

- *1001 Beauty Solution by Beth Barrick Hickey*
- *Product chemistry by Douglas D. Schoon*
- *Color Me Beautiful by Carole Jackson*
- *HIV/AIDS and Hepatitis by Douglas D. Schoon*
- *Technology Workbook Teacher Edition by Linnea Lindquist*
- *The Sally Struthers Natural Beauty Book by Sally*
- *Milady's Standard Textbook of Cosmetology by Arlene Alpert*
- *Connie Moya's Examination Study Guide by Connie Moya*
- *Cindy Crawford's Basic Face by Cindy Crawford*
- *Milady's Standard Textbook for Professional Esthetician by Joel Gerson*
- *State Exam Review for Professional Esthetician by Thomson*
- *Competencia en Cosmetologia by Anthony B. Colletti*
- *Make up by Jane Campsie*
- *The esthetician guide by Maria Santana*
- *Kien thuc tong quat by Xuan Truong*
- *Modern English-Vietnamese Dictionary 65,000 entries by Dai Nam Co - Glendale*
- *New International Dictionary 600,000 entries, 3,350 pages by G & C. Merrian C*
- *Images from www.google.com/images*

CONTENTS IN BRIEF

* CHAPTERS

1. Sanitation, Disinfection, and Safety in the Salon. — 7
2. Posture and Professional Health — 15
3. The use of cosmetics for skin care — 23
4. The Relationship of Bacteria and Spreading of Disease. — 28
5. Cells, Tissues, Organs, and Systems — 34
6. Structure of the skin — 42
7. Skin classification and disorders of the skin — 49
8. Product forms and chemistry — 56
9. Nourishment of the skin — 61
10. Facial treatment facility — 65
11. Function facial massage — 72
12. Equipment and electrical devices for skin care — 83
13. Temporary and Permanent Methods of Hair Removal — 92
14. Environments effect and ingredients in skin care cosmetic — 96
15. Advanced techniques for esthetician — 100
16. Cosmetic and glamour Make Up. — 106
17. How to Develop a Salon — 112
18. HIV, AIDS, and HEPATITIS. — 116
19. Rules and Regulations — 120

* PRACTICAL TEST

- New Examination on mannequin — 135
- Disinfection Techniques — 145
- Eyebrow Arching with Tweezers — 146
- Eyebrow Arching with Wax — 148
- Plain Facial (Massaging the face) — 150
- Facial Mask — 152
- Facial Make-up — 154
- Facial with Cleansing Scrub — 156
- Dermal Light for Normal Skin — 158
- Dermal Light for Oily Skin — 160
- Dermal Light for Dry Skin — 162
- P.D Test for Eyelashes — 164
- Artificial Eyelashes — 165
- Client Record Card — 167

* WRITTEN TEST

- Cosmetician Examination 1 — 169
- Cosmetician Examination 2 — 184
- Cosmetician Examination 3 — 199
- Cosmetician Examination 4 — 214
- Cosmetician Examination 5 — 229
- Cosmetician Examination 6 — 244
- Cosmetician Examination 7 — 259
- Cosmetician Examination 8 — 274
- Cosmetician Examination 9 — 289

* WAX EXAMINATION — 304

* ANSWER KEYS — 325

* ESTHETICIAN TERMS — 328

MỤC LỤC

LỜI TÁC GIẢ   VII

CÁC BÀI HỌC

1. *Vệ Sinh, Diệt Trùng, và An Toàn Salon*   2
2. *Nét Chuyên Nghiệp của Thợ Thẩm Mỹ.*   13
3. *Sử dụng an toàn mỹ phẩm chăm sóc da*   19
4. *Sự Liên Hệ của Vi Trùng và Lây Bệnh.*   25
5. *Tế Bào, Mô, Bộ Phận, và Hệ Thống*   31
6. *Cấu trúc của da*   40
7. *Phân loại da và sự xáo trộn làn da*   47
8. *Hình thức sản phẩm và*   53
   thành phần hóa học
9. *Dinh dưỡng làn da*   59
10. *Trang bị phòng chăm sóc da mặt*   64
11. *Tác dụng Massage da mặt, đắp mặt nạ*   67
    và massage trị liệu
12. *Thiết bị và dụng cụ điện chăm sóc da*   80
13. *Phương pháp lấy lông tạm thời và vĩnh viễn*   89
14. *Môi trường và thành phần mỹ phẩm*   94
15. *Kỷ thuật cao cấp cho thẩm mỹ viên*   98
16. *Nghệ Thuật Màu và Trang Điểm*   103
17. *Phát Triển Salon và phục vụ khách*   110
18. *HIV, Bệnh AIDS, và Viêm Gan.*   115
19. *Luật và Điều Lệ*   120
    * *Review (Ôn bài)*   123

THỰC HÀNH

- *Cách thi mới trên đầu giả*   140
- *Cách thức diệt trùng*   145
- *Nhổ lông bằng nhíp*   146
- *Lấy lông bằng sáp*   148
- *Facial thông thường (massage)*   150
- *Đắp mặt nạ*   152
- *Trang điểm ban ngày*   154
- *Facial với kem chà mịn da*   156
- *Đèn dermal cho da thường*   158
- *Đèn dermal cho da dầu*   160
- *Đèn dermal cho da khô*   162
- *Thử keo gắn lông mi*   164
- *Gắn lông mi giả*   165
- *Hồ sơ khách*   167

THI VIẾT

- *Bài thi facial 1*   169
- *Bài thi facial 2*   184
- *Bài thi facial 3*   199
- *Bài thi facial 4*   214
- *Bài thi facial 5*   229
- *Bài thi facial 6*   244
- *Bài thi facial 7*   259
- *Bài thi facial 8*   274
- *Bài thi facial 9*   289

* BÀI THI WAX   304

* BẢNG TRẢ LỜI   325

* TỪ ĐIỂN   328

LỜI TÁC GIẢ

Professional Esthetician là kỷ năng chuyên viên thẩm mỹ, thường được gọi là thợ chăm sóc da mặt và trang điểm. Đây là ngành thẩm mỹ phục vụ nhu cầu làm đẹp của con người. Chăm sóc da chính là tạo cho da được mềm, tăng sự tuần hoàn, đàn hồi, giúp cho làn da mịn, tươi mát, hạn chế da lão hóa và trang điểm che phủ khuyết điểm, giúp tăng vẻ đẹp cho làn da.

Từ xa xưa người ta thường đánh giá "nhất dáng nhì da". Đúng vậy, chăm sóc làn da đẹp biểu hiện nét quí phái, là đặc ân mà trước kia chỉ dành cho giai cấp thượng lưu. Giờ đây qua thực tế, facial là một dịch vụ cần thiết cho tất cả mọi giới trong xã hội. Hãy nhìn một người trung bình có làn da đẹp, đặc biệt là phái nữ, càng tăng thêm nét cao sang vốn có. Phụ nữ với làn da đẹp, đoan trang là góp thêm sự phong phú, hài hòa hơn vào cuộc sống bận rộn văn minh của nhân loại.

Hiện nay nam giới cũng lưu tâm đến làn da để phù hợp với công việc và trẻ trung hóa đời sống. Chính vì thế hằng năm kỹ nghệ chăm sóc da, sắc đẹp tại Hoa Kỳ thật đáng kể. Đặc biệt người Việt hải ngoại, ngành thẩm mỹ đã hấp dẫn mọi giới trong xã hội và không ai phủ nhận sự thành công này. Esthetician là một nghề dễ học, công việc thoải mái, nhẹ nhàng rất phù hợp với tính dịu dàng của phái nữ.

Qua khóa học ở trường thẩm mỹ, đậu kỳ thi tiểu bang, là quí vị nhận ngay giấy phép Esthetician License, một nghề dễ có việc làm tốt mà cơ hội trong tầm tay trở thành chủ một beauty salon. Esthetician là một ngành chuyên làm đẹp phục vụ con người, cho xã hội và chính là nghề nhẹ nhàng giúp cho bao người Việt chúng ta có đời sống sung túc.

Qua nhiều năm trong lãnh vực chuyên môn, qua kinh nghiệm giảng dạy ở các trường thẩm mỹ, tu nghiệp hàng năm từ Derma Manufacture, The International Congress of Esthetics và tham khảo các sách giáo khoa được giảng dạy tại các Beauty College khắp Hoa Kỳ, nên tôi biên soạn với hình thức song ngữ nhằm thích ứng cho mọi đối tượng dù thi bằng tiếng Việt hoặc Anh ngữ.

Sách Facial 900 được chia ra từng phần gồm: bài học, thực hành, câu hỏi lý thuyết, từ vựng, hình ảnh, luật lệ, và ngay cả cách thi mới, thực hành theo hướng dẫn bằng anh ngữ đều nhằm tạo thuận tiện cho Esthetician và Wax technician, vừa có đủ tài liệu chính xác để dễ đậu kỳ thi của tiểu bang vừa có đủ khả năng hành nghề.

Với hoài bão và niềm vui được hướng dẫn đồng hương dễ dàng theo học Professional Esthetician, một ngành có bằng cấp giá trị toàn khắp thế giới, một nghề phù hợp với năng khiếu người Việt, lợi nhuận cao, đồng thời nhiều cơ hội thăng tiến. Chính vì thế đã thúc đẩy tôi hoàn thành cuốn sách này, như là một bổn phận đóng góp trong khả năng vào sự phồn thịnh của Cộng Đồng Người Việt.

Kính Chúc quí vị đạt ý nguyện

Lê Van

Facial 900
LESSON REVIEW

Bài 1: VỆ SINH, DIỆT TRÙNG, VÀ AN TOÀN Ở SALON

Luật lệ về vệ sinh và diệt trùng trên toàn khắp Hoa Kỳ rất nghiêm ngặt, đặc biệt các ngành, nghề tiếp xúc cơ thể con người đều phải qua kỳ thi lấy giấy phép, và trong lãnh vực thẩm mỹ gồm có chuyên viên về móng *(manicurist)*, chuyên viên săn sóc da, trang điểm *(esthetician)*, chuyên viên lấy lông vĩnh viễn *(electrologist)*, và thẩm mỹ toàn phần *(cosmetologist)* càng cần lưu ý hơn.

Người thợ tiếp xúc với khách, dụng cụ làm cho khách, do đó sự lây bệnh trực tiếp rất dễ dàng. Qua những xảy diễn nguy hại đến khách như trong việc làm các loại móng giả gây nhiễm trùng từ dụng cụ, thiếu phân tích, hoặc cẩu thả trước khi làm móng sẽ dẫn đến bị nấm, mốc hoặc ngay cả những thiết bị hiện đại tạo sự thoải mái chăm sóc chân *(pedicure spa)* đã xảy ra một số trường hợp đáng tiếc, cũng chỉ vì thiếu kiến thức và trách nhiệm mà vệ sinh và diệt trùng không đúng cách.

Vệ sinh là cách làm hằng ngày của người thợ cần phải rửa tay thường xuyên sau khi tiếp xúc đồ vật, trước và sau khi ăn, sau khi đi tiểu, tiện, trước khi và sau khi phục vụ khách, vì qua rửa tay là loại đi những chất bẩn, vi khuẩn gây bệnh được tẩy đi phần mặt ngoài qua hình thức này.
Vệ sinh cũng là cách để duy trì một salon chuyên nghiệp luôn giữ cho salon sạch sẽ, an toàn phục vụ khách hàng.

GLOVES

bao tay dùng khi diệt trùng

Vì thế người thợ và chủ đều phải có trách nhiệm sau:
- *Salon luôn sạch sẽ không có bất cứ loại côn trùng nào như gián, chuột.*
- *Bụi, bột giũa rơi xuống nền, bay trong không khí, do đó cửa ra vào, bàn, tủ nên lau chùi thường xuyên, sàn nhà thường quét, hút bụi. Rác rưởi bỏ vào thùng có nắp đậy và đổ rác nhiều lần trong ngày để tránh ô nhiễm môi trường vì xử dụng nhiều hóa chất cho khách như alcohol, acetone.v.v...*
- *Cung cấp nước uống sạch, dùng loại ly giấy một lần vứt bỏ, xà phòng tẩy trùng, giấy lau tay, giấy vệ sinh, khăn giấy trãi bàn làm cho khách, khăn giấy lót dụng cụ sạch và đầy đủ.*
- *Salon không nên dùng để ở, nấu nướng, thức ăn không đặt chung cùng sản phẩm làm móng trong cùng tủ. Không ăn, uống bừa bãi và tuyệt đối cấm hút thuốc tại salon theo luật liên bang.*
- *Các dung dịch làm móng đều có nhãn rõ ràng, đặt nơi thích hợp, các dụng cụ dùng lại như kềm cắt da, cây sủi kim loại cần diệt trùng và cất giữ đúng cách.*
- *Đừng cho bất cứ con vật nào vào salon để tránh ô nhiễm, ngoại trừ con chó dẫn đường người mù. Quần áo người thợ luôn sạch, khử mùi hôi thân thể (deodorant) và súc miệng sau khi ăn.*

HÌNH THỨC KHỬ TRÙNG

Hội đồng thẩm mỹ và sức khỏe nêu ra những phương pháp cần thực hành ở salon đều được cơ quan quản trị về thực phẩm và thuốc *(FDA: Food and Drug Administration)* và trung tâm kiểm soát bệnh tật *(CDC: Center for Disease Control)* chuẩn nhận.

- *SÁT TRÙNG (antiseptic) có thể giết vi trùng hoặc làm chậm sự phát triển của vi trùng, là chất an toàn dùng trên da như Hydrogen Peroxide 3 – 5%, Boric Acid 2 - 5%, cồn Isopropyl 60%, Tincture of Iodine 2%, Merthiolate sát trùng vết thương.*
- *DIỆT TRÙNG (disinfection) giết tất cả vi trùng cả vi trùng có lợi và gây bệnh, diệt vi trùng trên hầu hết bề mặt của dụng cụ nhưng không đủ khả năng diệt bào tử (spores) như Formalin từ 10%, Phenol 5%, Alcohol 70% v.v....*

2

- **TIỆT TRÙNG** *(sterilization) hiệu quả và cách dùng như diệt trùng, có khả năng diệt các loại vi trùng, diệt được bào tử vi trùng, cách này không đòi hỏi xử dụng ở salon và thường được dùng trong bệnh viện. Đây là phương thức dùng nhiệt như sử dụng nồi hấp nhiệt độ cao (autoclave).*

PHƯƠNG PHÁP VỆ SINH KHI CHUẨN BỊ PHỤC VỤ KHÁCH

1. Sạch sẽ bàn làm việc bằng lau chùi, dùng dung dịch diệt trùng lau bàn hoặc bình xịt chất diệt trùng được chuẩn nhận từ EPA (Environment Protection Administration).

2. Dụng cụ làm cho khách phải được diệt trùng rồi theo phương cách từng bước một diệt trùng dụng cụ như sau: rửa sạch dụng cụ bằng nước ấm và xà phòng, xả sạch nước và lau khô, ngâm dụng cụ vào dung dịch diệt trùng theo qui định, xả sạch dụng cụ bằng nước, lau khô và cất giữ trong bao kín hoặc hộp kín cho đến khi dùng cho người khách mới.

MAGNIFYING LAMP
Kính phóng đại xem xét làn da

3. Dùng khăn sạch, khăn giấy sạch trải bàn, gối lót tay, các vật liệu hoàn toàn mới cho mỗi người khách như dũa giấy, buffer, que gỗ cam (orange wood stick), bông gòn.

4. Tay bạn được rửa kỷ bằng xà phòng khử trùng và khi bắt tay cần thoa thêm loại gel chứa alcohol là chất khử trùng tốt để lau tay. Mọi việc bạn chuẩn bị đều được khách hàng quan sát và họ sẽ tin tưởng vào nghề nghiệp của bạn hơn.

5. Lò wax phải luôn sạch, gọn có nắp đậy, dùng que gỗ cho mỗi khách. Phân tích da thích hợp từng loại wax, điều chỉnh nhiệt lò wax để tránh phỏng da; lau sạch da thoa phấn mỏng (waxing powder) trước khi wax; sau khi wax thoa chất làm dịu làn da (after wax lotion), và dùng toner đóng lỗ chân lông để tránh nhiễm trùng.... Những tai nạn thường xảy ra là do thợ không có bằng hành nghề.

6. Dung dịch khử trùng Quat phải thay hàng tuần, hoặc thay ngay khi bị đục. Quí vị có thể bị cơ quan kiểm tra hỏi cách pha dung dịch Quats hoặc cách diệt trùng. Câu trả lời tốt nhất là nước Quats luôn luôn trong và được pha chế theo hướng dẫn từ nhà sản xuất và cách diệt trùng dụng cụ theo qui định.

<u>XIN NHỚ</u>: **Esthetician license** không thể nhuộm, uốn lông mi, lông mày cho khách.

HÓA CHẤT SÁT TRÙNG THÔNG THƯỜNG
- *Xà phòng, kem diệt vi khuẩn (antimicrobal soap, cream) 2%, dùng để rửa tay.*
- *Hóa chất formalin 5%, sát trùng bồn nước, bồn gội, lau tủ, bàn......*
- *Cồn Isopropyl 60% dạng dung dịch, gel, hoặc bọt dùng sát trùng tay, da, vết cắt nhỏ, nhưng không nên dùng nếu chỗ đó đang ngứa.*
- *Hydrogen Peroxide (H_2O_2) 3 – 5%, dạng dung dịch, dùng sát trùng da và vết cắt nhỏ*
- *Tincture of Iodine 2%, dạng dung dịch, dùng sát trùng vết cắt và vết thương*
- *Boric Acid 2 – 5%, dạng bột trắng, dùng sát trùng mắt*

DỤNG CỤ VÀ CÁC CHẤT DIỆT TRÙNG CÓ HIỆU QUẢ

Diệt trùng có hiệu quả phải có những đặc tính, tiêu diệt hết mọi vi trùng *(bactericides)*, diệt nấm *(fungicides)*, và diệt được siêu vi khuẩn *(viricides)*.

- **Quats (Quaternary Ammonium Compounds)** là hỗn hợp ammonium diệt trùng chuyên nghiệp thích hợp cho salon vì tác dụng nhanh, giá rẽ, ổn định, không bay hơi nhanh, không mùi. Nước Quats tiếp xúc trực tiếp với làn da lâu cũng gây ngứa da và sưng da. Độ mạnh của Quats 1/1000, thời gian 20 phút đủ khả năng diệt trùng.

  Cách pha chế nước Quats 1/1000 như sau:

  12.5% độ mạnh với 1 oz dung dịch (30ml) quat pha 1 galon (3 lit 8) nước.

  Công thức pha chế nước Quats hiện nay đều có chứa chất chống mòn, chống rỉ sét. Ngoài ra có thể dùng nước Quats lau chùi mặt bàn, tủ.

- **Phenol 5% (Carbolic Acid)** dạng dung dịch, dùng diệt trùng dụng cụ ngâm chìm ít nhất là 10 phút, các chất liệu như cao su có thể bị mềm và đổi màu với hóa chất này. Tránh để da tay tiếp xúc gây ngứa, hơi phenllics hít vào làm tổn thương màng mũi, cổ họng và phổi. Đây là hóa chất diệt trùng tốt nhưng giá cả mắc quá.

- **Alcohol Ethyl or Methyl 70%** hoặc **Alcohol Isopropyl 99%** dạng dung dịch, ngâm dụng cụ hoặc điện cực thủy tinh ít nhất 20 phút. Các loại cồn này tiếp xúc đều gây ngứa mắt, mũi, cổ họng, và phổi, ảnh hưởng trung khu thần kinh, ngứa da và sưng da. Sự bất tiện của cồn là dễ bay hơi, dễ bốc cháy, và ăn mòn dụng cụ.

- **Formalin** là dung dịch diệt trùng mạnh với **10% độ mạnh** cần ngâm dụng cụ diệt trùng trong 20 phút và **25% độ mạnh** cần ngâm dụng cụ trong 10 phút. Trong dung dịch formlin có chứa chất khí độc formaldehyde dễ gây ung thư, gây ngứa mắt, mũi, cổ họng, dị ứng da, và tạo hen suyển mà hiện bị cấm dùng ở một số tiểu bang. Formalin trong kỷ nghệ chứa 37% formaldehyde và dùng trong việc diệt mối, gián, và sâu bọ.

- **Sodium Hypochlorite 10%** dạng dung dịch để tẩy rửa nhà, chất này có khả năng chống lại siêu vi trùng HIV. Đây là 1 hóa chất mạnh, bào mòn dụng cụ bằng kim loại, gây bệnh gan. Dụng cụ diệt trùng cần ngâm ít nhất 10 phút.

- **Hấp dụng cụ bằng hơi nước sôi 100 độ C** *(212 độ F)* để diệt trùng và trong cơ sở y tế người ta dùng **Autoclave** là dụng cụ có sức ép và hơi nóng có sức diệt trùng hữu hiệu.

- **Tia cực tím Ultraviolet rays** diệt được nấm và vi trùng, khi xử dụng cần che mắt.

- **Hơi nhiệt** hình thức như hơ nóng, nướng.

- **Tủ khử trùng khô (dry cabinet sanitizer)** là tủ kín chứa khí formaldehyde tỏa mùi nồng nặc diệt trùng.

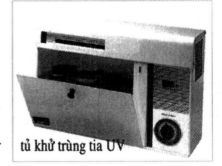

tủ khử trùng tia UV

AN TOÀN NGHỀ NGHIỆP

Để tạo sự an toàn cho nghề nghiệp cần biết sử dụng từ những hóa chất sát trùng, diệt trùng, sạch sẽ cá nhân, giữ vệ sinh cho salon, mang bao tay, kính che mắt, biết phân biệt thế nào là sự xáo trộn thông thường về da, móng, bệnh nào cần đưa đi bác sĩ.

Các chai lọ hóa chất cần có nhãn hiệu rõ ràng, đừng ngửi hóa chất để xác định, đậy chặt nắp hóa chất và cất giữ nơi khô ráo, tối, và mát, xa nguồn thức ăn, nước uống, xa tầm tay trẻ con, và ngay cả cần hộp cấp cứu đầy đủ ngay khi nguy cấp. Salon phải có First Aid Kit.

4

Phương cách giúp làm việc được an toàn:

- Luôn rửa tay trước khi ăn bất cứ món nào. Nếu không, tay bạn cầm thức ăn và dẫn đến chính là bạn ăn hóa chất.
- Không dùng sản phẩm không có nhãn hiệu, quá hạn.
- Đừng cất thức ăn, đồ uống chung cùng tủ lạnh với hóa chất hành nghề.
- Sản phẩm có thể bốc cháy nếu gần đèn, lò gas, lò nhiệt hoặc đặt ngăn sau xe.
- Cần biết nơi liên lạc như trung tâm kiểm soát chất độc, khi xảy ra tai nạn và cất giữ tờ MSDS.
- Đừng hút thuốc trong salon vì nhiều hóa chất rất dễ gây cháy
- Nên dùng thùng rác bằng kim loại và cần có nắp đậy để tránh bốc hơi
- Đừng ăn uống trong salon vì hóa chất, bụi bậm dễ bám vào thức ăn và đồ uống

Cơ quan quản trị an toàn nghề nghiệp (OSHA) luôn bảo vệ cho bạn và khách hàng. Vì thế, là một người thợ chuyên nghiệp phải sử dụng những hóa chất được cơ quan F.D.A chuẩn nhận, theo dõi tin tức của ngành thẩm mỹ để cập nhật hóa luật lệ và thay đổi việc sử dụng các hóa chất liên quan đến nghề nghiệp.

NHỮNG TAI NẠN CÓ THỂ XẢY RA Ở SALON – CÁCH ỨNG XỬ

1. **Khách khó thở mặt tái xanh vì không khí salon quá nhiều chất độc hại như alcohol, acetone, chất pha loãng nước sơn (paint thinner), primer, và ngay cả sự bốc hơi từ hóa chất lau nhà (cleaning product).**

   Khi biết chắc người khách chỉ khó thở, đem người khách ra chỗ thoáng mát (fresh air) ngoài salon và quan sát không tốt hơn thì gọi ngay trung tâm kiểm soát chất độc hại.

   Nếu bạn cất giữ hóa chất trong restroom và các em nhỏ lỡ uống, bạn gọi ngay nhân viên kiểm tra Trung Tâm Kiểm Soát Chất Độc. Trong khi chờ đợi cho em bé uống nước ngay, hoặc sữa, bé ói ra càng tốt và giữ lại chỗ ói chờ nhân viên đến xét nghiệm, khi thấy tỉnh nên cho em bé nằm nghiêng.

2. **Các dung dịch đổ nhiều, nền salon ướt nước làm khách té ngã, chảy máu, thương tích hoặc nằm bất động.**

   Người gần nhất đến ngay để hỏi "Ông/Bà có sao không? Nếu thấy khách im lặng, bất tỉnh hãy gọi cấp cứu. Không được di chuyển nạn nhân trừ trường hợp nơi đó nguy hiểm hoặc nằm trong vùng tràn đổ hóa chất. Trong khi chờ đợi xe cứu thương đến, người biết CPR sẽ đặt tai vào mũi nạn nhân nghe, nhìn lồng ngực, đặt tay thử nhịp van máu nơi cổ, nếu không nghe thấy gì là tim và phổi ngưng hoạt động hãy tiến hành cấp cứu ngay.

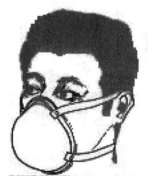

DUST MASK (mặt nạ che bụi)

3. **Khách bị nghẹn thức ăn, khó thở.**

   Khách nghẹn thức ăn sẽ khó nói, khó ho nghẹn đường thở nên gọi ngay cấp cứu. Trong khi chờ đợi người đến giúp, nếu quan sát thấy khách trong tình trạng nguy kịch thì xem trong miệng có vật lạ không, nhờ ai trong salon biết CPR thực hiện. Cho khách cúi đầu xuống và dùng lòng bàn tay đập đập giữa 2 vai; đứng phía sau vòng tay ôm thắt lưng nạn nhân dưới xương giữa ngực, một tay nắm và bàn tay kia ép vào 6 lần liên tiếp và ép lại với hy vọng vật lạ sẽ vọt ra ngoài, chờ cấp cứu.

4. **Khi Wax chân mày, môi trên bị sưng đỏ, bỏng nổi mụn nước.**

   * Luôn xem kỹ loại da để dùng đúng wax cho da đó. Nhớ làm sạch làn da ở mí mắt hoặc môi trên, thoa phấn (waxing powder); và nhớ thử độ nóng trước khi cho lên lớp da mỏng và sau khi wax nhớ thoa chất làm dịu da (after wax lotion). Nếu bị phỏng thoa kem 1% Gentian Violet Jelly.

Chủ salon phải mua bảo hiểm cho khách, cho thợ và bảo hiểm bồi thường (worker compensation) khi nhân viên bị thương tổn và đó là luật cho cơ sở kinh doanh.

Ngoài ra chủ salon cần học hỏi sự nguy ngại một số hóa chất hằng ngày xử dụng và cách ứng xử khi gặp những tai nạn khác thường xảy ra cho khách, đồng thời nên có chương trình hướng dẫn về cấp cứu, hô hấp nhân tạo CPR (Cardiopulmonary Resuscitation) cho nhân viên.

ĐỀ PHÒNG TAI NẠN Ở SALON – HẠN CHẾ RỦI RO ĐÁNG TIẾC
- Hiểu rõ sự nguy hại hóa chất, mở đóng nắp cẩn thận
- Môi trường salon thông khí tốt, đặt hệ thống lọc khí, hút khí ra ngoài (ventilation system) và đặt hệ thống báo động khí độc (carbon monoxide alarm)
- Chủ cơ sở thẩm mỹ nên tham dự lớp cấp cứu CPR vì những rủi ro thường xảy ra như té ngã, nghẹt thở, nghẹn đồ ăn, giảm nhẹ nguy cơ đưa đến tử vong.
- Nên lau ngay hóa chất nhiễu, nền salon luôn giữ sạch và khô ráo
- Khuyên khách không nên ăn, uống vì hóa chất bám vào trong lúc phục vụ họ
- Chủ salon nên hợp tác và tìm hiểu luật lệ ngành thẩm mỹ để cập nhật hóa những qui định kịp thời phổ biến cho chuyên viên của salon.
- Sử dụng sản phẩm đúng tiêu chuẩn qui định ngành thẩm mỹ tiểu bang
- Hướng dẫn thợ cách gọi khi cần cấp cứu. Số điện thoại cần thiết rõ ràng dễ thấy nên đặt cạnh hộp cấp cứu trong tầm mắt mọi người.

Bảng M.S.D.S cho biết những chi tiết sau:
- *Sự nguy hại của hóa chất khi tiếp xúc trên làn da, đường hô hấp, rủi ro ăn vào.*
- *Sự xâm nhập của hóa chất vào cơ thể chủ yếu qua đường miệng, da, và phổi*
- *Khả năng gây ung thư do hóa chất*
- *Sự nguy hại và lý do hóa chất nổ, cháy, và sự bốc hơi v.v…*
- *Nguy hại của sự tiếp xúc ngắn hạn hoặc dài hạn*
- *Dùng sản phẩm quá cũ và cất giữ an toàn*
- *Thông tin về phương cách cất giữ an toàn.*

Mùi hóa chất không liên quan đến sự an toàn. Vài chất nguy hiểm đôi khi có mùi thơm và ngay cả tiếp xúc nhiều với mùi thơm cũng có hại nữa. Mùi cảnh giác về nguy cơ tiếp xúc quá độ.

Ngành thẩm mỹ dùng rất nhiều hóa chất trong cơ sở thẩm mỹ. Vì thế sự cẩu thả, thiếu vệ sinh chẳng những làm mất niềm tin cho khách, bị phạt tiền hoặc rút bằng hành nghề từ cơ quan kiểm tra mà còn làm ảnh hưởng kỷ nghệ thẩm mỹ mà điều quan trọng trên hết là trực tiếp tác hại sức khỏe của khách hàng và chính chúng ta.

Chapter 1: SANITATION, DISINFECTION, AND SAFETY IN THE SALON *(Vệ sinh, Diệt trùng, và An toàn ở salon)*

The lowest level of decontamination of salon is called sanitation. Guidelines to keep the salon looking its best such as floors should be swept clean; employees must be worn clean attire; no pets or animals in salon (except for trained Seeing Eye Dogs); soiled linen are removed. Reduce the number of pathogens on a surface.

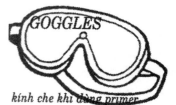

GOGGLES

kính che khi dùng primer

A good rule to remember in caution wear gloves and safety glasses when apply primer; formalin and borax are a disinfectant and fumigant in dry cabinet sanitizer, formadehyde is the gas released from fomalin and can get cancer. Not suggest using in salon.

All disinfectant approved by the (E.P.A) and each state for proper use, safety precautions & important information sheet in (M.S.D.S) as hazard, combustion level. High quality disinfectants must perform: Bactericides (to kill harmful bacteria); Fungicides (to destroy fungus), and Virucides (to kill pathogenic viruses).

Vệ sinh ở tiệm là cấp thấp nhất trong các phương pháp như khử trùng bề mặt. Hướng dẫn giữ salon được sạch sẽ như: Nền lót phải được quét sạch; thợ mặc đồ sạch sẽ; không có thú vật nào trong tiệm (ngoại trừ con chó được huấn luyện dẫn đường cho người mù); khăn, vải dơ bẩn phải dọn dẹp sạch. Giảm bớt lượng vi trùng trên các bề mặt.

Một điều lệ đúng cần ghi nhớ là luôn lưu ý mang bao tay và kính an toàn khi thoa chất primer; formalin và borax là một chất diệt trùng, tạo xông hơi khí khô khử trùng trong tủ, formadehyde là chất khí thoát ra từ formalin và có thể gây ung thư. Không nên dùng ở salon.

Các chất diệt trùng phải chuẩn nhận bởi E.P.A (Cơ quan bảo vệ môi trường) và cách sử dụng từng mỗi tiểu bang, sự lưu ý an toàn và những tin tức quan trọng trong (bảng dữ kiện an toàn vật liệu) về sự nguy hại, mức độ bùng cháy. Chất diệt trùng mạnh phải có khả năng diệt các loại vi trùng; diệt nấm; và siệu vi khuẩn.

There are three types of decontamination.

1. **Sanitation** (sanitizing): lowest level to reduce of pathogen. Cleaning with detergent and water is an example; cleaning a cut with antiseptic is another example of sanitizing. **Antiseptic** are sanitizers that help prevent skin infection, slow the growth of bacteria and safe for skin.

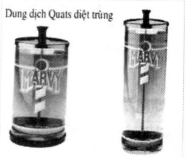

Dung dịch Quats diệt trùng

2. **Disinfections**: kill all bacteria and on non-living surfaces but does not kill bacteria spores and use for instruments and implements.

3. **Sterilization**: is the process of making an object germ-free, by destroying all micro-organisms, both pathogenic and non-pathogenic includes spores as hospital level.

O.S.H.A: Occupation safety and health administration created as part of the U.S department of labor to regulate.

Có ba hình thức tẩy uế:

-Sự vệ sinh (khử trùng) là mức thấp nhất để loại bỏ vi trùng. Ví dụ: Làm sạch bằng chất tẩy pha nước; sát trùng vết cắt. Sát trùng là khử trùng để ngăn ngừa da bị nhiễm trùng, hoặc làm chậm sự phát triển của vi trùng và an toàn cho da.

-Diệt trùng: giết tất cả vi trùng và các bề mặt dụng cụ nhưng không giết được các bào tử của vi trùng và diệt trùng cho dụng cụ và đồ nghề của thợ.

-Tiệt trùng là tiến trình tiêu diệt hết mọi vi trùng, tiêu huỷ mọi vi sinh vật, cả 2 loại vi trùng gây bệnh và không gây bệnh kể cả bào tử vi trùng, được gọi là chất diệt trùng bệnh viện.

TYPES OF DISINFECTANTS:

- **Quats:** Quaternary ammonium compounds disinfect implements in 10 to 15 minutes.
- **Phenol:** (phenolic disinfectants) like Quats but disadvantage: rubber and plastic are softened and discolored.
- **Alcohol has 3 types**: Methyl, Ethyl (or grain) and Isopropyl (from chemical) alcohol. To be affected for disinfection: ethyl and methyl 70% or Isopropyl 99%. Disadvantage of alcohol: flammable, evaporates quickly and corrode.
- **Bleach** (sodium hypochlorite) uses household bleach.
- **High frequency** sound waves to create powerful combined disinfectants to clean nooks, crannies of implements is called ultrasonic cleaners.

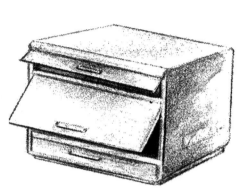

Electric sanitizer

O.S.H.A: Quản trị về sức khỏe và an toàn cho nghề nghiệp điều hành do bộ lao động. Các chất diệt trùng:
-Hỗn hợp nước Quat diệt trùng dụng cụ từ 10 đến 15 phút.
-Phenol hay chất diệt trùng phenolic cũng giống nước Quat nhưng bất tiện vì cao su và nhựa bị mềm và bay màu.
-Cồn có 3 loại là Methyl, Ethyl (từ ngũ cốc) và Isopropyl (điều chế). Để được hữu hiệu diệt trùng loại ethyl, methyl 70% hoặc Isopropyl là 99%. Sự bất tiện của cồn là dễ cháy, bay hơi nhanh và ăn mòn.
-Chất tẩy (sodium hypochlorite) dùng tẩy nhà
-Dùng sóng cao tần tạo khả năng để kết hợp với chất diệt trùng để làm sạch các kẻ, hóc của dụng cụ được gọi là cách làm sạch ultrasonic.

WORKING SAFETY:

Overexposure is a danger you need to avoid. Overexposure for prolonged period causes most of the problems. All of this product can be safe, but all can be dangerous if used incorrectly.
Your body will usually give you some early warning: Rash; Insomnia; Irritability; Lightheadedness; Watery eyes; Sore; Tingling toes; Runny nose; Fatigue; Breathing problems; Dry throat; Sluggishnes.

M.S.D.S (material safety data sheet) contains the following information:
-Permissible exposure limits.   Identify of chemical (hazardous ingredients)
-Primary routes of entry into the body: chemical entry through the skin, mouth or lungs.
-Physical hazards; explosion; fire hazards; evaporate
-You breathe them (inhalation), you contact through your skin and you eat them (ingestion).

Primer, monomer, adhesives or phenolic disinfectant solutions in the eye are worse. Wearing contacts in salon in risky because vapors will collect in soft contacts.

Prolonged inhalations of excessive amounts of nail filing may be harmful. Always wear a dust mask when filing especially if you used a drill.

An toàn làm việc Sự tiếp xúc nhiều hóa chất sẽ nguy hiểm bạn cần nên tránh. Sự tiếp xúc lâu dài là nguyên nhân tạo ra vấn đề. Tất cả sản phẩm có thể là an toàn, nhưng có thể là nguy hiểm nếu dùng không đúng cách.
Cơ thể của bạn thường sẽ báo trước các dấu hiệu. rát da, chứng mất ngủ, ngứa ngáy, đau đầu nhẹ, chảy nước mắt, đau, ngứa ngón chân, chảy nước mũ, mệt mỏi, khó thở, khô cổ họng, uể oải.
M.S.D.S là bảng dữ kiện an toàn vật liệu bao gồm những tin tức sau đây:
Giới hạn sự tiếp xúc cho phép. Nhận rõ hóa chất có thành phần độc hại; Đường đầu tiên vào cơ thể: hóa chất vào qua da, miệng hoặc phổi. Nguy hại thể lý; sự bùng nổ; lửa cháy; bốc hơi; Bạn hít thở hóa chất, bạn tiếp xúc qua da và bạn ăn phải hoá chất (ăn vào bụng)
Primer (chất kết dính), monomer (nước acrylic), keo hoặc chất diệt trùng phenolic gây nguy hại khi dính vào mắt. Mang contact lens dễ nguy hiểm vì hơi sẽ bám vào màng mắt kính mềm.
Hít nhiều bột giữa móng lâu dài gây nguy hại. Luôn luôn mang mặt nạ che bụi khi giữa đặc biệt là khi dùng máy.

Charcoal filters must be discarded after 20 hours to use. Your breathing zone is and invisible sphere in front your face but it is very important.

Chemical's gas found in formalin is an active gas cause cancer and has prohibited by many states is formaldehyde.

Two forms of radiation for disinfection are:

-Ultra-violet radiation, especially in the shorter wavelength, destroys most bacteria

-Gamma ray radiation destroys micro-organisms through the action of ionized particles

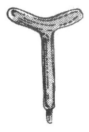

GLOVES

- • Which of the following bacteria form spherical spores with tough covering during the inactive stage are anthrax and tetenus bacilli.

- • Boils or pimples that contain pus are signs of local infection

bao tay dùng khi diệt trùng

Miếng lọc than ở bàn làm móng phải vứt bỏ sau 20 giờ xử dụng. Vùng hơi thở của bạn là khối cầu nhỏ trước mặt không thấy được nhưng rất quan trọng. Chất khí của hóa chất tìm thấy trong formalin là hơi khí hoạt động gây ung thư và bị cấm dùng ở nhiều tiểu bang là khí formadehyde.

Hai loại quang tuyến dùng cho diệt trùng là:

-Tuyến tử ngoại cực tím (U.V) đặc biệt trong tần sóng ngắn, tiêu diệt hầu hết vi trùng

-Tuyến gamma tiêu diệt vi sinh vật qua tác động của các phân tử ion.

Dạng vi trùng mà thành lập bào tử với lớp vỏ bọc trong suốt thời kỳ không hoạt động là loại vi trùng hình gậy anthrax và tetenus.

Nhọt và mụt có chứa mủ là dấu hiệu của nhiễm trùng tại chỗ

12.5 % solution of Quats mixed 1oz (ounce) of Quats to 1 gallon of water. Use gloves, safety glasses, disinfectants, personal hygiene and salon cleanliness together is universal sanitation.

-OSHA (Occupational Safety & Health Administration)

Sanitation is the process of making object clean and safe for use, to prevent the growth of germs and to reduce the risk of infectious disease.

The ideal temperature of the salon should be about 70 degrees F.

12.5 % dung dịch nước Quats trong 1 ounce pha với 1 gallon nước. Những cách sử dụng như dùng bao tay, kính an toàn, chất diệt trùng, vệ sinh cá nhân và làm sạch sẽ ở tiệm phối hợp với nhau được gọi là cách vệ sinh toàn bộ.

- OSHA là cơ quan quản trị an toàn sức khỏe nghề nghiệp

Sự tiệt trùng là tiến trình làm vô trùng, hủy diệt tất cả vi sinh vật, cả hai loại vi trùng gây bệnh và không gây bệnh kể cả bào tử của vi trùng như cách diệt trùng cấp bệnh viện.

Vệ sinh là tiến trình là cho vật được sạch sẽ và an toàn khi dùng, để ngăn ngừa sự nẩy nở của vi trùng và giảm bớt nguy cơ của sự nhiễm trùng bệnh.

Nhiệt độ thích hợp của salon nên giữ khoảng 70 độ F.

Horse shoe electrode
uses at neck
điện cực hình móng ngựa dùng ở cổ

SAFETY PRECAUTION *(Lưu ý về an toàn)*

1. Always cover the mouth when sneezing or coughing; to prevent the spread of germs.

2. **Do not bite (chew)** your fingernails. Nails should be manicured and well-groomed at all times.

3. Do not lend or borrow personal items such as combs, drinking cups, brushes or cosmetics. Diseases or infections may be transmitted in this manner.

4. **Keep articles** out of the mouth for sanitary reasons and to prevent accidental swallowing or injury.

5. Use your own towel and washcloth to prevent contact with germs.

6. **Bathe daily** to keep the body clean and free from odor.

7. **Brush teeth** and massage gums at least twice daily. Use mouth wash often to prevent bad breath.

8. Maintain a healthy body through exercise, adequate rest and a balanced diet.

9. **Wear clean** undergarments and hose.

10. To avoid fatigue, maintain correct posture when walking, standing or sitting.

11. **Do not rub** eyes when trying to remove foreign matter from them.

12. Women should keep their legs and armpits free of superfluous hair by using a safety razor or depilatories.

13. **Drink a sufficient quantity of water** to keep the digestive system functioning properly and to promote better elimination.

14. Have a dental examination at least every six months.

15. **Some clients** are allergic to cigarette smoke; avoid smoking in salon and in their presence.

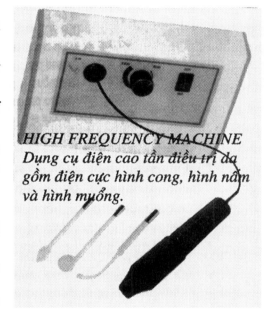

HIGH FREQUENCY MACHINE
Dụng cụ điện cao tần điều trị da gồm điện cực hình cong, hình nấm và hình muỗng.

- *Luôn luôn che miệng khi hắt hơi hoặc ho để đề phòng việc lây lan vi trùng*
- *Không nên cắn (nhăm) móng tay. Móng tay cần chăm sóc và luôn luôn gọn gàng*
- *Không nên cho mượn hoặc mượn vật dụng cá nhân như lược, ly uống nước, bàn chải hoặc mỹ phẩm. Bệnh hoặc nhiễm trùng có thể lây lan qua vật dụng này.*
- *Đừng giữ đồ vật bằng miệng vì lý do vệ sinh và cũng để ngăn ngừa sự rủi ro nuốt vào hoặc bị thương.*
- *Dùng khăn riêng và áo giặt sạch để ngăn ngừa tiếp xúc với vi trùng gây bệnh*
- *Tắm rửa hằng ngày để giữ thân thể sạch và không có mùi*
- *Để tránh thân thể có mùi, chất khử mùi và chống mồ hôi nên dùng hằng ngày*
- *Đánh răng và massage lợi răng tối thiểu 2 lần một ngày. Nên súc miệng thường xuyên để ngăn ngừa mùi hôi.*
- *Giữ cho cơ thể khỏe mạnh bằng cách tập thể dục, ngủ đủ và ăn uống điều độ*
- *Mặc quần áo sạch và tất sạch*
- *Để tránh mỏi mệt, giữ cơ thể cân bằng đúng cách khi đi bộ, đứng hoặc ngồi*
- *Đừng nên chà vào mắt trong lúc cố gắng lấy vật lạ dính vào mắt.*
- *Phụ nữ nên dùng dao cạo hoặc phương pháp lấy lông nào để không có nhiều lông trên chân và nách.*
- *Uống đủ lượng nước cho cơ thể để giữ cho hệ thống tiêu hóa và bài tiết hoạt động tốt hơn.*
- *Nên khám răng định kỳ tối thiểu là mỗi 6 tháng.*
- *Một số khách dị ứng với khói thuốc, tránh hút thuốc ở tiệm và có sự hiện diện của họ.*

SANITIZATION

1. Do not re-use soiled linens; place them in a covered container.

2. **Do not use** any article dropped on the floor. It must be washed and sanitized **before using** again.

3. Do not use in common a styptic alum stick for cuts. An infection may result.

4. **Do not use** a common drinking container, powder puff, facial brush. Disease **may be** spread from one person to another in this manner.

5. Do not smell the contents of a bottle in order to identify it.

6. **All bowls**, containers, and shampoo sinks should be cleaned and sanitized after use. **Return** bowls and container to their proper places.

7. Remove cotton, oil or other spilled liquids from floor to prevent slipping or falling.

8. **Carefully** read labels on jars and bottles before using contents.

9. Do not use contents of broken jars or bottles. Place in paper bag, label "broken glass", and place in trash container.

10. **Work only under** adequate light. Improper lighting will result in eyestrain. **Wear** eyeglasses if prescribed.

11. Wipe cream or oil from outside of bottles or jars. This prevents jars or bottles from slipping out of your hands.

12. **When sanitizing** glass electrodes, use pad of cotton dampened with 70% alcohol.

13. Boiling or steaming time of water and immersion time of implements in chemical solutions should conform to the State Board of Cosmetology regulations issued by state.

14. **Keep complete** first aid kit on hand.

15. Purchase chemicals in small quantities. Store in cool, dry place; otherwise they may deteriorate due to contact with air, light and heat.

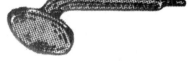

Mushroom electrode high-frequency
điện cực cao tần hình nấm

- *Đừng dùng lại vải đã dùng rồi; bỏ chúng và thùng có nắp đậy.*
- *Không nên dùng bất cứ vật dụng gì rớt trên nền nhà. Vật đó phải được rửa và khử trùng trước khi dùng lại.*
- *Không nên dùng thỏi phèn chua cầm máu khi bị cắt đứt. Nhiễm trùng dễ xảy ra.*
- *Không nên dùng đi dùng lại cùng một ly uống nước, bông đánh phấn, bàn chải mặt. Bệnh có thể lây lan từ người sang người nếu dùng chung vật liệu đó.*
- *Không nên ngửi dung dịch chứa trong bình để xác định chất đó.*
- *Tất cả các tô, đồ chứa và bồn gội tóc nên được giữ sạch và khử trùng sau khi dùng. Đặt chúng đúng vị trí.*
- *Lấy, lau đi những bông gòn, dầu hoặc các hóa chất khác rớt trên nền nhà để đề phòng trơn trợt hoặc té ngã.*
- *Đọc kỹ nhãn hiệu trên lọ hoặc bình chứa trước khi sử dụng chúng.*
- *Không dùng chai, lọ bị vỡ. Đặt chúng trong bao giấy có ghi là vật dụng thủy tinh bị vỡ, và đặt trong thùng rác.*
- *Chỉ nên làm chỗ có đủ ánh sáng. Nếu không đủ sáng sẽ làm mắt mỏi mệt. Mang kính nếu bác sĩ khuyên và cấp giấy mang kính.*
- *Lau sạch kem và dầu bên ngoài chai, lọ. Đề phòng khi lấy, tay sẽ bị trợt khi đụng đến lọ hoặc chai đo.*
- *Khi khử trùng điện cực thủy tinh, nên dùng miếng bông gòn thấm ẩm cồn 70%.*
- *Thời gian nước sôi, xông hơi bằng nước và nhúng dụng cụ vào hóa chất diệt trùng do sự ấn định của ngành thẩm mỹ được điều hành bởi tiểu bang.*
- *Giữ đầy đủ dụng cụ cấp cứu trong tầm tay*
- *Mua hóa chất trong số lượng nhỏ và cất chúng vào nơi mát, khô; nếu không thì có thể phân hủy do tiếp xúc với không khí, ánh đèn và nóng.*

FACIALS

1. When applying cream to the face, care should be taken to avoid getting it into the eyes of the patron. Avoid excessive, rough massage.
2. **Lotion, cream or water** spilled on the floor should be wiped up immediately. Do not use very hot towels on the face.
3. Do not squeeze or use hairpins to remove blackheads. Use only a sanitized comedone extractor. Follow with application of an antiseptic solution. Do not attempt to treat any skin disease.
4. When giving a facial, be sure the patron's neck and ear jewelry has been removed. When giving a facial, the esthetician should never breathe into the patron's face.
5. **The esthetician should use** a sanitized spatula to scoop creams from jars. Never dip the fingers into any cosmetic material. Clean cotton must be used to apply lotions.
6. Do not expose patron to infra-red lamp for more than five minutes. Cover patron's eyes with moistened cotton pads when using the therapeutic light.
7. The esthetician's nails should be clipped and her hands smooth for facial treatments
8. **Follow a systematic procedure** when giving a facial. Never permit creams or lotions to stand uncovered. Cap each bottle and jar after use.
9. Do not cough or sneeze near the patron's face. Avoid using facial makeup on a person who has acne. Carefully remove cream from around the eyes.
10. **When giving a facial** to a person with dry skin, avoid using any cosmetics containing alcohol. Before giving a facial always analyze the patron's skin texture.
11. Have correct cosmetic materials on hand before starting a facial treatment. For the patron's comfort, avoid jumping up and down when giving a facial treatment

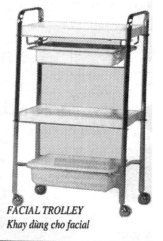

FACIAL TROLLEY
Khay dùng cho facial

- *Khi thoa kem lên da mặt, cẩn thận để tránh vấy kem vào mắt khách. Tránh massage lâu và mạnh*
- *Dung dịch, kem và nước nhiều trên nền nhà nên lau sạch ngay. Đừng dùng khăn quá nóng đắp trên mặt khách*
- *Đừng nặn mạnh hoặc dùng kẹp tóc để lấy mụn đầu đen. Chỉ dùng dụng cụ lấy mụn khử trùng. Sau đó thoa thuốc sát trùng lên. Đừng cố gắng chữa trị cho bất cứ da bị bệnh nào.*
- *Khi làm facial, phải chắc rằng nữ trang ở cổ và tai phải được lấy ra. Khi làm facial, thợ thẩm mỹ sẽ không bao giờ thở vào mặt của khách hàng*
- *Thợ thẩm mỹ dùng que sạch để lấy kem từ lọ. Không bao giờ đưa những ngón tay vào lọ mỹ phẩm để lấy. Bông gòn sạch phải được dùng khi thoa.*
- *Đừng phơi da dưới đèn nhiệt (êm dịu, giảm đau) hơn 5 phút. Dùng bông gòn ẩm che mắt khi khách nằm dưới ánh đèn chữa trị*
- *Móng tay của thẩm mỹ viên nên cắt gọn và bàn tay phải mịn màng trong việc chữa trị da*
- *Khi làm facial phải theo phương thức có hệ thống. Không bao giờ để kem hoặc dung dịch mà không che kín. Đậy nắp mỗi bình và lọ sau khi dùng.*
- *Không nên ho hoặc nhảy mũi vào mặt khách. Tránh xử dụng phấn trang điểm cho người có mụn bọc Cẩn thận lúc lau kem từ chung quanh mắt.*
- *Khi làm facial cho người có da khô, tránh dùng loại mỹ phẩm chứa cồn. Trước khi làm facial, luôn luôn phân tích loại da của khách*
- *Chuẩn bị vật liệu, mỹ phẩm cần thiết trong tầm tay trước khi bắt đầu làm facial. Để cho khách được thoải mái, tránh động tác massage không thứ tự, lên xuống bất thường.*

Bài 2: NÉT CHUYÊN NGHIỆP CỦA THỢ THẨM MỸ

Luôn nhớ rằng, người khách có thể phán đoán qua phong cách hoạt động của bạn, từ những cử chỉ đi, đứng, tư thế làm việc, ngồi, và ngay cả động tác nhặt một vật rơi trên nền salon nữa. Thêm vào đó sự tươm tất từ tóc, làn da, móng tay, quần áo gọn gàng, sạch sẽ, hơi thở tươi mát, thơm tho, xinh xắn, nói năng duyên dáng, và đầy vẻ hấp dẫn khi hiện diện trước khách hàng, chính là bạn đã tạo dựng được cho bạn niềm tự tin và là tác phong đúng cách đưa bạn đến thành công trong nghề thẩm mỹ.

Chuyên viên thẩm mỹ là công việc tiếp xúc rất nhiều người, nên cần có đạo đức trong nghề nghiệp:

Đối với người chủ và đồng nghiệp: hỗ trợ, học hỏi và đóng góp vào sự thành công của salon.

- *Không tạo sự mâu thuẫn với nhau, tạo sự bất hòa giữa đồng nghiệp, tung tin xấu hoặc xầm xì trước khách hàng về một đồng nghiệp nào đó, nịnh hót với chủ để tạo phần lợi về mình.*
- *Nhận trách nhiệm và thành thật, cố gắng giữ lời hứa, thông báo với chủ những sự việc khó giãi quyết, đừng đổ lỗi cho đồng nghiệp, nên chịu trách nhiệm hành động của chính mình gây ra.*
- *Khi có khách than phiền hoặc bất đồng về công việc của bạn đồng nghiệp nào đó, bạn nên đứng trung gian, không nên phê bình ác ý, bạn đề nghị khách cứ nói thẳng, nếu cần bạn chỉ đề nghị nhẹ nhàng sửa lại cho khách và tránh đổ lỗi cho bất cứ ai.*
- *Tôn trọng tài năng lẫn nhau, khen ngợi và khuyến khích*

Đối với khách hàng: đức tính của bạn làm khách tin tưởng, và chính họ sẽ mang khách khác đến cho bạn và đó là nguồn quảng cáo tốt nhất.

ESTHETICIAN'S UNIFORM
Áo đồng phục của chuyên viên chăm sóc da

- *Không nên nói xấu bất cứ người khách nào với khách thân quen của bạn, hoặc nói xấu người chủ, đồng nghiệp của bạn cho khách biết. Vì điều này làm khách sẽ ngại ngùng vì nghĩ rằng một lúc nào đó, bạn sẽ nói xấu họ.*
- *Phải biểu lộ cho khách biết bạn là người luôn tuân hành luật lệ ngành thẩm mỹ, luật vệ sinh. Đừng làm cẩu thả, vội vả hoặc rút ngắn tiến trình phục vụ vì khách sẽ nhận biết. Giữ lời hứa với khách và tôn trọng những đòi hỏi của khách.*
- *Luôn tạo cho khách sự thoải mái với công việc bạn làm. Nếu cần, giải thích công việc và đừng làm thêm những dịch vụ mà khách không cần, không muốn.*
- *Cần quan tâm đến khách hàng dù bạn thay đổi chỗ làm, giới thiệu khách với đồng nghiệp tin tưởng thay thế để phục vụ cho khách. Tạo cho khách thuận tiện dù bạn phải rời salon.*
- *Công bằng với khách, đừng tỏ lộ một đặc biệt cho khách người khách nào , hoặc bớt giá vô cớ.*
- *Nên giữ sự trung lập khi nghe có lời phê bình của người thợ nào, tiệm nào, chủ nào, chỉ lắng nghe rút tỉa kinh nghiệm sống mà không cần cho ý kiến nào.*

Hình nét bên ngoài của thợ thẩm mỹ: thợ thẩm mỹ luôn tạo cảm giác cho khách thích nhìn bạn trong lúc phục vụ, ngồi đối diện với nhau, dáng vẻ, và trang điểm của bạn sẽ luôn được khách chiếu cố và chính bạn cũng muốn người khác khen tặng vậy.

Những yếu tố cần thiết cho người thợ thẩm mỹ.
- *Lưu ý đến làn da chăm sóc mịn màng, mái tóc gọn gàng, móng tay phải sạch sẽ. Trông sao như có nét đẹp tự nhiên là tốt. Cơ thể cần phải tắm rửa mỗi ngày, súc miệng kỹ và khử mùi hôi, nhất là sau mỗi lần ăn v.v...*

- *Mặc quần áo thích hợp, sạch sẽ, hợp thời trang phản ảnh được sự tận tâm của nghề và tự tin khi tiếp xúc với khách hàng.*
- *Hơi thở không mùi nồng nặc, răng chăm sóc tốt, trắng đều, dùng thuốc súc miệng để lúc nào hơi thở cũng thơm tho. Khám răng định kỳ, tránh thức ăn có mùi, mang theo bàn chãi súc miệng sau khi ăn để giúp làn hơi dễ chịu khi giao tiếp với khách hàng.*

Tư thế đứng, đi, ngồi, và nhặt đồ vật cũng phải tập theo cách lịch sự và đúng:

Lúc đứng : Nếu là nữ đứng xoay người 1 chút, vừa đẹp và trông hơi cao cao. Là một người thợ nữ thẩm mỹ khi đứng trên một bàn chân thẳng phía trước và bàn chân sau góc 45 độ so với bàn chân trước. Nam thì đứng thẳng cân đối đều trên 2 chân và hai bàn chân cách nhau 12 inches.

Lúc đi : Di chuyển nhẹ nhàng, tay đong đưa nhẹ, lòng bàn tay xoay bên trong, chân đi song song, đừng tạo tiếng ồn, hai chân khép gần nhau khi đi.

Lúc ngồi : Lưng thẳng, đầu thẳng, đầu gối kề nhau.

Lúc nhặt đồ : Đứng kề bên vật để nhặt trông lịch sự, đứng lên dùng bắp thịt đùi. Vật nặng nhấc lên bằng bắp thịt chân chứ không dùng bắp thịt ở lưng.

Cách hành xử với chủ và đồng nghiệp trong ngành thẩm mỹ phải tạo được bầu khí hòa hợp mà cạnh tranh với mục đích cùng nhau phát triển, đồng thời làm cho khách hàng vui thích môi trường làm việc của bạn mà trung thành.

- *Bày tỏ sáng kiến để cải tổ tốt nơi làm việc, vừa có lợi chung cho mọi người, kể cả người chủ*
- *Thành tâm công nhận điểm hay, giỏi trong chuyên môn của bạn đồng nghiệp.*
- *Chịu học hỏi điều hay, kỹ thuật mới, cởi mở đầu óc, sẵn sàng chấp nhận đề nghị, đừng cố chấp.*
- *Hiểu rõ sản phẩm mới trước khi bán hoặc giải thích sự ích lợi cho khách, đừng nài ép họ mua.*
- *Vấn đề cá nhân về việc làm nên trực tiếp nói thẳng chủ, đừng cho khách và đồng nghiệp biết.*
- *Tôn trọng ý kiến đồng nghiệp để có giải pháp tốt nhất, dù ý tưởng của bạn hay và quan trọng.*
- *Nâng đỡ học hỏi lẫn nhau để đáp ứng nhu cầu công việc và kỹ thuật mới nhằm phát triển salon.*
- *Lợi dụng tình cảm để hỏi mượn tiền, đồ vật của chủ và đồng nghiệp sẽ làm họ khó chịu và coi thường. Không đem chuyện cá nhân kể cho khách, đồng nghiệp và người chủ nghe, dẫn đến sự phân tâm cho khách. Không nên dùng điện thoại salon giao tiếp việc riêng mình,t rừ trường hợp khẩn cấp.*

Phong cách làm việc: Là cách làm việc có kế hoạch, sắp xếp lịch trình cá nhân và công việc sao cho không gây trở ngại việc hẹn khách đúng ngày giờ.

- Tạo cho khách cảm giác an toàn, chu đáo khi khách đến, gọi đúng tên, việc sẽ làm và làm đúng giờ đã hẹn. Chuẩn bị bàn, vật liệu, dụng cụ khử trùng và trong tư thế sẵn sàng phục vụ.
- Đừng cho khách thấy bạn nhai kẹo, ăn, gọi điện thoại làm cho khách khó chịu hoặc bạn hút thuốc dễ gây nguy hiểm vì hóa chất quanh bạn.
- Thời gian hẹn khách thích hợp cho từng việc, đừng trễ hẹn hoặc hẹn khách vào ngày khác. Nếu không làm được phải báo cho khách ngay, khách dễ thông cảm từ sự thành thật ở bạn.
- Tạo cho khách thoải mái khi đến salon, nên thân mật, vui vẻ và giúp họ cởi áo khoát nếu cần, mời họ ngồi hoặc hướng dẫn phòng vệ sinh. Thái độ khiêm tốn, quan tâm và lắng nghe khách.
- Đừng than phiền và tranh cãi với khách mà cần đề nghị và thảo luận để giúp ý kiến cho họ. Bạn nên giải thích ở mức độ nghề nghiệp là bạn đang làm gì cho họ và tại sao bạn làm vậy.

Chapter 2: **POSTURE AND PROFESSIONAL HEALTH**
(Nét chuyên nghiệp của thợ thẩm mỹ)

Good health is a basic element for living that increases your value to yourself. Hygiene is the branch of applied science that deals with healthful living. Public hygiene concerns the care taken by individuals to preserve health by following the rules of healthful living.

You should be a model of good grooming apart of the beauty industry. Client will want to look like you. It is necessary to maintain a professional appearance.

Your professional image includes all of dressing professional, wearing make up and fresh breath, and use deodorant for your body.

The way in which you behave when you are working with clients, coworkers, and your employer in a salon is called professional ethics. Clients should always be called by their names

If you have a client that likes to gossip about other clients, coworkers, or employer, you should: remain neutral in conversation.

Bạn sẽ là người gương mẫu tươm tất trong ngành thẩm mỹ. Khách muốn được giống như bạn. Đó là điều cần thiết để duy trì một nét chuyên nghiệp. Hình thức chuyên nghiệp bao gồm đồng phục chuyên môn, trang điểm, hơi thở thơm tho, và dùng thuốc khử mùi cho cơ thể của bạn.

Cách mà bạn biết tôn trọng trong lúc bạn đang phục vụ khách, đồng nghiệp, và người chủ ở trong tiệm được gọi là: đạo đức nghề nghiệp. Khách nên luôn luôn được gọi bằng chính tên của họ

Nếu bạn có người khách mà họ thích đồn nhảm về người khách khác, thợ, hoặc người chủ, bạn nên: giữ thái độ trung lập trong cuộc nói chuyện.

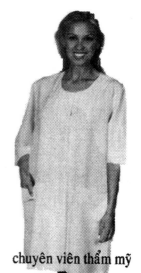
chuyên viên thẩm mỹ

Your personal and professional health:

- Rest: adequate sleep (6-8 hrs)
- Exercise: Fitness program, improves circulation
- Relaxation: Movie, dancing, gets away from it all
- Nutrition: food supplies the body with energy. Avoid sugar, salt, caffeine and fatty.
- Personal grooming: Attractive image, one to the best advertisements, professional
- Personal hygiene: Daily cleanliness, bathing, using deodorant, mouthwash
- Care of the feet: Proper foot care, avoid poor fitting shoes

Correct standing technique

- Shoulders are leveled
- Abdomen is flat
- Spine is straight
- Hips are level
- Chin is level with floor
- Knees are slightly flexed

Correct sitting technique

- Feet close together
- Knees close together
- Feet out slightly farther than knees
- Back is straight
- Lower back against the chair

CLIENT CONSULTATION: Before you perform a service on a client, you will discuss the client's general health, nails and skin, the client's lifestyle and need. You will use your knowledge of skin, nails, and each type of nail service to help your client select the most appropriate service.

A good client consultation is the difference between being a professional and just "doing nails."

Condition of nails and skin

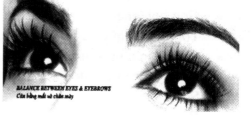

- Generally, if there is no inflammation, infection, swelling or broken skin it is okay to work on that client. If you need to refer a client to a physician, you must act responsibly & tactfully. Never attempt to diagnose the problem because you could cause unnecessary stress for your client. If your client does have a reaction to a product, be sure to make a note on his or her client's health/record card.

What kind of lifestyle does the client have?

- A gardener might need short nails (difficult to remove dirt from under long nails).
- A guitar player may need short nails on the left hand and needs calluses on left hand too.
- A model needs beautiful nails and skin
- A runner may have calluses on the feet that protect the feet during running

If your client gets a service and is not happy with it, he or she may not return. To explain any safety precaution you will take during the procedure.

<u>For example</u>: you would not want your client to believe that nail wraps stayed on forever and needed no maintenance or apply acrylic nails you should explain why you would wear safety goggles while applying primer and your client too for protection.

Your client will leave your salon as a satisfied client and will also return to you again and again as a steady client.

If your salon is computerized, health/record information can be kept on computer and accessed by making a few simple keystrokes.

HEALTH/RECORD CARD: Name ......   Phone ......
Do you have: Arthritis___Cancer ___ Diabetes___Heart Problems ___High blood pressure?
1. How frequently do you have professional nail services?
2. What type of work do you do? Hobbies?
-Have you ever had a stroke?
-Best hours for appointment are........What future nail service was discussed?

Both the client/record card is a consultation tool that tells your clients that you are professional. As a professional you care about health, safety and the quality of the services your clients receive.

Effective client relations:

Emotional control: Do not reveal negativity (anger, dislike, envy)

Positive approach: Good sense of humor

Good manners: Saying" thank you" and "please"

Bad manners: Gum chewing, nervous habits

Effective communication:

- As listening skill, voice, conversational skills, a cosmetologist needs good communication skills for the following reasons: To make contacts; To meet and greet clients; To be self promoting; To build business; To understand a clients needs, likes, dislikes and desire; To sell services and products; To talk on the telephone; To carry on pleasant conversations; To interact with the salon staff Human relations and your professional attitude

The psychology of getting along well with others helps you to gain confidence.

- Greet client by name
- Good listener
- Topic of conversation (travel)
- Acting in a professional
- Give your undivided attention
- Show interest
- Be punctual
- Develop business and sales abilities

- Continue to add knowledge and skills
- Avoid criticizing your competitors
- Be ethical
- Be capable and efficient
- Use tact when suggesting service
- Keep informed products, services
- Practice the highest standards of sanitation

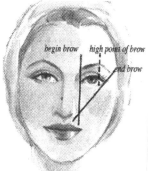

To be successful:

1. Be punctual, keep all appointments
2. Be courteous, keep regular customers
3. Be neat and attractive
4. Be efficient and skillful
5. Practice effective communication
6. Good listener and courteous
7. Know the laws, regulations and safety rules.

Professional ethics: Ethics deals with proper conduct and business dealing with employers, clients, co-worker and others with whom you come in contact.

Rules of ethics you should practice:

a) Give courteous and friendly service to all clients
b) Show respect, feeling, and beliefs of others.
c) Keep your promise
d) Build your reputation
e) Be loyal to your employers, managers and associates
f) Obey state cosmetology laws

- **The basic requirements for good personal hygiene are:**

Take a daily shower, use a deodorant; Brush teeth after meals; Keep clothing clean and neat; Have regular medical and dental checkups; Keep hands and nails clean and well groomed; Follow a daily regiment of good diet, exercise, and adequate rest

Attitude, thought, and emotion affect the body: Mental depression weakens the function of the organs, thereby lowering resistance of the body to disease. A thought may either stimulate or depress the functions of the body. Strong emotions, such as worry, anger, and fear have a harmful effect on the heart, arteries, and glands.

Những điều căn bản đòi hỏi cho vệ sinh cá nhân lành mạnh là: tắm rửa hằng ngày, thoa thuốc khử mùi hôiđánh răng sau mỗi bửa ăn; mặc quần áo sạch sẽ và gọn gàng; khám bệnh định kỳ và khám răng đều giữ cho tay và móng luôn sạch sẽ và mịn; hằng ngày phải theo cách ăn uống tốt, tập thể dục và ngũ nghĩ đủ.

Thái độ, suy nghĩ, và xúc cảm mạnh ảnh hưởng đến cơ thể như sau: Tâm thần chán nản làm suy yếu nhiệm vụ của các chức năng, vì thế giảm đi sức đề kháng bệnh của cơ thể; sự suy nghĩ có thể vừa là kích thích hoặc căng thẳng các chức năng của cơ thể; xúc cảm mạnh, như lo lắng, giận dữ, và sợ tạo nguy hại ảnh hưởng đến tim, động mạch và các tuyến.

The basic rules for maintaining good posture: Keep your shoulders back, carry the weight on the balls of your feet, not on the heels, and keep your knees slightly flexed.

A good standing posture is accomplished correct posture to improved functioning of the internal organs, prevention of fatigue, improve personal appearance

A good sitting posture is accomplished by: Allowing the feet to carry the weight of the thighs; Sitting well back in the chair, never slouching.

The proper way to lift a heavy object is: Lift with your back straight, push with the heavy thigh muscles, never back muscles; Suggestion for hands and nails grooming are; should not be too long and pointed nails shape; When you place your hands in harsh solutions, wear plastic or rubber gloves. If you bite or pick your nails, you must break this habit

Some good topics for conversation between a manicurist and a client are: Travel, literature; Personal grooming and cosmetic needs; Client's own activities; Fashions, client's personal interests.

Topic to avoid when conversing with a client are personal problems, religions, politics. Other client's poor behavior; Poor workmanship of co-workers; Health problems, financial status; Confident information given to you by the client.

Những điều căn bản để cho tư thế ngay ngắn: Giữ 2 vai ngã ra sau, giữ sức nặng của thân thể lên bàn chân, không phải gót chân, giữ hai đầu gối uyển chuyển. Một tư thế đứng đúng những ích lợi với tư thế đúng cách là tăng thêm các hoạt động các chức năng bên trong, ngăn ngừa mỏi mệt, tăng thêm vẻ đẹp cá nhân.

Tư thế ngồi đúng cách được thực hiện: Để cho bàn chân chịu sức nặng của đùi: Ngồi sát tựa vào ghế, đừng bao giờ ngồi thụn người xuống.

Phương cách đúng để nâng một vật nặng là: Giữ lưng thẳng khi nhấc đồ, chịu sức nặng trên bắp thịt đùi, không bao giờdùng bắp thịt ở long. Chú ý cho đôi tay và móng mịn màng, đừng để móng dài và nhọn. Khi tay bạn đụng vào dụng dịch mạnh, mang bao tay nhựa hoặc cao su.

Nếu bạn cắn hoặc xướt móng, nên bỏ thói quen này.

Những đề tài hấp dẫn trong đàm thoại giữa thợ thợ chăm sóc tay chân và khách là: du lịch, văn chương; cá nhân gọn gàng và mỹ phẩm cần thiết; các hoạt động riêng của khách; thời trang, điều thích thú của khách.

Đề tài tránh nói chuyện với khách khó khăn cá nhân, tôn giáo; tính không tốt của khách hàng khác; những điều không tốt của bạn đồng nghiệp; trở ngại sức khỏe, tình trạng tài chánh; sự riêng tư mà khách đã tâm sự cho bạn biết.

Rules for ethical behavior:

- Practice the highest standards of professionalism at all times
- Be honest, but tactful, with all your clients
- Treat all clients fairly, and with equal amounts of respect
- Be dependable in all your dealing with co-workers, clients, and others
- Take the initiative in solving problems for your clients and for your salon

The Esthetician's responsibilities are must know the laws, rules and regulations governing cosmetic, and must comply with them. A very easy way to lose your coworker respect is to borrow money from them. You should never smoke when you are around chemical products, clients, coworkers.

Nguyên tắc về tư cách đạo đức:

- *Ứng dụng tiêu chuẩn thực hành cao nhất của nghề nghiệp tất cả mọi lúc*
- *Có sự thành thật mà tế nhị với tất cả mọi khách hàng*
- *Đối xử công bằng và có sự kính trọng mọi người khách như nhau*
- *Có thể tin cậy được trong cách xử thế với bạn đồng nghiệp, khách và mọi người*
- *Cần có sự sáng kiến, chủ động giải quyết vấn đề đối với khách và đối với salon*

Bổn phận của người chuyên viên về chăm sóc tay chân là phải hiểu rõ luật, điều lệ và qui tắc ngành thẩm mỹ, và phải tuân hành luật. Rất dễ mất đi sự kính trọng của người đồng nghiệp là mượn tiền của họ.Bạn không bao giờ hút thuốc khi chung quanh bạn là các hóa chất, khách hàng, các đồng nghiệp.

Bài 3: SỬ DỤNG AN TOÀN MỸ PHẨM CHĂM SÓC DA

Thông thường các mỹ phẩm chăm sóc da đều có formaldehyde là thành phần bảo quản (preservative) nhưng cũng chính chất này với liều lượng không thích hợp tạo thành độc tố, gây ngứa, dị ứng và có thể dẫn đến ung thư (carcinogenic). Do đó người thợ cần tuân thủ các thành phần mỹ phẩm dưới dạng bột chà, lỏng, hoặc rắc lên, dù tất cả đều nhằm mục đích làm sạch, làm đẹp làn da cũng phải được chuẩn nhận từ cơ quan quản lý thuốc và thực phẩm (F D A).

CÓ 3 DẠNG HÌNH THỂ CỦA VẬT CHẤT:

- *Chất đặc (SOLIDS)* có trọng lượng nhất định, khối lượng, và hình dáng như cây kéo, nhíp nhổ chân mày, kẹp cong lông mi....
- *Chất lỏng (LIQUIDS)* có trọng lượng, và thể tích nhất định nhưng hình dáng không nhất định như dung dịch diệt trùng, dung dịch đóng lổ chân lông, dung dịch làm sạch da....

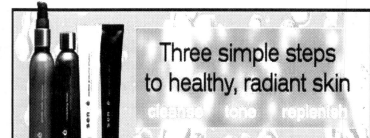

- *Chất khí (GASES)* có trọng lượng nhất định, nhưng thể tích và hình dáng không nhất định như hơi thở, sự ép khí từ lọ dầu thơm....

CHẤT DUNG MÔI & CHẤT HÒA TAN *(solvent &solute):* Nước, acetone là những chất dung môi tốt, dạng lỏng có khả năng làm tan được chất khác. Các chất tan được như muối, đường, nước sơn móng là những chất hòa tan. Dung môi tốt hay xấu làkhả năng tan được chất hòa tan chậm hay nhanh. Dung môi (solvent) được làm nóng lên 105 độ F, tác dụng nhanh hơn 30%, tuy nhiên nhiều chất dung môi dễ bốc cháy nên rất cẩn trọng khi xử dụng.

CÁC DẠNG MỸ PHẨM (CLASSIFICATION OF COSMETICS)

- *Xà phòng (soap)* dùng cho từng loại da, có loại acid hoặc alkaline. Xà phòng tốt thường được làm từ và mỡ, dầu nguyên chất và không nên có tính alkaline. Tuy nhiên loại xà phòng tắm nên có độ pH khoảng 8 coi như thích hợp cho da bình thường. Ngoài ra còn những sản phẩm xà phòng xanh (green soap) với dạng lỏng để chữa trị da dầu; xà phòng xanh nhạt (tincture of green soap) chữa trị cho cả da dầu và da đầu có dầu; xà phòng đặc trị (medicated soap) chữa da mụn bọc; carbolic soap chữa trị da mụn nhiễm trùng; super-fatted soap thích hợp cho da khô, da nhạy cảm.
- *Mỡ đặc (ointment)* nữa đặc nữa lỏng như chất bảo vệ da, sản phẩm từ petroleum ở các mỏ dầu như Vaseline, sáp. Chất ointment có độ nóng chảy dưới nhiệt độ cơ thể (98.6 độ F), thường có dạng thỏi (sticks), dạng sền sệt (pastes), dạng keo, nhựa (mucilages).
- *Dạng nhũ tương, sữa (emulsion cleansers)* là loại mỹ phẩm có dạng vừa dầu trong nước (oil-in-water emulsions) hoặc nước trong dầu (water-in-oil). Emulsion thường làm sự pha trộn những chất tự nó không thể hòa tan như dầu và nước, nhưng nhờ chất trợ kết dính binder (gum) tạo thành. Dầu có thể là dầu khoáng, dầu thiên nhiên; đây là sản phẩm sữa dạng lỏng, làm sạch da không tạo bọt (nonfoaming), là chất sữa rửa rất dễ dàng loại bỏ phấn, màu trang điểm trên da mặt.

- **Dạng lơ lửng (suspensions)** các chất trong mỹ phẩm pha trộn, không hòa tan lở lửng trong dung dịch, khi dùng cần lắc mạnh cho đều như dầu calamine có oxýt kẽm với dầu nhờn glycerin dùng trị da sưng, ngứa, hoặc dung dịch trộn xà lách (salad dressing).
- **Dung dịch (solutions)** là các chất có thể hòa tan, dễ pha trộn với nhau khi được hòa chung qua dung môi (solvent) như nước, cồn. Ví dụ: dung dịch nước, glycerin, và cồn có thể pha trộn thành. Dung dịch có thể pha loãng (dilute solution), đậm đặc (concentrated solution), và trung hòa (saturated solution), có loại chứa chất bay hơi như ammonia và cồn, nên cần đậy kín tránh bốc hơi và cháy.
- **Bột (powders)** là dạng mỹ phẩm pha trộn nhiều chất thơm, màu, chất dưỡng da (colloidal) trong dạng bột khô

NỒNG ĐỘ ACID VÀ ALKALINE là số pH (nồng độ hydrogen), nếu từ 0 đến 6.9 là acid như hydrogen peroxide là 4; da có nồng độ hydrogen từ 4.5 – 5.5; kem làm sạch da khoảng 5.0 – 6.5, nước cất là 7 ở mức trung hòa.

Các sản phẩm nồng độ hydrogen mạnh có trị số từ 7.1 – 14 đều thuộc alkaline.

CÁC HÓA CHẤT THƯỜNG DÙNG TRONG KỶ NGHỆ THẨM MỸ:
- **Nước (H_2O)** là hóa chất quan trọng phong phú chiếm 75% bề mặt quả đất và 70% cơ thể con người.
- **Alcohol (cồn)** là loại hoá chất không màu do lên men từ tinh bột, đường, thường dùng để làm chất dung môi pha chế, không nên dùng khử trùng da.
- **Quaternary ammonium compounds (quats)** là chất sát trùng, bảo quản, khử trùng, diệt vi trùng
- **Glycerin** là chất nhờn chất không màu, không mùi trích từ dầu, mỡ, mật mía dùng làm dầu thoa da, mềm da, kem thoa mặt và một số dung dịch khác.
- **Preservatives** là chất bảo quản giúp sản phẩm tránh nhiễm trùng, nấm, và mốc, tránh những cấu trúc của hóa chất biến đổi.

- **Aromatherapy oils** là dầu hương liệu từ thực vật giúp da mịn, thư giãn và tinh thần thêm thoải mái còn gọi là **essential oils.** Nói chung oils là chất dầu giúp da trơn, chống khô, nhưng cũng có thể làm cho bị mụn đầu đen, mụn bọc.
  Dầu từ trong lòng đất như dầu khoáng (mineral oil) rất tốt chống da khô; và dầu từ thảo mộc như dầu hạt hoa hướng dương (sunflower), dầu đậu jojoba cũng rất tốt chống khô da, riêng dầu dừa (coconut oils) và dầu cây cọ (palm oil) chứa nhiều lượng chất béo nhất.

- **Moisturizers** là chất ẩm giúp da hấp dẫn nước để tránh bị da khô (dehydration).
- **Emollient or tissue cream** chứa dầu, sáp, lanolin giúp da mềm vì da bị mất chất dầu.
- **Cleansing cream** là kem làm sạch da chứa sáp, dầu khoáng, tan nhanh thích hợp cho làm sạch da bình thường, da khô.
- **Cleansing lotion** là chất rửa tốt cho da dầu, có chứa cồn và hỗn hợp sulfonate.
- **Massage cream** chứa kem lạnh (cold cream) vừa giúp sạch da và trơn mịn trong lúc massage.
- **Witch hazel** chứa cồn, vỏ cây hamamelis vùng đông bắc mỹ có tính êm dịu và đóng lỗ chân lông.

- **Skin freshener lotions** chứa witch hazel, boric acid, long não (camphor) có tính dịu da thích hợp cho da khô; **toner** chứa thêm một ít cồn thích hợp cho da bình thường; và **astringent lotion** chứa nhiều cồn, kẽm, nhôm, acid salicylic dùng cho da dầu có lỗ chân lông lớn.
- **Eye lotion** gồm chất boric acid, witch hazel, glycerin giúp êm dịu, sạch, và sáng mắt.
- **Silicones** là một dạng dầu khoáng nhẹ trong mỹ phẩm, tính nhờn giúp trơn mịn làn da.

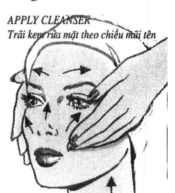

APPLY CLEANSER
Trãi kem rửa mặt theo chiều mũi tên

- **Aloe** là chất nhờn trong suốt có trong lá cây lô hội là loại mỹ phẩm tốt giúp ẩm làn da, mềm, chữa lành, chống song.
- **Algae** là chất trích ra từ khoáng chất và kích thích tố thực vật, giúp sáng mịn làn da.

- **Grapeseed** là hạt nho có tính êm dịu và chống oxýt hóa.
- **Green tea** là trà xanh có tính chống nhiễm trùng, chống sưng, làm êm dịu làn da có mạch máu vỡ (couperose skin), chống oxýt hóa.
- **Lavender** là cây oải hương có tính kích thích, sát trùng, chống dị ứng và chống song.
- **Methyl paraben** là hóa chất dùng vi trùng, chống nấm, mốc để bảo quản mỹ phẩm.
- **Peppermint** là bạc hà giúp giảm ngứa, đỏ da, sưng da, mụn bọc, êm dịu mạch máu nhỏ và có tính dinh dưỡng.
- **Papaya** trích từ đu đủ làm chất men lột da.

- **Retinoic Acid** là chất trích từ vitamin A và acid retinoic giúp chữa lành mụn bọc, da lão hóa, tái tạo làn da. Đôi khi thuốc làm đỏ da, khô da và lột nhẹ làn da.
- **Serum** là những ống nhỏ chữa trị thời gian dài giúp làn da tốt, mịn cần dùng cho ngày và đêm.
- **Hydrator** là dạng chất ẩm, hút thấm hấp dẫn nước vào bề mặt da và giữ lượng ẩm chống da bị mất nước.
- **Glycoproteins** là chất trích từ men tế bào, giúp tăng lượng oxygen cho làn da hư hại vì môi trường, lạm dụng rượu, thuốc lá, đặc biệt giúp làn da có những mảng đỏ, làn da trông mờ đục, nhão.
- **Beta-glucan và polyglucan** giúp da mịn màng, tăng hệ thống miễm nhiễm, được trích từ men giúp da tăng sự đàn hồi và phục hồi làn da.
- **Sunscreen** là chất kem chống nắng mà mọi người đều cần dùng, có tính hút thấm, phản ánh sáng nguy hại tia cực tím từ mặt trời. Kem chống nắng chống lại sự cháy da, ung thư da, chống da lão hóa thường có chứa oxýt kẽm và titanium dioxide

NHỮNG SẢN PHẨM CĂN BẢN CHĂM SÓC DA

* Cleansers: Chất làm sạch da gồm dạng bọt (face wash) để trung hòa acid cho làn da; chất sạch da dạng lỏng (cleansing lotion) dùng cho da bình thường hoặc làn da tổng hợp có ít vùng có dầu; và dạng kem (cleansing cream) có chất dầu dành cho da khô, da tuổi già. Nên dùng 2 lần mỗi ngày.

* Massage Creams: Kem xoa mát xa da dạng lỏng hoặc dạng kem, chứa nhiều dầu hay không theo từng loại da. Chất massage có thể pha trộn với hương liệu nhằm giúp cho trơn khi thực hiện động tác massage và còn để chữa trị và dinh dưỡng làn da.

* Toners: Chất đóng lỗ chân lông, cân bằng độ acid làn da (pH balance) thường dùng sau khi (cleanser) làm sạch da và trước khi (moisturizer) thoa chất ẩm cho da.

Toners, Fresheners, và Astringent cùng nghĩa nhưng khác nhau về lượng cồn (alcohol) pha trộn, như:

-Fresheners lượng cồn từ 0 đến 4% nên dùng cho da nhạy cảm (sensitive skin); da khô; và da tuổi già (mature skin).
-Toners có lượng cồn từ 4 đến 15% nên dùng cho da bình thường, da tổng hợp.
-Astringent có lượng cồn cao trên 20 đến 35% nên dùng cho da dầu, da có nhiều mụn bọc....

*Exfoliants: Chất mài mòn đi lớp da cằn cỗi, da chết, lột nhẹ lớp da ngoài. Giúp cho làn da hút nhiều chất ẩm hơn, sạch lỗ chân lông, làn da mịn và giúp cho việc trang điểm (make up) dễ dàng hơn. Chất chà da (exfoliants) thường là dạng hóa chất có Alphahydroxy acids (AHAs) hoặc bằng loại hạt (almond meal); hạt nut (jojoba) xay mịn dùng tay hoặc bàn chãi (brush) chà mòn lớp da chết bên ngoài (corneum). Chất mài mòn này khuyên nên dùng một tuần 2 lần.

*Mask and Pack: Là chất đắp mặt nạ cho da đều nhằm mục đích giúp da tốt khỏe, đẹp, lấy sạch chất dơ trong lỗ chân lông, da dễ hấp thụ chất ẩm, dinh dưỡng, và mịn màng.

- *Mask là mặt nạ dành cho da dầu, mụn bọc, và da tổng hợp như loại mask đất sét, mask lưu huỳnh sulfur có tính sát trùng, chữa lành. Loại mask đất sét nên trãi lên da khoảng 10 phút cho đến khi khô rồi dùng khăn mềm thấm nước gỡ bỏ.*
- *Mask cho da khô như loại mặt nạ tổng hợp (custom-designed masks) được pha trộn trái cây, sữa, mật ong, trứng, yogurt. Loại mask này nên trãi lên da từ 10 đến 15 phút. Một loại mask sáp (paraffin wax masks) được trãi lên da qua lớp gauze để dễ gỡ bỏ, mask sáp thích hợp cho da khô.*

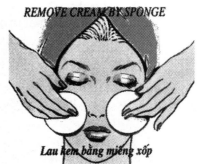

REMOVE CREAM BY SPONGE

Lau kem bằng miếng xốp

Pack có ý nghĩa như mask, là mặt nạ cho làn da nhạy cảm (sensitive skin) như lô hội (aloe), rong biển (seaweed) giúp ẩm cho làn da. Pack trãi lên da khoảng 10 phút.

* Moisturizers: Chất ẩm thường thoa sau cùng khi làm da mặt và là lớp thoa trước khi make up, luôn cần cho bất cứ loại da nào, moisturizers thẩm thấu dễ dàng giúp da mịn màng, giữ nước bên trong làn da. Chất ẩm nên thoa 2 lần mỗi ngày sau khi làm sạch làn da và. Hiện cũng có chất ẩm được kết hợp với kem dinh dưỡng da và chất chống nắng nhằm mục đích vừa dinh dưỡng làn da vừa chống da lão hóa, đề phòng ung thư da .

HÓA CHẤT NGÀNH THẨM MỸ VÀ ẢNH HƯỞNG

Thẩm mỹ viên tiếp xúc với nhiều hóa chất nên cần giữ sự tiếp xúc có ảnh hưởng thấp nhất có thể được đặc biệt là những dạng độc chất, cũng như luôn luôn học hỏi và xử dụng đúng từng loại hóa chất, cách chữa trị cho khách.

Luôn xử dụng cách tốt nhất cho mỗi sản phẩm dùng cho khách, thử nghiệm trước. Các sản phẩm dùng cho khách mua từ hãng danh tiếng, nếu có dị ứng thì trách nhiệm thuộc về nơi sản xuất, tuy nhiên nếu người thợ tự chế biến tại salon thì tự lãnh trách nhiệm. Nên đọc rõ cách xử dụng và cất giữ đúng cách những sản phẩm dùng lại.

Cơ quan OSHA luôn thông báo những sự giới hạn này gọi là PELs (Permissible Exposure Limits) với hàng trăm loại hóa chất khác nhau, có ảnh hưởng khác nhau qua mùi (odors), qua sự thở, hít vào phổi và di chuyển vào dòng máu truyền khắp cơ thể, phản ứng lên da cả thợ và khách.

Chapter 3: THE USE OF COSMETICS FOR SKIN CARE
(Sử dụng an toàn mỹ phẩm chăm sóc da)

You are estheticians (licensed professionals) who use professional products need to consider the quality of the ingredients and the concentration of performance ingredients in the products to compare prices. Product must be kept sanitary and be stored in a cool place wil last longer.

Sources of ingredients come from plants, animals, vitamins, minerals or may be synthesized from chemicals. Chemically synthesized ingredients include alcohol and petroleum derivatives such as mineral oil or zinc oxide.

- A substance that is found in cosmetic products that draw moisture to the surface of the skin to soften and moisture dry cells is humectants. Humectants are substances that have the ability to attract water.
- Lubricant substances, such as mineral oil, that coat the skin and reduce friction.
- The purpose of being familiar with the ingredients that a product contains, is to: **Select** proper treatment creams; **Achieve** desired results in facial services; and **Determine** how the skin will react to products

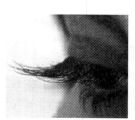

- Inactive ingredients do not work on the skin but perform a function that helps the product, such as a preservative or stabilizer.
- Aloe vera is a substance that is usually foundation in emollient.
- **Algae products** are used widely in face masks and other products to remineralized and revitalized the skin.

  Bạn là thợ thẩm mỹ (bằng cấp chuyên môn), bạn sử dụng mỹ phẩm đặc trị nên cần phải xem xét các chất lượng thành phần và tính chất đặc biệt giá trị sản phẩm đó. Nguồn gốc của thành phần từ thảo mộc, động vật, vitamin, chất khoáng hoặc có thể dạng tổng hợp từ các hóa chất. Thành phần hóa chất tổng hợp gồm cồn và sản phẩm từ dầu hỏa được trích ra như là dầu khoáng hoặc oxide kẽm.

  - *Một dạng được tìm thấy trong sản phẩm trang điểm cho da có thu hút chất ẩm đến bề mặt của da để làm mềm và ẩm tế bào khô là chất làm ẩm (humectants). Humectant là những dạng có khả năng hút nước.*
  - *Chất làm trơn da, như dầu khoáng, là lớp phủ da và giảm bớt sự cọ xát.*
  - *Lý do cần làm quen các thành phần có trong sản phẩm là chọn đúng kem chữa trị; đạt kết quả trong việc làm facial; đánh giá da phản ứng với sản phẩm*
  - *Những thành phần phụ không ảnh hưởng trên da nhưng có nhiệm vụ giúp cho sản phẩm như là một chất bảo quản và ổn định.*
  - *Aloe vera là một chất căn bản luôn luôn trong chất nhờn emollient.*
  - *Algae là sản phẩm từ biển được dùng rộng rãi cho mặt nạ mặt và những sản phẩm khác tái tạo chất khoáng và tái tạo làn da.*

- Zinc oxide is a heavy white powder used as a powder and in oinment for some skin condition. Medicated soaps are used for acne condition.
- The classification of cleaners is soaps, detergents, bath accessories, deodorants, antiperspirants, and depilatories.
- **Hypoallergenic** means that the product do not contain a fragrance
- The task of an antioxidant inhibits reaction promoted by oxygen or peroxides, inhibits oxidation, and helps products retain their properties

  Oxyt kẽm là loại bột trắng nặng dùng như bột và trong chất mỡ đặc cho một vài điều kiện của da. Xà phòng chữa trị được dùng cho tình trạng da mụn bọc.

- During Age of Extravagance (**Marie Antoinette 1755-1793**), face powder was created from pulverized starch; lip and cheek color ranged from pink to orange.
- **Facial masks** first popularized during Elizabethan era made from powdered eggshell, alum.
- Coloring used in cosmetics has been made from numerous natural substances such as berries, clay, tree bark, saffron, flowers, nuts, herbs, leaves, animals and insect materials.
- **Kohl is a powdered** antimony metallic substance was used by ancient Egyptians as eye make-up to outline eyes and darken eyelids.
- **Eearliest use of cosmetics** have been traced to ancient Egyptian
- Ancient Egyptians kept skin lubricated by applying fragrant oils, lotions, or ointments.
- Ancient Egyptians darkened brows and lashes with lamp black.

> *Trong thời kỳ phóng túng (Nữ hoàng Pháp Marie 1755-1793), phấn bột được làm ra bằng hơi tinh bột. Và sắc màu cho môi và đôi má từ hồng đến màu cam.*
>
> *Mặt nạ facial đầu tiên thịnh hành trong suốt thời đại Elizabeth như bột trứng, bột phèn …*
>
> *Vật chất có màu dùng trong mỹ phẩm được chế tạo từ số lượng lớn của các dạng tự nhiên như những loại quả có hạt nhỏ, đất sét, vỏ cây, nghệ tây, hoa, hạt quả hạnh, thảo mộc, lá cây, động vật và côn trùng.*
>
> *Kohl là một loại bột kim loại antimon mà người Ai cập cổ xưa đã dùng để trang điểm mắt như vẽ đường viền mắt và tô đậm bóng mắt. Thời cổ xưa mà dùng mỹ phẩm sớm nhất là người Ai cập*
>
> *Người Ai cập giữ cho da trơn bóng bằng cách thoa loại dầu thơm, nước thơm hoặc mỡ đặc*
>
> *Thời kỳ người Ai cập cổ xưa nhuộm đậm chân mày và lông mi với khói đen của neon*

- **"Cosmetics"** comes from the Greek "kosmetikos" meaning "skilled in decorating"
- **Roman women** used facials made of milk and bread, fine wine, corn, flour, and milk; flour mixed with fresh butter.
- During Renaissance period, women shaved off their eyebrows and shaved by the hairline to show greater expanse of forehead; bare brow was thought to give women a look of greater intelligence.
- **Makeup and elaborate** clothing were discouraged during the Victorian Age (1837-1901)
- During the 1930's, men and women were strongly influenced by the media (newspapers, magazines, radio, and motion pictures)
- **In Japan, makeup** of the Geisha is still an intricate and highly stylized art. Asians are known for their beautiful costumes, arts, and crafts.

> *Chữ "Cosmetics" có được là từ chữ Hy lạp "kosmetikos" nghĩa là kỹ thuật trang hoàng.*
>
> *Phụ nữ La Mã thường làm facial bằng sữa và bánh mì, rượu nho đặc biệt, bắp, bột và sữa; bột trộn với bơ tươi.*
>
> *Trong suốt thời kỳ Phục Hưng, phụ nữ cạo sạch chân mày và đường viền tóc để lộ ra trán rộng.*
>
> *Chân mày cạo sạch được xem là người phụ nữ có tư chất thông minh hơn.*
>
> *Trang điểm và quần áo kiểu cách không khuyến khích trong thời đại Victoria (1837-1901)*
>
> *Trong thập niên 30, đàn ông và đàn bà bị ảnh hưởng mạnh do truyền thông (báo chí, tạp chí, phát thanh, và điện ảnh.*
>
> *Cách trang điểm thời Geisha ở nước Nhật là một nghệ thuật cao vẫn còn giá trị. Đông phương được biết có nhiều trang phục đẹp, mỹ thuật và nghệ thuật tay chân khéo léo.*

Bài 4: **SỰ LIÊN HỆ CỦA VI TRÙNG VÀ LÂY TRUYỀN BỆNH**

Có hơn 1 thế kỷ qua, nhà hóa học Pháp Louis Pasteur (1822 – 1895) khám phá vi sinh vật (microorganisms), nghĩa là ông tìm ra được một sự sống rất nhỏ mang ảnh hưởng vô cùng lớn. Có hơn 15.000 loại vi trùng tồn tại khắp nơi và sinh sản cực nhanh đến hàng triệu con trong 60 phút. Đây là kế thừa từ nhà tự nhiên học người Hà Lan là Anton Van Leeuwenhock (1632- 1723) từng khám phá ra dưới kính hiển vi "những con vật nhỏ", trước đó gọi là vi khuẩn.

- **Active bacteria:** vi trùng hoạt động, và phát triển là *(active stage)*. Chúng tồn tại trong môi trường ấm, tối, bẩn, và môi trường ẩm. Hầu hết vi trùng tiến đến giai đoạn trưởng thành trong vòng 20 đến 30 phút và khi tiến sang giai đoạn sanh sản trực phân *(direct division or mitosis)*.

- **Inactive bacteria:** vi trùng không hoạt động được trong môi trường nhiều ánh sáng, nóng, thiếu thức ăn hoặc thiếu chất ẩm. Với điều kiện trên phần đông vi trùng sẽ chết hoặc biến sang giai đoạn không hoạt động *(inactive stage)*, và lập thành bào tử *(spore)*, nghĩa là chúng trong giai đoạn nghỉ ngơi, ngủ. Bào tử có thể bay lẫn trong không khí và gặp điều kiện thuận lợi như ẩm mốc, tối thì chúng lại sinh sôi nẩy nở. Các chất diệt trùng mạnh cũng không đủ diệt được bào tử.

Là một chuyên viên về da bạn cần cẩn thận hơn để tránh sự nhiễm trùng cho bạn, cho khách. Sự nhiễm trùng không nhất thiết do vi trùng, nấm mà một vài loại nhiễm trùng cho thể lây lan trong khi phục vụ.

HAI LOẠI VI TRÙNG:

1. **Vi trùng không gây bệnh, vô hại, hoặc vi trùng có lợi (nonpathogenic):** Trong đất, hỗn hợp phân giúp cho thêm màu mỡ đất, và ở con người loại vi trùng này thường ở ruột và miệng giúp cho tiến trình tiêu hủy thức ăn và tiêu hóa. Vi trùng không gây bệnh này chiếm khoảng 75%.

2. **Vi trùng gây bệnh, có tác hại (pathogenic):** Loại vi trùng này được gọi là *(germ: vi khuẩn)* sinh sôi nẩy nở nhanh, tiết ra độc tố khi chúng xâm nhập ăn mất chất sống. Vi trùng gây bệnh này chiếm khoảng 25%. Vi khuẩn gây bệnh hay độc tố của chúng có trong máu hoặc các mô khác là **bị nhiễm khuẩn (sepsis)**, và không có vi trùng gây bệnh là **vô nhiễm khuẩn (asepsis)**.

BA LOẠI VI TRÙNG GÂY BỆNH: ***Cocci*** *(cầu trùng),* ***Bacilli*** *(hình que), và* ***Spirilla*** *(hình xoắn).*
* CẦU TRÙNG (cocci): *vi trùng hình tròn trái berry, không di chuyển trong dung dịch, bay trong không khí, bụi. Có 3 loại vi trùng cocci:*

    a. ***Streptococci:*** *vi trùng hình chuỗi thường ở trong hệ hô hấp và ruột, nhiễm độc máu, gây đau họng, sốt cảm cúm, nóng đau nhức.*

    b. ***Staphylococci:*** *vi trùng phát triển từng chùm, bó (tụ cầu), là loại vi trùng mạnh không có vỏ bọc, gây nhiều bệnh lở da, mụt mủ, áp se (abscesses), nhiễm độc thức ăn.*

    c. ***Diplococci:*** *vi trùng đi từng cặp, gây bệnh sưng phổi, sởi, và cảm cúm.*

*
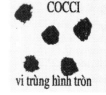
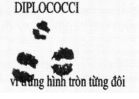
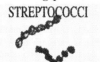
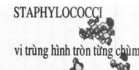

VI TRÙNG HÌNH QUE (bacilli): _vi trùng như ống cuốn tóc, hình gậy. Một số vi trùng này biến thành dạng bào tử. Loại này là nguyên nhân gây 1 số bệnh trầm trọng như cứng hàm, lao phổi, bạch hầu._

* VI TRÙNG HÌNH XOẮN (spirilla): _có hình xoắn ốc, một trong số vi trùng xoắn là Treponema pallidum gây bệnh giang mai._

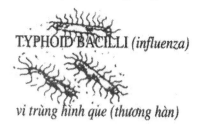

vi trùng hình que (thương hàn)

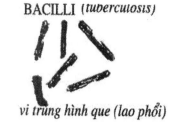

vi trùng hình que (lao phổi)

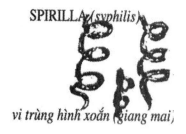

vi trùng hình xoắn (giang mai)

SỰ NHIỄM TRÙNG Ở SALON

1. Rủi ro đứt tay, nhiễm trùng từ người này sang người khác, vết thương mở miệng, bất cứ ai có ho, cảm cúm, nhảy mũi, chảy nước mắt, mũi....

2. Tiếp xúc qua đồ vật ở tiệm như tay nắm cửa, điện thoại, chai, khăn, bàn...

3. Dụng cụ không khử trùng, khăn bẩn, thùng rác bẩn...hoặc dùng lại vật liệu bẩn.

THỢ THẨM MỸ CẦN NGĂN NGỪA SỰ NHIỄM TRÙNG Ở SALON

- _Phải có trách nhiệm nghề nghiệp, thực hành đúng phương cách khử trùng, đừng viện cớ sự bận rộn công việc mà làm tắt (short cut) trong tiến trình vệ sinh, khử trùng dụng cụ._

- _Khi khách đã từng đề nghị đi bác sĩ chữa trị, do đó khi trở lại salon cần xem giấy giới thiệu an toàn. Không thể phục vụ cho khách khi biết họ đang mắc bệnh truyền nhiễm thông thường như cảm cúm, ngay cả bạn mắc bệnh cũng cần phải nghĩ ngơi và trị bệnh để tránh lây bệnh cho khách và đồng nghiệp nữa._

SỰ NHIỄM TRÙNG VÀ GÂY BỆNH

Sự nhiễm trùng và bệnh xãy ra là lúc vi trùng gây bệnh (pathogenic bacteria) tấn cống cơ thể con người, lấn mạnh qua hệ thống phòng thủ của cơ thể và từ đó sản sinh cực nhanh tạo độc tố (toxin) để gây bệnh.

Hai hình thức nhiễm trùng:
- **_Local infection_** lànhiễm trùng ở một vùng nhất định như mụn nhọt (pimples), hoặc vết cắt.
- **_General infection_** là nhiễm trùng trong dòng máu tiến đến các phần trên cơ thể, là hình thức nhiễm độc máu như bệnh giang mai (syphilis).

Tuy nhiên cơ thể chúng ta cũng tạo một mạng lưới để bảo vệ sự tấn công của vi trùng. Một làn da lành lặn luôn là màng bảo vệ chính yếu cho cơ thể, nước mắt, nước bọt (miếng), lông mịn bên trong mũi và màng nhầy ẩm ướt giữ vi trùng nằm hẳn bên ngoài mũi, chất dịch acid trong bao tử tiêu diệt vi trùng và nguồn máu trắng (white blood cells) sẵn sàng tấn công các loại vi trùng gây bệnh xâm nhập cơ thể.

Vì thế khi nóng sốt chẳng hạn, cơ thể phản ứng chống lại làm nhiệt độ tăng lên và sự nóng đó chính là lúc cơ thể tấn công tiêu diệt vi trùng.

SỰ MIỄN NHIỄM (immunity)

Miễn nhiễm là khả năng chống bệnh, tiêu diệt vi khuẩn khi vi trùng gây bệnh tấn công cơ thể. Có hai loại miễn nhiễm.

1. **Miễn nhiễm tự nhiên** (natural immunity) là cơ thể có khả năng chống bệnh khi sinh ra, đặc tính di truyền, thể lực tốt, đời sống lành mạnh. Thêm vào đó các chất dịch cơ thể, mồ hôi, làm da lành lặn, hệ thống bạch cầu khỏe là phương tiện tốt có tính tự nhiên tạo miễn nhiễm.

2. **Miễn nhiễm tự tạo hoặc nhân tạo** (acquired immunity) có được là do cơ thể sau khi trải qua cơn bệnh đã tạo được loại kháng thể (protein molecule) để sẵn sàng chống trả khi bệnh đó trở lại gọi là miễn nhiễm có tính tự tạo tự nhiên (natural acquired immunity), hoặc phải chủng ngừa (inoculation) để tạo kháng thể mà chúng ta biết qua hình thức đưa vào cơ thể một lượng vi trùng nhỏ và yếu để tạo hệ được hệ thống miễn nhiễm như chích ngừa cảm cúm (influenza), phong đòn gánh (tetanus), thương hàn (typhoid fever), trái rạ (chicken pox), ho gà(whooping cough) ...

Vi trùng dễ lây lan qua không khí, qua tiếp xúc vật dụng bẩn, qua nước, chúng phát triển cực nhanh trong những nơi ấm, tối, ẩm mốc. Vi trùng sinh sản theo lối trực phân, khi chúng đủ điều kiện để trưởng thành phân chia hai và cứ thế sinh sản. Hơn nữa, chính vi trùng tự có khả năng di chuyển, đặc biệt loại vi trùng hình gậy (bacilli) và hình xoắn (spirilla) tự xoay, lắc qua lắc lại bằng những sợi lông như chân giả (flagella or cilia) trong chất dịch cơ thể để đẩy đi.

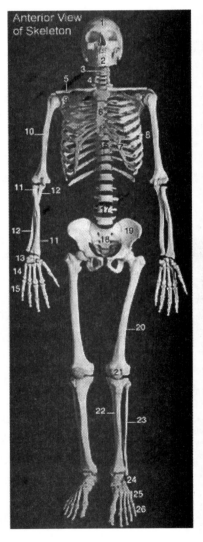

Anterior View of Skeleton

1. **Skull**: sọ
2. **Mandible**: xương hàm dưới
3. **Hyoid Bone**: xương yết hầu
4. **Cervical Vertebra**: đốt xương cổ
5. **Clavicle**: xương đòn
6. **Sternum**: xương ức
7. **Costal Cartilage**: sụn sườn
8. **Ribs**: xương sườn
9. **Scapula**: xương vai
10. **Humerus**: xương cánh tay trên
11. **Radius**: xương quay
12. **Ulna**: xương trụ
13. **Carpal Bones**: xương cổ tay
14. **Metacarpal Bones**: xương bàn tay
15. **Phalanges of Fingers**: các lóng ngón tay
16. **Thoracic Vertebra**: đốt xương trụ
17. **Lumbar Vertebra**: đốt xương thất lưng
18. **Sacrum**: xương cùng
19. **Os Coxa**: xương khớp háng
20. **Femur**: xương đùi
21. **Patella**: xương đầu gối
22. **Tibia**: xương chày
23. **Fibula**: xương mác
24. **Tarsal Bones**: xương cổ chân
25. **Metatarsal Bones**: xương bàn chân
26. **Phalanges of Toes**: xương lóng ngón chân

Là một chuyên viên thẩm mỹ, không chỉ biết phục vụ khách mà còn phải biết phân tích bệnh cho khách biết và hiểu rõ cách phòng ngừa vì nhiều trường hợp gây bệnh là do truyền nhiễm.

Chapter 4: THE RELATIONSHIP OF BACTERIA AND SPREADING OF DISEASE

(Sự liên hệ của vi trùng và lây truyền bệnh)

Over a century ago, French chemist and biologist Louis Pasteur (1822-1895) discovered micro-organism, an ultra small but incredibly influential living thing. There are around 15,000 types of micro-organisms known as bacteria existing around us and they develop at an astonishingly fast pace: millions of new bacteria are reproduced every 60 minutes.

-*Active bacteria* are bacteria that exist and develop in warm, dark, dirty and damp conditions. Most of them reach their maturity within 20 to 30 minutes and then start reproducing by direct division or mitosis.

-*Inactive bacteria* are bacteria that cannot function in environments where there is a lot of light, heat, or where there is a shortage of nutrients and humidity. Given such conditions, most bacteria will either die or enter their inactive stage by forming *spores*, that is a state of hibernation. *Spores* are airborne and multiplied when meeting favorable conditions such as humidity, moisture and darkness, and they cannot be eradicated even by the strongest disinfectants available.

As a nail technician or cosmetologist, you need to take a lot of precautions to avoid infection to yourself and your customers. Moreover, infection is not necessarily caused by only bacteria; fungus and some other infectious agents can be transmitted during a manicure or pedicure session.

TWO TYPES OF BACTERIA

1. **Non-pathogenic bacteria**, or the ones that do not cause diseases, are harmless or beneficial. When existing in soil, these non-pathogenic bacteria help enrich its nutrients. In human body, this type of bacteria often exists in our intestines and mouth and help with the digestion of food. Non-pathogenic bacteria account for approximately 75% of all bacteria.

2. **Pathogenic bacteria** include those bacteria that can cause diseases and are harmful. This type of bacteria is also referred to as **germs**. They reproduce rapidly and can secrete toxic compounds or toxins when penetrating the human body, and subsequently cause a complete rupture of necessary nutrients. Pathogenic bacteria make up about 25% of all bacteria. The condition in which pathogenic bacteria or their toxins present in the blood or tissues is described as sepsis, and asepsis is when there is no presence of pathogenic bacteria.

THREE GROUPS OF PATHOGENIC BACTERIA

They are *Cocci* (spherical-shaped), *Bacilli* (rod-shaped) and *Spirilla* (spiral-shaped).

* *Cocci* are bacteria of berry shape that do not move in fluid, but are airborne and can also fly in dust. *Cocci* can be divided into three sub-groups including *Streptococci*, *Staphylococci* and *Diplococci*.

-**Streptococci** are bacteria that often grow in chains. They can be found in our respiratory system and can cause blood infection, throat infection, cold, flu and rheumatic fever.

-**Staphylococci** are bacteria that have the form of grape-like clusters and are the strongest among non-capsulated bacteria. They can cause skin and wound infection, abscesses, and food poisoning.

-**Diplococci** are bacteria that often formed in pairs and can cause pneumonia, measles and cold or flu.

* *Bacilli* are rod-shaped bacteria that look similar to hair curlers. Some of them are transformed into *spores*. This type of bacteria is a major cause of some fatal diseases including *jaw death* or *"osteonecrosis of the jaw"*, pulmonary tuberculosis and leukemia.

* *Spirilla* have spiral shape. One of them is *treponema pallidum* which is the cause of syphilis.

INFECTION AT A SALON

1. Infection at a salon can be caused by a minor cut or passed from one person to another. Open wounds, cough, as well as cold, flu and their related symptoms such as sneezing, runny nose, tear-shedding eyes, etc. are among the causes of infection.
2. Pathogenic fungus and bacteria can develop between natural nails and synthetic nails, and infection can be transmitted from customers.
3. Infection can be caused by contact with objects at a salon such as doorknobs, telephones, bottles, nail brushes, towels, tables, etc.
4. Unsterilized tools, dirty towels, filthy trash bins, nail files and pliers, used sand papers and cotton buds, etc. can also be the causes of infection at a salon.

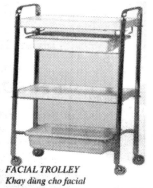

FACIAL TROLLEY
Khay dùng cho facial

Anton Van Leeuwenhock (1632 – 1723), a Dutch naturalist discovered bacteria. Bacteria (germs or microbes) can exist on the skin, air, and decayed matter. They can be seen with the aid of a microscope. Bacteria also named micro-organisms, germs or microbes are minute, one-celled vegetable. Bacteria are too small, about fifteen hundred-rod shaped bacteria barely reach access the head of a pin.

Pathogenic bacteria are harmful, produce disease. Non-pathogenic bacteria are beneficial or harmless type, they are not produce disease. Hairlike projection attached to the bacteria and allow it to move is called a flagella (cilia)

Nhà tự nhiên học người Hà Lan là Anton Van Leeuwenhock khám phá ra vi trùng. Vi trùng (germs hoặc mirobes) có thể tồn tại trên da, không khí, vật mục nát. Chúng có thể thấy được với sự trợ giúp của kính hiển vi. Vi trùng cũng là micro-organisms, germs hoặc microbes là những đơn bào thực vật cực nhỏ Vi trùng rất nhỏ khoảng 1,500 con vi trùng hình gậy chỉ vỏn vẹn ở trên đầu mũi kim.

Vi trùng gây bệnh là vi trùng có hại, tạo bệnh. Vi trùng không gây bệnh là loại vi trùng có lợi hoặc dạng vô hại, chúng không sinh bệnh. Cấu trúc giống sợi tóc để vi trùng di chuyển gọi là chân giả, hoặc lông bơi.

Bacteria multiply by this manner; each organism divides in the middle, forming two daughter cells, which grow to full size and then reproduce again. A local infection, such as a boil that contains pus. A general infection such as blood poisoning, results when bacteria or their poisons enter the bloodstream. A general infection is syphilis by spirilla bacteria, also known as treponema pallida

Bacteria form spherical spores with tough covering during the inactive stage are anthrax and tetenus bacilli.

Vi trùng phát triển như phép nhân; mỗi vi khuẩn tự chia đôi từ giữa, lập 2 tế bào con, lớn dần lên như tế bào mẹ và rồi tiếp tục sinh sản.
Nhiễm trùng tại chỗ như mụt nhọt có chứa mủ; Nhiễm trùng toàn bộ là nhiễm độc trong máu, kết quả là lúc vi trùng nhiễm độc vào trong dòng máu. Nhiễm trùng toàn bộ là bệnh giang mai do vi trùng hình xoắn là treponema pallida
Dạng vi trùng mà thành lập bào tử với lớp vỏ bọc trong suốt thời kỳ không hoạt động là loại vi trùng hình gậy anthrax và tetenus.

-**Four common contagious** disease that prevent and esthetician from working are tuberculosis, virus infections, ringworm, and head lice. A certain kind of mosquito cause malaria

-**Four principal routes** through which bacteria can enter the body are through the mouth, nose, eyes, and breaks or wounds in the skin. The tough outer covering that bacteria create during the inactive stage is called a spore

-**Four ways** the body resists infection are: - Unbroken skin; Body secretions such as perpiration; White blood cells; Antitoxins

Bốn loại bệnh truyền nhiễm làm cản trở việc làm của thẩm mỹ viên là bệnh lao, nhiễm siêu vi khuẩn, nấm, và chí. Một điều chắc chắn con muỗi là nguyên nhân gây ra bệnh sốt rét

Bốn nơi chính mà vi trùng xâm nhập vào cơ thể qua miệng, mũi, mắt và da bị thương. Lớp bọc ngoài của vi trùng tạo ra trong giai đoạn thụ động được gọi là bào tử.

Bốn cách mà cơ thể chống sự nhiễm trùng là: Làn da lành lặn; Cơ thể bài tiết như mồ hôi thoát ra; Tế bào bạch huyết; Kháng độc tố

Immunity is the ability of the body to fight and overcome certain disease caused by germs and their poisons.

-**Natural immunity** means natural resistance to disease to develop through hygienic living.

-**Acquired immunity** is secured the body develops after it has overcome a diseases, or by injections of serum (inoculation).

A human disease carried is a person who immune to the disease himself can infect other

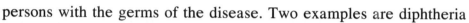

persons with the germs of the disease. Two examples are diphtheria and typhoid fever. Disinfectants, intense the heat and ultra-violet rays can destroy bacteria

DUST MASK (mặt nạ che bụi)

Sự miễn nhiễm là khả năng của cơ thể chống lại sự nhiễm trùng và trải qua cơn bệnh do vi trùng gây bệnh và chất độc của chúng.

Miễn nhiễm tự nhiên là tự nhiên chống lại cơn bệnh được phát triển qua đời sống vệ sinh.

Miễn nhiễm tự tạo là sự có được sau khi cơ thể trải qua một cơn bệnh, hoặc do chích thuốc chủng ngừa.

Một người bệnh truyền nhiễm là người đã qua cơn bệnh và tự miễn nhiễm có thể truyền bệnh người khác với vi trùng gây bệnh. Hai ví dụ đó là bệnh yết hầu và thương hàn. Chất diệt trùng, sức nóng và tia U.V có thể hủy diệt vi trùng.

ESTHETICIANS NEED TO PREVENT THE RISK OF INFECTION AT THE SALON

- Avoid pressing hard on sensitive nail base and buffing too hard. Avoid careless use of electric nail files and too much trimming of excess skin pushed back from nail. Avoid cutting the skin due to too-deep filing and bruising the skin due to hard pressing.

- Always practice your professional code of ethics and follow strict sterilizing and sanitary procedures. Never use any short-cut in the sanitizing and tool sterilizing process, no matter how busy you are.

- If a customer has been recommended to be medically treated by a doctor, always check his/her safety recommendation letter when he/she wants to use the service of the salon. Service shall not even be rendered to customers who are known to have common contagious illnesses such as cold or flu. Also as estheticians, you need to rest and be treated to avoid infecting your customers and colleagues if you are experiencing a cold or flu.

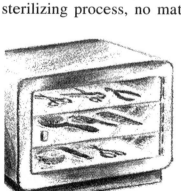

Dry sanitizer

Bài 5: TẾ BÀO, MÔ, BỘ PHẬN, VÀ HỆ THỐNG

Môn học về cơ thể (anatomy) để hiểu rõ về cấu trúc con người và những gì được tạo dựng. Học về sinh lý học (physiology) để hiểu về những nhiệm vụ và hoạt động diễn ra từ cấu trúc con người.

TẾ BÀO *(cell)* là một phần rất nhỏ của vật chất sống gồm có nguyên sinh chất, là sự sống của tế bào, chung quanh bao bọc bởi màng bọc, chứa nhân tế bào.

Cấu trúc của tế bào gồm nhân giữ việc sinh sản; nhân giữa bên trong nhân; màng bọc có nguyên sinh chất; tế bào chất giữ việc tự điều chỉnh của tế bào; tích bào để duy trì tế bào gốc.

MÔ *(tissues)* là tập hợp nhóm tế bào cùng loại. Mô cơ thể được chia làm 5 nhóm.

- Mô liên kết *(connective tissues)* nối liền các mô và xương của thân thể, giúp đỡ, bảo vệ như sụn, dây chằng, gân và mô mỡ.

- Mô bắp thịt *(muscular tissues)* co thắt và để tạo sự chuyển động các phần trong cơ thể.

- Mô thần kinh *(Nerve tissues)* chuyển tin tức tới và từ bộ óc, kiểm soát, phối hợp tất cả các nhiệm vụ trong cơ thể.

- Mô bảo vệ *(epithelial tissues)* là bề mặt bọc cơ thể. Bao gồm da, màng nhầy, màng giúp tiêu hóa, cơ quan hô hấp, các tuyến và màng bọc tim.

- Mô dinh dưỡng *(liquid tissues)* mang thức ăn, chất thải và kích thích tố. Gồm máu đỏ và bạch cầu.

BỘ PHẬN *(organs)* là một nhóm mô cấu trúc giữ nhiệm vụ đặc biệt. Các bộ phận quan trọng gồm:

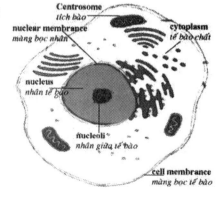

- Đôi mắt *(eyes)* kiểm soát sự nhìn thấy
- Thận *(kidneys)* bài tiết nước tiểu, chất thải và nước
- Gan *(liver)* giúp tiết mật và loại độc tố
- Bộ óc *(brain)* giúp điều khiển cơ thể
- Tim *(heart)* giúp tuần hoàn máu
- Ruột *(intestines)* tiêu hóa thức ăn và loại bỏ những thực phẩm không tiêu hoá được
- Bao tử *(stomach)* tiêu hoá thức ăn
- Phổi *(lungs)* loại bỏ thán khí và cung cấp ôxy cho máu.

HỆ THỐNG (systems) là một nhóm bộ phận có hoạt động kết hợp nhau để có nhiệm nhiệm vụ hơn. Mười hệ thống quan trọng trong cơ thể gồm:

1. **Hệ thống bắp thịt (muscular system)** giúp tạo hình, nâng đỡ bộ xương, chuyển động cơ thể, cơ thể có hơn 600 cơ bắp, chiếm 40 đến 50% trọng lượng của cơ thể. Cơ bắp chia 3 phần: gốc dính chặt vào xương không cử động; ngọn là phần lắp vào cử động; và bụng (belly) là phần giữa bắp thịt được nối lại bằng những sợi gân.

   Cơ nhục học *(myology)* là môn học về sự cấu trúc, nhiệm vụ, các bệnh về bắp thịt và khả năng căng hoặc co bắp thịt theo sự chuyển động cơ thể.

   Bắp thịt có 3 loại:
   - **Cơ có vân (striated)** cử động theo ý muốn như cơ mặt, cánh tay.
   - **Cơ không vân (non-striated)** cử động không theo ý muốn như cơ dạ dày, ruột.
   - **Cơ tim (cardiac)** cơ đặc biệt.

2. **Hệ thống tuần hoàn** *(circulation system)* giúp luân chuyển máu cho động mạch, tĩnh mạch, mạch máu nhỏ khắp cơ thể. Sự tuần hoàn bao gồm tim, máu, và sự luân chuyển mạch máu kể cả bạch huyết.

- **Tim** như cái bơm bóp lại và buông máu ra từ tâm thất đến tâm nhĩ và phân phối khắp cơ thể. Tim hình chóp cỡ bằng nắm tay, mỗi phút bơm lượng máu khắp cơ thể từ 5 đến 6 quarts (4 đến 6 lít), nhịp đập lúc bình thường từ 72 đến 80 lần mỗi phút.

- **Máu** có độ đậm đặc như nước ép cà chua. Trong động mạch máu đỏ tươi, tĩnh mạch màu đỏ sậm. Người lớn có lượng máu từ 8 đến 10 pints (3.8 lit đến 4.5 lit). Nhiệt độ máu 98.6 độ F (37 độ C). Máu đảm trách nhiều chức năng vì trong máu có huyết thanh (tiểu cầu) đông máu lại đóng kín vết thương; **bạch cầu** chống nhiễm trùng, các vi khuẩn gây bệnh; **huyết tương** chất dịch lỏng màu vàng nhạt mang thức ăn, oxygen, chất dịch đến nuôi dưỡng các tế bào cơ thể; máu điều hòa nhiệt độ cơ thể chống lạnh hoặc nóng; loại bỏ thán khí, bài tiết chất độc, chất bẩn, chất thừa qua phổi, da, ruột già, thận.

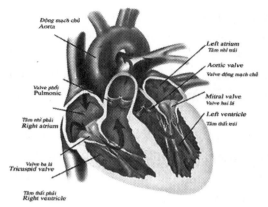

3. **Hệ thống da (intergumentary system)** gồm 2 lớp ngoại, nội biểu bì, giúp bao bọc, điều hòa thân nhiệt, cảm nhận, bao gồm tóc, lông, da, móng, tuyến mồ hôi, tuyến dầu.

4. **Hệ thống nội tiết** *(endocrine system)* tạo những tuyến không ống, tiết thẳng vào máu chất hormon, ảnh hưởng đến sự biến thái cơ thể, kết hợp với hệ thần kinh điều hòa và phối hợp các cơ quan khác trong cơ thể.

5. **Hệ thống bài tiết** *(excretory system)* loại trừ chất thải khỏi cơ thể gồm có: phổi đẩy thán khí carbon dioxide ra ngoài; ruột già đẩy bỏ thức ăn không tiêu hóa và phân hóa ra; da thoát mồ hôi; gan lọc độc tố, tiết ra mật; và thận tiết nước tiểu.

6. **Hệ thống tiêu hóa** *(degestive system)* giúp biến thức ăn nuôi dưỡng tế bào, sự tiêu hóa từ bao tử, ruột non và hấp thụ vào mạch máu nhờ chất men (enzyme) có trong dịch vị làm thay đổi thức ăn nuôi dưỡng, sau đó chất thải, không tiêu hóa đẩy ra ruột già. Sự thoải mái, vui tươi sẽ giúp tiêu hóa tốt hoặc sự buồn phiền, trầm cảm gây xáo trộn và chậm tiêu hóa. Tiến trình tiêu hóa hoàn tất cần thời gian từ 8 đến 9 giờ.

7. **Hệ thống hô hấp** *(respiration system)* cung cấp oxy cho cơ thể nhờ phổi là cơ quan mô xốp thu nhận không khí trong lồng ngực. Khi thở ra là thải khí carbon dioxide và hít hơi vào là oxygen được hấp thụ. Hệ hố hấp hài hòa sự hoạt động của cơ thể. Hít hơi qua mũi không khí được thanh lọc qua màng nhầy, lông mũi giữ lại nhiều vi trùng và làm ấm hơi khi tiến vào phổi tốt hơn là thở bằng miệng.

8. **Hệ thống sinh dục** giúp cơ thể sinh sản.

9. **Hệ thống xương** *(skeletal system)* như cái sườn giúp bảo vệ chức năng bên trong, chỗ bắp thịt bám vào, sản xuất tế bào máu trong tủy xương, nâng đỡ và chuyển động. Xương là những mô cứng của cơ thể chứa nhiều chất khoáng và muối. Có **206 xương** trong cơ thể gồm xương đầu, xương mặt, xương cổ, xương sống, sườn, xương tay, chân, ngoài ra còn có khớp xương, khớp trục, bản lề, khớp trợt như mắt cá, cổ tay.....

    Xương có màu trắng bên ngoài **và** đỏ sậm bên trong và cấu trúc liên kết xương gồm có **sụn** *(cartilage)* tạo bọc đệm cho xương và tạo hình bên ngoài như tai, mũi; **dây chằng** *(ligament)* là loại mô sợi giữ chặt xương; và **chất trơn nhờn** *(synovial fluid)* cung cấp cho sụn và giúp xương cử động dễ dàng.

10. **Hệ thống thần kinh** (nervous system) giúp kiểm soát và điều hợp, hài hòa chức năng của các hệ thống cơ thể. Hệ thần kinh gồm não tủy trung khu thần kinh (**não và tủy sống**) giúp kiểm soát hoạt động tinh thần, ý thức hoạt động bắp thịt, diễn tả nét mặt, kiểm soát 5 giác quan: nếm, sờ, nghe, thấy và ngửi. Và **thần kinh ngoại biên** giúp mang tín hiệu đi và đến não bộ; **thần kinh phản xạ** như nhịp tim, nhịp thở..

www.levan900.net

*Mỗi một diện tích nhỏ trên cơ thể được cung cấp những sợi nhỏ thần kinh. Mô thần kinh lớn nhất là não trong hộp sọ nặng từ **44 đến 48 ounces** (khoảng 1.3 kg) và dây tủy sống bắt nguồn từ não chạy dọc khắp thân mình. Các loại dây thần kinh gồm **thần kinh cảm giác** giúp nhận biết nóng, lạnh, nếm, sờ, ép....; **thần kinh vận động** gây xung động đến cơ bắp tạo ra cử động; **thần kinh hỗn hợp** gởi và nhận tín hiệu vừa cảm giác và vận động; **thần kinh phản xạ** trực tiếp đến tủy sống và tạo phản xạ như giật tay, chân khi bất ngờ đụng vật quá nóng.*

Để duy trì sức khỏe lành mạnh, làn da khỏe, tươi trẻ; móng tay, chân cứng chắc, mịn màng; tóc bóng mượt, con người cũng cần những loại thức ăn chính yếu mỗi ngày. Trong phần thức ăn cần thiết được chia làm từng nhóm sau:

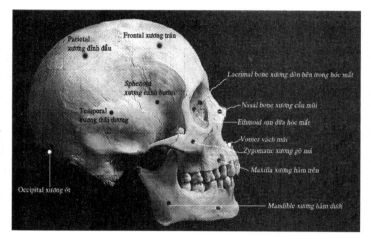

CHẤT ĐẠM (PROTEIN): cung cấp lượng hóa chất cần thiết cho người từ bé cho đến tuổi già. Các **chất đạm động vật (amimal proteins)** như thịt, bơ, sữa, trứng, cá, gà vịt và **chất đạm thực vật (vegetable proteins)** như ngũ cốc, hạt, đậu,....Tuy nhiên chất đạm động vật cần thiết hơn đạm thực vật vì qua tiến trình hoạt động tạo nhiều **amino acid** cần thiết cho cơ thể con người hơn.

CHẤT ĐƯỜNG, BỘT (CARBOHYDRATES): là nguồn năng lực như nhiên liệu cung cấp cho cơ thể như bánh mì, khoai tây, ngũ cốc, gạo. Mặc dù có loại ít năng lượng nhưng dùng nhiều sẽ bị dư thừa thành chất béo và lên cân.

CHẤT KHOÁNG (MINERALS): có khả năng kiểm soát những nhiệm vụ các chức năng trong cơ thể cho sự phát triển răng, xương, bắp thịt, nội tạng, chất dịch gồm các chất calcium, potassium, phosphorus, đồng, sắc. Các chất này có trong thực phẩm như trứng, thịt, gan, tim, thận, gạo, bánh mì, sữa, trái cây và rau đậu.

CÁC CHẤT BỔ DƯỠNG (VITAMINS): giúp chống bệnh, giữ sức khỏe tốt hơn, ngoài ra giúp làn da, mái tóc thêm đẹp, mịn màng, và móng tay chân cứng chắc nữa.
- *Vitamin A có trong bơ, carrot, bí, lá xanh, mận có khả năng giúp làn da khỏe, tóc mướt, móng chắc.*
- *Vitamin B có trong bánh mì, sữa, thịt, rau, lá xanh có khả năng giúp hệ thống thần kinh và bệnh da.*
- *Vitamin C có trong nước chanh, cà chua, dưa, dâu có khả năng giúp nướu khỏe, răng cứng chắc.*
- *Vitamin D có trong sữa, gan, lòng đỏ trứng, nguồn mặt trời, nguồn U.V giúp da khỏe, mịn màng.*

PHÁT TRIỂN VÀ SINH THÁI TẾ BÀO

Tế bào là đơn vị nhỏ, căn bản của tất cả mọi sự sống từ thảo mộc, động vật và con người được cấu tạo bởi **nguyên sinh chất (protoplasm)** chứa thành phần dinh dưỡng; **chất phát triển (cytoplasm)** có khả năng tự điều chỉnh tế bào; **tích bào centrosome** bên trong cytoplasm ảnh hưởng sinh sản tế bào; và **nhân (nucleus)** là trung tâm và vai trò quan trọng tái sinh sản. Tế bào sinh sản theo lối phân chia gọi là trực phân (mitosis).

Tế bào biến đổi (**metabolism**) gồm 2 giai đoạn: **sự hấp thụ (anabolism)** tích trữ nước, thức ăn, oxygen, nhiệt độ cần thiết cho sự phát triển; và **tiêu hao (catabolism)** phân hóa qua sự hoạt động co thắt, bài tiết. Hai giai đoạn cùng lúc xảy ra liên tục để duy trì ổn định cho cơ thể gọi là **homeostasis.**

www.levan900.net

Chapter 5: CELLS, TISSUES, ORGANS, AND SYSTEMS
(Tế báo, Mô, Bộ phận, và Hệ thống)

The human organism is made of a vast variety of parts that very incomplexity. These include cells, tissues, or organs, system.

*CELLS are the basic units of all living things including bacteria, plants and animals. A cell is a minute portion of living substance consisting of protoplasm (colorless, jelly like) which is living matter, surrounded by a membrane, containing a nucleus.

Structure of the cell:
- Nucleus in center, reproduction of cells
- Nucleolus small spherical body within the cells nucleus
- Cell membrane has protoplasm
- Cytoplasm for self –repair of the cell
- Centrosome for maintaining of the original cell:

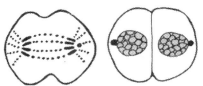

one cell has divided to create two cells
tế bào trưởng thành chia hai

Tế bào là một phần rất nhỏ của vật chất sống gồm có nguyên sinh chất, là sự sống của tế bào, chung quanh bao bọc bởi màng bọc, chứa nhân tế bào.
Cấu trúc của tế bào: nhân giữ việc sinh sản; nhân giữa bên trong nhân; màng bọc có nguyên sinh chất; tế bào chất giữ việc tự điều chỉnh của tế bào; tích bào để duy trì tế bào gốc.

When a cell reaches maturity, it reproduces by mitosis or indirect division
Cell growth when receives an adequate supply and proper temperature, continue to grow and thrive.
Cell Metabolism is a complex chemical process in which cells are nourished and supplied with energy needed to on these many activities.
The chemical process in which cells are nourished (store food and water) and carry out (release energy) their activities is metabolism
The two phases of metabolism are anabolism, which builds up cellular tissues (store food and water) and catabolism, which breaks down cellular tissue (release energy).

Khi tế bào tiến đến trưởng thành, sinh sản theo hình thức gián phân hoặc phân chia gián tiếp. Sự biến hóa tế bào là tiến trình phức tạp về hóa tính mà tế bào được nuôi dưỡng và cung cấp năng lượng cần thiết cho hoạt động của cơ thể.
Tiến trình hoá chất trong tế bào được nuôi dưỡng và giải thoát khi hoạt động là sự trao đổi chất của tế bào.
Hai giai đoạn biến hóa của tế bào là đồng hóa (tạo dựng) và dị hoá (tiêu hao tế bào).

*TISSUES are composed of groups of cells of the same kind. Body tissues are classified in five groups.
-Connective tissue binds together other tissues and bones of the body, supports, protect as cartilage, ligaments, tendons, and fat tissues are examples.
-Muscular tissue contracts and allows movement in various parts of the body
-Nerve tissue transmits messages to and from the brain and controls, coordinates all body functions.
-Epithelial tissue is the protective covering on body surfaces. It includes the skin, mucous membranes, digestive, respiration organs, glands, and linings of the heart.
-Liquid tissue carries food, wasted products, and hormones. This type includes the blood and lymph.

Mô là tập hợp nhóm tế bào cùng loại. Mô cơ thể được chia làm 5 nhóm.
-Mô liên kết, nối liền các mô và xương của thân thể, giúp đỡ, bảo vệ ví dụ như sụn, dây chằng, gân và mô mỡ.
-Mô bắp thịt co thắt và để tạo sự chuyển động các phần trong cơ thể.
-Mô thần kinh chuyển tin tức tới và từ bộ óc và kiểm soát, phối hợp tất cả các nhiệm vụ trong cơ thể.
-Mô bảo vệ là bề mặt bọc cơ thể. Bao gồm da, màng nhầy, màng giúp tiêu hóa, cơ quan hô hấp, các tuyến và màng bọc tim.
-Mô dinh dưỡng mang thức ăn, chất thải và kích thích tố. Gồm máu đỏ và bạch cầu.

*ORGANS are structures designed for specific function. The most important organs are below:

The kidneys excrete urine, waste products and water

The liver helps dicharges bile and to remove toxic products

The brain helps to coordinate the whole body

The heart helps to circulate the blood

The instestines digest food and evacuates decomposed undigested food

The stomach digests food

The lungs exhale carbon dioxide and supply oxygen to the blood

Bộ phận là cấu trúc giữ nhiệm vụ đặc biệt. Các bộ phận quan trọng sau đây: Thận bài tiết nước tiểu, chất thải và nước; Gan giúp tiết mật và loại độc tố; Bộ óc giúp điều khiển cơ thể; Tim giúp tuần hoàn máu; Ruột tiêu hóa thức ăn và loại bỏ những thực phẩm không tiêu hoá được; Bao tử tiêu hoá thức ăn; Phổi loại bỏ thán khí và cung cấp ôxy cho máu.

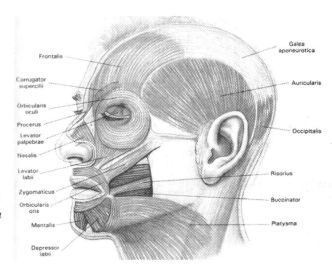

*SYSTEMS: are the groups of organs to coorperate the entire body. Ten important systems are.

1. The **skeletal system** is composed of 206 bones, the physical foundation of the body. All the bones serve as protection, and locomotion. It stores various mineral, phosphorus, magnesium, sodium.

2. The **reproductive system** enables human beings to reproduce.

3. The **integumentary system** is the largest in the body (skin). It protects whole body and regulates the body temperature, sense of touch of the body.

4. The **endocrine system** secretes hormones, chemicals that affect metabolism by ductless glands such as the ovaries, thyroid gland, and pituitary gland.

5. The **excretory system** consist of kidneys, skin, liver, lungs, and intestines are purifies the body by eliminating waste, might poison the body

6. The **digestive system** changes food into soluble form, suitable for use by the cells of the body.

7. The **nervous system** controls and coordinates the functions of all the other system and makes them work in harmony. The effect massage has on the nerves of the feet, legs, hands, and the whole body.

8. The **circulatory system** consists of the heart and blood vessels supply blood throughout the body.

9. The **muscular system** produces all movements of the body and covers, shapes, support the skeleton.

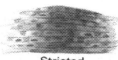
Striated

10. The **respiratory system** in the chest cavity is protected on both sides by the ribs. It supplies oxygen to the body to maintenance of good health

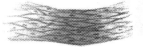
Smooth

Hệ thống là những nhóm bộ phận điều hành toàn cơ thể. 10 hệ thống quan trọng gồm:

1. *Bộ xương có 206 xương, là nền tảng của cơ thể. Xương giúp bảo vệ, chuyển động cơ thể. Xương chứa chất khoáng, phosphorus, magnesium, muối.*

2. *Sinh sản để con người sinh đẻ được*

3. *Da bao bọc là hệ thống lớn nhất của cơ thể. Da bao vệ khắp cơ thể điều hòa thân nhiệt, cảm giác toàn cơ thể.*

4. *Nội tiết tạo kích thích tố, các hóa chất ảnh hưởng đến sự trao đổi chất tế bào bằng tuyến không ống như buồng trứng, tuyến giáp, và tuyến đờm giãi.*

5. *Điều tiết gồm thận, da, gan, phổi, và ruột giúp thanh lọc cơ thể bằng cách loại chất thải gây độc cho cơ thể.*

6. *Tiêu hoá biến đổi thức ăn thành dạng dễ tiêu thích ứng thẩm thấu tế bào cho cơ thể.*

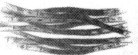
Cardiac

7. *Thần kinh kiểm soát và phối hợp các hệ thống hài hoà. Massage ảnh hưởng đến thần kinh tay, chân và cơ thể.*
8. *Tuần hoàn gồm quả tim và mạch máu cung cấp máu khắp cơ thể.*
9. *Bắp thịt tạo chuyển động cho cơ thể và bao phủ, tạo hình, và giúp đỡ hệ thống xương.*
10. *Hô hấp ở bên trong lồng ngực, được bảo vệ hai bên sườn. Hệ hô hấp cung cấp ôxy để giữ cho cơ thể được khỏe.*

Myology is the study of the structure, functions, and diseases of the muscles. The muscular system consists of over 600 muscles, comprising 40 % of the weight of the human body. The muscle has 3 parts are the origin (not move), the insertion (move), and the belly (middle)
There are 3 types of muscular tissue.
1. *Striated muscles* (striped) are voluntary muscles: control by will, such as face, arm, and leg.
2. Non-striated muscles (smooth) are involuntary muscles: not control by will, such as stomach, instestines. These muscles function automatically
3. *Cardiac* muscle is only a heart muscle.

Myology là môn học về cấu trúc, nhiệm vụ, và bệnh của bắp thịt (cơ nhục học). Hệ thống bắp thịt gồm hơn 600 cơ lớn, nhỏ, chiếm khoảng 40% trọng lượng cơ thể. Bắp thịt có 3 phần: gốc (không di chuyển); ngọn (di chuyển); và bụng bắp thịt (phần giữa). Có 3 loại mô bắp thịt.
1. *Bắp thịt có sợi (vân) là bắp thịt tự nguyện: kiểm soát bởi ý muốn, như các bắp thịt mặt, tay, chân...*
2. *Bắp thịt không sợi (thịt mịn) là bắp thịt không tự nguyện, không kiểm soát bởi ý muốn, như bắp thịt bao tử, cơ ruột. Đây là những bắp thịt tự động.*
3. *Bắp thịt tim chỉ có ở quả tim thôi.*

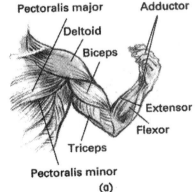

Muscle of the shoulders, arm, and hand:
-*Biceps* is an upper arm muscle that lifts the forearm. It has two heads attachment.
-*Deltoid* is a large, thick triangular muscle, cover the shoulder and lifts, turn the arm.
-*Triceps* have three heads attachment that cover entire back upper arm and extend the forearm.
-*Abductors* are the base of the thumbs and fingers. Abductors separate the fingers
-*Adductors* are the base of the thumbs and fingers. Adductors draw the fingers together
- *Supinator* muscle turns palm faces upward and turns the hand outward.
- *Extensor* muscle helps the hand, wrist, and fingers to a straight line.
- *Pronator* muscle turns the hand inward, and the palm faces downward
- *Flexors* draw the hand upward, bend the wrist, and close the fingers toward the forearm.

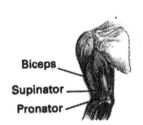

Bắp thịt ở vai, cánh tay, và bàn tay

-Biceps	: *Bắp thịt 2 đầu nằm cánh tay trên nâng cánh tay trước.*
-Triceps	: *Bắp thịt lớn, dày tam giác phủ bả vải và nhấc, vặn cánh tay.*
-Triceps	: *Bắp thịt 3 đầu phủ cánh tay trên và kéo dài xuống cánh tay trước*
-Abductors	: *Bắp thịt ở ngón cái và các ngón giúp xòe ngón tay ra*
-Adductors	: *Bắp thịt ở ngón cái và các ngón giúp khép ngón tay lại*
-Supinator	: *Bắp thịt xoay lòng bàn tay ngửa lên và bàn tay hướng ra ngoài*
-Extensor	: *Bắp thịt giúp bàn tay, cổ tay, và các ngón thẳng ra*
-Pronator	: *Bắp thịt xoay bàn tay vào trong, và lòng bàn tay hướng xuống đất*
-Flexors	: *Bắp thịt kéo bàn tay thẳng lên, bẻ cổ tay, và tạo các ngón tay về cánh tay trước.*

www.levan900.net

Various methods of muscles stimulation are moist heat; steamer or warm steam towels; dry heat; heating masks; heat lamp; Electric current; high-frequency; faradic current; Massage; Vibration machine; hand massage; Chemical; acid and salt; Light rays-infrared rays and ultraviolet rays.

Các phương pháp kích thích bắp thịt là nhiệt ẩm; hơi nước hoặc khăn ẩm; nhiệt khô; mặt nạ nóng; đèn nhiệt; dòng điện cao tần; dòng faradic (co thắt); Xoa bóp; máy rung; massage bằng tay; hóa chất; acid và muối; đèn nhiệt màu đỏ và tia cực tím.

The brain and spinal cord:

The brain is the central processing unit of the body, largest mass of nerve tissue in the cranium. The of brain weight of the average is 44 - 48 ounces (1.2 kg – 1.3 kg). The spinal cord is composed of nerve cells. It originates in the brain, extends the length of the trunk, and is enclosed and protected by the spinal column.

- Sensory nerves are called afferent nerves, carry impulses or messages from sense organs to the brain.

- Motor nerves are called efferent nerves, carry impulses from the brain to the muscles.

- Mixed nerves are both sensory and motor fiber and have the ability send and receive messages

- A reflex is a sensory receptor along an afferent nerve to spinal cord. It is an automatic. *An example* of a reflex is the quick removal of the hand from a hot object.

Nerves of the arm and hand:

1. The ulnar nerve supply the little finger and palm of the hand

2. The radial nerve supply the thumb side and back of the hand

3. The median nerve is smaller. It supplies the arm and hand

4. The digital nerve supply all fingers of the hand

The central nervous system controls mental activities, five senses (hearing, smelling, tasting, feeling, and seeing) and facial, body movements.

The fifth cranial nerve are affected by massage is the largest of cranial nerve that control chewing and also called trigeminal or trifacial nerve.

Thần kinh cánh tay và bàn tay:

-Thần kinh trụ cung cấp ngón út và lòng bàn tay; thần kinh quay cung cấp ngón cái và lưng bàn tay; Thần kinh trung bình nhỏ hơn cung cấp cánh tay và bàn tay; Thần kinh ngón cung cấp các ngón của bàn tay.

Hệ thống trung khu thần kinh kiểm soát các hoạt động tinh thần, ngũ quan (nghe, ngửi, nếm, cảm xúc, và thấy) và chuyển động của mặt và cơ thể. Thần kinh sọ thứ 5 ảnh hưởng đến massage là thần kinh lớn nhất ở thần kinh sọ, kiểm soát về nhai và cũng được gọi là thần kinh trigeminal hoặc trifacial.

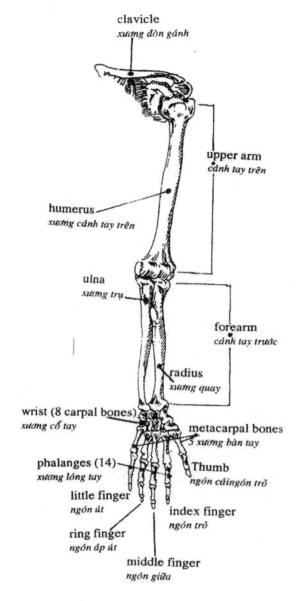

clavicle
xương đòn gánh

upper arm
cánh tay trên

humerus
xương cánh tay trên

ulna
xương trụ

forearm
cánh tay trước

radius
xương quay

wrist (8 carpal bones)
xương cổ tay

metacarpal bones
5 xương bàn tay

phalanges (14)
xương lóng tay

Thumb
ngón cáingón trỏ

little finger
ngón út

index finger
ngón trỏ

ring finger
ngón áp út

middle finger
ngón giữa

The circulatory system:

The heart is cardiac muscle, cone-shaped organ (closed fist), in the chest cavity. It is an efficient pump that keeps the blood moving in the body. At the normal resting rate, the heart beats about 72 – 80 times a minute.

Composition of the blood contains *red corpuscles* (blood cell) carry oxygen, *white corpuscles* (leucocytes) destroy germs, *blood platelet* (clotting), *plasma* (straw-like fluid) 9/10 is water.

*The blood is s*ticky, salty fluid (98.6 degree F *or* 37 degree C). Approximately 8-10 pints of blood fill the blood vessels of an adult. Blood is bright red in color in the arteries, and dark red in the veins.

The blood circulation goes to from the heart to lungs to be purified and circulate throughout the body and back again to the heart.

Blood vessels are including veins, capillaries and arteries for the circulatory of the blood.

-*Veins* are thin-walled blood vessels that are less elatic than arteries. They carry blood that lacks oxygen from the capillaries back to the heart.

-*Capillaries* are thin-walled, tiny blood vessels that connect the smaller arteries to the veins.

-*Arteries* are thick-walled muscular that carry oxygen-filled blood from the heart to the capillaries to the body.

Máu là một chất lỏng chứa hồng cầu (mang oxy) và bạch cầu (leucocystes –tiêu diệt vi trùng gây bệnh), huyết tương (mang chất nuôi dưỡng, loại bỏ độc tố), và huyết thanh (đông máu). Máu đỏ tươi trong động mạch và đỏ đậm trong tĩnh mạch. Lượng máu chứa đầy trong mạch máu người lớn cỡ 8-10 pints (cỡ 4 lít). Tuần hoàn máu đi từ tim đến phổi được lọc và hấp thụ oxygen và tuần hoàn khắp cơ thể rồi trở lại tim.

Hệ thống bơm đẩy máu gồm có quả tim và các mạch máu gồm tĩnh mạch, mao mạch, động mạch

-*Tĩnh mạch thành mỏng là mạch máu it đàn hồi hơn động mạch. Tĩnh mạch mang máu thiếu ôxy từ mao mạch trở lại tim.*

-*Mao mạch thành mỏng, mạch máu li ti nối liền các động mạch và tĩnh mạch nhỏ.*

-*Động mạch có cơ thành dày mang ôxy đầy trong máu từ tim tới các mao mạch đi khắp cơ thể.*

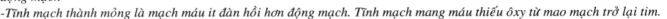

Chief function of the blood: Carries water and food to all cells; Carries away carbon dioxide through the lungs, skin, kidney, and large intestine; Help to equalize the body temperature; Aids from infections (white blood); Clots the blood, preventing the loss of blood.

The respiratory system is inside the chest cavity. When we breathe, an exchange of gases takes place. *Exhalation:* carbon dioxide (CO_2) is expelled and *inhalation:* oxygen is absorbed in the blood. Breathing by nose is healthier than by mouth because the air is warmed by the surface capillaries and the bacteria are caught by the hairs that line the mucous membranes of the nasal passage. Walking need 3 times more oxygen (O_2) than when standing.

Nhiệm vụ chính của máu: mang nước và thức ăn tới các tế bào; mang độc tố loại ra qua đường phổi, da, thận, và ruột già; giúp cân bằng thân nhiệt; giúp chống nhiễm trùng bởi máu trắng; đông máu để ngăn ngừa mất máu.

Hệ thống tuần hoàn bên trong lồng ngực. Khi chúng ta thở là có sự trao đổi khí. Khi thở ra thán khí đẩy ra ngoài và hít vào là ôxy thẩm thấu vào máu. Thở bằng mũi tốt hơn thở bằng miệng vì khí được làm ấm bằng bề mặt các mao mạch ở mũi và vi trùng bị giữ lại bởi lớp lông nhỏ trong màng nhầy của mũi khi khí đi ngang qua mũi. Khi đi bộ cần lượng ôxy gấp 3 lần hơn là lúc chúng ta đang đứng.

The digestive system is the process of converting food into a form that can be assimilated by the body Digestion begins in the mouth and is completed in the small intestine and is assimilated, absorbed into bloodstream. The complete digestive process of food takes about 9 hours.

Digestive enzymes are chemicals that assit in changing certain kinds of food into a form capble of being used by the body. Happiness and relaxation promote good digestion and intense emotions excitement and fatigue seriously disturb digestion.

Hệ thống tiêu hóa là tiến trình trao đổi thức ăn thành dạng có thể thẩm thấu vào cơ thể. Sự tiêu hoá bắt đầu từ miệng và hoàn tất ở ruột non và thấm vào dòng máu. Hoàn tất việc tiêu hoá cần 9 giờ. Men tiêu hóa chất là hóa giúp thay đổi các loại thức ăn thành dạng có thể dùng cho con người. Nếu bạn vui vẽ, thoải mái giúp tiêu hóa tốt hơn và lúc căng thẳng, mỏi mệt gây khó khăn tiêu hoá.

The skull has 2 parts: 8 cranium bones and 14 facial bones *(hộp sọ gồm 2 phần có 8xương sọ và 14 xương mặt)*

* The eight cranium bones: *(8 xương sọ đầu gồm có)*

- Two temporal   : *2 xương thái dương ở vùng tai*
- Two parietal   : *2 xương đỉnh, nằm 2 bên nóc sọ*
- Occipital   : *xương ót (xương chẩm) là xương đĩa mặt sau của đáy sọ*
- Frontal   : *xương trán*
- Sphenoid   : *xương cánh bướm nối liền của các xương sọ và là xương nền của lồng xương sọ*
- Ethmoid   : *xương xốp nhẹ hình dạng bất thường nằm giữa hóc mắt, tạo cầu mũi*

* The fourteen facial bones: *(14 xương mặt gồm có)*

- Two nasal bones   : *2 xương sóng mũi*
- Two lacrimal bones   : *2 xương nhỏ dòn nằm thành trong của hóc mắt*
- Two turbinal bones   : *2 xương mỏng xốp thành ngoài của mũi*
- Two palatine bones   : *2 xương thành ngoài của mũi, tạo vòm miệng*
- Two zygomatic or malar : *2 xương gò má*
- Two maxilae (upper jaw) : *2 xương hàm trên*
- A mandible   : *xương hàm dưới, là xương lớn nhất và cứng nhất của mặt*
- Vomer bone   : *xương mỏng thành lập một phần của mũi*

Hyoid bone or the "U" shaped neck bone located in the front of the throat and is commonly called the "Adam's apple".

Beside the teeth, bone is the hardest structure of the body.

The thorax is made up of the breastbone; the spine; the ribs; the connective cartilage

The chest is a elastic bony cage consist of 12 ribs on each side:

The humerus is the largest bone of the upper arm:

The metacarpal bones are the five long slender bones of the hand.

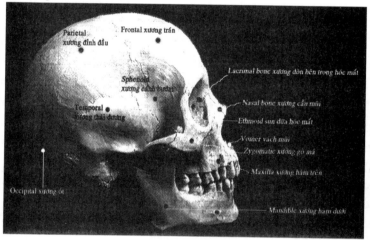

Xương hyoid hoặc là xương cổ hình chữ "U" nằm ở phía trước cổ họng được thường gọi là "Adam's apple".
Ngoài răng ra, xương là phần cứng nhất của cơ thể. Có 206 cái xương trong cơ thể
Xương lồng ngực được cấu tạo của xương úc; xương sống; xương sườn; sụn liên kết
Xương ngực là như cái lồng xương đàn hồi gồm có 12 cái xương sườn ở mỗi bên
Humerus là xương lớn nhất nằm ở cánh tay trên
Metacarpal là 5 xương dài thon cuả bàn tay

Bài 6: CẤU TRÚC CỦA DA

Dermatology là ngành học về cấu trúc và nhiệm vụ da. Da có tính bền, đàn hồi và là cơ quan rộng nhất cơ thể. Mỗi centimet vuông của da chứa: 700 tuyến mồ hôi; 15 tuyến dầu; 10 sợi lông; 3 triệu tế bào; 1 yard mạch máu; 4 yard thần kinh; 200 thần kinh cuối cảm nhận đau đớn; 2 thần kinh cảm nhận sự lạnh; 12 thần kinh cảm nhận nhiệt; 25 thần kinh xúc giác nhận thức sức ép. Trong lượng trung bình của da là 7 pounds và da phủ khoảng 18.2 feet vuông trên cơ thể người lớn. Da dày từ 1/12 cho đến 1/5 inch.

Mí mắt là vùng da mỏng nhất và gót chân là vùng da dày nhất.

Da biểu hiện như tấm gương vì nhìn qua làn da khỏe mạnh có màu hồng, ẩm, mượt mà và nồng độ acid khoảng 4.5 đến 5.5 hoặc ngược lại làn da xám, khô biểu lộ sự bệnh hoạn, thiếu oxygen v.v...

Màu da tùy thuộc vào nguồn cung cấp máu cho chất melanin tạo màu da. Tuy nhiên có nhiều trường hợp màu da bất thường. Ví dụ như chứng bạch tạng (albinism) thiếu sắc tố melanin bẩm sinh làm tóc trắng, da trắng hồng không ăn nắng; bớt (nevus) do sắc tố bất thường hoặc mao quản dãn nở, hoặc đồi mồi (chloasma); tàn nhang; hoặc mảng da lợt màu (vitiligo).

Da có nhiệm vụ giữ nhiệt cơ thể ở 98.6 độ F dù thời tiết bên ngoài lạnh hoặc nóng. Da gồm có 2 lớp ngoại bì (epidermis) và nội bì (dermis).

- Ngoại bì (biểu bì) là lớp ngoài không chứa mạch máu, nhiều dây thần kinh, gọi là lớp bọc (scarf skin) hoặc cuticle. Ngoại bì (epidermis) mỏng chia làm 5 lớp:

1. *Lớp sừng ngoài cùng gọi là lớp horny (**stratum corneum**): là những tế bào sừng, vảy tạo chất karetin như móng, và tóc, lông được liên tục thay thế để có lớp mới.*

2. *Lớp tế bào (**stratum lucidum**) là lớp tế bào mỏng trong suốt.*

3. *Lớp hạt (**stratum granulosum**) còn gọi là **stratum mucosum** là lớp có đẩy tế bào chết để thay lớp sừng mới.*

4. *Lớp gai (**stratum spinosum**) là lớp nền dẽo dai, bọc lớp mầm, giữ nhiệm vụ liên kết các tế bào ngoại bì.*

5. *Lớp nẩy mầm (**stratum germinativum**) là lớp sâu nhất chứa hạt màu melanin có nhiệm vụ bảo vệ tia U.V từ mặt trời. Lớp này đánh giá về màu da và nhiệm vụ phát triển lớp ngoại bì*

- Nội bì (dermis, derma, cutis, corium) là lớp da thật sâu bên trong dày hơn 25 lần ngoại bì, chứa mạch máu, bạch cầu, thần kinh, mạch đàn hồi collagen, tuyến mồ hôi, tuyến dầu còn gọi da thật, derma, corium, cutis. Nội bì (dermis) dày chia làm 2 lớp:

1. *Lớp nhủ **papillary** có hình dạng chóp nhỏ duỗi thẳng tới lớp ngoại bì, chứa mạch máu nhỏ, **đầu thần kinh** và cũng chứa một ít sắc tố melanin*

2. *Lớp lưới chằng chịt **reticular** chứa tế bào mỡ, tuyến dầu, tuyến mồ hôi, mạch máu, bạch cầu, nang lông, và cơ dựng lông (**arrector pili muscles**)*

www.levan900.net

NHIỆM VỤ CỦA DA:

1. Điều tiết lượng dầu (**secretion**) giúp trơn mịn da, giữ mềm mại, dẻo dai cho làn da. Phần lớn khắp cơ thể đều có tuyến dầu trừ lòng bàn tay, lòng bàn chân

2. Bài tiết mồ hôi (**excretion**) loại độc tố gồm chất muối và hoá chất qua làn da bằng hình thức ra mồ hôi. Phần lớn cơ thể có tuyến mồ hôi nhưng nhiều nhất là ở trán, nách, lòng bàn tay, lòng bàn chân. Ra nhiều mồ hôi gây mất nước cho cơ thể.

3. Điều hòa thân nhiệt (**heat regulation**) giúp bảo vệ cơ thể do môi trường quá nóng hoặc lạnh với sự trợ giúp của máu giữ cho nhiệt độ cơ thể ở 98.6 độ F (37 độ C).

4. thần kinh cảm giác (**sensation**) cảm nhận nóng, lạnh, sờ, ép hoặc đau đớn qua cào xướt, ngứa.

5. Bảo vệ cơ thể (**protection**) tránh tổn thương, xâm nhập của vi trùng, trầy trụa, tạo lớp dầu chống nước, hoặc các dạng hóa chất khác.

6. Hút thấm (**absorption**) vào trong da, như kem thoa mặt, kem nhờn tốt da và tốt tóc.

SỰ DINH DƯỠNG DA

Có hơn một nữa lượng máu trong cơ thể phân phối tới da. Da được nuôi dưỡng bởi hồng cầu, bạch cầu giúp cho sự tăng trưởng của da, tóc, và móng. Da chứa 2 loại tuyến:

Tuyến mồ hôi (sudoriferous glands) giúp điều hòa thân nhiệt, loại chất thải qua sức nóng, thể dục v.v…Chất lỏng gọi là mồ hôi tiết từ 1 đến 2 pints thoát hằng ngày qua lỗ mồ hôi trên da.

Tuyến dầu (sebaceous glands) tiết ra làm trơn da. Khắp cơ thể đều có tuyến dầu ngoại trừ lòng bàn tay, bàn chân. Làn da cần được làm sạch hằng ngày để khỏi bị nghẹt các tuyến dầu và đó là lý do tạo mụn đầu đen (blackheads). Làn da có sự đàn hồi vì thế nếu làn da bị ấn ép vẫn trở lại hình dáng ban đầu và sự đàn hồi mất dần khi tuổi càng cao.

NHỮNG THƯƠNG TỔN VẾT LỞ DA VÀ NHIỄM TRÙNG

Với ngành thẩm mỹ, người thợ cũng rất dễ những bệnh về da do tiếp xúc các hóa chất làm sưng da do tiếp xúc (contact dermatitis), mẫn cảm một số thành phần hóa chất như thuốc uốn tóc, tẩy tóc, thuốc nhuộm, chất gel móng, nước acrylic, bột acylic, acetone v.v….

Sự dị ứng hóa chất cả khách và thợ nếu tiếp xúc thời gian dài từ hơn 4 tháng. Ví dụ tiếp xúc lâu ngày, nhiều lần (overexposure), người thợ thường dị ứng ở giữa ngón cái và ngón trỏ, cổ tay, lòng bàn tay, hoặc người khách dị ứng ở vùng da quanh móng, đầu móng, đệm móng (nail bed).

Da tay ngâm trong nước quá lâu bị mất chất dầu tự nhiên, khô da, lở, nứt nẻ, nhức buốt.

Da bị nhiễm trùng cần được chuyển đến bác sĩ chuyên về da (dermatologist) điều trị như:

- *Nấm ở chân (tinea pedis; athlete's foot) nhận biết qua những chấm nhỏ màu hồng, mụn nước ở trên bàn chân hoặc lòng bàn chân, ngứa khó chịu và dễ lây lan.*

- *Nấm ở tay (tinea; ringworm) có đốm đỏ và rất ngứa ở bàn tay và dễ lây lan.*

- *Nhiễm trùng ở vùng môi, mũi, và mặt (herpes simplex) là nhiễm trùng siêu vi khuẩn có từng chùm mụn nước. Vi khuẩn cũng dễ biết mất 1 vài tuần sau đó, nhưng cũng dễ lây lan.*

- *Vảy nến (psoriasis) là chứng sưng da kinh niên thường ở vùng da đầu, ngực, lưng dưới, đầu gối, và cùi chỏ nhận dạng qua những mảng tròn dày,khô, vảy bạc, ngứa.*

Dấu hiệu hoặc triệu chứng ở da chia làm hai nhóm:

1. **Triệu chứng cảm thấy** (subjective symptoms) như đau, nhức, ngứa, nóng rát, khó chịu.

2. **Triệu chứng thấy được** (objective symptoms) như mụn nhọt có nước (bulla), mụn mủ bị sưng (pustule), viêm sưng do côn trùng cắn (wheals) xuất hiện những nốt nhỏ và ngứa.

Thường những vết lở này làm các mô da thay đổi. Là một thẩm mỹ viên cần phân biệt điều kiện da được phục vụ trong phạm vi nghề nghiệp hoặc cần phải chuyển đến bác sĩ điều trị.

Chapter 6: STRUCTURE OF THE SKIN
(Cấu trúc của da)

The skin is the largest and one of the most important organs of the body. The study of the skin is known as dermatology. Healthy skin is slightly moist, soft, flexible, slightly acid, and skin regains its former shape almost immediately after being expanded. The color of the skin depends on blood supply and primarily on melanin, hereditary, trait, races and nationalities.

Appendages of the skin are hair, nails, sweat and oil glands. Eyelid is a thinnest area and palms and soles are thickest areas. Pressure on the skin can cause it to thicken and develop into a callus.

Dermatology is the study of the skin its nature, structure, functions, diseases and treatment

Each square centimeter of the skin contains: 700 sweat glands; 15 oil glands; 10 hairs; 3,000,000 cells; 1 yard of blood vessels; 4 yard of nerves; 200 nerve endings to record pain; 2 sensory apparatuses for cold; 12 sensory apparatuses for heat; 25 pressure apparatus for the perception of tactile stimuli. The average weigh of the skin is 7 pounds and the skin cover about 18.2 square feet on adult body. The skin is thickness from 1/12 to 1/5 inch.

Da là bộ phận lớn nhất trong cơ thể và là một bộ phận rất quan trọng của cơ thể. Môn học về da được biết là dermatology. Làn da khỏe hơi ẩm, mềm, uyển chuyển, có tính acid nhẹ, và lấy lại hình dạng cũ tức thì sau khi căng da. Màu da tùy thuộc vào máu và chất màu da nguyên thủy, di truyền, sắc tộc, và quốc gia đó.

Các phần phụ thuộc của da gồm có tóc, lông, móng, tuyến mồ hôi và tuyến dầu. Mí mắt là vùng da mỏng nhất và lòng bàn tay và gót chân là vùng da dày nhất. Sức ép trên da có thể là nguyên nhân da dày và tạo da chai.

Dermatology là môn học về tự nhiên về da, cấu trúc, nhiệm vụ, bệnh và chữa trị cho da.

Mỗi centimet vuông của da chứa: 700 tuyến mồ hôi; 15 tuyến dầu; 10 sợi lông; 3 triệu tế bào; 1 yard mạch máu; 4 yard thần kinh; 200 thần kinh cuối cảm nhận đau đớn; 2 thần kinh cảm nhận sự lạnh; 12 thần kinh cảm nhận nhiệt; 25 thần kinh xúc giác nhận thức sức ép. Trong lượng trung bình của da là 7 pounds và da phủ khoảng 18.2 feet vuông trên cơ thể người lớn. Da dày từ 1/12 cho đến 1/5 inch.

TWO MAIN DIVISIONS OF THE SKIN:

The epidermis (cuticle or scarf skin) is the outermost layer. It is the thinnest layer of skin, no blood vessels, and many nerve endings and forms a protective covering for the body. The epidermis is made up 5 layers:

1. Stratum corneum (horny layer). Its scalelike cells are continually being shed and replaced.

2. Stratum lucidum or clear layer, transparent cells through which light can pass.

3. Stratum granulosum or granular layer. These cells are almost dead and are pushed to the surface to replace cells that are shed from the stratum corneum.

4. Stratum spinosum is the spiny layer where the process of skin cell shedding begins. Cell appendages, which resemble prickly spines, the structure that assit in holding cells together.

5. Stratum germinativum (mucosum layer). It also contains a dark skin pigment, called melanin. The stratum germinativum (stratum mucosum) is a single layer of cells to replace older cells that are being shed in twenty-eight days.

The dermis: (True skin, derma, corium, cutis) is the underlying, inner. It is 25 times thicker than the epidermis.

Dermis consists of two layers:

- *The papillary* or superficial layer (papillae), beneath epidermis, this layer also contains some of the melanin skin pigment.

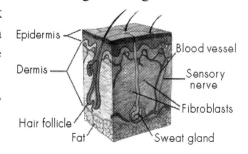

- *The reticular* or deeper layer (network) contains fat cell, blood vessels, lymph vessels, oil glands, sweat glands, hair follicles, and arector pili mucles. This layer supplies oxygen and nutrients for to skin.

Subcutaneaus tissue is a fatty layer found below the dermis. This tissue is also called adipose or subcutis tissue. And thinness and thickness depend on the age, sex, and general health. It gives smoothness and contour to the body, contains fats for use as energy.

Hai lớp da chính của da là lớp ngoại bì (epidermis) và nội bì (dermis).

* Lớp ngoại bì là lớp mỏng nhất còn gọi là cuticle hoặc scarf skin. Lớp này không có mạch máu, nhiều thần kinh cuối và tạo lớp bọc khắp cơ thể. Lớp ngoại bì có 5 lớp:

Lớp sừng ngoài cùng chứa chất đạm keratin; Lớp tế bào trong suốt, ánh sáng xuyên qua được; Lớp hạt để thay thế lớp tế bào chết (lớp sừng); Lớp gai là lớp nền dẽo dai, giữ nhiệm vụ liên kết các tế bào ngoại bì, là lớp tế bào da rụng để chờ thay thế; Lớp nẩy mầm trong cùng của ngoại bì tạo màu cho da, là lớp tế bào thế cho lớp tế bào cũ cần rụng đi trong 28 ngày.

* Lớp nội bì bên trong, dày gấp 25 lần so với ngoại bì còn gọi là derma, corium, cutis, hoặc true skin.

Lớp nội bì gồm 2 lớp: lớp nhủ hoặc lớp superficial, và lớp reticular hoặc lớp sâu bên trong kết như mạng lưới. Có tính nhạy cảm cao và là lớp nối kết mạch máu của mô liên kết. Cấu trúc bên trong là số lượng mạch máu, bạch cầu, thần kinh, tuyến mồ hôi, tuyến dầu, nang lông, cơ dựng lông, và chân lông.

Mô dưới da (subcutaneous tissue) là lớp bên dưới nội bì, cũng được gọi là adipose hoặc mô subcutis, mỏng hoặc dày tùy thuộc vào tuổi tác, giới tính, và sức khỏe tổng quát. Có nhiệm vụ tạo lớp bọc mịn màng cho cơ thể là màng đệm cho lớp da ngoài, chứa lớp mỡ xử dụng như năng lượng.

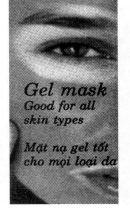

Blood and lymph nourish the skin and about ½ to 2/3 of the entire blood supply in the body is distributed to the skin.

Nerves of the skin: Motor nerve fibers ; Sensory nerve fibers; Secretory nerve fibers

A sun protection factor (SPF) should be used to help the melanin in the skin protect it from burning

Hồng cầu và bạch cầu nuôi dưỡng da và khoảng từ ½ đến 2/3 lượng máu cung cấp cho cơ thể được phân phối đến da. Thần kinh ở da gồm có: Sợi thần kinh vận động; Sợi thần kinh cảm giác; Sợi thần kinh điều tiết.

Glands of the skin

The sweat glands (fundus) more the palms, soles
The oil glands more face and scalp no palms, soles

***The sweat glands** consist of a coiled base and a tube-like duct, with forms a pore at the surface of the skin. Sweat glands were found over the entire areas of the skin, more numerous on the palms, soles, forehead, and armpits.

Functions of sweat glands are eliminating waste products. Four things capable of increasing the activity of sweat glands: heat, exercise, mental excitement, and certain drugs

***Oil glands** are found in all parts of the body, with exception of the palms and soles. The chief function of sebum is lubricates the skin and hair, keeping them soft and pliable

The technical name for the sweat gland is sudoriferous gland, and they secrete perspiration. A fundus is a coiled base at the end of the sudoriferous glands.

-The functions of the nerve fibers distributed to sweat and oil gland as regulation of the excretion of perspiration from sweat glands and control the flow of sebum to the surface of the skin.

Tuyến mồ hôi gồm có cuộn mồ hôi và tuyến hình ống tạo ra lỗ chân lông ở bề mặt da. Tuyến mồ hôi được tìm thấy ở khắp làn da nhiều nhất là ở lòng bàn tay, bàn chân, trán và nách.

Nhiệm vụ của tuyến mồ hôi là loại chất thải. Bốn điều có thể nâng lên hoạt động của tuyến mồ hôi là nhiệt độ, thể dục, hồi hộp và dược liệu.

www.levan900.net

Tuyến dầu được tìm thấy ở trên thân thể ngoại trừ lòng bàn tay và lòng bàn chân. Nhiệm vụ chính của tuyến dầu là làm trơn da và tóc, giữ mềm và uyển chuyển

Tên kỷ thuật cho tuyến mồ hôi là sudoriferous và tuyến tiết ra mồ hôi. Fundus là cuộn ống mồ hôi ở cuối tuyến suforiferous.

Nhiệm vụ của những dây thần kinh phân phối đến tuyến mồ hôi và tuyến dầu như:

- Điều hòa việc tiết mồ hôi từ các tuyến mồ hôi

- Kiểm soát lượng dầu tiết ra bề mặt da

Six important functions of the skin are protection, sensation, heat regulation, secretion, excretion, and absorption

1) *Protection:* the skin acts as a cushion; it protects the internal tissues from injuries, from bacterial invasion, and waterproof

2) *Sensation:* these nerve endings react; respond to touch, heat, cold, pressure and pain.

3) *Heat regulation:* the skin helps to keep the temperature of the human body constant is 98.6 F degrees from any outside environments

4) *Excretion:* the activity of sudoriferous glands (sweat glands) is controlled by the nervous system. These glands are functioning all the time in the elimination process such as water lost through perspiration (salt and chemical).

5) *Secretion:* the skin is well supplied with sebaceous glands (oil glands). This oil sec eted to lubricate the skin and keep it soft and pliable.

6) *Absorption:* the skin can penetrate it in a limited way as topical medicines and some cosmetic as face cream, emollients.

Sáu nhiệm vụ quan trọng của da là bảo vệ, cảm giác, điều hòa nhiệt độ, điều tiết, bài tiết và sự hút thấm.

1-Bảo vệ: da như là lớp đệm; bảo vệ các mô bên trong khi da tổn thong, vi trùng xâm nhập, và chống thấm nước.

2-Cảm xúc: da có nhiều thần kinh cuối phản ứng lại khi sờ, nóng, lạnh, sức ép và đau.

3-Điều hòa thân nhiệt: da giúp giữ nhiệt độ con người ở mức 98.6 độ F từ bất cứ môi trường bên ngoài.

4-Ngoại tiết: hệ thần kinh kiểm soát các hoạt động tuyến mồ hôi. Các tuyến này giúp loại chất thải (muối và các hoá chất xấu) qua sự thoát mồ hôi.

5-Điều tiết: da là nguồn cung cấp dầu làm trơn mịn da và lông, tóc mềm mại và dẻo dai.

6-Hút thấm: da có thể thấm được một ít qua các thuốc chữa trị da và vài mỹ phẩm như kem dưỡng da, chất nhờn.

The manicurist, esthetician, cosmetologist should be able to recognize common skin disorders to help prevent their spread, and to avoid more serious conditions and refuses to treat a client with infectious diseases to safeguard herseft and the public's health.

- **Objective lesions** of the skin that can be seen as macule, papule, wheal, tubercle, tumor, vesicle, bulla, and pustule.

- **A keloid** is an over-growth of scar tissue. The technical term for a wart is verruca.

- **Fissure** is a crack in the skin, to penetrate into the dermis. A structural change in the tissues caused by injury or diseade is called a lesion.

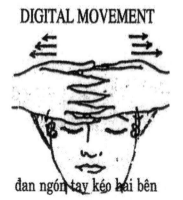

DIGITAL MOVEMENT

đan ngón tay kéo hai bên

- A keratoma is commonly called a callous. A vesicle is a blister with clear fluid (example: poison ivy produces small vesicles). A bulla is similar to a vesicle, but larger.

- A fatal skin cancer that begins with a mole is melanotic sarcoma.

Chuyên viên về móng, da, thẩm mỹ viên phải có khả năng nhận biết bệnh thông thường để giúp ngăn ngừa lây lan, và để tránh tình trạng trầm trọng hơn và nên khước từ chữa trị cho khách bị bệnh nhiễm trùng để an toàn cho thợ và cho sức khỏe công cộng.

Vết lở ở da có thể thấy được như macule (đốm ở da như tàn nhang), wheal (ngứa, sưng do côn trùng cắn), tubercle (bướu đặc cỡ hạt đậu), tumor (bướu lớn), visicle (mụn nước), bulla (mụn nước lớn hơn vesicle), và pustule (mụt sưng có mủ). Keloid (thẹo lồi) là một loại mô nổi lên của thẹo. Tên kỷ thuật của mụn cóc là verruca.

Fissure là vết nứt trong da, xâm nhập vào nội bì. Sự thay đổi cấu trúc trong các mô là nguyên nhân do bị thương hoặc bệnh được gọi là vết lở (lesion). Keratoma là tên mà thông thường được gọi là da chai. Vesicle là mụn nước có chất nước trong (ví dụ: chất độc cây thường xuân tạo mụn nước). Bulla giống như vesicle nhưng lớn hơn. Da ung thư gây chết người bắt đầu ở nốt ruồi là melanotic sarcoma.

Lesions of the skin: The symptoms or signs of disease are divided into two groups:

Subjective symptoms: the way the patient feels such as tching, burning, pain

Objective symptoms: the way the patient's skin looks such as visible such as pimples, pustules, inflammation.

Primary lesions:

Macule: A small discolored spot (freckles) on the surface of the skin

Papule: A small, (pimple) no fluid and develop pus

Wheal: Itchy, swollen lesion lasts only a few hours

Tumor: An abnormal cell mass

Tubercle: A solid lump (a pea)

Vesicle: A blister with clear fluid (beneath the epidermis) poison ivy

Bulla: Similar to a vesicle, but larger

Pustule: Inflamed base, containing pus

Cyst: Semisolid above and below the skin

Các vết lở cấp một bao gồm mụt nhọt, mụn đỏ ngứa, sưng do côn trùng cắn, mụt có mủ, bướu lớn, bướu chứa nước nổi trên hoặc dưới da, đốm lợt ở da như tàn nhang (macule), mụn nước lớn, và mụn nước nhỏ.

Secondary lesions:

Seven secondary lesions of skin are scale, crust, excoriation. fissure, ulcer, scar, and skin stain. They develop in the later stages of the disease.

Scale: An accumulation of epidermal flakes (dandruff)

Excoriation: A skin sore by scratching

Fissure: A crack in the skin (chapped hands or lips)

Crust: An accumulation of sebum and pus

Ulcer: An open lesion (pus) and loss of skin depth

Scar: Form after healing of and injury

Stain: An abnormal discoloration (freckles) liver spot

Bảy vết lở cấp hai của da là ulcer (lở loét), scale (vảy), stain (đốm), crust (vảy cứng), excoriation (vết trầy da), fissure (vết nứt), scar (thẹo). Chúng phát triển sau khi trải qua bệnh.

Disorders of the sebaceous glands

Comedone (blackhead): Hardened sebum face, nose, forehead in age 13-20

Milia (whitehead): Sebaceous glands accumulation beneath the skin (face, neck, cheek, shoulder) fine textured, dry types.

Acne: Chronic inflammatory disorder of the sebaceous glands

Seborrhea: An excessive secretion of the sebaceous glands

Asteatosis: Deficiency of sebum due to senile changes (dry, scaly skin)

Rosacea: Acne rosacea congestion of the cheeks and nose (redness)

Steatoma: From a pea to and orange on scalp, neck, and back (sebaceous cyst)

45

Disorders of the sudoriferous (sweat) glands:

Bromidrosis: (Osmidrosis) foul smelling perspiration

Anhidrosis: Lack of perspiration

Hyperhidrosis: Excessive perspiration (armpits, joints, and feet)

Miliaria rubra: Prickly heat (small red vesicles) by exposure to excessive heat.

Definitions pertaining to inflammations:

Dermatitis: An inflammatory condition of the skin (vesicles or papules)

Proriasis: Chronic, inflammatory skin disease, found on the scalp, elbow, knee, and chest

Eczema: An inflammation of the skin by itching or a burning sensation

Herpes simplex: (fever blister) appear on the lips, nostrils; it is also contagious

Definitions pertaining to pigmentations of the skin:

Tan, Albinism; Stain; Chloasma; Naeus; Leucoderma (the skin); Vitiligo (white patches on the skin or the hair; Lentigines or freckles (small yellow to brown)

Hypertrophies (new growths) of the skin:

Keratoma: (callus) due to pressure or friction on the hand and feet

Mole: A small brownish spot (mole are believed to be inherited

Melanotic sarcoma: Fatal skin cancer that starts with a mole

Definitions pertaining to plastic surgery:

Rhytidectomy: Changes of aging in the face, neck

Blepharoplasty: eyelid surgery, combined (forehead, eyebrows)

Chemical peeling: Chemical solution when winkles

Rhinoplasty: Plastic surgery of the nose

Microabrasion: Dermabration to smooth scarred skin (sanding)

Mentoplasty: Chin, surgery. Change a person's profile

Injectable fillers: to raise depressions (collagen, cowhide)

Retin-A: (Retinoic acid, tretinoin, vitamin A): treatment of acne, bring cells to the epidermis more quickly.

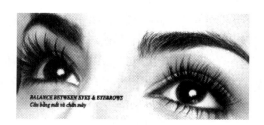

The skin has a slightly acid **(4.5 to 5.5 PH scale),** moist, soft, flexible covering of the body, and free from any disease, disorder is a healthy skin. The appearance of a good complexion is fine grained texture skin; Healthy skin color; and free of blemishes. Motor, sensory, and secretory nerve fibers are three types of nerve fibers found in the skin. Therefore, the skin reacts to five things: heat, cold, touch, pressure, and pain.

The arrector pili muscles are the motor nerve fibers attached to hair follicles.

The melanin, coloring matter of the skin is found in the basal layer or living stratum and the blood supply determine the color of the skin.

Làn da có tính acid nhe (4.5 đến 5.5 nồng độ Hydrogen), ẩm, mềm, uyển chuyển bao phủ cơ thể, và không có bệnh, lở loét là một làn da khỏe mạnh. Vẽ ngoài của làn da khỏe mạnh là: làn da mịn hạt nhỏ màu da khỏe (tươi sáng) không tì vết lở loét Sợi thần kinh vận động, cảm giác và bài tiết là 3 loại sợi thần kinh tìm thấy ở trong da. Vì thế da có phản ứng với 5 điều: nóng, lạnh, sờ, ép, và đau.Cơ dựng lông là sợi thần kinh vận động dính liền với nang lông.

Melanin, chất màu của da được tìm thấy trong lớp basal (lớp trong cùng của ngoại bì) hoặt là lớp sống và lượng máu cung cấp đánh giá màu của da.

Bài 7: PHÂN LOẠI DA VÀ SỰ XÁO TRỘN LÀN DA

Hệ thống da rất quan trọng, giữ nhiều nhiệm vụ chính yếu cho cơ thể. Lớp da bọc vừa để bảo vệ (protection) chống sự mất nước, chống xâm nhập vi trùng, không thấm nước và còn có nhiệm vụ hút thấm (absorption) trợ giúp cho cơ thể phụ nữ thiếu kích thích tố, kem chữa trị, kem dưỡng da qua nang lông (hair follicles) và các tuyến dầu nữa.

Quan sát làn da là điều căn bản, bạn có thể dùng tay kéo da thử độ đàn hồi (elasticity), đẩy da nhẹ xem độ mềm dẻo (pliability) của da, nếu thấy căng và khô có thể dùng kem nhiều dầu, hoặc dùng kính phóng đại (magnifying analysis light) thấy được lỗ chân lông vừa hoặc lớn của da bình thường hoặc da dầu, tuy nhiên với làn da khô, da thiếu nước lỗ chân lông rất chặc, khó thấy, hoặc qua kính Wood, làn da bình thường sẽ hiện màu trắng, hoặc trắng xanh biển; làn da khô, thiếu nước có màu tím; và da dầu có màu vàng hoặc hồng.

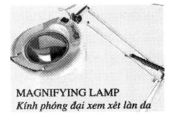

MAGNIFYING LAMP
Kính phóng đại xem xét làn da

PHÂN LOẠI DA

Dù với làn da nào thì vùng T-zone gồm trán, mũi, cằm thường xuất hiện nhiều dầu hơn. Chi tiết làn da chia làm 5 loại:

1. *Da bình thường* nhận biết qua lỗ chân lông ở vùng T-zone ra ngoài từ trung bình đến nhỏ, làn da ít thấy khuyết điểm, chỉ một ít khô một ít dầu, lượng dầu và nước cân đối. Da bình thường chỉ cần duy trì sạch làn da và làm facial massage cách một đến hai tuần.

2. *Da nhạy cảm (sensitive skin)* thường dễ nhận biết là làn da đỏ ửng khi tiếp xúc với sức nóng, hoặc mặt trời và dễ dàng ngứa với sản phẩm lạ, nên các sản phẩm cho loại da này chủ yếu là làm êm dịu da.

3. *Da khô* nhận biết khi quan sát không thấy lỗ chân lông hoặc rất nhỏ. Da khô có thể do các tuyến dầu không sản xuất đủ do môi trường bên ngoài tác động hoặc tuổi tác cao dẫn đến khô da thì nên thoa dầu khoáng kết hợp đèn đỏ dermal , ngoài ra da khô do thiếu ẩm, thiếu lượng nước thì nên uống đủ lượng nước theo trọng lượng cơ thể và thường xuyên thoa chất ẩm da.

4. *Da dầu* dễ nhận biết qua làn da bóng, lỗ chân lông lớn, có mụn đầu đen (comedones), nhiều tế bào chết. Vì lượng dầu nhiều bám vào làn da nên da dày hơn, do đó sản phẩm cần dùng cho da dầu nên dùng thành phần nước (water-based) để khỏi nghẹt tuyến dầu. Da cần làm sạch thường xuyên và chà da (exfoliating) nhiều hơn để thông lỗ chân lông và giảm lượng tế bào chết.

5. *Da tổng hợp (combination skin)* nhận biết qua lỗ chân lông thay đổi từ lớn đến trung bình. Vùng T-zone nhiều dầu và dần ra ngoài da khô hơn, nghĩa là làn da vừa dầu vừa khô, với da tổng hợp nên dùng sản phẩm water –based và làn da cần thường xuyên làm sạch thật kỹ và chà da, đôi khi điều trị hoặc dùng mặt nạ vừa cho vùng da dầu vừa cho vùng da khô.

PHÂN TÍCH DA DƯỚI ĐÈN WOOD *(Woodlamp)*
Đèn Wood nên dùng trong phòng hơi tối giúp phân tích điều kiện da. Khi dùng đèn Wood thợ thẩm mỹ và khách không nên nhìn trực tiếp vào đèn để tránh hại mắt. Nhìn qua đèn Wood, chúng ta nhận biết được: Da bình thường (da khỏe mạnh) có màu xanh trắng; Da không đủ độ

ẩm có màu tím đỏ tía; Da khô, thiếu nước có màu tím nhạt; Da đủ nước có màu sáng trắng vàng (huỳnh quang); Da dầu và mụn đầu đen có màu vàng hoặc hồng; Đốm đậm, da có hạt có màu nâu; Da ngoại bì có chất sừng dày có màu trắng; Tế bào da chết và nhiều lớp sừng có màu đốm trắng

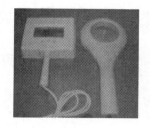

SỰ XÁO TRỘN Ở LÀN DA

Các yếu tố tạo ảnh hưởng xấu đến da có thể từ bên ngoài và bên trong.

Lớp da trực tiếp ảnh hưởng đến môi trường bên ngoài như ánh sáng mặt trời, lượng tia cực tím rất mạnh từ 10 sáng đến 2 giờ chiều dễ làm hư hại da đôi khi dẫn đến ung thư da; không khí bẩn, ô nhiễm, gió, độ ẩm môi trường ảnh hưởng xấu cho da; ngoài ra làn da không chăm sóc đủ hoặc chăm sóc với sản phẩm không thích hợp và không đúng cách facial càng làm da chóng hư.

Làn da cũng ảnh hưởng lớn đến môi trường bên trong như đời sống căng thẳng, lo âu, buồn phiền, không uống đủ nước lại dùng nhiều rượu, caffeine, cơ thể thiếu chất bổ dưỡng cần thiết, thiếu ngủ, hút thuốc lá, dùng thuốc điều trị kinh niên, hoặc phụ nữ tiến đến giai đoạn mãn kinh (menopause) sẽ làm cho da dễ bị nhạy cảm (sensitivity), da sậm màu (hyperpigmentation), da khô thiếu nước (dehydration).

- **Một số trường hợp làn da sưng da (inflammation of the skin)** do truyền nhiễm vi trùng qua việc dùng chung điện thoại, gối bẩn, cây cọ trang điểm dơ v.v...thường gây ngứa, hoặc tiếp xúc hóa chất (contact dermatitis) và dị ứng thức ăn, thuốc chữa trị; sưng da tạo mụn nước vùng môi (herpes simplex).

- **Một số trường hợp làn da sậm màu (hyperpigmentation)** thường do hạt màu sản xuất nhiều ở vùng trán, thái dương, hay những đốm vết (stain) khi vừa sinh ra (birthmark), do tiếp xúc nắng, tia UV làm da sậm màu (tan), hoặc tàn nhang với từng chấm nâu, vàng.

- **Một số trường hợp những mảng da lợt (hypopigmenttation)** như lang ben (vitiligo), hay bẩm sinh thiếu chất màu như bạch tạng (albinism). Làn da bị mất màu khi tiếp xúc mặt trời dễ bị hư da và dễ bị ung thư da.

- **Một số trường hợp làn da ảnh hưởng bởi tuyến mồ hôi (sweat glands)** như da tiếp xúc nhiệt nhiều mà mồ hôi không có hoặc quá ít (anhidrosis) dễ làm da bị đỏ, có mụn nước nhỏ như rôm (miliaria rubra), hoặc cơ thể ra quá nhiều mồ hôi (hyperhidrosis), thường do cơ thể suy nhược.

- **Một số trường hợp làn da ảnh hưởng bởi tuyến dầu (oil glands)** như dầu tiết quá độ thành túi mỡ ở vùng đầu, lưng cổ (steatoma), những mảng dầu tròn ở mặt như vòng mụn đầu đen (comedones) thường là do dầu đóng cứng không thoát ra ngoài được, hoặc dầu tích tụ lâu dần và nhiễm trùng làm sưng da (acne). Ngoài ra làn da thiếu dầu làm da khô tạo vảy dầu nhỏ và tế bào chết dưới da tạo ra mụn đầu trắng (milia), hoặc làn da có những vảy khô do thời tiết lạnh, dùng hóa chất mạnh tiếp xúc da, hoặc tuổi già (asteatosis).

Kiến thức cần có để phân tích da là trên hết để bước qua giai đoạn chữa trị, đồng thời sự hiểu biết về sản phẩm thích ứng thì sự chữa trị mới có hiệu quả. Sự chữa trị cần thời gian dài cho những làn da hư hại hàng chục năm và sau đó là cách giữ gìn làn da luôn tươi đẹp kết hợp với sự sản phẩm dinh dưỡng, ăn uống đúng cách đủ chất bổ dưỡng, uống nước đủ, tập thể dục và nhất là điều kiện sống tươi vui, lành mạnh.

Chapter 7: SKIN CLASSIFICATION AND DISORDERS OF THE SKIN

(Phân loại da và sự xáo trộn làn da)

Conditions and the factors that affect the skin's health help you to give an accurate skin analysis. In skin classification, a magnifying lamp or Woodlamp are referable.

An induvidual's skin type is primarily based on how much oil is produced in the follicles from the sebaceous glands and the amount of fat found between the cells. Therefore, you have to analyze the pores on each individual's skin and the T-zone of the face: forhead, nose, and chin.

Những điều kiện và yếu tố ảnh hưởng đến tình trạng của da giúp cho người thợ một phân tích chính xác. Khi phân loại da dùng kính phóng đại hoặc đèn Wood dễ nhận dạng hơn. Xem da cho khách cần để ý đến lượng dầu từ lỗ chân lông, và lượng mỡ ở giữa các tế bào. Vì vậy, bạn phải phân tích lỗ chân lông lớn, trung bình, nhỏ từ vùng T: trán, mũi, và cằm và ở toàn mặt.

- **Normal skin** is usually free of blemishes; it has the follicle size change from medium to smaller from T-zone, measuring outward from the center of the face. Normal skin has a good oil and water balance.

- **Dry skin** is the result of the skin when the sebaceous glands are sluggish and fail to produce sebum. The follicles are usually small and the sebum is minimal. Dry skin does not produce enough oil, needs extra care because it lacks this normal protection.
  The purpose of facial treatments on dry skin is to increase production of sebum to the skin.

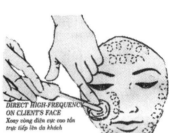

DIRECT HIGH-FREQUENCY ON CLIENT'S FACE
Xoay vòng điện cực cao tần trực tiếp lên da khách

- **Oily skin** types are more prone to pimples and blemishes. Oily skin is excess of sebum, the pore (follicle) is larger and more oil. If oily skin is not cleansed properly, may result comedones (black heads), milia (white heads), and pimples. Oily skin requires more cleansing and exfoliating than other skin types.

- **Combination skin** is dry in some areas and oily in others. This area has more sebaceous glands and larger pores. The T-zone through the middle of the face on the forehead, nose, and chin is oilier.

- **Sensitive skin** is characterized redness when exposure to heat or sun, and is easily irritated by products. Sensitive skin must treat very gently with nonirritating products. So othing and calming the skin is usually the goal.

Da bình thường không có nhiều khuyết điểm mụn, thường cỡ lỗ chân lông thay đổi từ trung bình đến nhỏ dần, tính từ vùng T ra ngoài mặt. Da bình thường có lượng dầu và nước cân bằng nhau

Da khô là da thiếu dầu trong ống dầu. Da khô là kết quả của da khi tuyến sebaceous (tuyến dầu) bị yếu và không cung cấp đủ sebum (dầu). Những nang lông thường rất nhỏ và ít dầu. Da khô không tạo đủ dầu, cần chăm sóc kỹ bởi vì thiếu sự bảo vệ thông thường. Mục đích của chữa trị facial cho da khô là làm tăng lên lượng dầu đến da

Da dầu là bề mặt nhiều mụn nhọt và vết lở hơn. Da dầu chứa nhiều ống dầu, lỗ chân lông lớn hơn và chứa nhiều dầu hơn. Nếu da dầu không được làm sạch đúng cách, có thể kết quả dẫn đến mụn đầu đen, mụn đầu trắng và mụn nhọt. Với da dầu cần làm sạch da kỹ hơn và cần chà mòn da hơn bất cứ loại da nào.

Da tổng hợp là khô ở vài nơi và có dầu ở vài nơi khác. Vùng này có nhiều tuyến dầu hơn và lỗ chân lông lớn hơn. Vùng T là vùng qua giữa mặt ở trán, mũi, và cằm có nhiều dầu hơn.

Da nhạy cảm bị đỏ khi tiếp xúc nóng hoặc nắng, và dễ bị ngứa với sản phẩm dùng. Làn da này cần động tác nhẹ nhàng êm dịu và sản phẩm không gây ngứa.

- The **Wood's lamp** help analyze skin conditions. When the lamp is being used the cosmetologist and customer should not look directly into the light source. Eyepads should be used to protect the client's eye from dermascope, the wood's lamp, and all dermal lights and even magnifying lamp for skin analysis.

Skin conditon appear under Wood's lamp

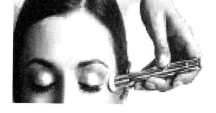

- Normal skin (heathy skin)   :Blue –white
  - Skin without enough moisture   :Purple
  - Dehydrated skin   :Light violet
  - Hydrated skin   :Bright fluorescent
  - Oily skin and comedones   :Yellow or pink
  - Dark spots, pigmentation   :Brown
  - Thick corneum layer   :White
  - Dead cells and horney layer   :White spots

- Skin that contains broken capillaries is **couperose** skin.
- A chronic inflamatory congestion of the cheeks and nose is **rosacea**.
- The appearance of a professional salon should be immaculately clean and uncluttered. Decoration should be pleasant and furnished in good taste.
- The condition of the skin of the client can change from treatment to treatment because of the treatment improves the skin, and from change in season.
- Different skin types are normal, dry mature or aging, oily, acne, couperose, and combination.
- Skin that is crepe, lined, and wrinkled is known as: aging skin
- A client practices a home care regimen that may be doing more harm than good to their skin. Because they are not using the proper products.
- **Galvanic current** should not be given to a client with a pacemaker

  Da có mạch máu vỡ là là couperose
  Chứng nghẽn máu sưng da kinh niên ở đôi má và mũi là rosacea.
  Vẽ đẹp bên ngoài của một thẩm mỹ viện chuyên nghiệp phải hoàn toàn sạch sẽ và không bề bộn. Sự trang hoàng trông dễ chịu và bàn ghế hài hòa trang nhã.
  Điều kiện da của khách hàng có thể thay đổi từ lần chữa trị này đến lần chữa trị tới vì sự chữa trị làm cho làn da tốt hơn, và thay đổi theo mùa.
  Các loại da khác nhau là da bình thường, da tuổi già, da dầu, mụn bọc, da mụn đỏ ở đôi má và mũi và da tổng hợp.
  Da mà bị nhão, có lằn, và vết nhăn da được biết là da lão hóa
  Khách tự tìm cách chữa trị tại nhà có thể hại nhiều hơn lợi cho da họ vì họ không dùng đúng sản phẩm.
  Dòng điện galvanic không nên làm cho người khách mang máy trợ tim.

- Skin is the largest organ of the body. The study of the skin is known as dermatology. **Dermatitis** is a technical term to indicate an inflammatory condition of the skin.
- A keloid is an over-growth of scar tissue. The technical term for a wart is verruca.
- The technical name for the **sweat gland** is sudoriferous gland, and they secrete perspiration. A fundus is a coiled base at the end of the sudoriferous glands.
- **Fissure** is a crack in the skin, to penetrate into the dermis. A structural change in the tissues caused by injury or diseade is called a lesion.

- A keratoma is commonly called a callous. A vesicle is a blister with clear fluid (example: poison ivy produces small vesicles). A bulla is similar to a vesicle, but larger.

  Da là bộ phận lớn nhất trong cơ thể. Môn học về da được biết là dermatology. Dermatitis là từ kỷ thuật biểu thị tình trạng sưng da.

  Keloid (thẹo lồi) là một loại mô nổi lên của thẹo. Tên kỷ thuật của mụn cóc là verruca.

  Tên kỷ thuật cho tuyến mồ hôi là sudoriferous và tuyến tiết ra mồ hôi. Fundus là cuộn ống mồ hôi ở cuối tuyến suforiferous.

  Fissure là vết nứt trong da, xâm nhập vào nội bì. Sự thay đổi cấu trúc trong các mô là nguyên nhân do bị thương hoặc bệnh được gọi là vết lở (lesion).

  Keratoma là tên mà thông thường được gọi là da chai. Vesicle là mụn nước có chất nước trong (ví dụ: chất độc cây thường xuân tạo mụn nước). Bulla giống như vesicle nhưng lớn hơn

  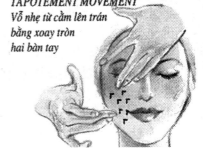

  Mushroom electrode high-frequency
  điện cực cao tần hình nấm

- The esthetician should be able to recognize common skin disorders to help prevent their spread, and to avoid more serious conditions.

- The esthetician refuses to treat a client with infectious diseases to safeguard herself and the public's health.

- A dermatologist is a skin specialist. Dermatology is the study of the skin its nature, structure, functions, diseases and treatment

- General causes of broken capillaries for skin are extremes of heat and cold, illness, false diet, and medication

- **Common terms of comedones are blackheads**. Comedones were caused by a worm-like mass of hardened sebum obstructing the duct of the oil glands.

- Acne is a chronic inflammatory disorder of the sebaceous (oil) glands. They start at the puberty age and often due to heredity. Need to well balance diet, drinking plenty of water

- **Seborrhea, steatoma** (appear on scalp, neck, back), asteatosis, milia, acne, and comedones are disorders of the sebaceous (oil) glands.

- The lesions of psoriasis are dry patches covered with coarse, silvery scales (unknown reason). Psoriasis is found on the scalp, elbows, knees, and chest.

  Chuyên viên về da phải có khả năng nhận biết bệnh thông thường để giúp ngăn ngừa lây lan, và để tránh tình trạng trầm trọng hơn.

  Chuyên viên thẩm mỹ nên khước từ chữa trị cho khách bị bệnh nhiễm trùng để an toàn cho thợ và cho sức khỏe công cộng.

  Dermatologist là bác sĩ đặc biệt về da. Dermatology là môn học về tự nhiên về da, cấu trúc, nhiệm vụ, bệnh và chữa trị cho da.

  Những nguyên do tổng quát các mạch máu nhỏ ở làn da bị vỡ là quá nóng và quá lạnh, bệnh, ăn uống sai lầm, và dùng thường xuyên thuốc trị bệnh.

  TAPOTEMENT MOVEMENT
  Vỗ nhẹ từ cằm lên trán bằng xoay tròn hai bàn tay

  Tên thông thường của comedone là mụn đầu đen. Comedone do nguyên nhân bởi khối lượng dầu giống như con trùng dầu cứng lại làm nghẽn ống trong tuyến dầu.

  Mụn bọc là chứng xáo trộn kinh niên của tuyến dầu. Chúng bắt đầu ở tuổi dậy thì và thường do di truyền. Cần ăn uống đúng cách, uống đủ nước.

  Bệnh tiết nhiều dầu, bướu mỡ (thường mọc ở da đầu, cổ, lưng), thiếu dầu, mụn đầu trắng, mụn bọc, mụn đầu đen là sự xáo trộn của tuyến dầu.

  Vết lở của vảy nến có mảng da khô chồng chất sần sùi, vảy bạc (lý do không biết). Bệnh vảy nến được tìm thấy trên da đầu, khuỷu tay, đầu gối, và ngực.

- **Herpes simplex** is a virus infection, commonly called fever blister (cause indigestion), contagious skin disorder to appear around 1 week on the lips, nostrils, and face. In regards to herpes simplex, it is important to know a client's health history because waxing, peels, or other stimuli may cause the skin to break out even if the disease is not currently active.

- An open sore on the external or internal surface of the skin, often accompanied with pus.
- Strawberry and portwine discoloration of the skin are called as naevus, commonly called a birthmark. Usually found on the neck and face.
- **Objective lesions** of the skin that can be seen as macule, papule, wheal, tubercle, tumor, vesicle, bulla, and pustule.
- The beauty technician should never attempt to open or lance a cyst. A cyst often starts when a follicle ruptures deep within the dermis, and a severe pimple to destroy many live cells. Advise the client to see dermatologist.

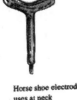

Horse shoe electrode uses at neck
điện cực hình móng ngựa dùng ở cổ

Herpes simplex là siêu vi khuẩn nhiễm trùng, thường gọi là nóng nổi mụt nước (kém tiêu hóa), là bệnh da lây lan xảy ra khoảng 1 tuần trên môi, trong mũi và mặt. Với herpes simplex, quan trọng biết hồ sơ sức khỏe khách vì nếu dùng sáp , lột da, hoặc hình thức kích thích nào có thể là nguyên nhân lở da ngay cả bệnh chưa phát ra.

Một vết thương trên bề mặt hoặc bên trong bề mặt da, thường kèm theo có mủ.

Những vết màu như trái dâu và màu rượu vang đỏ trên da được gọi là naevus, thường được gọi là dấu vết khi sanh ra. Thường thấy trên cổ và mặt.

Vết lở objective ở da là vết lở có thể thấy được như macule (đốm ở da như tàn nhang), wheal (ngứa, sưng do côn trùng cắn), tubercle (bướu đặc cỡ hạt đậu), tumor (bướu lớn), visicle (mụn nước), bulla (mụn nước lớn hơn vesicle), và pustule (mụt sưng có mủ).

Chuyên viên thẩm mỹ không bao giờ cố gắng nặn hoặc dùng dao rạch bướu nhỏ. Bướu nhỏ thường bắt đầu ở nang lông bị rách sâu trong nội bì, và là loại mụn nhọt phá hủy trầm trọng nhiều tế bào sống. Khuyên khách nên gặp bác sĩ về da.

A fatal skin cancer that begins with a mole is melanotic sarcoma. The appearance of a good complexion are fine grained texture skin, healthy skin color, free of blemishes.

Motor, sensory, and secretory nerve fibers are three types of nerve fibers found in the skin. Therefore, the skin reacts to five things: heat, cold, touch, pressure, and pain.

The stratum germinativum (stratum mucosum) is a single layer of cells to replace older cells that are being shed in twenty-eight days. The average weigh of the skin is 7 pounds and the skin cover about 18.2 square feet on adult body. The skin thickness from 1/12 to 1/5 inch.

Each square inch of the skin contains: 650 sweat glands; 95 oil glands; 65 hairs; 9,500,000 cells; 19 yard of blood vessels; 78 yard of nerves.

Da ung thư gây chết người bắt đầu ở nốt ruồi là melanotic sarcoma. Vẽ ngoài của một làn da khỏe mạnh là làn da mịn hạt nhỏ; màu da khỏe (tươi sáng),không tì vết lở loét. Sợi thần kinh vận động, cảm giác và bài tiết là 3 loại sợi thần kinh tìm thấy ở trong da. Vì thế da có phản ứng với 5 điều: nóng, lạnh, sờ, ép, và đau.

Lớp mầm sống (lớp màng nhầy) là lớp của tế bào, để thay thế lớp cũ rụng đi trong 28 ngày. Trong lượng trung bình của da là 7 pounds và da phủ khoảng 18.2 feet vuông trên cơ thể người lớn. Da dày từ 1/12 cho đến 1/5 inch.

Mỗi inch vuông của da chứa: 650 tuyến mồ hôi; 95 tuyến dầu; 65 sợi lông; 9 triệu rưỡi tế bào; 19 yard mạch máu; 78 yard thần kinh.

- The functions of the nerve fibers distributed to sweat and oil gland as:
  - Regulation of the excretion of perspiration from sweat glands
  - Control the flow of sebum to the surface of the skin
- Skin is the largest organ of the body. The study of the skin is known as dermatology. Dermatitis is a technical term to indicate an inflammatory condition of the skin.

Nhiệm vụ của những dây thần kinh phân phối đến tuyến mồ hôi và tuyến dầu như:
  - *Điều hòa việc tiết mồ hôi từ các tuyến mồ hôi*
  - *Kiểm soát lượng dầu tiết ra bề mặt da*

Da là bộ phận lớn nhất trong cơ thể. Môn học về da được biết là dermatology. Dermatitis là từ kỹ thuật biểu thị tình trạng sưng da.

Bài 8: HÌNH THỨC SẢN PHẨM VÀ THÀNH PHẦN HÓA HỌC

Điều quan trọng người thợ chuyên nghiệp không những có đôi tay khéo léo mà cần học hỏi để có được kiến thức. Các hóa chất cao cấp trong ngành thẩm mỹ hiện nay luôn có sự thay đổi mới, vì thế cần phải học và xử dụng chúng để tạo ích lợi cho khách hàng, và hiểu rõ về tiêu chuẩn an toàn, sức khỏe khi sử dụng hóa chất trong lúc làm cho khách.

Hóa học chia 2 lãnh vực:

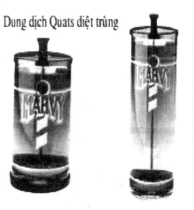

Dung dịch Quats diệt trùng

- **Hóa học hữu cơ (organic chemistry):** là các dạng có chứa than (carbon). Than hiện diện trong cây cối, động vật, than mềm, chất khí thiên nhiên và nhiều dạng nhân tạo khác. Dạng hữu cơ như cỏ, cây, dầu ... cháy được, không hòa tan trong nước nhưng có thể hòa tan trong dung môi như cồn (alcohol) và benzene.

- **Hoá học vô cơ (inorganic chemistry)** không cháy, hòa tan trong nước, không chứa than như nước, không khí, chì, sắt...

THAY ĐỔI HÓA TÍNH VÀ VẬT LÝ
Vật chất có thể thay đổi theo 2 hình thức:

- ***Thay đổi hóa tính*** *(chemical change) là có sự thay đổi khác với tính nguyên thủy ban đầu, ví dụ hai hoá chất pha trộn như pha H_2O_2 với thuốc nhuộm hoặc nước acrylic chấm vào bột acrylic, đó là sự oxýt hóa hoặc là một sự kết dính của 2 hóa chất, tạo thành một dạng mới và không sao tách ra được như tình trạng ban đầu.*

- ***Thay đổi vật lý*** *(physical change) là sự thay đổi hình thức của chất khí, chất đặc, và chất lỏng của 1 dạng mà không thay đổi bất cứ dạng mới nào ví như nước có thể đông thể đặc, tan chảy sang thể lỏng, và bốc hơi thành khí, hơi nước do đó nước không thay đổi tính hóa học mà chỉ thay đổi hình dạng bên ngoài.*

CÁC DẠNG VẬT CHẤT
Gồm nguyên tố (elements); nguyên tử (atom); phân tử (molecule) hợp tố (compounds); và hỗn hợp (mixtures).

- **Nguyên tố (elements)** hiện nay đã tìm được 109 nguyên tố và có ký hiệu bằng chữ như: **Ag** là bạc; **Au** là vàng; **C** là than; **O** là oxygen; **H** là hydrogen; **Pb** là chì; **Zn** là kẽm; **Cl** là chlorine v.v..... Nguyên tố là đơn vị căn bản của vật chất không thể phân chia thành 1 dạng nhỏ hơn. Các nguyên tố có trong da, tóc và toàn cơ thể con người như sulfur; chlorine; carbon; oxygen; nitrogen; sodium; hydrogen; phosphorus.

- **Nguyên tử (atom)** là phần nhỏ nhất của một nguyên tố (element) và còn giữ đặc tính nguyên tố.

- **Phân tử (molecule)** gồm ít nhất 2 nguyên tử (atoms) cùng nhau hợp lại thành nguyên tố và 2 nguyên tử khác nhau sẽ thành hợp tố (compounds)

- **Hợp tố (compounds)** là dạng kết hợp ít nhất từ 2 nguyên tố như 2 phân tử hydrogen kết với 1 phân tử oxygen thành hợp tố là nước (H_2O)

www.levan900.net

Các hợp tố xử dụng cho da và tóc như: hydrogen peroxide (H2O2); ammonium thioglycolate; alcohol; alkalies; water. Hợp tố chia làm 4 loại: Oxide như hydrogen peroxide; Acid như nitric acid (NHO); Alkaline (base) là chất kiềm như sodium hydroxide (NaOH); salt là muối như sodium chlorine (NaCl).

- **Hỗn hợp (mixtures)** là một dạng pha trộn có tính vật lý hơn là hóa tính như khối bê tông là sự kết hợp của xi măng, sạn, cát. Thành phần của chất hỗn hợp không thay đổi đặc tính như hợp tố, nhưng vẫn giữ đặc tính riêng.

CÓ 3 DẠNG HÌNH THỂ CỦA VẬT CHẤT:

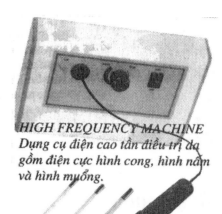

- **Chất đặc (SOLIDS)** *có trọng lượng nhất định, khối lượng, và hình dáng như cây kéo, cây kềm cắt da, dụng cụ cắt móng....*
- **Chất lỏng (LIQUIDS)** *có trọng lượng, và thể tích nhất định nhưng hình dáng không nhất định như thuốc duỗi tóc, nước sơn móng, acetone....*
- **Chất khí (GASES)** *có trọng lượng nhất định, nhưng thể tích và hình dáng không nhất định như hơi thở, sự ép khí từ keo xịt tóc....*

HIGH FREQUENCY MACHINE
Dụng cụ điện cao tần điều trị da gồm điện cực hình cong, hình nấm và hình muỗng.

ĐẶC TÍNH CỦA VẬT CHẤT (PROPERTIES OF MATTER)

- **Màu (color):** màu giúp biết được vật chất như màu trắng của bạc (SILVER); màu vàng đỏ của đồng (COPPER); hoặc màu vàng của kim loại quí (GOLD); v.v...
- **Mùi (odor):** mùi giúp nhận rõ được hóa chất như mùi nồng thuốc duỗi tóc (SODIUM HYDROXIDE OR THIO); mùi nồng hơi thúi khó chịu của thuốc uốn tóc (PERM SOLUTION).
- **Độ cứng (hardness):** độ cào xướt của vật chất biểu hiện độ cứng từ 1 đến 10, như nhựa đường sá là 1.3 (ASPHALT), hoặc của kim cương là 10 (DIAMOND).
- **Trọng lượng riêng (specific gravity):** độ nặng riêng của một chất (lightness or heaviness), trọng lượng riêng của nước là 0, và đồng là 8.9 có nghĩa là đồng có độ dày đặc 8.9 lần hơn so với nước.
- **Tỉ trọng (density):** là trọng lượng của một chất chia cho khối lượng. <u>Ví dụ:</u> 1 foot khối (0.3 mét khối) của nước nặng là 62.4 pounds (28.08 kg) chia cho 0.3 mét khối là tỉ trọng của nước.

CÁC DẠNG MỸ PHẨM (CLASSIFICATION OF COSMETICS)

Rất đa dạng trong hàng mỹ phẩm như:

- **Xà phòng (soap)** *từng loại da có acid hoặc alkaline. Soap được làm từ hóa chất và mỡ, dầu.*
- **Mỡ đặc (ointment)** *nửa đặc nửa lỏng như chất bảo vệ da, sản phẩm từ petroleum ở các mỏ dầu.*
- **Dạng nhủ tương, sữa (emulsions)** *là loại mỹ phẩm có dạng vừa dầu và nước không pha trộn chung được.*
- **Dạng lơ lửng (suspensions)** *các chất trong mỹ phẩm pha trộn, không hòa tan lở lửng trong dung dịch như dạng sốt xà lách (salad dressing).*
- **Dung dịch (solutions)** *là chất có thể hòa tan, dễ pha trộn.*
- **Bột (powders)** *là dạng mỹ phẩm pha trộn nhiều chất thơm, màu trong dạng bột khô*

CHẤT DUNG MÔI & CHẤT HÒA TAN (*solvent &solute*): Nước, acetone là những chất dung môi tốt, dạng lỏng có khả năng làm tan được chất khác. Các chất tan được như muối, đường, nước sơn móng là những chất hòa tan. Dung môi tốt hay xấu làkhả năng tan được chất hòa tan chậm hay nhanh. Dung môi (solvent) được làm nóng lên như acetone đun nóng 105 độ F sẽ làm mềm móng nhanh hơn 30%, tuy nhiên nhiều chất dung môi dễ bốc cháy nên rất cẩn trọng khi xử dụng.

NỒNG ĐỘ ACID VÀ ALKALINE là số pH (nồng độ hydrogen), nếu từ 0 đến 6.9 là acid như hydrogen peroxide là 4; móng tay, da, tóc cỡ 4.5 – 5.5; nước cất là 7 ở mức trung hòa. Trị số từ 7.1 – 14 là alkaline như xà phòng là 8, thuốc nhuộm và tẩy tóc là 9, 10, duổi tóc từ 11 – 14.

Các hóa chất thường dùng trong kỷ nghệ thẩm mỹnhư:
- **Nước (H2O)** là hóa chất quan trọng phong phú chiếm 75% bề mặt quả đất và 70% cơ thể con người.
- **Alcohol** (cồn) là hoá chất không màu do lên men từ tinh bột, đường không dùng để khử trùng da
- **Alum** là **aluminum potassium** hoặc **ammonium sulphate**, bột trắng có tính se da, cầm máu.
- **Quaternary ammonium compounds (quats)** là chất sát trùng, bảo quản, khử trùng, diệt vi trùng

DỊ ỨNG HÓA CHẤT là do sự tiếp xúc hóa chất nhiều lần và lâu từ 4 đến 6 tháng cả khách và thợ có thể gây dị ứng (overexposure). Da có thể dị ứng với các chất kem rửa, kem massage và ngay cả dầu khoáng cho da khô nữa. Đặc biệt là trước khi gắn lông mi cần phải thử dị ứng chất keo dán (eyelashes adhesive). Trong 24 giờ, da không sưng, đỏ, rát là có thể gắn lông mi. Hoặc lớp da bàn tay thường dễ tiếp xúc các hóa phẩm, và ngay cả tiếp xúc lâu trong nước cũng khó chịu, nứt nẻ, do đó giữ tay khô, thoa ẩm da bù vào lớp dầu của da bị mất.

HÓA CHẤT NGÀNH THẨM MỸ VÀ ẢNH HƯỞNG

Thẩm mỹ viên tiếp xúc với nhiều hóa chất nên cần giữ sự tiếp xúc có ảnh hưởng thấp nhất có thể được đặc biệt là những dạng độc chất.

Cơ quan OSHA luôn thông báo những sự giới hạn này gọi là PELs (Permissible Exposure Limits) với hàng trăm loại hóa chất khác nhau, có ảnh hưởng khác nhau qua mùi (odors), qua sự thở, hít vào phổi và di chuyển vào dòng máu truyền khắp cơ thể; nuốt (swallowing) hóa chất sự tiếp xúc các phân tử hóa chất (particles) qua ăn, uống, và hút thuốc nơi làm việc; hoặc màng nhầy cổ họng (mucus), vào mắt và thẩm thấu vào cơ thể mà thường không biết.

Salon cần có hệ thống đưa mùi hóa chất ra ngoài (ventilation), các cửa sổ cần mở để thông thoáng.

Cần an toàn nơi làm việc (work in a safe way), đừng chứa các hóa chất gần thức ăn, gần nhiệt, hóa chất đậy chặt khi không dùng, vứt bỏ hóa chất dư thừa đúng cách, pha trộn hóa chất nơi riêng biệt và thông khí tốt, lau sạch hóa chất rơi nhiều xuống nền, thường xuyên đổ bỏ các túi rác nhỏ sau khi dùng vào thùng rác lớn có nắp đậy, đừng ăn uống vàhút thuốc gần hóa chất, kiểm soát hóa chất thường xuyên, thợ được hướng dẫn sự nguy hại độc tố và cách tự bảo vệ, có bình chữa lửa khẩn cấp, dung dịch rửa mắt và hộp cấp cứu, bao tay xử dụng xong rồi vứt bỏ ngay và rửa tay lại.

Nói chung càng sử dụng hóa chất là càng có cơ hội tác hại cho sức khỏe, vì thế cách tốt nhất để ngăn ngừa, thương tổn do hóa chất sẽ gây ra để giảm bớt tác hại của hóa chất thuộc lãnh vực nghề nghiệp.

Chapter 8: PRODUCT FORMS AND CHEMISTRY SIMPLIFIED
(Hình thức sản phẩm và thành phần hóa chất)

The cabinet, notebook, vitamins, even oxygen is a chemical. Nail plates are 100% chemical. Nail plates also contain traces of iron, aluminum, copper, silver, gold and other chemicals. Light, radio waves are are energy that they don't occupy space. Energy is not the matter; however, energy can affect matter in many ways.

Forms of matter:

An **atom** is the smallest part of element. A **molecule** is the two or more different or same atoms that are joined together. An **element** is the basic unit of all matter, such as Sulfur; Oxygen. A **compound** is two or more elements. **A Physical mixture** is the combined properties of the subtances in the mixture such as salt and water or oncrete sand, gravel and cement.

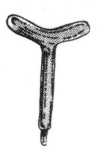

Horse shoe electrode uses at neck
điện cực hình móng ngựa dùng ở cổ

Four types of compounds: <u>**Oxides**</u>: H_2O_2 (hydrogen peroxide); <u>**Acid**</u>: Nitrogen+ Hydrogen+ Oxygen=Nitric acid (HNO); <u>**Alkalis**</u>: Sodium+ Oxygen +Hydrogen=Sodium hydroxide (NaOH); <u>**Salts**</u>: Hydrogen replaced by metal ($CuSO_4$) or NaCl.

Chemistry of water: Human body is 70% water and water covers almost 75% of the earth's surface.

Matter can be changed in two ways: physical or chemical means.

Chemical change: H_2O_2 + aniline derivative (oxidation creates color)

Physical change: Ice (solid) melts and become a liquid and water freezes (solid)

<u>Example</u>: physical change as ice melts into water and chemical change as soap is formed from the chemical reaction between an alkaline substance and oil or fat.

Tủ, sách, thuốc bổ, và ngay cả khí ôxy là hoá chất. Mặt móng tay là 100% hóa chất. Mặt móng tay chứa sắt, nhôm, đồng, bạc, vàng và một số hóa chất khác. Ánh sáng, sóng vô tuyến là năng lượng, chúng không chiếm chỗ trong không gian. Năng lượng không phải là vật chất, tuy nhiên có thể ảnh hưởng đến vật chất trong nhiều cách.

Các dạng vật chất: Nguyên tử là phần nhỏ nhất của nguyên tố. Một phân tử là hai hay nhiều nguyên tử giống hoặc khác nhau kết hợp. Một nguyên tố là đơn vị căn bản của tất cả vật chất mà không thể chia nhỏ được như S; O. Một hợp tố là gồm 2 hoặc nhiều nguyên tố khác nhau. Một hỗn hợp thể ly là chất trộn lẫn vật chất nhưng không thay đổi đặc tính.

Bốn loại hợp tố: Oxides như hydrogen peroxide; Acid như nitơ +hydro + oxy; Alkalis (kiềm) như sút NaOH; Muối từ khí hydro được thay thế bằng kim loại như CuSO4 hoặc NaCl.

Hóa tính của nước: Nước chiếm 70% trong cơ thể con người và chiếm 75% bề mặt địa cầu.

Vật chất có thể thay đổi theo 2 cách vừa là thể lý và hóa tính. Thay đổi hóa tính như: Hydrogen peroxide +Aniline derivative (tạo oxide trong thuốc nhuộm tóc). Thay đổi thể lý như: viên đá lạnh chảy ra thành chất lỏng và đông lại thành chất đặc ...Ví dụ: thay đổi thể lý như viên đá lạnh chảy ra thành nước và thay đổi hóa tính như xà phòng được tạo ra từ phản ứng giữa chất kiềm và dầu hoặc mỡ.

Properties of matter:

- Density: Water 62.4 lbs (cubic foot) .03m^3, volume of 1F^3
- Specific gravity: Lightness or heavy. *Example*: water = 0, copper = 8.9 times as dense as water
- Hardness: Resist scratching. *Example*: Diamond: 10; Knife: 6.2; Asphalt: 1.3
- Odor: To identify ammonium thioglycolic, monomer from acrylic liquid
- Color: Identify color of gold, silk and copper.

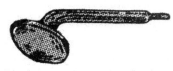

Mushroom electrode high-frequency
điện cực cao tần hình nấm

Catalyst is a chemical that can make a chemical reaction go faster. Solvent is dissolves another substance. An adhesive is a chemical that causes two surfaces to stick together.

Primers are substances that improve adhesion. Base coats act as the "go-between" or "anchor." They still must be used with caution and skin contact must be avoided.

Do not touch any monomer liquids, gels or adhesives to the skin; never use monomer to "clean up" the edges, under the nail or sidewalls, *never* smooth the surface with monomer *and never* mix your own special product blends.

Đặc tính riêng của vật chất Tỉ trọng (độ dày đặc): 1 cubic foot nước (1F3) =.03 mét khối nước nặng 62.4 lbs (cỡ 28 kílô)

Trọng lượng riêng: độ nhẹ hoặc độ nặng. <u>Ví dụ</u>: nước =0, đồng = 8.9 lần nặng hơn nước

Độ cứng: Độ chống cào xướt. Ví dụ: Kim cương = 10; Dao = 6.2; Nhựa đường = 1.3

Mùi: Nhận rõ mùi riêng biệt của thio, nước đắp bột acrylic

Màu: Nhận rõ màu riêng biệt của vàng, bạc và đồng.

Catalyst (chất xúc tác) là hóa chất có thể làm phản ứng hóa tăng nhanh hơn. Dung môi là chất hòa tan được với dạng khác. Keo là hóa chất làm cho bề mặt dính lại nhau.

Primer là chất tăng lên sự dính. Là lớp nền tác dụng như là "lớp gạch nối" hoặc "neo chặt". Được sử dụng phải cẩn thận, tránh tiếp xúc vào da.

Đừng đụng da vào chất nước acrylic, gel hoặc keo, không bao giờ dùng nước acrylic để làm sạch cạnh móng, dưới móng và thành móng; không bao giờ dùng nước acrylic để vuốt mặt móng và không bao giờ tự ý pha trộn sản phẩm với nhau.

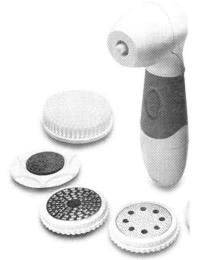

The two branches of chemistry are inorganic and organic. Substances that do not contain carbon (water, air…) are inorganic and substances that do contain carbon (desk, cabinet, food) are organic.

Desks, people, and cabinet have shape and volume; therefore they are examples of solids. Organic chemistry is the study of all substances containing carbon.

Three forms of matter as solids, liquids, and gases. Matter is anything that has occupies space.

Silver, Zinc, Iron, Carbon is all examples of elements. There are 109 known elements.

Oxides; Acids; Bases, and **Salt** are the four most important classes of compounds

The pH (potential Hydrogen) of the skin's acid mantle ranges from 4.5 to 5.5.

A dilute solution contains a small quantity of solute in proportion to the quantity of solvent.

Two types of emulsions used in cosmetics are oil-in-water and water-in-oil.

Chemistry is the science that deals with the composition, structure and properties of matter and how matter changes under different conditions.

Distilled or filtered water is used in most salon machines as facial machine.

Any cosmetic may be a solution (blended mixture of two or more substances), a suspension (solid particles are distributed throughout a liquid medium), or an emulsion (mixture of two or more immiscible substances united with the aid of binder or emulsifier)

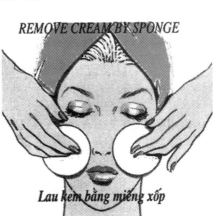

REMOVE CREAM BY SPONGE

Lau kem bằng miếng xốp

Hai ngành hóa học là vô cơ và hữu cơ. Không chứa than là vô cơ (nước, không khí) và chứa than là hữu cơ (bàn, tủ,)

Bàn, con người, và tủ đựng có hình dáng và thể tích, vì vậy đó là những ví dụ của thể đặc. Hóa học hữu cơ là môn học của tất cả các dạng chứa than.

Có 3 dạng vật chất là đặc, lỏng, và chất khí. Vật chất là bất cứ vật gì có khối lượng và chiếm chỗ trong không gian.

- Bạc, Kẽm, Sắt, Than là tất cả những ví dụ của những nguyên tố. Được biết có 109 nguyên tố.

- Oxides (hợp tố chứa oxy); Acids (hợp tố thường có chứa hydro không kim loại); Bases or alkalies (hợp tố chứa hydro, kim loại, oxygen); Salt (hợp tố có phản ứng của acid và base) là 4 loại hợp tố quan trọng.

Nồng độ hydrogen của màng acid da trong khoảng từ 4.5 đến 5.5.

Một dung dịch pha loãng chứa một số lượng nhỏ chất hòa tan trong thành phần số lượng của dung môi.

Có hai loại nhủ tương được dùng trong mỹ phẩm là dầu trong nước và nước trong dầu.

Hóa học là môn khoa học liên hệ với thành phần, cấu trúc và đặc tính của vật và thay đổi dưới những điều kiện khác nhau.

Nước cất hoặc nước lọc được dùng trong hầu hết các máy móc trong salon như máy facial

Bất cứ mỹ phẩm có thể là một dung dịch (chất trộn lẫn 2 hoặc nhiều dạng), một chất lơ lửng (những phân tử đặc trộn lẫn hoàn toàn trong chất lỏng), hoặc một nhủ tương (chất pha trộn 2 hoặc nhiều chất không thể pha trộn kết lại với sự trợ giúp của chất dính hoặc tương dịch).

The pH Scale (bảng nồng độ Hydrogen)

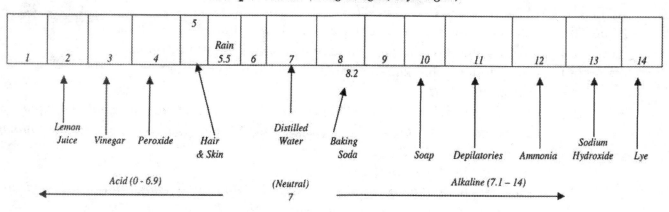

The pH scale is a loga scale. This means that a change of one whole number represents a tenfold change in pH. A pH of 8 is 10 times more alkaline than a pH of 7 and a pH of 9 is 100 times more alkaline than a pH of 7.

Bảng nồng độ Hydrogen gọi là trị số loga. Điều này được giải thích nếu trị số lớn hơn 1 là 10 lần hơn độ kiềm.

Ví dụ: Nồng độ Hydrogen 8 là 10 lần độ kiềm lớn hơn 7, nồng độ Hydrogen 9 là 100 lần độ kiềm lớn hơn 7, và nồng độ Hydrogen của 10 là 1000 lần độ kiềm lớn hơn 7.

METRIC MEASUREMENTS

* Liquid:

- 1oz (ounce) = 30 cc (cubic centimeter) = 28.35 grams
- 1gallon = 4 quarts = 4,000 cc
- 1 quart = 2 pints = 1,000 cc
- 1 pint = 2 cups = 0,47 lit
- 1 cup = 8 ounces = 16 tablespoons
- 1 tablespoon = 1/2 ounce = 60 drops

* **Weight**: - 1lb (pound) = 0.454 kilogram   * 2.2 lbs = 1 kilogram

* **Height:** -1 foot = 12 inches = 30.48 centimeters   *1 inches = 2.54 centimeters

   - 1 yard = 3 feets = 36 inches = 91.44 centimeters

* **Temperature:** *0° C (Celsius) = 32° F (Farenheit)   *100° C   = 212° F

* Convert from Farenheit degree to Celsius degree: $(212^\circ - 32^\circ) \times 5 \div 9 = 100^\circ C$

Bài 9: **DINH DƯỠNG LÀN DA**

Sự tuần hoàn của máu đỏ, máu trắng là nguồn dinh dưỡng chính cho sự phát triển, **điều** chỉnh làn da. Các động mạch (arteries), mạch máu nhỏ (capillaries), và bạch cầu (lymphatics) luôn có những nhánh nhỏ như mạng lưới nuôi dưỡng các tuyến ở da.

Để giúp cho làn da tươi trẻ, việc dinh dưỡng bằng nguồn thức ăn, nước uống đúng cách rất cần thiết. Những thức ăn quá cay, rượu dễ làm cho những mạch máu vỡ thành rosacea ở vùng mũi và má....

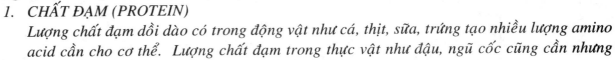

A. THỰC PHẨM

Nguồn thực phẩm cho từng người cũng tùy thuộc vào giới tính, tuổi tác, hình dạng, và hoàn cảnh sống, tuy nhiên cơ thể đều cần đến chất đạm (proteins), đường bột (carbohydrates), chất khoáng (minerals), chất bổ (vitamins).

1. *CHẤT ĐẠM (PROTEIN)*

   Lượng chất đạm dồi dào có trong động vật như cá, thịt, sữa, trứng tạo nhiều lượng amino acid cần cho cơ thể. Lượng chất đạm trong thực vật như đậu, ngũ cốc cũng cần nhưng không cung cấp amino acid cho cơ thể cần.

2. *TINH BỘT, ĐƯỜNG (CARBOHYDRATES)*

   Thường là ngũ cốc, bánh mì, gạo, khoai tây, tạo năng lượng cho cơ thể. Carbohydrates không tạo năng lượng (calories) nhiều, nhưng dùng nhiều sẽ tạo mỡ lên cân.

3. *CHẤT KHOÁNG (MINERALS)*

   Gồm các chất như magnesium, iron, copper, calcium, phophorus, potassium và trong trái cây, trứng, thịt giúp tạo chất dịch cho cơ thể, răng, xương, bắp thịt trong tiến trình phát triển cơ thể.

4. *CHẤT BỔ DƯỠNG (VITAMINS)*

   Các chất bổ dưỡng cơ thể giúp chống bệnh tật, tạo vẻ ngoài hấp dẫn, tóc bóng, da mịn, và nhiệm vụ duy trì sức khỏe được tốt.

   - *Chất bổ A trong rau, quả giúp ích cho da, tóc, móng tay chân.*

   - *Chất bổ B có trong ngũ cốc, bánh mì, sữa, thịt tươi giúp ích cho hệ thống thần kinh, các chứng bệnh về da như sưng da, da sần sùi.*

   - *Chất bổ C có trong nước chanh, cà chua, dưa, tốt nhất là dùng tươi. Vitamin C còn được biết là ascorbic acid giúp da mau lành, giữ da khỏe, săn chắc và giảm tiến trình da lão hóa.*

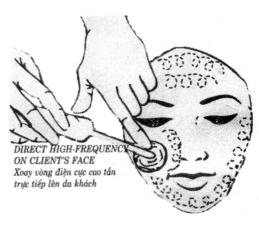

DIRECT HIGH-FREQUENCY
ON CLIENT'S FACE
*Xoay vòng điện cực cao tần
trực tiếp lên da khách*

   - *Chất bổ D có nhiều trong lòng đỏ trứng, gan, sữa và chiếm phần lớn trong nguồn sáng mặt trời. Vitamin D còn gọi là chất bổ dưỡng mặt trời, giúp da khỏe mạnh và chóng lành vết thương ở da.*

B. BẢO VỆ LÀN DA

Cần biết rằng sự cân bằng năng lượng cần thiết cho mỗi con người như các chất đường, bột thì đàn ông cần 310 calories và năng lượng cho cả ngày khoảng 3.000 calories và đàn bà cần lượng đường bột 240 calories và cho cả ngày khoảng 2.000 calories.

Các yếu tố cần thiết giúp làn da khỏe và giảm bớt lão hóa:

- *Nguồn thực phẩm hằng ngày đủ dinh dưỡng cho làn da được chia làm 5 nhóm:*
    1. *Rau, thảo mộc (vegetable) màu vàng, xanh đậm phong phú lượng vitamin A*
    2. *Bánh mì, ngũ cốc (bread, cereal..) nhiều chất sợi và lượng mỡ thấp*
    3. *Sữa, yogurt, cheese nhiều calcium giúp cho xương chắc*
    4. *Trái cây (fruit) giàu lượng vitamin C*
    5. *Thịt, cá, trứng, đậu giàu chất sắt và chất đạm.*

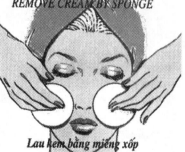

CIRCULAR FRICTION

động tác chà xoay vòng

- *Nguồn chất bổ dưỡng cần cân đối các nhóm A,B,C,D...*
- *Chăm sóc da hằng ngày, kem rửa mặt thích hợp làn da, chà da chết loại bỏ lớp ô nhiễm của môi trường sống bám vào da, và thoa kem ẩm, kem bảo vệ để chống khô và ảnh hưởng môi trường sống.*
- *Dùng kem bảo vệ da chống tia UV ít nhất từ SPF 15, và làn da cần tránh giờ cao điểm từ 10A.M đến 3P.M. Kem bảo vệ cần thường xuyên thoa da những lúc tắm, bơi, hoặc các hoạt động ra nhiều mồ hôi.*
- *Cần uống đủ lượng nước sạch cần thiết theo phương pháp tính trọng lượng từng cá nhân. Ví dụ một người cân nặng 120 pounds đem chia 2, xong chia cho 8 sẽ được con số của 8oz nước. Lấy 120: 2 = 60:8 = 7.5, nghĩa là người này cần uống 7 ly rưỡi nước (mỗi ly là 8oz)*

REMOVE CREAM BY SPONGE

Lau kem bằng miếng xốp

Da là hệ thống vỏ bọc (integumentary system) đảm nhiệm nhiều chức năng như bảo vệ, hút thấm, điều tiết, cân bằng nhiệt độ...,tuy nhiên rất nhiều yếu tố do sự thiếu hiểu biết của con người làm làn da bị hủy hoại, lão hóa. Luôn luôn nhớ rằng không thể có được làn da khỏe đẹp mà không chăm sóc và dinh dưỡng đúng cách.

Chapter 9: **NOURISHMENT OF THE SKIN**
(Dinh dưỡng làn da)

A good diet, water intake, exercise, vitamins, antioxidants, lipids all has a positive effect on our health and our complexion. The food we eat and the water are the basic building of life.

Lack of water is the number-one cause of daytime fatigue. How many 8oz cups of water you need every day with formula divide your body weight by 2 then divide this number by 8.

Water composes 50 to 70% of the body's weight, elimanation of toxins, waste, helps regulate the body's temperature, aids degestion, keep the skin healthy.

Macronutrients mean three basic food groups these are proteins, carbohydates, and fats.

1. **Protein:** need to make muscle tissue, blood, and enzymes. Keratin in skin, nails, and hair. Collagen is made from protein. Protein deficiency cause anemia, low resistance to infection, and organ impairment.

2. **Carbohydrates**: (carbs) as glucose provides most of the body's energy, glucose in muscle and liver. Carbohydrate food groups such as sweets, syrups, honey, fruits, candy and vegetables.

3. **Lipids** (fats): make hormones, to retain heat, to create cell membranes, assist in the absorption of the fat-soluble vitamins A, D, E & K. Fat can be made from carbohydrates and proteins. Fats are very high in calories. A gram of fat has 9 calories while a gram of carbohydrate or protein has 4 calories.

Ăn uống đúng, dùng nước, thể dục, chất bổ dưỡng, chống oxýt hóa, lượng mỡ là những ảnh hưởng đến sức khỏe và làn da.

Thiếu nước là số một gây ra sự mõi mệt hằng ngày. Bao nhiêu ly nước cỡ 8 ounces bạn cần mỗi ngày theo công thức chia trọng lượng cơ thể cho 2; xong chia số này cho 8.

Nước chiếm 50 đến 70% của trọng lượng cơ thể, loại bỏ độc tố, chất thải, giúp điều hòa thân nhiệt, giúp tiêu hóa, giữ cho làn da khỏe.

Macronutrients là 3 nhóm thức ăn căn bản gồm chất đạm, đường, và mỡ.

Protein: *cần tạo mô bắp thịt, máu, và men. Chất sừng trong da, móng, và tóc. Collagen (chất da được tạo từ chất đạm. Thiếu chất đạm là nguyên nhân thiếu máu, đề kháng nhiễm trùng kém, và hư hại các chức năng.*

Carbohydrates: *(carbs) như là chất đường glucose cung cấp năng lượng cho cơ thể, glusose trong bắp thịt và gan. Các nhóm thức ăn thuộc carbohydrate như chất ngọt, siro, mật, trái cây, kẹo và rau cải.*

Lipids *(fats): tạo kích thích tố, tạo nhiệt, tạo màng bọc tế bào, giúp thẩm thấu cách chất vitamin A, D, E, và K có tính hòa tan mỡ. Mỡ có thể tạo ra từ chất đường và chất đạm. Mỡ tạo năng lượng cao. Một gram mỡ có 9 calories trong khi 1 gram đường hoặc chất đạm có 4 calories.*

* Calories required depend on person's age, sex and individual circumstances. An adult female need about 1,600 to 2,400 calories and an adult male needs 2,300 to 3,100 calories.

Calories are the amount of energy required depends on the kind of work we do, our age, sex, height and weight. This energy is measured in calories, which are units of heat.

* Proteins may consist of grade A type: fish, meat, eggs, milk and grade B type: beans, peas, cereals, nuts, etc...

- **Protein deficiency**: anemia, loss of resistance to infection & impairment of internal and external organs, a child's growth can be retarded and an adult will lose weight.

- Foods causing frequent allergy symptoms are milk, eggs, nuts, grains, chocolate, fish, shellfish, and some fruits and vegetables.

Năng lượng cần, tùy thuộc vào tuổi, phái tính và hoàn cảnh cá nhân. Phụ nữ cần từ 1.600 - 2.400 calories và đàn ông cần từ 2.300 - 3.100 calories.

Calories là số lượng của năng lực đòi hỏi tùy theo loại công việc chúng ta làm, tuổi tác, giới tính, chiều cao và trọng lượng. Năng lực này được đo lường trong đơn vị nhiệt lượng calories

Chất đạm gồm có: Nhóm A : cá, thịt, trứng, sữa và Nhóm B: đậu, hạt đậu, ngũ cốc, quả hạch v.v

Thiếu chất đạm: gây bệnh thiếu máu, mất khả năng chống nhiễm trùng & làm suy yếu nội tạng và ngoại hình, đứa trẻ phát triển chậm và người lớn sẽ mất trọng lượng.

Thực phẩm thường gây ra triệu chứng dị ứng là sữa, trứng, quả hạch, hạt, chocolate, cá, sò ốc và một vài loại trái và rau.

- Pellagra is a skin rash and causes severe Vitamin B deficiency
- **Crash diets** is reduced the weight too fast, bad for skin and the skin will sag and wrinkles.
- In cosmetics, vitamin C (ascorbic acid) is used as a preservative. Lack of vitamin C over a period of time can cause scurvy.
- **A yellow cast** by malnutrition is jaundice. Glucose is a carbohydrate (store in the muscles).
- Acne, eczema, psoriasis and dermatitis can also be caused from vitamin deficiencies.
- Medications as penicillin, birth control pills, tranquilizers, and all drugs affect to the skin.
- **Symptoms** from food allergies are tearing eyes, nausea, headaches, diarrhea, and stomach.
- Fats are food groups supply the sebaceous glands (oil gland) with sebum in ducts

Pellagra là chứng da rách và nguyên nhân là thiếu sót trầm trọng Vitamin B

Crash diets là làm giảm trọng lượng cơ thể nhanh, da bị xấu hơn và làn da sẽ bị xệ và nhăn.

Trong mỹ phẩm, vitamin C (ascorbic acid) được dùng như chất bảo quản. Thiếu vitamin C trãi qua một thời gian dài có thể là nguyên nhân gây scurvy (yếu người, chảy máu dưới da)

Da vàng do ăn uống không đúng gọi là jaundice. Đường Glucose là tinh bột (trong bắp thịt)

Mụn bọc, chốc lở, vẩy nến và sưng da có thể là nguyên nhân thiếu các chất vitamin.

Dùng thường xuyên trụ sinh, ngừa thai, giảm đau, và thuốc kích thích ảnh hưởng xấu cho da.

Triệu chứng dị ứng thức ăn là chảy nước mắt, nôn mữa, đau đầu, tiêu chảy, hoặc đau bao tử.

Mỡ là nhóm thức ăn cung cấp cho sebaceous glands (tuyến dầu) với chất dầu trong ống.

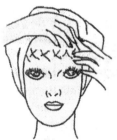

VITAMIN SUMMARY

- Fat-soluble vitamins: A, D, E & K.
- Water-soluble vitamins: B, C.
- Vitamins effect on the skin's health: A, C, D & E.

Vitamin A is necessary for eyesight, repair skin cells, antioxidant, prevent cancers, to treat acne (retinoic acid or Retin-A). Liver, fish oils, and whole milk are all contain vitamin A.

Vitamin D: healthy and rapid healing of the skin, help the bone structure, best source in sunlight

Vitamin C (ascorbic acid): proper repair of the skin and tissues, healing, fighting aging promotes collagen production; keep the skin healthy & firm. Vitamin C is found in citrus fruits, dark green leafy vegetables, tomatoes.... Scurvy which results from vitamin C deficiency, including easy bruising, bleeding gums, poor wound healing and anemia.

Chất bổ hòa tan trong mỡ: A, D, E & K

Chất bổ hòa tan trong nước: B, C

Chất bổ ảnh hưởng sức khỏe của da: A, C, D & E

Vitamin A cần thiết cho sáng mắt, điều chỉnh tế bào da, chống độc tố, ngăn ngừa ung thư, chữa mụn bọc (retin A). Gan, dầu cá, và chất sữa nguyên là có chứa nhiều vitamin A.

Vitamin D: giúp làn da khỏe và nhanh lành da, giúp cấu trúc xương, tốt nhất là nguồn mặt trời

Vitamin C (acid ascorbic): điều chỉnh lại tế bào da và các mô, chữ a lành, chống tuổi già tăng chất da; giữ cho da khỏe và săn chắc. Vitamin C tìm thấy trong nước chanh, lá cây xanh đậm, cà chua. Bệnh còi xương do thiếu vitamin C, dễ bầm da, chảy máu nướu răng, chậm lành vết thương và thiếu máu.

- **Vitamin E or tocopherol**: protect the skin from sun'ray, heal damage to tissues, has healing and softening properties. Vitamin E is found in deodorant.
- **Vitamin K:** stop bleeding, found in beans, spinach, broccoli, eggyolks, nessessary for blood coagulation.
- **Vitamin B:**
  - **Vitamin B1** in pork, beef, cereals, wheat and nuts. B1 defiency can also be caused by alcohol abuse. Carbon dioxide is removed from cells by vitamin B1.
  - **Vitamin B2** uses for dryness of the skin. B2 is found in milk, meats, liver, leafy vegetables, broccoli, salmon fish, and tuna.
  - **Vitamin B6** is important in the metabolism of proteins. Vitamin B6 deficiency can affect the level of white blood cells. B6 is present in meats, soybeans, fish, bananas, potatoes, and avocadoes.
  - **Vitamin B12** in conjunction with proper red blood vessel formation by the bone marrow. Anemia is caused by a lack of vitamin B12. Good food sources of B12 are liver, salmon, clams, oysters and eggyolks.

Vitamin E hoặc tocopherol: bảo vệ da từ tia mặt trời, giúp lành những mô da bị hư hại, có tính làm lành vết thương và dịu cơn đau. Vitamin E có trong chất khử mùi hôi
Vitamin K: cầm máu, tìm thấy trong đậu, lá spinach, bông cải, lòng đỏ trứng, cần thiết cho việc đông máu.
Vitamin B gồm:Vitamin B1 có trong thịt heo, bò, ngũ cốc, lúa mì và các loại hạt. Thiếu B1 có thể do dùng nhiều cồn (rượu). Độc tố ở tế bào được lấy đi nhờ vitamin B1.
Vitamin B2 dùng cho da bị khô. B2 được tìm thấy trong sữa, thịt, gan, lá cây, bắp cải, cá hồi và cá thu.
Vitamin B6 quan trọng trong việc trao đổi chất đạm. Thiếu vitamin B6 có thể ảnh hưởng đến tế bào máu trắng. B6 hiện diện trong thịt, đậu nành, cá, chuối, cà, và bơ
Vitamin B12 giúp việc kết nối các mạch máu đỏ bởi tủy xương. Thiếu máu là nguyên nhân do thiếu chất B12. Nguồn thức ăn tốt chứa B12 là gan, cá hồi, sò, hàu, và lòng đỏ trứng.

- **Sodium** regulates water level, transport of materials through the cell membrances, and moves carbon dioxide.
- **Calcium** helps prevent osteoporosis, brittle bones.
- **Potassium** is required for energy use, water balance and muscular movement.
- **Phosphorus** is found in DNA and is involved in energy release.
- **Magnesium** helps prevent tooth decay, and muscle movement.
- **Around 55 to 60%** of all calories from carbohydrates mainly breads, grains, vegetables and fruit. Spicy foods and alcohol consumption can induce rosacea flare-up.
- Junk foods and sweets are unhealthy and should not be consumed in large quantities.
- **Tobaco-nicotine** affects the blood and slows circulation. Alcohol-dilates the blood vessels.

Muối (sodium) điều hòa lượng nước, chuyển đổi vật chất qua màng bọc tế bào, và giúp chuyển đổi độc tố.
Vôi giúp ngăn ngừa bệnh loãng xương và xương dòn
Patassium yêu cầu cho năng lực, cân bằng lượng nước và chuyển động bắp thịt
Phosphorus tìm thấy trong DNA và góp phần giải thoát năng lượng
Magnesium giúp ngăn ngừa răng hư, và chuyển động bắp thịt
Khoảng 55 đến 60% các năng lượng từ chất đường chính yếu là bánh mì, gạo, rau đậu và trái cây. Thức ăn cay và rượu dùng đến có thể tạo ra nhiều rosacea
Thức ăn nhanh và ngọt là không lành mạnh, và nên chứa trong thùng lớn.
Chất nicotine trong thuốc lá ảnh hưởng máu và làm chậm tuần hoàn. Alcohol trương nở mạch máu

Bài 10: TRANG BỊ PHÒNG CHĂM SÓC DA MẶT

Để thành công trong lãnh vực chăm sóc da trước hết là căn phòng phải tiện lợi và hấp dẫn, phòng đủ rộng có bồn và vòi nước để rửa tay, rửa mặt, lấy nước mát, nước ấm để lau da khách và có gương trang điểm và chải tóc cho khách trước khi ra khỏi phòng chăm sóc da mặt. Màu căn phòng facial hài hòa, nhạt, tranh nghệ thuật tạo cảm giác thoải mái, nhạc êm dịu và đèn có điều chỉnh độ sáng giúp khách thư giản khi đến salon.

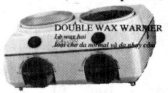

Sự trang trí, xấp xếp gọn gàng, đẹp mắt, sạch sẽ từ nền đến trần nhà, dụng cụ khử trùng đựng riêng vào hộp kín, khăn, băng choàng tóc, khăn đắp sạch cho mỗi người khách. Sự trình bày phòng facial bao gồm các bàn, ngăn tủ đựng khăn, đồ dùng ngăn nắp từ lọ đựng bông gòn, que gỗ, sản phẩm trong ống hoặc lọ phải luôn sạch và cả những thiết bị từ đèn, máy facial, lọ wax, đèn soi da (magnifying lamp), ghế cho thợ, giường facial cho khách..., luôn trong tình trạng hoàn hảo.

VẬT LIỆU TRONG PHÒNG FACIAL: Băng choàng tóc (headband), cồn, cọ đắp mặt nạ, quạt nhỏ, nước cất (distilled water), khăn giấy, mền nhẹ đắp khách, giấy hoặc khăn tắm trải giường facial, que gỗ, tô, hộp đựng bông gòn, áo choàng (gown), giấy mềm (tissues), bao tay....

SẢN PHẨM: Dung dịch đóng lỗ chân lông (astringent, toner), dung dịch làm sạch da (cleanser), kem chà da chết (exfoliant), kem massage da (massage cream), các loại mặt nạ cho da thường, da dầu, da khô (mask), chất tạo ẩm da (moisturizer), kem chống nắng (sunscreen)....

CÁC THIẾT BỊ, DỤNG CỤ TRONG PHÒNG FACIAL:

- **Lò sáp (waxer):** dùng lò điện giữ sáp chảy lỏng gồm có soft wax, hard wax và lò paraffin mặt nạ cho da khô.

- **Máy cao tần (high-frequency machine)** giúp tuần hoàn máu đến da, chống da nhiễm trùng.

- **Máy galvanic (galvanic machine)** giúp làn da mở hoặc đóng lỗ chân lông khi cần thiết

- **Tủ khử trùng (UV sanitizer)** giữ sạch dụng cụ sau khi diệt trùng

- Ống hút sạch da (vacuum machine) giúp hút sạch chất dơ trong lỗ chân lông

- **Máy chà da (brushing machine)** giúp chà làn da chết để giúp da hút nhiều chất ẩm hơn

- Bình xịt đóng lỗ chân lông (spray machine) xịt hơi nước đóng lỗ chân lông sau khi làm facial

- **Máy xông hơi (steamer)** làm mềm da, mở lỗ chân lông giúp cleanser thấm lau sạch da.

- Kệ đựng vật liệu (utility cart) đựng vật liệu và sản phẩm trong khi làm facial

- **Kính phóng đại (magnifying lamp)** dùng để nhìn rõ làn da qua kính phóng lớn có gắn đèn.

- Ghế cho thợ (esthetician's chair) ghế cho thợ ngồi, có điều chỉnh lên xuống và xoay tròn được

- **Ghế hoặc giường cho khách (facial chair or facial bed)** đủ dài, rộng để khách nằm thoải mái trong lúc facial.

- Và các dụng cụ nhỏ hơn như kéo, nhíp (tweezers), cây lấy mụn đầu đen (comedone extractors).

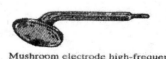

Mushroom electrode high-frequency
điện cực cao tần hình nấm

Trang bị phòng facial chuyên nghiệp thì việc làm cũng phải chuyên nghiệp, người thợ phải có vẻ ngoài sạch sẽ, gọn gàng và tiếp khách niềm nở dẫn khách vào phòng với mọi thứ sẵn sàng xong mời khách thay đổ mặc gown, khách là đàn ông thay kimono hoặc quấn khăn thắt lưng, giúp khách mọi lúc cần, thay dép, môi trường yên tĩnh, nói nhỏ nhẹ, động tác chuyên nghiệp để tạo ấn tượng chinh phục khách hàng.

Chapter 10: FACIAL TREATMENT FACILITY
(Trang bị phòng chăm sóc da mặt)

State board santitation regulations and client safety are the most important considerations before, working, and after treatments. An esthetician's appearance and professionalism reflect on the business. The first consideration of the esthetician should always be protection of the client.

- Two ways to make eyepads are butterfly-shaped pad and round-shaped pad.
- **Butterfly pads** are a piece of cotton about 2 inches by 6 inches soaks into water and squeeze out the excess water for eyes protection.
- **Forming a round-shape pads** is a piece of cotton about 2 ½ inches by 2 ½ inches for eyes protection.
- When making eye pads (cotton pads or compresses), to absorb with clean water or eye pad lotion.
- **Two preferred** materials used when cleansing the face are cotton pads and facial sponges.
- Cotton for cleansing pads that is approximately 4 inches wide to 6 inches long. Each facial treatment needs 3 to 5 pieces.

ESTHETICIAN'S UNIFORM
Áo đồng phục của chuyên viên chăm sóc da

Điều lệ vệ sinh của ngành thẩm mỹ và an toàn cho khách trước khi làm, đang làm, và sau khi chữa trị cho khách là điều rất quan trọng. Hình thức và tính chuyên nghiệp của người thợ ảnh hưởng lớn trong kinh doanh. Điều quan sát đầu tiên của chuyên viên thẩm mỹ luôn luôn bảo vệ khách hàng.

Hai cách để làm miếng che mắt là cánh bướm và loại tròn.

Miếng che mắt cánh bướm là miếng bông gòn cỡ 2 x 6 inches nhúng trong nước và vặn ráo nước để bảo vệ đôi mắt.

Miếng che mắt tròn làm bằng bông gòn cỡ 2 ½ x 2 ½ để bảo vệ đôi mắt.

Khi làm miếng che mắt bằng bông gòn hoặc compress thấm với nước sạch hoặc dung dịch đắp mắt.

Hai vật liệu được xem là thích hợp khi dùng để lau sạch mặt là miếng cotton và xốp mềm.

Miếng gòn để lau cỡ thích hợp là chiều rộng 4 inches, chiều dài 6 inches. Mỗi lần làm facial cần từ 3 đến 5 miếng.

- **Ethyl alcohol (grain alcohol)** by the fermentation of starch or sugar. At least 70% ethyl alcohol for kill bacteria. Alcohol is a hazardous chemical for skin sanitizer.
- Alum (aluminum potassium or aluminum sulphate) crystal or powder form to stop bleeding.
- Towels, sheets and robes are laundered after used.
- **A cotton compress mask** covers the face completely except for nostrils and mouth.
- It is necessary to have everything ready in the facial treatment room before the arrival of the client because it shows that you are sufficient, organized, and considerate.

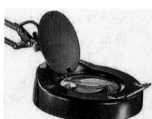

FACIAL BED WITH ADJUSTABLE HIGH BACK & LEGS
Ghế nằm làm facial điều chỉnh được độ cao lưng và chân

- Creams and masks should be removed with a spatula; never should the fingers be dipped into any products.
- The purpose of the head drape is to cover and protect the client's hair during the facial treatment.
- **Basic facial products** include cleanser, massage cream, mask, and toner
- The most popular types of head covering used in facial in beauty salons are cloth or paper towels.

Cồn ethyl là loại rượu mạnh được lên men với tinh bột hoặc đường. Tối thiểu phải 70 % ethyl để giết chết các vi trùng. Cồn là hóa chất độc hại đối với khử trùng da con người.

Aluminum potassium or aluminum sulphate loại tinh thể và bột dùng để cầm máu.

Khăn, vải trải và áo choàng của khách được giặt sau khi dùng

Mặt nạ compress bông gòn phủ lên mặt ngoại trừ lỗ mũi và miệng.

Điều cần thiết bạn phải sẵn sàng mọi thứ trong phòng chữa trị facial trước khi người khách đến để chứng tỏ cho khách biết bạn có khả năng cao, có sự tổ chức và chu đáo.

Kem và mặt nạ nên lấy từ cây que; không bao giờ dùng ngón tay nhúng trong sản phẩm

Mục đích quấn che đầu là bao bọc và giữ tóc khách gọn gàng trong lúc chữa trị.

Sản phẩm căn bản bao gồm chất làm sạch, kem massage, mặt nạ và chất đóng lỗ chân lông

Hầu hết kiểu băng choàng đầu cho facial dùng ở viện thẩm mỹ là vải và khăn giấy

- When you apply product to the client's neck and face, use circular motions to distribute the product over both sides of the fingers.
- The cleansing movements to the beard of a man's face should be done it the direction of hair growth. **Water-soluble cleansing lotion** is preferred when cleansing the face.
- Use rotary movements for ice cube massage over the surface of the compress mask. As the ice melts, the water will seep into the compress, helping to soften the compress mask.
- The facial chart helps the esthetician to identify movements as applied to various areas of the face during the application and removal of cleansers.
- Remove lip color with a folded tissue and a small amount of cleansing lotion, start at the outside corner of lips and slide to the center alternate the strokes on both sides of the mouth.

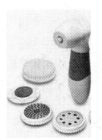

Khi bạn thoa kem lên cổ và mặt cho khách hàng, dùng tác động chà xoay tròn kem trên các ngón của hai bàn tay.

Động tác làm sạch hàm râu trên mặt của đàn ông nên làm theo hướng mọc của râu. Dung dịch làm sạch có thể hòa tan trong nước được xem là thích hợp khi làm sạch da mặt.

Tác động chà xoay xoay về cách dùng đá cục massage trên bề mặt của mặt nạ compress. Lúc mà đá cục chảy ra, nước thấm vào compress, giúp mềm mặt nạ compress.

Mẫu hướng dẫn động tác làm facial bằng hình giúp thẩm mỹ viên nhận rõ từng động tác trên những vùng khác nhau của mặt trong lúc làm facial hoặc lau đi chất làm sạch da.

Lau màu son môi cho khách với tissue xếp lại và một ít dung dịch làm sạch, bắt đầu ở góc ngoài môi và lướt nhẹ vào giữa và chuyển đổi vuốt hai bên khóe miệng.

- The water temperature should be kept comfortable, not cold, for the client so as not to shock or feel unpleasant.
- **Whenever it won't interrupt** the progress of the facial, you can change water.
- Cotton compress is used when removing a facial treatment mask.
- Remove eye makeup by lifting the eyebrow and the lashes was gently cleansed with a wet cotton pad. Moist eyelids may be left on the eyes for a few minutes soften mascara then be wiped away with clean, moist cotton pads.
- **The ice cube massage** will feel cool and refreshing, its also temporarily close the pores.

Nhiệt độ nước nên giữ cho dễ chịu, không lạnh, để cho khách không giựt mình hay không thoải mái.

Bất cứ lúc nào không gián đoạn tiến trình làm facial, bạn có thể thay nước.

Miếng bông gòn compress được dùng để lau mặt nạ facial.

Lau phấn sáp màu ở vùng mắt bằng cách nâng lông mày lên và lông mi được lau sạch nhè nhẹ với miếng đệm gòn ướt. Làm ẩm mí mắt vài phút để mềm mascara rồi được lau đi với miếng bông gòn ẩm sạch.

Massage bằng đá cục làm da cảm thấy mát và tươi trẻ, cũng tạm thời đóng lỗ chân lông.

Bài 11: TÁC DỤNG MASSAGE DA MẶT, ĐẮP MẶT NẠ VÀ MASSAGE TRỊ LIỆU

Massage da mặt đã có từng hàng ngàn năm trước, với những cách xoa bóp đúng hướng nhằm mục đích tạo sự thư giản cho con người và qua đó cũng trị được một số chứng đau bắp thịt và kích thích tuần hoàn máu.

Massage là chữ xuất phát từ "masa" nghĩa là vuốt, sờ của Ả rập (Arabic), dùng đôi tay kích thích bằng động tác lên da. Qua thời gian tổ tiên người Hy lạp (Greeks) áp dụng để chữa trị giải tỏa những cơn đau, sự phiền muộn.

Là chuyên viên về da (esthetician), việc massage chỉ giới hạn một số vùng như mặt, cổ, vai, và vùng áo hở cổ (décolleté) mà thôi, cách xoa bóp thông thường là dùng dầu, lotion, kem (massage cream) và đôi tay chà, xoa được trơn mịn theo những tác động chà (**rubbing**), nhồi bóp (**kneading**), vỗ nhẹ (**tapping**), rung huyệt (**shaking**), và vuốt (**stroking**).

Mục đích massage là kích thích tuần hoàn máu, giúp chuyển động các bắp thịt mặt để giúp cho làn da săn chắc (skin tone), khỏe mà còn tạo sự thoải mái và mịn da (fine texture).

Giấy phép của thẩm mỹ viên toàn phần (cosmetologist) được phép massage từ tay, cánh tay, chân (**hands, arms, feet**), và cổ, mặt, đầu (**neck, face, head**). Để massage toàn thân phải được thực hiện bởi chuyên viên xoa bóp trị liệu (massage therapists).

LỢI ÍCH CỦA MASSAGE (benefits of massage)

- *Tăng tuần hoàn máu*
- *Tạo sự thoải mái*
- *Giảm đau các bắp thịt*
- *Co thắt các bắp thịt*
- *Giải tỏa các bắp thịt căng*

- *Kích thích cá tuyến ở da*
- *Tăng tuần hoàn bạch huyết*
- *Hệ thống da dễ hấp thụ*
- *Êm dịu thần kinh*
- *Da mềm mại, dẽo dai*

Thường các bắp thịt có vân (**striated muscles**) tác động massage cần theo hướng từ ngọn đến gốc bắp thịt (**insertion to origin**). Các bắp thịt và thần kinh có những huyệt (motor point), do đó người thợ cần thực tập và nhớ những điểm trên cơ thể để massage được hiệu quả.

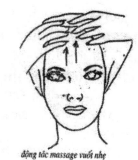

CÁC TÁC ĐỘNG MASSAGE

1. **Động tác rung ở huyệt (vibration or shaking movement)**: dùng đệm thịt (cushion)đầu ngón tay rung vào huyệt vài giây để tạo kích thích.

2. **Động tác vỗ nhịp (percussion or tapotement)**: dùng các ngón tay và lòng bàn tay đánh nhẹ, nâng nhẹ da mặt và giúp cho làn da khỏe, sáng da.

3. **Động tác chà sâu, ma sát da (friction or deep rubbing movement)**: dùng đệm ngón tay vừa ép nhẹ vừa xoay vòng từ giữa ra 2 bên má theo hướng lên.

4. **Động tác nhồi bóp (petrissage or kneading movement)**: dùng ngón tay ép da mặt vào lòng bàn tay, nhồi nâng da ép chặt sâu, nhằm mục đích kích thích các tuyến, thần kinh, bắp thịt, và các mô mỡ cũng tan bớt theo động tác này.

5. **Động tác vuốt nhẹ (effleurage or stroking movement)**: dùng ngón tay và lòng bàn tay vuốt nhẹ nhịp nhàng, tạo êm dịu và thoải mái.

CRISSCROSS MOVEMENT
Tay kéo lui chéo nhau ra sau

CÁC PHƯƠNG PHÁP MASSAGE

- Kỷ thuật của Bác sĩ Jacquet (**Dr. Jacquet movement**): là cách dùng ngón tay cái và trỏ nặn dầu từ cằm đến trán. Cách này dùng chuyển động nhồi bóp (kneading movement) nên hơi đau, nhưng hiệu quả cho làn da quá nhiều dầu và mụn bọc.

- Kỷ thuật ép nhấn (**Acupressure massage**): là cách nhấn vào các huyệt (motor points) ở vùng mặt để giải thoát các cơ căng cứng. Shiatsu là cách massage của Nhật cũng giống như vậy.

- Kỷ thuật massage thông tuyến bạch cầu (**Lymth drainage massage**): là cách dùng sức ép của tay ép dọc theo các tuyến bạch cầu để loại độc tố của cơ thể.

- Kỷ thuật hương liệu (**Aromatherapy massage**): dùng hương liệu xâm nhập vào da kết hợp với massage để giúp da tươi mịn và thoải mái tinh thần.

- Kỷ thuật ép nhấn tay, chân (**Reflexologymovement**): là hình thức ép nhấn trên các cơ, huyệt ở tay, chân, lòng bàn tay, lòng bàn chân để kích thích huyệt giúp thư giãn toàn khắp cơ thể.

Massage hữu hiệu, người thợ phải tập đôi bàn tay uyển chuyển đủ mọi hướng, lướt nhẹ, đồng thời tránh bệnh đau cổ tay (carpal turnnel syndrome), móng tay gọn gàng, và tư thế đúng cách giúp tránh sự mệt mỏi.

Massage chỉ giúp ích cho làn da khi làm đúng phương pháp. Động tác cần nhịp nhàng, khoan thai, di chuyển từ nơi này đến nơi khác mà không gián đoạn (without breaking contact) giữa bàn tay và da mặt, vì vậy không bao giờ nhất hai bàn tay lên cùng lúc khỏi da mặt. Chuyên viên thẩm mỹ cần hiểu biết cấu trúc bắp thịt, hướng tuần hoàn máu để các động tác massage luôn đi hướng lên và ra ngoài trên mặt (up and out), massage hướng lên giữa cổ (up on the neck), vuốt nhẹ theo hướng xuống ở hai bên cổ (down the sides of the neck), và dưới mắt từ góc ngoài tiến về mũi (outside corner in toward the nose), luôn nhớ hướng massage đi từ ngọn bắp thịt đến hướng gốc bắp thịt (insertion to origin).

DIGITAL MOVEMENT

đan ngón tay kéo hai bên

Với làn da bình thường (normal skin), khách có thể đến hằng tuần để massage hoặc làm facial. Với kỷ thuật đúng cách sẽ tạo cho khách cảm giác thoải mái từ môi trường riêng tư, yên tĩnh, sạch sẽ, ấm áp của phòng massage, thêm vào đôi tay ấm của người thợ, tiếp khách lịch sự, và chuyên nghiệp sẽ hấp dẫn khách đến salon.

CHĂM SÓC DA MẶT (*FACIAL TREATMENTS*)

Dịch vụ facial là chăm sóc làn da mặt cần chuyên viên thẩm mỹ phục vụ. Khách muốn chữa trị da mà còn là cơ hội giải tỏa những căng thẳng. Do đó, thẩm mỹ viên cần biểu lộ phong cách, phục vụ chuyên nghiệp, kiến thức và tay nghề nhuần nhuyễn. Môi trường salon phải vệ sinh, yên tĩnh, và đầy đủ dụng cụ là điều tối cần để đạt được hiệu quả cao trong lĩnh vực facial.

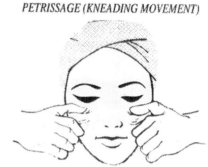

PETRISSAGE (KNEADING MOVEMENT)

dùng động tác nhồi bóp kích thích sâu các tuyến da mặt

Khách đến làm facial gồm 2 loại:

1. **Giữ da được tốt (preservative)**: là cách giữ cho làn da sạch bằng kem sạch da (cleansing cream), kem massage và qua tác động massage để kích thích các tuyến và tăng tuần hoàn máu lên da mặt, giúp êm dịu thần kinh, tăng sự trao đổi chất cho da **(metabolism)** qua đôi tay massage khéo léo.

2. **Chữa trị, điều chỉnh (corrective)**: là chữa trị những xáo trộn của làn da như da nhờn,da nhiều dầu dẫn tới bị mụn đầu đen **(comedone)**, mụn bọc **(acne)**; da khô thiếu dầu, thiếu nước, mụn cám đầu trắng **(milia)**, hoặc da khô vì tuổi già **(aging lines)**.

ÍCH LỢI LÀM FACIAL (*FACIAL BENEFITS*)

- *Làn da thật sạch (deep cleanses)*
- *Mài mòn những tế bào chết (exfoliates)*
- *Chữa trị da khô, nhiều dầu, và bị đỏ (dryness, oiliness or redness skin)*
- *Giúp chữa trị những mụn bọc nhỏ (clear up minor acne)*
- *Kích thích da và dinh dưỡng da tươi mát (stimulates and metabolism)*
- *Thư giãn, êm dịu thần kinh và co thắt các cơ (relax nerves, and muscles)*
- *Tăng tuần hoàn và loại độc tố (detoxifies and increase circulation)*
- *Giảm lằn tuổi già, chậm lão hóa (soften aging lines and slow down premature aging)*

CÁC HÓA CHẤT CHĂM SÓC DA THÔNG THƯỜNG (*SKIN CARE PRODUCTS*)

1. **Chất sạch da (cleansers)**: dùng để lau sạch làn da và có hóa tính khác nhau tùy theo da.
   - Da bình thường và da tổng hợp **(normal and combination)** nên dùng dung dịch làm sạch (cleansing lotion) có dạng nước (water based), dùng xốp (sponges) rửa sạch hơn.
   - Da khô và da tuổi già **(dry and mature skin)** nên dùng kem rửa (cleansing cream) có dạng dầu, sữa (milky cleansers), hoặc nhiều chất nhờn da (emollients), có thể dùng mỗi ngày 2 lần. Chất rửa cream đặc hơn dạng lotion.

2. **Chất chà nhẹ da (exfoliation)**: dùng kem có những hạt mịn pha trộn như hạt cát, có thể dùng tay để chà hoặc dùng bàn chải máy facial để chà da mặt. Với da bình thường và da khô có thể dùng 2 lần mỗi tuần để mài mòn lớp ngoại bì (corneum).

3. **Chất massage:** có thể là dạng nước dung dịch (massage lotion) cho da bình thường, da dầu; hoặc dạng dầu, kem (massage oil, cream) cho da khô, da tuổi già.

4. **Mặt nạ (pack or mask)**: để chữa trị và nuôi dưỡng da (nourish) và xử dụng tùy theo da.

A. _Packs_ tốt cho da khô, da nhạy cảm (sensitive) như mặt nạkem, chất dẻo (cream mask, gel mask) như aloe hoặc rong biển (seaweed), mặt nạ trái cây (fruit mask) trãi trên làn da khoảng **10 phút,** tạo nhiều độ ẩm cho da. Pack dinh dưỡng cho làn da hơn là làm sạch sâu làn da.

B. _Masks_ là mặt nạ cho dầu và da tổng hợp (combination skin) như mặt nạ đất sét (clay mask) kích thích tuần hoàn và đóng chặt lỗ chân lông, loại bỏ chất dơ ở lỗ chân lông. Nếu trong clay masks có pha sulfur sẽ giúp sát trùng da mặt, mau lành, đặc biệt da mụn bọc (acne). Clay masks cần khô và sau đó lau đi bằng khăn ẩm.

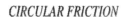

CIRCULAR FRICTION

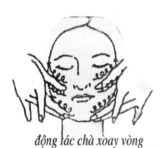

động tác chà xoay vòng

* _**Mặt nạ sáp (Paraffin wax masks)** đặt miếng gauze (vải thưa) lên mặt, trãi paraffin dày lên cỡ ¼ inch, thời gian từ 15 đến 20 phút. Paraffin masks giúp ích cho da tuổi già và da khô._

* _**Mặt nạ nhiệt (Modelage masks or thermal masks)** thích hợp cho da khô, da tuổi già, có thể trãi mặt nạ dày ¼ inch lên lớp kem chữa trị da. Thành phần mặt nạ sẽ nóng lên cỡ 105 độ và được gở bỏ lúc mask nguội trong 20 phút. Mặt nạ nhiệt không nên dùng cho da nhạy cảm (sensitive skin), da dầu, và da có máy máu nhỏ bị vỡ (capillary problems)._

* _**Mặt nạ tổng hợp (Custom-Designed Masks)** thích hợp cho da khô, thường các loại pha trộn lẫn nhau như sữa, hạnh nhân (almond), yến mạch (oatmeal), mật ong (honey), trứng, trái cây tươi, và yogurt tạo nên dạng sền sệt trãi lên da mặt khoảng 10 đến 15 phút._

5. **Chất đóng lỗ chân lông (fresheners, toners, và astringents)** thường thoa sau chất làm sạch da (cleanser) và thoa trước chất làm ẩm (moisturizer), giúp phục hồi độ acid của da (pH balance). Tên cũng khác nhau tùy theo lượng cồn (alcohol) để dùng cho từng loại da.
   * **Fresheners**: cho da nhạy cảm, da khô, và da tuổi già có độ alcohol thấp từ 1 – 4%.
   * **Toners**: cho da bình thường, tổng hợp (combination skin) có độ alcohol từ 4 – 15%.
   * **Astringents**: dùng cho da dầu, mụn bọc dễ làm khô da có độ alcohol từ 35%.

6. **Chất ẩm da (Moisturizers/Hydrators):** có thể dùng mỗi ngày 2 lần, mục đích tạo ẩm, bảo vệ bề mặt cho làn da.
   * **Chất ẩm dạng nước (water-based moisturizers)** có thể thoa hằng ngày có độ ẩm (humectants) hút nhanh lượng nước vào làn da, tốt cho loại da tổng hợp và da dầu.
   * **Chất ẩm dạng dầu (oil-based moisturizers)** chứa nhiều chất nhờn (emollient) tạo ẩm và cân bằng lượng nước và dầu, thích hợp cho da khô, da tuổi già (mature aging).

FACIAL CHO TỪNG LOẠI DA

1. **DA KHÔ:** làn da khô có thể do khách uống không đủ nước *(lack of enough fluid intake)*, xông hơi quá nhiều, lạm dụng mỹ phẩm, tiếp xúc nhiều với nắng, gió, các dung dịch nhiều chất kiềm, tuổi già, ăn uống không đúng cách, dùng thuốc chữa bệnh kinh niên, và môi trường sống. Thông thường, da khô là do tuyến dầu *(sebaceous glands)* yếu, hoặc do tuổi già nên dầu không sản xuất đủ để làm trơn mịn da. Để tránh khô da, chất dùng cho da với lượng alcohol thật thấp.

   Da khô cần làm facial bằng khăn ấm hoặc xông hơi cách da mặt từ 12 đến 20 inches, hoặc cách làm mặt nạ dầu ấm *(hot oil mask facial)* là dùng đèn đỏ *(infrared red)* chiếu lên miếng vãi thưa *(gauze)* để dễ thấm dầu vào da khô, da nhăn. Hoặc dùng những loại mặt nạ tạo ẩm như trái cây, aloe, paraffin để giúp da giữ được độ ẩm, và các mỹ phẩm cho da nên chọn có thành phần dầu thiên nhiên *(natural oil)*.

2. **DA NHẠY CẢM VÀ DA ỨNG ĐỎ** *(SENSITIVE SKIN, ROSACEA): da cần tạo êm dịu, mát. Nếu cần đặt xông hơi xa hơn bình thường cỡ 20 inches và thời gian ít hơn, massage ít hơn, mỹ phẩm không cần lượng alcohol. Các loại da trên cần chất ẩm, chất êm dịu, nên dùng mặt nạ dẻo (gel masks) hoặc mặt nạ có tính dinh dưỡng da (collagen masks). Đặc biệt da đỏ ứng (rosacea) thường ở vùng má, mũi và xãy ra ở đàn bà hơn và thường sau 35 tuổi. Những mảng đỏ có thể trầm trọng nếu lạm dụng alcohol và chất cay, do đó cần điều trị theo bác sĩ về da (dermatologist).*

3. **DA DẦU:** tuyến dầu *(sebaceous glands)* tiết ra quá độ, kết hợp với bụi, phấn rất dễ nghẹt lỗ chân lông dẫn đến tạo mụn đầu đen (black heads or comedones). Các mỹ phẩm dùng cho da dầu nên ở dạng nước (water-based products), chủ yếu lau sạch làn da, dùng bàn chãi máy (brush machine), dụng cụ hút sạch lỗ chân lông (vacuum machine). Nói chung da dầu là do sự xáo trộn tuyến dầu nên dẫn đến mụn đầu trắng (white heads or milia), mụn bọc (acne). Da có nhiều dầu cần xông hơi và kết hợp chiếu đèn xanh (blue dermal light) khi làm facial, hoặc đắp mặt nạ (packs) như loại đất sét (clay masks)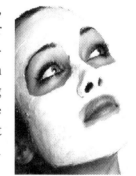

4. **DA TỔNG HỢP** *(COMBINATION SKIN): diễn tả trên làn da mặt có nơi khô, bình thường, và dầu. Da khách có thể bị khô ở vùng má, dưới mắt hoặc có nhiều dầu vùng trán, mũi, cằm (T-zone). Bạn có thể dễ nhận ra vì lỗ chân lông nơi ấy lớn và nhỏ dần ra ngoài má. Với làn da tổng hợp cần làm sạch sâu, chà da (exfoliation), mỹ phẩm nên dùng loại dạng nước (water-based), và mặt nạ khác nhau đắp ở nơi khô, nơi dầu (packs and masks). Da tổng hợp cần chăm sóc kỹ hơn da bình thường (normal skin).*

Facial là phương pháp chữa trị cho da tươi đẹp mà là nghệ thuật giải tỏa căng thẳng cho khách đến salon, do đó thẩm mỹ viên nên lưu ý những tiêu cực như:

- *Sự tiếp đón khách hời hợt (show no interest)*
- *Không giúp đỡ và hướng dẫn đúng cách, đúng lúc*
- *Phòng không vệ sinh, ồn ào (unsanitary and noisy)*
- *Đôi tay lạnh, khăn quá nóng đụng da khách*
- *Làm sai cách (fail in manner)*
- *Làm sai hướng massage (wrong direction)*
- *Mùi hôi từ hơi thở và thân thể (body odor)*
- *Tấm trãi, khăn, áo choàng bẩn*

Sự thành công của chuyên viên thẩm mỹ là luôn tìm hiểu thêm từ những kỹ thuật Âu châu *(European techniques)*, Mỹ châu *(America techniques)*, và cả những nơi như Bali, Nhật, Hawaii đều có những đặc điểm và sản phẩm giá trị cho từng chủng tộc và loại da. Luôn nhớ mục đích chính của facial là kích thích da, tạo sự êm dịu cho da, thân thể, và tinh thần.

Chapter 11: FUNCTION FACIAL MASSAGE, MASK TREATMENT AND THERAPEUTIC MASSAGE

(Tác dụng massage da, đắp mặt nạ, và massage trị liệu)

A facial massage may change depending on the training established by the product manufactures. Do not a client who has health problems such as cold, contagious, cancer or high blood pressure. A facial massage is performed for around 10 minutes during a facial. If you cannot perform a massage, you can change your service by substituting with mask on longer.

- **The main purpose of massage #1** is to continue the cleansing process, help remove dead surface cells, and increase blood circulation.

- Cream used in massage #1 is cold cream. Do not use a penetrating cream with massage #1 because it could act as a vehicle in carrying dirt and make-up deeper into the pores.

- **The main purpose of massage #2** is to aid in the deep penetration of treatment creams and to produce relaxation.

REMOVE CREAM BY SPONGE

Lau kem bằng miếng xốp

- Acne-blemished and oily skins benefit most from the Dr. Jacquet movement because its main purpose is to empty the oil ducts. The Dr. Jacquet movement can cause pain and stretch the skin. Do not use the Dr. Jacquet movement in the eye area.

- **The benefits of massages are**: reduces fat cells - stimulates blood circulation - brings oxygen and carries away waste products.

- Massage movements make the skin softer - more pliable - tones muscles - retards aging of skin - soothes and rests the nerves - loosens surface dead cells - relieves pain.

- **Normal skin** should have a facial treatment once or twice a month with proper home care.

- **Swedish massage** manipulates deep muscle tissues. Hand exercise is important to the esthetician because it will help to maintain control of your hands when doing fast or slow movements.

Phương cách massage có thể thay đổi tùy theo nơi huấn luyện và tùy sản phẩm. Đừng bao giờ massage cho khách bị trở ngại về sức khỏe như cảm lạnh, bệnh lây lan, ung thư hoặc máu cao. Thời gian làm facial khoảng 10 phút. Nếu không thể làm massage trên mặt, bạn có thể thay đổi bằng cách thay thế như đặt mặt nạ lâu hơn.

Mục đích chính của massage #1 tiến trình liên tục làm sạch, giúp lấy đi lớp tế bào chết và nâng lên sự tuần hoàn máu.

Kem dùng cho massage #1 là kem lạnh. Không nên dùng loại kem thấm vào da cho massage #1 bởi vì có thể tác động như là phương tiện mang chất bẩn và đẩy lớp phấn sâu hơn vào da.

Mục đích chính của massage #2 là trợ giúp xâm nhập sâu của kem chữa trị và tạo sự thoải mái.

Mụn bọc và da dầu được tốt hơn khi dùng tác động của bác sĩ Jacquet bởi vì mục đích chính là lấy cạn chất dầu trong tuyến dầu của da. Tác động của Dr Jacquet có thể tạo đau và căng da. Không nên dùng tác động của Bác sĩ Jacquet nơi vùng mắt.

Sự tiện lợi của massage là: giảm tế bào mỡ – kích thích tuần hoàn máu – mang oxygen đến da và loại bỏ chất thải trong làn da.

Tác động massage làm cho da mềm hơn – uyển chuyển hơn – săn chắc bắp thịt – chống lão hóa – êm dịu và thư giản thần kinh – mềm tế bào chết – giảm đau

Da bình thường nên làm facial mỗi tháng từ một đến hai lần với đúng cách chăm sóc ở nhà

Massage kiểu Thụy Điển là kích thích sâu vào mô bắp thịt. Thực tập cho đôi tay là điều quan trọng đối với thẩm mỹ viên bởi vì giúp kiểm soát đôi tay lúc làm động tác nhanh hay chậm.

- Shiatsu combines stretching of limbs with pressure on acupressure points
- **Lymphatic drainage massage** is using gentle pressure on the lymphatic system to move waste materials out of the body more quickly.
- **Acupressure massage** works with acupressure points on the body
- **Reflexology** is a therapeutic massage that manipulates areas on the hands and feet, may be useful in the salon.
- **Aromatherapy** massage is using essential oils, which penetrate the skin during massage movements and provide beneficial effects.
- Never massage on swollen joints, glandular swelling, disease skin, or abrasions of the skin.

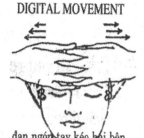

DIGITAL MOVEMENT

đan ngón tay kéo hai bên

Shiatsu là kết hợp sự căng giãn tay chân với sức ép trên những huyệt

Massage thông tuyến bạch cầu là dùng sức ép nhẹ trên hệ thống bạch huyết để giải tỏa các độc tố ra khỏi cơ thể được nhanh chóng hơn.

Massage acupressure làm ép ở những điểm thần kinh vận động trên cơ thể

Reflexology là cách massage trị liệu có tác dụng kích thích trên tay và chân có thể dùng ở tiệm thẩm mỹ.

Massage aromatherapy là dùng tinh dầu hương liệu, giúp xâm nhập vào da trong lúc massage và tạo ra những ảnh hưởng có ích.

Không bao giờ massage trên những khớp sưng, các tuyến phồng lên, da bệnh, hoặc vết lở.

FIVE BASIC MOVEMENTS USED IN MASSAGE.

- **Friction or Deep rubbing movement** has a marked influence on the circulation and glandular activity. Used on face and neck. Chucking, wringing, and rolling are variations of friction movements.
- **Tapotement or percusion movement** is the form of massage most stimulating. It consists of hacking, slapping, tapping movements. Tapping is used in facial massage. Slapping, hacking movements are used on the back, arms, and shoulders.
- **Effleurage or stroking movements** is used the cushion of the fingertips or the palm for soothing and relaxing effects. Effleurage is applied to the face, forehead, back, arms...
- **Vibration or shaking movements** is a highly stimulating movements, the ball of the fingertip are pressed on the point of application and shaking a few seconds on one spot.
- **Petrissage or kneading movement** is grasped between the thumb and forefinger to squeezed or rolled. Kneading movements give deeper stimulation, also help empty the oil ducts. Fulling is also a form of petrissage for arm massage with light pressure.

NĂM TÁC ĐỘNG CĂN BẢN XỬ DỤNG TRONG MASSAGE.

Tác động friction còn gọi là tác động chà sâu có ảnh hưởng trên sự tuần hoàn và hoạt động các tuyến. Dùng cho mặt và cổ. Động tác ép dọc xương (chucking), động tác vặn ngược theo xương (wringing), động tác ép lăn tròn cánh tay (rolling) là những kiểu của tác động friction

Tapotement (vỗ nhẹ) hoặc tác động Percusion là tác động massage kích thích. Gồm có động tác chặt, đánh và vỗ nhẹ. Vỗ nhẹ được dùng cho massage mặt. Động tác đánh nhẹ, chặt ở lưng, cánh tay và vai.

Effleurage hoặc tác động vuốt dùng đệm đầu ngón tay hoặc lòng bàn tay để làm êm dịu và thư giản. Effleurage là tác động cho mặt, trán, lưng, cánh tay...

Vibration hoặc tác động rung là có tính kích thích cao, thịt ở đầu ngón tay ép trên điểm cần ấn và rung vài giây trên huyệt.

Petrissage hoặc tác động nhồi bóp là nắm giữa ngón cái và ngón trỏ vặn hoặc lăn. Tác động nhồi bóp tạo kích thích sâu, cũng giúp làm cạn tuyến dầu. Tác động fulling cũng là petrissage (tác động nhồi bóp) cho massage cánh tay với sức ép nhẹ.

- Downward motion for all massage movements on the side of the neck
- The primary purpose of a facial mask is to remove impurities from the skin. Facial masks are also soothing, toning, and calming to the skin.
- The wax is first applied to the neck; it should be built up until its ¼ inch thick.
- **Pack** facials are recommended for normal and oily skin as clay and applied directly to the skin. **Mask** facials are recommended for dry skin and are applied to the skin with the aid of gauze layers as vegetable, fruits, herbs, and oil. Facial masks and facial packs are the same
- **Keeping the wax** at the right temperature throughout the treatment approximately 130 F degrees (54 C degrees).
- A wax mask traps moisture beneath the mask so that it will not evaporate. Instead, the moisture is forced into the corium layer of the skin where it plumps up fine lines.

Dùng tác động hướng đi xuống cho tất cả mọi cách massage ở hai bên cổ.

Mục đích đầu tiên của mặt nạ facial là lấy đi các chất dơ từ da. Mặt nạ cũng còn làm mịn màng, săn chắc da, và êm dịu da.

Sáp bắt đầu trãi lên từ ở cổ, nên phết dày lên ¼ inch.

*Mặt nạ **Pack** được khuyên cho da bình thường và da dầu như loại đất sét và trãi trực tiếp lên da. Mặt nạ **Mask** được khuyên cho da khô và trãi lên da có miếng gauze (vải thưa) giúp kết dính được dễ dàng như thảo mộc, trái cây, dược thảo và dầu. Mặt nạ Mask và Pack hơi giống nhau.*

Giữ cho sáp nhiệt độ thích hợp trong lúc đắp khoảng 130 độ F (54 độ C)

Mặt nạ sáp tạo ẩm dưới mặt nạ nên không bay hơi được. Thay vì, chất ẩm được đẩy vào lớp sừng ngoại bì tạo làn da được mịn hơn.

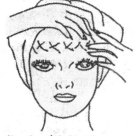

CRISSCROSS MOVEMENT

động tác vuốt đi chéo trán

- **Two types of clays** are fuller's earth and kaolin. Mask come in 2 basic form: clay and gel.
- A clay mask absorbs oil and debris from the skin, leaving it with a smoother, more even texture. It is also beneficial in removing inflammation.
- **A custom-designed mask** is a mask such as vegetables, herb, eggs, milk, honey, and oils.
- The "peel-off" gel mask helps to hydrate the skin and remove dead cells, flaky cells.
- Vitamin A used in a facial mask for softening the skin. Vitamins C for close the pores. Vitamin D for healing to the skin and vitamin E for lubricate and soften dry, rough skin.
- **Comfrey-root tea** is recommended for acne skin. Its healing, astringent, and soothing.
- **A tea that helps** reduce swelling & relieves irritations, good for dry, sensitive skin such as camomile tea. Peppermint tea is cooling, soothing, and mildly antiseptic, rich in Vitamin A and vitamin C, especially good for oily skin.

Hai loại đất sét là đất mùn và đất sứ. Mặt nạ có 2 loại căn bản là: đất sét và gel.

Mặt nạ đất sét thấm hút dầu và chất bẩn ở da, giữ cho da mịn hơn, cấu trúc da chặt hơn. Loại mặt nạ đất sét cũng giúp trong việc giảm sưng.

Mặt nạ pha trộn là mặt nạ dùng thảo mộc, dược thảo, trứng, sữa, mật ong và dầu.

Loại mặt nạ lột loại gel giúp ẩm da và lấy tế bào chết, tế bào đóng vảy.

Vitamin A được dùng trong mặt nạ để mềm da. Vitamin C để da mịn, đóng chặt lỗ chân lông. Vitamin D để lành da, và vitamin E để trơn và mềm da khô, da sần sùi.

Rễ trà cam thảo (comfrey) được khuyên cho da mụn bọc. Có tính lành da, săn chắc, và êm dịu.

Trà giúp giảm sưng & giảm ngứa, tốt cho da khô, da nhạy cảm như trà hoa cúc vàng La mã. Trà bạc hà có tính mát, êm dịu, sát trùng nhẹ, giàu vitamin A & C, đặc biệt tốt cho da dầu.

- Coltsfoot (wild ginger) – mint, may be use during the application of a cotton compress mask in a facial treatment for couperose skin.
- The benefits of steaming the face: opens follicles, soften dead surface cells, helps stimulate the sebaceous glands, sweat glands in the elimination of toxins, increases circulation of blood, leaves skin feeling soft and glowing, and leaves the client feeling relaxed.

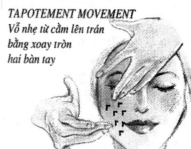

TAPPING MOVEMENT

đánh nhẹ từ cằm lên trán

- **Two alternate treatments** for dry skin, oil dry skin or dehydrated skins are wax mask or epidermabrasion. The epidermabrasion technique often uses pumice, almond meal, and coarse material to polish and cleanse the skin, especially popular in winter when skin becomes dry and flaky. Normally, skin cells are renewed every 28 days.

Coltsfoot (gừng hoang) – bạc hà, có thể dùng với mặt nạ bông gòn compress trong chữa trị da mặt cho da couperose (trương nở và vỡ mạch máu).

Sự xông hơi giúp mở lỗ chân lông mặt, mềm tế bào chết, giúp kích thích tuyến dầu, tuyến mồ hôi trong việc loại độc tố, nâng lên sự tuần hoàn máu, giữ cho da mềm và tươi sáng, và giúp cho khách cảm thấy thoải mái.

Hai cách chữa trị cho da khô, vừa dầu vừa khô và thiếu nước là mặt nạ sáp và chà da mặt. Lột da mặt thường dùng với bột đá, bột quả hạnh hoặc những chất nhám, thô để bóng và làm sạch da, đặc biệt thông dụng làm vào mùa đông khi da trở khô và đóng vảy. Bình thường, tế bào da được tái tạo mỗi 28 ngày.

- When treating combination skin, each area is treated differently for its particular problem. **Example:** client has "T" zone (oily forehead, nose, and chin), can apply disincrustation lotion to the oily areas that has open pores and blackheads, can do Dr. Jacquet technique and apply moiturizer (hydrating fluid) to areas not covered with disincrustion compresses.
- Treatment for acne problems should be done twice a week.

TAPOTEMENT MOVEMENT
Vỗ nhẹ từ cằm lên trán
bằng xoay tròn
hai bàn tay

- **Desincrustation** is a process that softens and emulsifies grease deposits and blackheads in the follicles. If the infra-red lamp is used around 7 to 10 minutes. A subtitude disincrustation lotion: 1 teaspoon of bicarbonate of soda with 1 cup of distilled water (a mild alkaline solution with a pH 8 ½). The Dr. Jacquet massage as the next step.
- **For couperose skin**: Ice cube should not be used, no strong massage movements, mild skin lotions, do not use infrared lamps, not astringent, not epidermabration technique.

Lúc chữa trị cho da tổng hợp, mỗi vùng được chữa trị khác nhau theo vấn đề riêng của nó. Thí dụ: khách da dầu vùng T (trán, mũi, và cằm), có thể đắp dung dịch tan dầu tới vùng có dầu để mở lỗ chân lông và có mụn đầu đen, có thể làm theo kỹ thuật của Bác sĩ Jacquet và thoa chất ẩm tới những vùng không phủ với bông compress thấm chất tan dầu.

Chữa trị cho da mụn bọc nên được làm 2 lần 1 tuần.

Sự làm tan dầu là tiến trình mềm và tan các chất dầu bên trong và mụn đầu đen trong nang lông. Nếu đèn hồng ngoại được dùng khoảng 7 đến 10 phút. Một cách thay thế cho dung dịch tan dầu: pha muỗng nhỏ bicarbonate sôda với 1 ly nhỏ (cup) nước cất (một dung dịch alkaline nhẹ với nồng độ pH 8 ½). Cách xoa bóp của Bác sĩ Jacquet kế tiếp sau đó.

Loại da trương nở và vỡ mạch máu: Đá cục không nên dùng, không massage mạnh, dung dịch nhẹ, không dùng đèn hồng ngoại, không astringent, không dùng kỹ thuật chà da

- **Preliminary treatments** on skin with a long acne history may appear to have worse result (flare-up). With such type of skin, carbonic gas spray may be used after treatment.

- The warm electrical pulverized spray or Lucas spray (herb tea, astringent lotion) is good for mature skin, couperose skin but excellent for dehyrated skin.

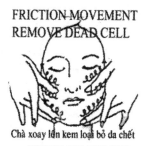

FRICTION MOVEMENT
REMOVE DEAD CELL

Chà xoay lên kem loại bỏ da chết

- **A lamp that works** with deep ultra violet light is called a wood's lamp. The esthetician and clients should not look directly into the light source. Need to protect the client's eyes.

- **The facial skin** tends to irritate and overstimulate the sebaceous glands due to excessive skin cleaning. In addition, it destroys the skin's acid mantle, which needs from 20 minutes or more to replace itself.

- The vaporizer, brushing machine, suction machine, and electric mask are all helpful aids when giving a treatment for combination skin.

- **When giving a treatment for oily skin**, galvanic machines and disincrustation lotion help to soften dead cells and other debris. Follicles are opened and debris is cleansed away.

Chữa trị lần đầu tiên cho da có mụn bọc lâu năm có thể tạo ra kết quả xấu. Với loại da này, bình xịt khí carbonic được dùng sau khi chữa trị.

Máy xịt hơi hoặc bình xịt Lucas (trà thảo mộc, dung dịch đóng lỗ chân lông) tốt cho da tuổi già, da vỡ mạch máu nhưng tốt nhất là cho da thiếu nước.

Dùng đèn mà có tia cực tím được gọi là đèn wood. Thợ thẩm mỹ và khách không nên nhìn trực tiếp vào ánh đèn. Cần phải bảo vệ đôi mắt khách.

Da mặt có khuynh hướng bị ngứa và kích thích quá độ các tuyến dầu là do làm sạch da quá mức. Thêm vào đó, còn tiêu hủy màng acid da mà lớp acid này cần 20 phút hoặc hơn để phục hồi.

Máy xông hơi, bàn chãi xoay, dụng cụ hút da, và mặt nạ điện là tất cả những loại trợ giúp được khi chữa trị cho da tổng hợp.

Khi chữa trị cho da dầu, máy galvanic và dung dịch tan dầu giúp làm mềm tế bào chết và các chất bẩn khác. Nang lông được mở ra và chất bẩn được loại bỏ.

- Deep penetration is done for dry skin with treatment creams or lotion accomplished by: Massage #2, Warm wax mask, High-frequency current, Electric mask, and Galvanic ionization.

- **When giving a treatment** for oily skin with the use of machines, the Dr. Jacquet movements are performed following disincrustation in the oily areas and where there are open follicles.

- Dry skin is classified as oil-dry (lacking sebum), dehydrated (lacking moisture), and mature (aging) and difference in the products used for treatments. The warm wax mask is used on dry skin to aid in deep penetration of products and this mask is left on for approximately 10 minutes.

Sự xâm nhập được sâu hơn đối với da khô khi dùng kem chữa trị hoặc dung dịch được hoàn tất bởi: massage #2 (cách xoa bóp đưa kem vào da), mặt nạ bằng sáp ấm, dòng điện cao tần, mặt nạ điện, và ion của dòng điện galvanic DC

Khi chữa trị da dầu với cách dùng máy, tác động của Bác sĩ Jacquet được làm tan dầu nơi vùng da có dầu và lỗ chân lông được mở ra.

Da khô được phân loại là khô dầu (thiếu dầu), thiếu nước (thiếu chất ẩm), và da tuổi già và có khác nhau về loại kem trong việc chữa trị. Mặt nạ sáp được dùng cho da khô để giúp kem chữa trị xâm nhập sâu và loại mặt nạ này để trên da khoảng 10 phút.

MANUAL TECHNIQUE FOR FACIAL TREATMENT

- The benefits for facial treatment include the following: softens wrinkles and aging line, stimulates the skin functions and metabolism, deep cleanses, exfoliates, helps clear up blemishes and minor acne, relax the sense of nerves and muscles, and slow down premature aging.

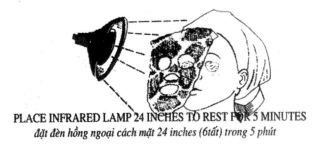

DERMAL LIGHT FOR DRY SKIN *(dùng đèn dermal cho da khô)*

- **For dry skin treatment**: Facial treatment will help stimulate the sebaceous glands and normalize the production of sebum for dry skin.

  Use a moisturizing cream with oil; parafin wax mask or thermal mask. The galvanic current of the massage can be used to assist in the penetration of a hydrating serum or nourishing cream or use an enzyme peel of gently glycolic peel (AHAs) to exfoliate the dry skin.

PLACE INFRARED LAMP 24 INCHES TO REST FOR 5 MINUTES
đặt đèn hồng ngoại cách mặt 24 inches (6tất) trong 5 phút

- **For sensitive skin treatment:** Use less hot steam and heat, gently exfoliates the skin, soothing gel mask, less massage, gentle cleansing milk in the best type.

  Sự ích lợi của chăm sóc da mặt gồm: mềm đường lằn da nhăn, da tuổi già, kích thích nhiệm vụ của da và trao đổi sự hấp thụ, làm sạch sâu làn da, lấy đi da chết, giúp làm sạch vết lở và mụn bọc nhỏ, êm dịu thần kinh và bắp thịt, chậm tiến trình hóa già

  Chữa trị cho da khô: *Chữa trị cho làn da để giúp kích thích các tuyến dầu và bình thường lại tiến trình tạo dầu cho da khô.*

  Dùng chất kem tạo ẩm với dầu; mặt nạ sáp parafin hoặc đắp nạ nóng. Dòng điện galvanic massage có thể được dùng để giúp thấm chất serum làm ẩm da hoặc kem nuôi da hoặc dùng chất men lột da nhẹ glycolic để chà lớp da khô.

  Chữa trị cho da nhạy cảm: *Dùng ít hơi và nhiệt, chà nhẹ làn da, dùng mặt nạ chất gel làm êm dịu, ít massage, tốt nhất là dùng loại kem sữa để làm sạch.*

COVER EYES. PLACE BLUE DERMAL LIGHT
Chẹ mắt. Đặt đèn dermal xanh biển

- **For rosacea skin:** - Rosaceas are affected to the nose and cheeks, like seborrhea, more common in females than in males, can be aggravated by too much alcohol and spiced food. Avoid squeezing, soothing treatments will be hepfull

- **For oily skin treatment:** - Focused on deep cleansing, not heavy cream or oil, need water based products treatment. For oily skin treatment is similar to acne treatments.

- **For acne treatment:** - Use glycolic acid; vitamin A and C; Benzyl peroxide; Beta hydroxy acid; Sulfur mask; Oxygen therapy treatments.

Chữa trị cho da bị đỏ (rosacea): *Rosacea là loại mụn đỏ ửng ở mũi và đôi má, giống như loại bệnh nhiều dầu, thường ở phụ nữ hơn nam giới, có thể trầm trọng hơn nếu dùng rượu nhiều và thức ăn cay. Tránh nặn mụn, chỉ cần làm êm dịu da thì tốt hơn.*

Chữa trị cho da dầu: *Lưu ý đến việc làm sạch kỹ, không dùng kem đặc hoặc dầu, cần loại kem chữa trị dạng hòa tan trong nước. Đối với loại da dầu chữa trị như da có mụn bọc.*

Chữa trị cho da mụn bọc
Dùng acid glycolic; Vitamin A và C; Benzyl peroxide; Acid Beta hydroxy; Mặt nạ lưu huỳnh; Trị liệu bằng oxy.

SAFETY PRECAUTION FOR MASSAGE

1. Do not massage over patron's skin without first applying cream or oil. To do so may damage tissues. Do not massage over swollen joints or glandular swellings.

2. **Do not employ** the use of heavy massage if the patron has a heart conditon or high blood pressure

3. Do not massage over skin abrasion, skin diseases or broken capillaries

4. **Do not massage** with hands or nails that are rough and too long or not beveled

5. Massage in the correct direction of movement. From the insertion of the muscle toward its origin

6. Do not use the ends of the fingertips of massage movement. Fingertips cannot control the degree of pressure and the free edge of the fingernails may scratch the skin. Use the cushion of the finger-tips

Đừng massage trên da khách mà trước đó không thoa kem hoặc dầu. Làm như vậy sẽ hư làn da. Đừng massage trên những khớp và các tuyến sưng phồng

Không nên cố làm tác động massage mạnh, nếu người khách có bệnh tim hoặc cao máu

Không nên massage trên da bị lở, da bệnh hoặc mạch máu nhỏ bị vỡ

Đừng massage mà đôi tay sần sùi hoặc móng tay dài và xướt cạnh

Massage phải có tác động theo đúng hướng. Từ ngọn bắp thịt cho đến gốc bắp thịt

Không nên dùng đầu móng tay để massage. Đầu móng bị ép vào da và dễ bị cào xướt. Dùng đệm đầu ngón tay để massage

Gel mask
Good for all
skin types

Mặt nạ gel tốt
cho mọi loại da

7. **Do not use heavy pressure** when massaging the underside of the patron's upperarm, between the shoulder and elbow.

8. Do not use a deep friction movement when massaging the face or neck

9. Do not attempt to massage until the wrists and fingers have developed flexibility

10. **When applying creams** to the face, care should be taken to avoid getting creams into the eyes of the patron. Avoid excessive of rough massage.

11. Lotions, creams or water spilled on the floor should be wiped up immediately. Do not use very hot towels on the face.

12. **Do not squeeze** or use hairpins to remove blackheads. Use a sanitized comedone extractor only. Follow with application of an antiseptic solution.

13. **When giving a facial** is sure the patron't neck and ear jewelry has been removed. When giving a facial, the esthetician should never breathe into the patron's face.

Đừng dùng động tác mạnh để massage dưới cánh tay trên giữa vai và cùi chỏ

Không nên dùng động tác chà xoay mạnh để massage mặt và cổ

Đừng cố gắng massage cho đến khi cổ tay và các ngón tay thấy uyển chuyển

Khi thoa kem lên da mặt, cẩn thận để tránh vấy kem vào mắt khách. Tránh massage lâu và mạnh

Dung dịch, kem và nước nhiễu trên nền nhà cần lau sạch ngay. Đừng dùng khăn quá nóng đắp trên mặt khách

Đừng nặn mạnh hoặc dùng kẹp tóc để lấy mụn đầu đen. Chỉ dùng dụng cụ lấy mụn khử trùng. Sau đó thoa thuốc sát trùng lên.

Khi làm facial, phải chắc rằng nữ trang ở cổ và tai phải được lấy ra. Khi làm facial, thợ thẩm mỹ sẽ không bao giờ thở vào mặt của khách hàng

14. **When applying creams** and lotions, the esthetician should use a sanitized spatula to remove all creams from jars. Clean cotton must be used to apply lotions.

15. Do not expose patron to infra-red lamp more than five minutes. Cover patron's eyes with moistened cotton pads when using the therapeutic light.

16. **The technician's nails** should not be too long and her hands should be smooth for facial treatments

17. Follow a systematic procedure when giving a facial. Never permit creams or lotions to stand uncovered. Cap each bottle and jar after every use.

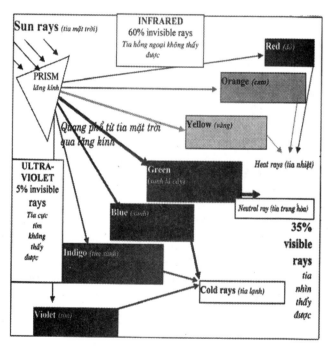

*clean face by tissues
lau sạch da*

Khi thoa kem và dung dịch lên da, thợ thẩm mỹ dùng que sạch để lấy kem từ lọ. Bông gòn sạch phải được dùng khi thoa.

Đừng phơi da dưới đèn nhiệt (êm dịu, giảm đau) hơn 5 phút. Dùng bông gòn ẩm che mắt khi khách nằm dưới ánh đèn chữa trị

Móng tay của thẩm mỹ viên không để quá dài và bàn tay phải mịn màng trong việc chữa trị da

Khi làm facial phải theo phương thức có hệ thống. Không bao giờ để kem hoặc dung dịch không che phủ. Đậy nắp mỗi bình và lọ sau khi dùng

18. **Do not cough** or sneeze near the patron's face. Avoid using facial makeup on a person who has acne. Carefully remove creams from around the eyes.

19. When giving a facial to a person with dry skin, avoid using any cosmetics containing alcohol. Before giving a facial always analyze the patron's skin texture.

20. **Have correct cosmetic** materials on hand before starting a facial treatment. For the patron's comfort, avoid jumping up and down when giving a facial treatment

21. Do not attempt to treat any skin disease. Never dip the fingers into any cosmetic material

Không nên ho hoặc nhảy mũi vào mặt khách. Tránh xử dụng phấn trang điểm cho người có mụn bọc Cẩn thận lúc lau kem từ chung quanh mắt.

Khi làm facial cho người có da khô, tránh dùng loại mỹ phẩm chứa cồn. Trước khi làm facial, luôn luôn phân tích loại da của khách Chuẩn bị vật liệu, mỹ phẩm cần thiết trong tầm tay trước khi bắt đầu làm facial. Để cho khách được thoải mái, tránh động tác massage không thứ tự, lên xuống bất thường.

Đừng cố gắng chữa trị cho bất cứ da bị bệnh nào. Không nên đưa những ngón tay vào lọ mỹ phẩm để lấy

Bài 12: THIẾT BỊ VÀ DỤNG CỤ ĐIỆN CHĂM SÓC DA

Ngành thẩm mỹ càng pháp triển càng đòi hỏi nhiều dụng cụ hổ trợ làm đẹp ở salon mà phần lớn đều sử dụng điện năng để tạo nguồn sáng, nhiệt, tia chữa trị.v.v.... Do đó thẩm mỹ viên cần hiểu rõ nguồn điện và phương tiện xử dụng. Điện năng là một dạng năng lượng (ELECTRICITY), không chiếm chỗ trong không gian, không hình thể, và không là vật chất (not matter).

Có 2 loại dòng điện là trực tiếp và xoay chiều.

- **Dòng trực tiếp** (*Direct Current*): dòng điện **DC** truyền một chiều và thường cung cấp bởi pin hoặc bình điện (batteries) như đèn pin (flashlights), máy cắt tóc không dây (cordless electric clippers), điện thoại cầm tay (cellular telephones), dòng Galvanic đóng, mở lỗ chân lông trong máy facial. Direct current tạo phản ứng hoá học (chemical reaction).
- **Dòng xoay chiều** (*Alternating Current*): dòng điện **AC** truyền nhanh và ngắt quãng như sấy tóc (hair dryers); kẹp quấn tóc (curling irons); dòng cao tần (Tesla high-frequency) diệt vi trùng; dòng fadaric, sinusoidal co thắt bắp thịt mặt và da đầu. Alternating current tạo phản ứng cơ học (mechanical reaction).

Tuy nhiên, chuyển đổi nguồn điện qua hệ thống biến điện từ:

- DC sang AC gọi là **INVERTER OR CONVERTER**.
- AC sang DC gọi là **RECTIFIER**.

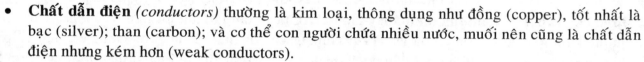

MAGNIFYING LAMP
Kính phóng đại xem xét làn da

Dòng điện truyền nhanh chậm ảnh hưởng đến chất dẫn điện (conductors), điện bị cản trở bế tắc do chất cản (insulator).

- **Chất dẫn điện** (*conductors*) thường là kim loại, thông dụng như đồng (copper), tốt nhất là bạc (silver); than (carbon); và cơ thể con người chứa nhiều nước, muối nên cũng là chất dẫn điện nhưng kém hơn (weak conductors).
- **Chất cản điện** (*insulator or nonconductor*) như lụa, gỗ, cao su, đá, giấy khô, xi măng vì thế chúng ta thường thấy dây điện đồng bên trong và lớp bọc bằng lụa, cao su bọc ngoài.

CHỈ SỐ ĐIỆN NĂNG

- **Điện *áp*** (*Volt*): là sức ép điện đi qua chất dẫn điện, trị số **V** càng cao, càng mạnh sức ép.
- **Cường độ** (*Ampere*): sức mạnh của dòng điện, trị số **A** càng cao thì dây điện càng lớn.
- **Cản điện** (*Ohm*): sức chống lại dòng điện khó đi qua dây, trị số **O** càng lớn thì **A** càng nhỏ
- **Watt**: năng lượng dùng trên 1 giây, trị số **W** càng lớn tiêu thụ điện càng nhiều và năng lượng mạnh

DỤNG CỤ AN TOÀN

- **Nối điện** (*jack*) là đồ nối để tạo dòng điện tiếp xúc
- **Ổ điện** (*plug*) nơi để cắm dụng điện cho salon, có loại 2 que hoặc 3 que (2 or 3 prong connector).
- **Cầu chì** (*fuse*) là sợi chì chảy ra để ngắt điện khi có lượng điện quá lớn đi qua, an toàn dụng cụ.
- **Ngắt điện tự động** (*circuit breaker*) là dụng cụ an toàn khóa điện thiết bị ở salon khi có dòng điện quá mạnh đi qua (*overload*), sau đó mở lại mà không cần phải thay sợi cầu chì (fuse).
- **Thay đổi điện năng** (*polarity changer or rheostat*) nút đổi trị số điện yếu mạnh theo nhu cầu.

THIẾT BỊ Ở SALON Trong salon phục vụ thẩm mỹ, các thiết bị dùng điện đang sử dụng như:

- *Tia nhiệt hồng ngoại (infrared ray)*
- *Tia đèn chữa trị da (light therapy)*
- *Tia cực tím diệt trùng (ultra violet rays)*
- *Đèn xanh tan dầu (blue dermal light)*
- *Đèn đỏ cho da khô (red dermal light)*
- *Đèn trắng kích thích da thường (white derm light)*
- *Máy xông hơi mở chân lông (steamer, vaporizer)*
- *Hấp nhuộm, tẩy tóc (processing machines)*
- *Điện trị da mặt (Galvanic, Tesla high-frequency)*
- *Máy chà da chết (brush machine)*

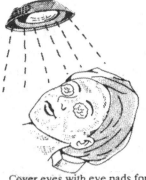

Cover eyes with eye pads for dermal light
bông gòn che mắt khi dùng đèn cho da

DÙNG ĐIỆN TRỊ LIỆU

1. Dòng Galvanic là dòng điện trực tiếp (DC) có hóa tính ảnh hưởng lên mô da, gồm cực âm (negative pole) và dương (positive pole). Điện cực có thể hoán đổi tùy ứng dụng cho da.

- **Cataphoresis là dùng điện cực dương (+) lên da mặt** (active) đẩy sang điện cực âm (-) cầm trong tay khách (inactive), sẽ tạo lượng acid (acidic reactions) cho da, đóng lỗ chân lông, làm săn chắc các mô da, êm dịu thần kinh, giảm lượng máu, và co thắt mạch máu.

- **Anaphoresis là dùng điện cực âm (-) lên da mặt** đẩy sang điện cực dương (+) cầm trong tay khách, sẽ tạo chất kiềm (alkaline reactions), mở lỗ chân lông, giúp tan dầu, mềm các mô da, tăng lượng máu và giãn mở mạch máu. Do đó điện cực âm giúp tan dầu thích hợp cho loại da dầu và mụn bọc gọi là **disincrustation**. Không dùng điện cực âm cho người máu cao, da mụn mủ, mạch máu vỡ (broken capillaries), và cấy kim loại trong người (metal implants).

2. Dòng cao tần Tesla là dòng điện xoay chiều (AC) cao tần tạo nhiệt (high-frequency current) với luồng khí tím phát ra còn gọi là *violet ray* chữa trị cho da mặt và da đầu. Dòng cao tần giúp tăng hoạt động các tuyến mồ hôi và dầu, kích thích tuần hoàn máu, giải thoát máu ứ đọng, giúp khép mau lành các vết mụn vừa nặn, sát trùng bằng điện cực hình nấm (mushroom electrode).

Có 2 cách dùng là **điện cực trực tiếp** (direct electrodes) lên làn da và **điện cực gián tiếp** (indirect electrodes) là khách nắm điện cực trong tay, người thợ dùng ngón tay massage lên da.

3. Máy xông hơi (steamer or vaporizer) làm mềm da chết, mở lỗ chân lông, giúp sạch làn da.

4. Mặt nạ điện (heat mask) tạo nhiệt có thể dùng cho các loại da. Heat masks đặt lên chất ẩm (moisturizer) cho da khô hoặc đặt lên kem giúp tan dầu cho da dầu và mụn bọc.

5. Máy mài da (microdermabrasion) trang bị cho những mỹ viện cao cấp. Máy có dụng cụ hút lớp da chết ở mặt da bằng bột nhôm (aluminum dioxide), loại bỏ được làn da sạm nắng, đốm màu...

6. Tủ hấp khăn nóng (hot cabinet maintenance) giữ khăn sạch, nóng tránh được nấm, mốc.

7. Mũ nhiệt (heating caps) để hấp dầu, nguồn nhiệt giúp dầu thấm vào tóc khô, dòn, tóc bị hư.

8. Lò sáp paraffin (Paraffin wax heater) dùng vải thưa (gauze) nhúng vào paraffin chảy ra để đắp mặt nạ cho da khô, da tuổi già. Sau khoảng thời gian ngắn, gỡ sáp ra sẽ thấy lớp da mịn sáng bóng, ẩm và cảm giác dễ chịu.

TIA ĐÈN TRỊ LIỆU

- **Tia Laser** dùng trong ngành giải phẫu, loại bỏ đốm da màu, da dư thừa, mạch máu nhỏ.

- **Tia hồng ngoại** *(infrared rays)* không thấy được (invisible rays) sóng dài, xâm nhập sâu, trương nở mạch máu, kích thích tuyến mồ hôi và tuyến dầu và tạo nhiều nhiệt. **Tia infrared chiếm 60%** trong nguồn sáng mặt trời nên đặt cách da **30 inches.**

- **Tia cực tím** *(Ultraviolet rays)* không thấy được (invisible rays) phát sóng ngắn, ít xâm nhập vào da, có tính diệt trùng. Tiếp xúc tia UV tạo da tăng sậm màu. Tia **UV** còn gọi là tia lạnh *(cold rays)* hoặc **actinic rays,** xử dụng đúng cách chữa được bệnh còi xương (rickets), vảy nến (psoriasis), mụn bọc, giúp tăng lượng chất sắt, calcium, và vitamin D trong máu đỏ và trắng.

*Tia cực tím chia ra 3 loại: **UVA; UVB; UVC.***

1. *UVA: tia cực tím A gần trong quang phổ, tia có ích (tonic UV ray), làm làn da sạm trông khỏe mạnh (tanning booth), UVA không làm cháy da nhưng xâm nhập sâu dễ làm làn da dễ lão hóa vì mất đàn hồi.*

2. *UVB: tia cực tím B trung bình giữa UVA và UVC để chữa trị, đặt lâu dễ bị cháy da.*

3. *UVC: tia cực tím C xa nhất trong quang phổ tạo hóa tính và khả năng diệt trùng và bỏng da nếu tiếp xúc lâu.*

Tia UV chiếm 5% trong nguồn sáng mặt trời nên đặt cách da từ **30 – 36 inches** khoảng **3 phút** lần đầu và tăng dần lên tối đa là **8 phút.**

Dùng quá độ sẽ bỏng da, tiêu hủy hạt màu của hair, làm da mau già và dẫn đến ung thư da.

- **Tia quang phổ thấy được** *(visible spectrum)* tia mặt trời qua lăng kính (prism) tạo 7 màu gồm: Red, Orange, Yellow, Green, Blue, Indigo, Violet **chiếm 35% nguồn sáng mặt trời.**

  - Đỏ, Cam, Vàng (tia nhiệt)   *- Xanh, Xanh tím, Tím (tia lạnh)*   *- Xanh lá (tia trung hòa)*

  Hầu hết các tia thấy được trong chùm quang phổ là những nguồn đèn chữa trị (light therapy) được sử dụng như:

- **Đèn xanh** *(blue dermal light)* dùng trong facial chữa trị cho da dầu, tia đèn xanh không xâm nhập vào da nhưng cũng có nguồn nhiệt, êm dịu da, và giúp da sáng bóng. Tia đèn nên đặt cách da mặt khoảng **10 đến 12 inches**, thời gian từ **3 đến 5 phút.**

DERMAL LIGHT FOR DRY SKIN *(dùng đèn dermal cho da khô)*

PLACE INFRARED LAMP 24 INCHES TO REST FOR 5 MINUTES
đặt đèn hồng ngoại cách mặt 24 inches (6tất) trong 5 phút

- **Đèn trắng** *(white dermal light)* dùng trong facial cho da bình thường, tia đèn trắng là sự kết hợp ánh sáng giải tỏa mạch máu nghẽn, giảm đau và thư giản bắp thịt. Tia đèn nên đặt cách da mặt khoảng **15 inches**, thời gian từ **10 đến 12 phút.**

- **Đèn đỏ** *(red dermal light)* chữa trị cho da khô, tia đèn nóng, tăng hấp thụ dầu hoặc kem vào làn da khô, da tuổi già. Tia đèn nên đặt cách da khoảng 24 đến 30 inch, thời gian 5 phút.

Chapter 12: EQUIPMENT AND ELECTRICAL DEVICES FOR SKIN CARE

(Thiết bị và dụng cụ điện chăm sóc da)

Electrical devices enhance the facial by making it easier to give a skin analysis and skin treatment that you are familiar with how these tools are integrated into the facial experience.

- Iontophoresis (ionnization) is using the cataphoresis procedure which esthetician holds the positive pole (anode) and the client holds the negative pole (cathode), to force acid pH water soluble treatment products such as astringent, gel, ampoule into the skin.

- **The high-frequency current** or Tesla high-frequency, commonly called the violet ray. The primary action of the high frequency current is thermal or heat-producing, and effects simulating or soothing.

- Some of electrodes of high frequency current are the roller (over the cosmetic product on the face), the horse-shoe-shaped (upward strokes on the neck), the mushroom shape (circular motions on the face and neck).

- **The electrode** of high-frequency current applies and movements on the face, facial electrodes are started on the neck to the forehead.

- In a general facial treatment, high frequency should be applied for three to five minutes.

- There are three methods of using the high-frequency current:

   - **Direct application**: esthetician holds the electrode and applies over the client's skin.

   - **Indirect application**: the client holds the electrode, the esthetician massages the skin.

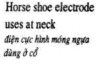

Horse shoe electrode
uses at neck
điện cực hình móng ngựa
dùng ở cổ

Dụng cụ bằng điện giúp phân tích da và chữa trị da dễ dàng hơn, nên bạn cần phải thành thạo.

Iontophoresis (sự ion hóa) là dùng phương thức điện cộng mà người thợ thẩm mỹ giữ cực dương (anode) và người khách giữ điện âm (cathode), đẩy nồng độ hydrogen acid của chất chữa trị da có thể hòa tan trong nước như astringent, gel, chất bổ dưỡng vào trong da.

Dòng high-frequency (Tesla), thường gọi là tia tím. Tác dụng đầu tiên của dòng Tesla là nhiệt hoặc tạo ra nguồn nhiệt, và có ảnh hưởng kích thích và êm dịu.

Vài điện cực thông dụng của dòng cao tần là điện cực trục lăn (lăn trên mỹ phẩm của làn da mặt), điện cực hình móng ngựa (vuốt lên ở vùng cổ), điện cực hình cái nấm (xoay tròn trên mặt và cổ).

Điện cực của dòng cao tần đặt và chuyển động trên mặt, điện cực facial được bắt đầu từ cổ đi lên trán.

Trong việc chữa trị facial tổng quát, dòng cao tần nên đặt từ 3 đến 5 phút.

*Có 3 phương pháp dùng dòng điện cao tần: **Đặt trực tiếp**: thợ giữ điện cực và đặt trên da khách và **Đặt gián tiếp**: khách giữ điện cực, thợ massage trên vùng da cần chữa trị*

- **The benefits of Tesla high-frequency current are:** *Ích lợi dùng dòng cao tần Tesla là:*

   - Germicidal action   : *tác dụng diệt trùng*
   - Aids in elimination dioxide   : *giúp loại bỏ độc tố*
   - Aids in absorption   : *giúp thẩm thấu*
   - Products in deeper penetrating : *làm mỹ phẩm xâm nhập sâu hơn*
   - Generates heat inside the tissues : *tạo nhiệt bên trong các mô*
   - Stimulates blood circulation   : *kích thích tuần hoàn máu*
   - Increases glandular activity   : *nâng lên hoạt động các tuyến*
   - Increases metabolism   : *nâng lên sự trao đổi chất của tế bào*

- **General electrification**: the client holds the electrode not esthetician (calm, sedative).
- Disincrustation may be accomplished with Galvanic current and electric mask.
- **After each use**, clean the brushes of the brushing machine with soap and water, then placing them in a bowl of alcohol at least 70 % for about 20 minutes.
- **The electric mask** help soften the skin. For dry skin, a moisturizer cream is used. For oily, and acne skin, can be used with disincrustation lotion. For combination skin, that has oily T zone to apply disincrustation lotion and dry skin area to apply moisturizer under electric mask.
- Do not use the electric mask if your client has a large percentage of broken capillaries.
- **A conductor** is a substance that readily transmits the electrical current.
- Fuses and circuit breakers are two safety devices preventing the overheating of electrical current. Ohm is an electrical resistance. Ampere is an electrical strength. Volt is an electrical pressure. Polarity changer alters an electrical current.

Điện tổng quát: khách giữ điện cực, không phải thợ (giúp êm dịu, giảm đau)
Sự tan dầu có thể làm kèm với dòng điện Galvanic và mặt nạ điện
Sau mỗi lần dùng, làm sạch bàn chải của máy chà với xà phòng và nước, rồi đặt chúng và tô đựng alcohol tối thiểu 70 % khoảng 20 phút.
Mặt nạ điện giúp làm mềm da. Đối với da khô, kem ẩm da được dùng. Đối với da dầu, và da mụn bọc có thể được dùng với dung dịch tan dầu. Đối với da tổng hợp, ở vùng T có da dầu đắp dung dịch tan dầu và vùng da khô đắp chất ẩm dưới mặt nạ điện.
Không nên dùng mặt nạ điện nếu người khách có tỉ lệ phần trăm cao làn da vỡ mạch máu.
Chất dẫn điện là một dạng sẵn sàng truyền dẫn dòng điện.
Cầu chì và dụng cụ ngắt điện là 2 dụng cụ an toàn ngăn ngừa độ quá nóng của điện. Ohm là sức cản của dòng điện. Ampere là sức mạnh của điện. Volt là sức ép của dòng điện. Polarity changer là thay đổi điện cực.

- **A rheostat** regulates the strength of the current. Electrode serves as a conductor.
- Light therapy is a treatment using light rays. Three forms of light rays used in salons are: Infra-red rays -Ultra-violet rays -Visible rays (violet, indigo, blue, green, yellow, orange, red). These are rays from natural sunshine.
- **Natural sunlight** is composed of: 5% ultra violet rays, 60% infra-red rays are invisible rays and 35% visible rays (red, orange, yellow, green, blue, indigo, violet)
- In visible light rays (red, orange and yellow are heat rays); (blue, indigo and violet are cold rays or actinic rays); green is neutral ray.
- **Ultra violet**s are invisible rays stimulating the activity of the body cells, increase resistance to disease. Their action is both chemical and germicidal. Use for skin tanning with the exposure from 2-8 minutes. The esthetician and client must wear eye goggles.
- Solar spectrum (visible rays) are the seven color rays consists of: violet, indigo, blue (cold rays or actinic rays); green (neutral) and yellow, orange, red (heat rays)

Rheostat là bộ điều chỉnh sức mạnh dòng điện. Điện cực tác dụng như là một chất dẫn điện
Đèn therapy là cách chữa trị dùng tia đèn. Ba dạng tia đèn dùng ở salon là: Tia hồng ngoại – Tia cực tím – Tia thấy được (tím, chàm, xanh, xanh lá, vàng, cam, đỏ). Đây là những tia từ nguồn sáng tự nhiên của mặt trời.
Nguồn sáng mặt trời tự nhiên gồm có: 5% cực tím, và 60% tia hồng ngoại là những tia không thấy được và 35% là tia thấy được (đỏ, cam, vàng, xanh lá, xanh, chàm, tím).
Trong các tia thấy được gồm có: (đỏ, cam và vàng là các tia nhiệt); (xanh, chàm và tím là các tia lạnh hoặc actinic; xanh lá cây là tia trung hòa.
Tia cực tím không thấy được dùng kích thích sự hoạt động của tế bào cơ thể, tăng sự chống bệnh. Tác dụng cả hai vừa hóa tính và diệt trùng. Dùng để làm đậm da và tiếp xúc từ 2-8 phút. Thợ và khách phải mang kính bảo vệ.
Tia quang phổ (tia thấy được) là tia bảy màu gồm có: tím, chàm, xanh (tia lạnh hoặc actinic), xanh (tia trung hòa) và vàng, cam, đỏ (tia nhiệt).

ELECTRICAL APPLIANCES

- **Infra red** rays produce a soothing and penetrate into the tissues of the body: Relieves pain, relax the skin, increase perspiration and oil, increase metabolism, and dilates blood vessels

- The infra-red lamp should be placed 30 inches far from the skin and the heat from lamp is beneficial for dry skin.

- The suction machine is a helpful device in deep-pore cleansing of the skin. Stronger suction is recommended for oily skin except for skins that suffer from rosacea

- If a person has a weak heart, fever, inflammation or abscess, a vibrator should never be used. Use vibrator only after being instructed in its use.

DIRECT HIGH-FREQUENCY ON CLIENT'S FACE
Xoay vòng điện rực cao tần trực tiếp lên da khách

- **When high-frequency** is to be used in connection with lotion containing an alcoholic content, the lotion must be applied after using the current.

- When a scalp treatment is to be given with high-frequency it should be started with a mild current, and gradually increased to the required strength.

Tia hồng ngoại tạo tính êm dịu và xâm nhập vào các mô của cơ thể: giảm đau - êm dịu; da tăng lượng mồ hôi và dầu; tăng sự trao đổi; và chất trương nở mạch máu

Đèn hồng ngoại nên đặt cách xa 30 inch từ mặt của khách và sức nóng của đèn giúp ích cho loại da khô.

Máy hút sạch da là dụng cụ giúp làm sạch sâu trong lỗ chân lông ở da. Nếu hút mạnh hơn nên làm cho da dầu ngoại trừ cho da bị mụn rosacea (da đỏ ửng)

Nếu người khách yếu tim, nóng, sưng hoặc áp se (nhiễm trùng sâu dưới da), máy rung không nên xử dụng. Chỉ dùng máy rung khi được hướng dẫn.

Khi dòng điện cao tần được xử dụng kèm với dung dịch có chứa cồn, chất cồn phải thoa sau khi dùng dòng điện.

Khi chữa trị da đầu với dòng điện cao tần bắt đầu bằng dòng điện nhẹ, và từ từ tăng lên đến độ mạnh cần thiết.

- **You should not use** the high frequency machine when: Client is pregnant; Client with a pace maker;Client with metal implants:

- **A patron must never be left alone** when connected to any electrical machine. Therapeutic lamps should be adjusted to a distance that is comfortable for the patron.

- The cosmetologist should be careful in adjusting the dryer so that it does not touch the patron's head. Use only one plug in each outlet; overloading may cause fuse to blow out.

- **If an electrical** appliance goes out of order while in operation, shut off the electricity immediately at the main switch. Do not touch metal while using any electrical apparatus.

- Do not attempt to clean around electrical equipment when it is connected to an electrical current. Do not handle electrical equipment with wet hands.

- **To disconnect current**, grasp and remove plug without pulling cord. Examine cords regularly. Repair or replace worn cords to prevent short circuit, shock or fire.

- When replacing a blown-out fuse, make sure to use new fuse with proper rating. Stand on dry surface and keep hands dry while replacing fuse.

Bạn không nên dùng dòng điện cao tần khi mà: khách có mang thai, khách có mang máy trợ tim, và khách có gắn đồ nối bằng kim loại trong cơ thể.

Không nên để khách một mình khi tiếp xúc với bất cứ dụng cụ điện nào. Đèn nhiệt chữa trị nên điều chỉnh khoảng cách tiện lợi cho người khách.

Thợ thẩm mỹ nên cẩn thận điều chỉnh máy sấy tóc không đụng đến đầu khách. Chỉ dùng mỗi dây cho mỗi ổ điện; dùng quá nhiều dây điện có thể là nguyên nhân cầu chì bị đứt.

Nếu dụng cụ điện mất trong lúc đang dùng, đóng điện lại ngay ổ điện chính. Đừng đụng kim loại trong lúc dùng bất cứ dụng cụ điện nào.

Đừng cố găng làm sạch dụng cụ điện khi dòng điện đang hoạt động. Đừng nắm dây điện với bàn tay ướt. Muốn ngắt dòng điện, nắm và lấy đầu dây điện ra không nên kéo dây ra. Kiểm soát dây thường xuyên. Sửa chữa hoặc thay dây xấu để đề phòng mất điện, giựt hoặc bị cháy.

Khi thay thế những cầu chì bị đứt, chắc rằng dùng cầu chì mới và đúng trị số. Đứng trên bề mặt khô và giữ tay khô trong lúc thay cầu chì.

ELECTRICAL DEVICES FOR SKIN CARE

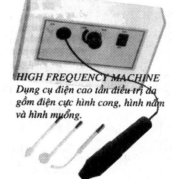

HIGH FREQUENCY MACHINE
Dụng cụ điện cao tần điều trị da gồm điện cực hình cong, hình nắm và hình muỗng.

- Client's with acne skin should avoid over cleansing their skins because it irriates the skin, verdries surface, and removes acid mantle:

- **A lamp that works with deep ultra violet light is called a wood's lamp**. The esthetician and clients should not look directly into the light source. Need to protect the client's eyes.

- Under the wood's lamp, the skin appeared: **oily area, comedones** (yellow or pink) – **normal skin** (blue-white), **dehyrated skin** (light violet), **hydrated skin** (bright fluorescent) – **dead cells** (white spots) – **pigmentation** (brown)

- Estheticians use magnifying lamps to aid in detecting tiny imperfections when analyzing the skin. It is especially helpful when extracting comedone (blackheads) and milia (whiteheads), and cleaning out pimples.

- The vapor nozzle should be set approximately 16 inches from the client's face.

- Use 1 cup white vinegar mixture to 1 quart of water used to clean the reservoir and heating elements of the vaporizing machine.

Khách có mụn bọc, tránh làm quá sạch làn da vì dễ làm ngứa da, bề mặt da khô, và mất màng acid của da

Dùng đèn mà có tia cực tím được gọi là đèn wood. Thợ thẩm mỹ và khách không nên nhìn trực tiếp vào ánh đèn. Cần phải bảo vệ đôi mắt khách.

Màu da xuất hiện dưới ánh đèn wood: vùng da dầu, mụn đầu đen (vàng hoặc hồng), – da bình thường (xanh-trắng), - da thiếu nước (tím nhạt),- da ẩm (sáng trắng)- – da chết (đốm trắng), – da đốm màu (nâu)

Thẩm mỹ viên dùng kính phóng đại giúp khám phá ra những khiếm khuyết nhỏ khi phân tích da. Đặc biệt giúp cho việc lấy mụn đầu đen và đầu trắng, và lấy sạch các mụn nhỏ

Từ vòi xông hơi nên để khoảng cách thích hợp là 16 inches tính từ mặt khách.

Dùng 1 (cup) ly nhỏ dấm trắng trộn với 1 quart nước thường để làm sạch bình đựng nước và dụng cụ làm nóng của máy xông hơi.

- **The purpose of the brushing machine** is to work cleansers into the skin more effectively and to slough off the dead surface cells.

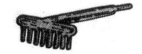

Rake electrode for scalp treatment
điện cực cây cào cho chữa trị da đầu

- An automizer especially good for dry skin is the electric pulverizer (Lucas spray). The mist from plant extracts, herb teas, skin fresheners and astringent is excellent for treating dehyrated, mature and couperose skins. The pray is held 14 to 16 inches from client's face

- Working on couperose skin, the vaporizer should be placed farther than normal skin.

- A spray machine is used to suction out deeply embedded dirt, grease, and other impurities in deep pores of the skin.

- **Thin dehydrated skin** will appear purple color under Wood's lamp. Robert Williams Wood developed the Wood's lamp.

- Dehydrated, mature, and couperose skin will benefit the most from electric pulverizer.

- Do not use the electric mask if your client has a large percentage of broken capillaries.

Mục đích của bàn chải máy là làm sạch sâu vô da được hữu hiệu và làm tróc đi tế bào chết.

Phục vụ cho da couperose (vỡ mạch máu), máy xông hơi nên đặt xa hơn da thông thường

Loại máy xông hơi đặc biệt giúp cho da khô là electric pulverizer (Lucas spray). Hơi xông từ thảo mộc, trà thuốc, dung dịch mát da và chất astringent rất tốt cho da khô, da già và da vỡ mạch máu. Bình xịt được đặt khoảng 14 đến 16 inch từ mặt khách.

Máy phun xịt cũng còn được dùng để hút ra những chất dơ, chất dầu, chất bẩn khác nằm sâu lỗ chân lông ở da.

Da mỏng thiếu nước sẽ xuất hiện màu tím dưới đèn Wood. Robert Williams Wood là người phát minh ra đèn soi da.

Da thiếu nước. Da tuổi già, và da vỡ mạch máu nhỏ hầu như thích hợp cho loại máy xông hơi

Không nên dùng mặt nạ điện nếu người khách có tỉ lệ phần trăm cao làn da vỡ mạch máu.

- **The benefits of the vapor mist of the facial vaporizer (steamer) are:**
    - Mist aids in opening the pores
    - Help to eliminate toxins
    - Temporarily softens superficial lines
    - Increases blood circulation
    - Improves cell metabolism
    - Softens dead surface cells
    - Grease, blackheads, makeup, and dirt can be removed.

- The **carbonic gas spray** is mainly used on oily, blackheads, and acne skin. It help to: Deep pore cleaning action - Increase the acidity - Against germ penetration - Acne will not spread infection.

- After blackhead extraction or cleansing out of blemishes, the carbonic gas is used on the face directly. The spray tank is about twenty inches from the client's face and 3 to 4 circles around the client's face. Protect eyes with eye pads during the carbonic gas is sprayed.

- Vacuum machine (suction machine) is to suction dirt and impurities from the skin and reduce the creases such as laugh lines.

- **Electrotherapy** is the use of electrical devices for therapeutic benefits as:
    - **Magnifying lamp (Loupe)** uses a cool flouorescent light bulb, magnifies the face, to help analyze the skin.
    - **Wood's lamp** conducts a more in depth skin analysis. The lamp developed by American physician Robert Williams Wood.
    - **Spray machine** with spray mist s are beneficial in calming and hydrating the skin. The spray bottle (1part toner or freshener solution and 2 parts distilled water) to hold approximately 12 to 15 inches away from the face and gently mist the client's face after cleasing or the massage.

Sự ích lợi hơi nước phun của máy xông hơi (facial vaporizer) là: hơi xông giúp mở lỗ chân lông -nâng lên sự tuần hoàn máu - giúp loại bỏ độc tố- nâng lên sự trao đổi chất của tế bào- tạm thời làm mềm các đường nhăn- làm mềm các tế bào chết- chất dơ, mụn đầu đen, phấn trang điểm, và chất dơ có thể lấy đi.

Xịt khí carbonic được chính yếu dùng cho da dầu, mụn đầu đen, và da mụn. Giúp cho: làm sạch sâu chân lông- nâng tính acid- chống xâm nhập vi trùng- mụn bọc không lây lan nhiễm trùng

Sau khi lấy mụn đầu đen hoặc làm sạch những mụn lỡ, khí carbonic được dùng trực tiếp lên mặt. Khí từ bình xịt cách 20 inch từ mặt khách và xoay tròn 3 đến 4 vòng chung quanh mặt người khách. Bảo vệ mắt với miếng che mắt trong lúc xịt khí carbonic.

Máy hút sạch da là hút chất dơ và cáu bẩn trên làn da và giảm bớt nếp nhăn như những lần cười.

*Electrothrapy là xử dụng dụng cụ điện giúp việc chữa trị làn da như là:

*Đèn Loupe phóng đại dùng với bóng đèn sáng trắng, soi da mặt để giúp phân tích da

*Đèn Wood giúp phân tích da kỹ hơn. Đèn phát minh do một bác sĩ người Mỹ tên Robert Williams Wood

Bình xịt phun ẩm giúp làm dịu và tạo ẩm cho da. Bình xịt chứa (1 phần chất toner hoặc freshener làm mát da và 2 phần nước cất) giữ khoảng cách từ 12 đến 15 inches cách mặt và xịt nhẹ vào mặt khách sau khi làm sạch hoặc sau khi massage.

- **The steamer** helps to stimulate circulation, soften sebum and debris, should be kept around 16 inches from the face. Treatment time is between 6 to 10 minutes.
- **Tesla high- frequency current** stimulates circulation, increases cell metabolism, helps coagulate and heal open lesion after extraction by sparking it (violet ray) with the mushroom electrode, germicidal action. Do not use high- frequency on clients with couperose, acne skin, pregnant, asthma, epilepsy, pace maker or high blood pressure
- **The Lucas sprayer** carries plan extracts; herb tea, astringent, or skin freshener is filled ¾ of distilled water. The mist is excellent for treating dehydrated, mature, and couperose. The spray is placed 14 to 16 inches from the face.
- **Galvanic current** is used to create 2 reactions such as disincrustation and iontophoresis.
- **Rotary brush** assists in the cleansing process, exfoliate the skin. The brush helps soften excess oil, dirt, and dead cell build up.

Xông hơi nước giúp kích thích tuần hoàn, mềm dầu và chất bẩn, nên đặt cách mặt khoảng 16 inch. Thời gian chữa trị từ 6 đến 10 phút.

Dòng cao tần Tesla kích thích tuần hoàn, nâng lên sự biến hóa tế bào, giúp đông cứng và làm lành các vết lở sau khi lấy mụn ra do tia tím xoẹt ra từ điện cực hình nấm, tính diệt trùng. Đừng dùng dòng cao tần cho khách có mạch máu vỡ trên da, mụn bọc, mang thai, suyễn, động kinh, mang máy trợ tim và máu cao

Bình xịt Lucas chứa thảo mộc tinh chế, trà, astringent, hoặc freshener (đóng chân lông) trộn chung với ¾ nước cất. Hơi sương xịt ra tốt cho da thiếu nước, da tuổi già và da đỏ ửng vì vỡ mạch máu. Bình xịt đặt cách mặt từ 14 đến 16 inch.

Dòng Galvanic xử dụng tạo 2 phản ứng tan dầu và đẩy dung dịch vào da (iontophoresis)

Bàn chãi xoay để giúp làm sạch da, làm mòn da. Bàn chãi giúp làm mềm dầu, chất dơ, và tế bào chết trên da.

- <u>Disincrustation</u>: during this process, galvanic current is used to create chemical reaction that liquefies sebum and debris, good for oily and acne skin.
- <u>Iontophoresis (ionization)</u>: is the process of introducing water-soluble products into the skin with the use of electric current such as positive or negative poles of the galvanic machine,
- Do not use galvanic current on couperose, pustular, acne skin or customer who have pacemakers, heart problems, high blood pressure, braces, epileptic, or are pregnant.
- **Heat mask** is used to help soften skin for deep pore penetration, good for dry skin or oily skin depending on the products being used. The mask is left on the face for 7 minutes.
- **The parafin wax heater** is used to create a warm parafin mask for hydrating dry skin. This is popular for women who want to quick results to give a glowing complexion.

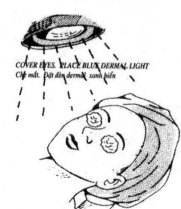

COVER EYES. PLACE BLUE DERMAL LIGHT
Chẹ mắt. Đặt đèn dermal xanh biển

Tan dầu: trong tiến trình này, dòng galvanic tạo phản ứng hóa học làm tan dầu và chất tốt cho da dầu và da có mụn bọc.

Tạo ion là tiến trình đưa sản phẩm hòa tan trong nước vào da dùng dòng điện như điện cực dương và âm của galvanic.

Đừng dùng dòng galvanic trên da vỡ mạch máu, mụt mủ, da mụn bọc hoặc khách mang máy trợ tim, bệnh tim, máu cao, niềng răng, bệnh động kinh hoặc mang thai

Mặt nạ nhiệt được dùng giúp mềm da để xâm nhập sâu vào lỗ chân lông, tốt cho da khô và da dầu tùy thuộc vào sản phẩm được dùng. Mặt nạ giữ trên mặt là 7 phút.

Sáp nóng parafin được dùng tạo mặt nạ parafin để làm ẩm làn da khô. Đây là dịch vụ thịnh hành cho phụ nữ muốn có kết quả nhanh để cho vẻ ngoài sáng đẹp.

Bài 13: **PHƯƠNG PHÁP LẤY LÔNG TẠM THỜI VÀ VĨNH VIỄN**

HAIR là danh từ cho lông và tóc. Sợi hair đều, chắc, bóng sáng là dấu hiệu sức khỏe tốt, hoặc trông mờ đục, yếu là thể lực kém được biểu hiện như là thước đo về sức khỏe.

Qua sự thay đổi trong đời sống như bệnh kinh niên, lạm dụng thuốc, tuổi già cũng làm cho kích thích tố không cân bằng (imbalance of hormones) và dẫn đến lông, tóc phát triển bất thường nên những vùng hair đó cần phải loại bỏ đi (remove unwanted hairs).

Thử hỏi nếu một phụ nữ có khuôn mặt cân đối, làn da đẹp nhưng lông mày, lông mặt, có râu mép, lông tay, lông chân dày sậm sẽ làm mất đi nét thanh tú.

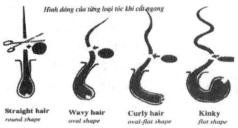

Hair mọc quá độ lên những vùng da thường không có hoặc có rất ít (hypertrichosis; hairines; superfluous hair). Hoặc mọc nhiều ở mặt, tay, chân đối với phụ nữ (hirsutism) có thể do lúc mang thai, căng thẳng, thiếu chất dinh dưỡng, thời kỳ mãn kinh (menopause) dẫn đến xáo trộn các tuyến trong cơ thể. Có 2 cách lấy hair: tạm thời và vĩnh viễn (temporary and permanent hair removal).

A. CÁCH TẠM THỜI (TEMPORARY HAIR REMOVAL)

Đây là cách lấy hair tạm thời, sau đó sợi hair mọc lại theo thời gian và tiếp tục lấy đi, là cách làm ở salon. Thật ra từ xưa thời Hy Lạp và La Mã (Greek and Roman) người phụ nữ đã biết dùng loại đá nhám để gấp loại bỏ những lông thừa rồi.

- **Nhíp (tweezing)** là dùng kẹp (nhíp) rút hair ra khỏi gốc, dùng tỉa, nhổ chân mày, chung quanh miệng, cằm và nhổ theo chiều hair mọc, giật theo góc độ của hair mọc: vùng *cổ 30 độ*; vùng *mặt 45 độ*; và *cằm 60 độ*. Ngoài ra có loại nhíp điện **(electronic tweezers)** dùng làn sóng truyền làm khô chân lông để dễ nhổ và không đau, nhưng cũng chỉ là cách tạm thời.

- **Cạo (shaving)** là dùng dao bén lấy hair ở bề mặt da, đàn ông thường hằng ngày cạo râu hoặc với phụ nữ nên cạo ở những vùng da rộng như dưới nách, đùi. Cạo hair cũng dễ tạo cho lông mọc đâm vào da **(ingrown hairs or barbae folliculitis)**, cạo dễ gây ngứa nên cần thoa lotion trước và sau khi cạo. Cạo là cắt hair ngang bề mặt da nên khi hair mọc lại sờ hơi cứng nhưng không phải là nguyên nhân làm hair mọc mạnh hơn và dày hơn.

- **Se lông (threading)** là phương pháp xưa, dùng chỉ sợi vải **(cotton)** lăn xoắn trên da. Cách này cũng ít đỏ da, ít đau và lấy hair tạm thời cũng được thông dụng nhiều nơi.

- **Rụng hair bằng hóa chất (depilatories)** là dùng hóa chất kiềm có tính ăn mòn, mềm sợi hair như chất duỗi thẳng tóc (sodium hydroxide, thioglycolic acid...). Depilatories thường ở dạng cream, sền sệt, hoặc bột pha với nước có tính mạnh nên cần thử lên lên da trước, nếu khách không bị ngứa, sưng đỏ thì trãi lên những vùng da rộng hơn khoảng 10 phút hoặc theo hướng dẫn nhà sản xuất. Đây là cách không thông dụng mấy ở salon.

- **Sáp lấy hair (epilator; waxing)** là cách dùng nhựa dẻo thực vật (resin) như nhựa cây thông (pine trees) hoặc sáp ong (beewax) để lấy hair ra từ nang lông (follicle).
  Lấy hair dùng sáp nóng (hot wax) hoặc sáp lạnh (cold wax).

- **Cold wax:** với khách nhút nhác, không chịu nóng, thích hợp vùng da nhạy cảm như dưới cánh tay (underarms), đồng thời sáp lạnh có thể dùng ngay không cần chờ chảy ra. Ngoài ra còn có chất dẻo **nhựa đường Sugaring** thời cổ xưa Ai cập (Egyptians) cũng dùng để lấy hair dễ chịu hơn, không gây ngứa, đỏ nên rất thích hợp cho da nhạy cảm (sensitive skin).

- **Hot wax:** sáp chảy lỏng trong lò (wax heater), thử nhiệt độ trước khi đặt lên da khách.

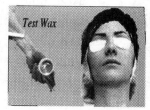

Dù dùng wax nóng hoặc lạnh, làn da có hair cần lau sạch, thoa phấn (talcum powder) để hair đứng lên và sáp bớt bám chặt tránh phỏng da. Sáp được dùng để lấy hair ở những vùng trong cơ thể như vùng môi trên (upper lip), vùng gáy (nape area), cánh tay (arm), má (cheeks), cằm (chin), chân mày (eyebrows), legs (chân) và với đàn ông còn dùng để lấy hair ở vùng lưng.

Sáp trãi theo chiều lông mọc, trãi mỏng với góc 45 độ từng đoạn ngắn (short strokes). Những vùng nách (underarm), vùng môi trên (upper lip) cần 2 lần trãi sáp cho mỗi chiều. Để dễ lấy hair bằng sáp dù **hot or cold** đều dùng vải sợi (strip of cellophane; cotton strip; muslin; linen) để ép lên sáp giật lấy hair. Độ dài của hair từ ¼ inch đến ½ inch là thích hợp, nên hair vùng bikini, underarms cần dùng kéo tỉa ngắn nếu dài hơn ½ inch.

Sáp có 2 loại là sáp mềm (soft wax) và sáp cứng (hard wax).

- *Sáp mềm (soft wax)* dùng như hot wax, là cách trãi sáp mỏng theo chiều lông mọc, đặt vải lên vuốt theo chiều sáp trãi, chờ nguội sau vài giây và giật ngược chiều.
- *Sáp cứng (hard wax)* là sáp cũng cần chảy nóng ra và cách làm như sáp mềm (soft wax), nhưng không cần vải ép (no-strip wax) để giật. Hard wax sẽ cứng lại sau khi nguội và giật ra. Sáp cứng thích hợp cho da thường (normal skin), và da nhạy cảm (sensitive skin) và thích hợp cho vùng mắt, da mặt, bikini area, chân mày, môi, và dưới cánh tay (underarms).

- Không loại bỏ lớp lông tơ mỏng không màu (vellus, lanugo hair) trên da sẽ làm da mất mềm mại.
- Không dùng sáp làm lần thứ hai trên cùng một nơi vì còn sót hair, nên dùng nhíp nhổ.
- Không trãi sáp trên vùng mắt, nốt ruồi, lở, sưng da, đỏ da do mạch máu vỡ (couperose, rosacea)
- Không lấy hair vì đang dùng hoặc vừa trãi qua lột da bằng hóa chất Retin-A, Hydroquinone, Glycolic, Salicylic hoặc vừa giải phẫu thẩm mỹ, da bị cháy nắng (sunburn), mụn mủ (pustules), da nhạy cảm (sensitive skin).
- Sau khi wax, không dùng kem chà da chết (exfoliation), chất gây ngứa, tránh nắng (sun exposure), bồn nước nóng (hot tubs) từ 24 đến 48 giờ.
- Sau khi wax, nếu có sưng, đỏ, rát, thoa kem chống sưng (cortisone cream) hoặc aloe gel dịu làn da.

B. CÁCH VĨNH VIỄN (PERMANENT HAIR REMOVAL)

Các phương pháp lấy hair vĩnh viễn đều được chuẩn nhận FDA (Food and Drug Administration).

- **Laser** là phương pháp dùng luồng sáng tạo nhịp đập lên da, gây tác động lên nang lông (follicle) lấy hair nhẹ nhàng, nhanh. Đôi khi hair có thể mọc lại nhưng yếu đi nhiều. Laser hiệu quả trên những sợi hair màu đậm hơn chung quanh và lúc hair bắt đầu mọc (anagen).

- **Photo Light or Photo-Epilation** là phương pháp lóa sáng (flash) đến những mục tiêu là tiêu diệt chân hair (to destroy the hair follicle), hoặc những tĩnh mạch nổi lên da (spider veins) mà không gây bỏng da. Photo Light có khả năng làm sạch hair khoảng 60% trong 12 tuần và một số tiểu bang cosmetologist và esthetician có thể làm tại salon.

- **Electrolysis** là phương pháp do bác sĩ về mắt Charle E. Michel năm 1875, dùng kim nhỏ đưa vào lỗ chân lông để diệt gốc hair, là phương pháp hiệu quả, tuy nhiên gây đau, mất nhiều thời gian, tốn kém nhưng electrolysis được xem là hiệu quả nhất được làm bởi electrologist được huấn luyện kỹ và cần có giấy phép hành nghề (electrologist license). Chuyên viên lấy hair (electrologist) không nên dùng phương pháp này để lấy lông mũi, lông tai, lông vùng mí mắt và luôn hiểu rõ góc độ từng vùng để đưa kim vào như:

    - Vùng cằm (chin) 60 độ   *- Vùng mặt (face) 45 độ*   *- Vùng cổ (neck) 30 độ*

Những phương cách electrolysis gồm có:

Thermolysis *là dùng dòng điện cao tần tạo nhiệt (high frequency current) tiêu hủy hoặc làm đặc lại nang lông (hair follicle).*

Galvanic *dùng dòng điện âm, dương (+, -) tạo tính phân hủy nang lông.*

Blend *là dùng cả phương pháp dòng thermolysis và galvanic nghĩa là cùng lúc dùng dòng AC và DC qua kim để có tác dụng nhanh hơn.*

Nhíp nhổ lông nên dùng loại có chất lượng cao. Loại nhíp nghiêng nghiêng d ành nhổ lông trên các ùng lông thông thường. Loại nhíp chóp nhọn cho sợi lông mọc ngược (ingrown hairs)

Vải giụt sáp cần cắt thẳng và cạnh không bị tưa.

- **Vùng chân** v ải cắt cỡ ngang 3 inch và chiều dài 8 inch (7,5 cm x 20 cm), và vải giụt từ một nửa đến ba phần tư chiều dài bắp chân.

- **Vùng chân mày/ môi** vải cắt cỡ ngang ½ inch và chiều dài 3/4 inch (1,25 cm x 2cm) hoặc cỡ 1inch x 3inch (2,5cm x 7.5cm). Lông mày cong- sáp nhổ chân mày uốn cong theo mẫu chuẩn

- **Vùng mặt** vải cắt cỡ 1 ½ inch x 3inch (3,75cm x 7,5cm). Sáp cứng là phương pháp ưa thích để tẩy lông trên mặt Da cũng được dễ chịu hơn trên vùng mặt, vùng môi đặc biệt rất nhạy cảm.

- **Bikini / nách** vải cắt cỡ ngang 1 ½ inch đến 2 inch và chiều dài 5inch đến 6 " (3,75 cm -5 cm ngang x 12,5 cm -15 cm. Người Mỹ thường tẩy lông bên ngoài đường bikini bình thường;Người Pháp thường chừa lại một mảng lông trước của vùng xương mu - mọi thứ khác được tẩy sạch; Người Ba Tây thường loại bỏ lông vùng sinh dục. Thoa bột phấn làm khô mồ hôi nách v à sáp cứng đặc biệt được dùng tới những vùng lông mọc nhiều hướng. Dưới cánh tay (nách) lông mọc nhiều hướng khác nhau. Đánh giá vùng lông mọc khác hướng sáp giụt lông đúng cách.

- **Se lông (threading)** là cách dùng sợi chỉ xoắn lại và kéo sợi lông dọc theo bề mặt của da, quấn lông vào chỉ và nhấc lông ra khỏi nang lông.

- **Nhựa dẽo đường (sugaring)** là cách trải mảng dày đường dẽo giụt lông thích hợp loại da nhạy cảm.

Đàn ông có thể nhạy cảm lúc tẩy lông do lông dày đặc và cứng. Lông mày đàn ông muốn để tự nhiên, chỉ làm sạch vùng chân mày bên dưới và giữa hai lông mày. Đừng làm cho đường lông mày thẳng đều hoặc tia nhổ bằng nhíp trừ khi có yêu cầu của khách hàng.

Bằng hành nghề của thẩm mỹ viên toàn phần (cosmetologist) và chuyên viên trang điểm (esthetician) chỉ được phép xử dụng phương pháp lấy hair tạm thời, tuy nhiên sẽ được hợp lệ nếu học thêm qua huấn luyện và làm việc qua giám sát của bác sĩ, hoặc tùy theo qui định của từng tiểu bang, bạn có thể lấy hair vĩnh viễn cho khách tại salon.

Chapter 13: TEMPORARY AND PERMANENT METHODS OF HAIR REMOVAL

(Phương pháp lấy lông tạm thời và vĩnh viễn)

Hair is made from a hard keratin which is produced from the hair follicle. Follicles grow all over the body but not follicles contain a hair shaft. And no hair grows, the soles of the feet, the eyelids, the lips, or on the palms of the hands.

Hair growing at a 60 degrees angle on the chin, 30 degrees angle on the neck and 45 degrees angle on the face. It takes **8 -13 weeks** for the hair to grow from the papilla to the skin surface.

A chemical depilatory left on the skin is about **7 to 10** minutes.

- **Electrolysis** is the process of removing hair permanently by means of electricity.
- Hypertrichosis (Greek word) and **Hirsuties** both terms mean excessive **hairiness.**
- **The talcum powder** absorbs and moisture or oil residue, helping the hair to adhere to the wax. Hard wax was prepared by mixing resin and beewax.
- Never use a wax depilatory on warts, moles, abrasions, irritated or inflamed areas.

Epilation is the removal of hair by the roots. It's done by waxing, tweezing, and electrolysis.

- Depilatories belong to the group of temporary methods for the removal of unwanted hair. There are physical (wax) and chemical (cream, paste, or powder) types of depilatories.

Lông được cấu tạo từ loại sừng cứng mọc từ lỗ chân lông. Lỗ chân lông mọc khắp cơ thể nhưng không phải lỗ chân lông nào cũng chứa sợi lông. Và lông không mọc ở gót bàn chân, mí mắt, môi, hoặc lòng bàn tay.

Lông mọc 60 độ ở cầm, 30 độ ở cổ và 45 độ ở mặt. Lông cần 8-13 tuần để mọc từ nang lông tới bề mặt của da.

Hóa chất thoa rụng lông thoa lên da khoảng 7 đến 10 phút.

Electrolysis là tiến trình lấy lông vĩnh viễn bằng điện.

Hypertrichosis (chữ Hy Lạp) và Hirsuties cả hai từ diễn tả lông mọc quá nhiều.

Bột phấn thấm chất ẩm hoặc chất dầu, giúp cho lông dính vào sáp. Sáp cứng được tạo ra từ nhựa resin và sáp ong.

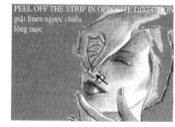

Không dùng sáp lấy lông trên mụn cóc, nốt ruồi, vết lở, chỗ ngứa hoặc chỗ sưng.

Epilation là cách lấy lông ở tận gốc. Được lấy bằng sáp, nhíp, và bằng dòng điện.

Depilatories là những phương pháp lấy lông tạm thời cho những lông lộn xộn. Đó là phương pháp lấy lông bằng sáp và hóa chất như (kem, chất sền sệt, và bột).

The wax hair removal treatment is used to remove hair from large areas such as legs and arms. Wax is applied and removed in the direction of the hair growth. On some areas will grow in different directions (the hair of two sides on upper lip grows opposite direction). When eyebrows are thick and unruly, shaping can be done faster by first waxing then plucking excess hair with a tweezer.

Soft depilatory wax or liquid hair remover. Cut muslin into strips around 3 x 6 inches.

The size of the needle used for the shortwave machine method is determined by hair diameter and insert needle at the same angle as the follicle.

Dùng sáp để lấy lông ở những vùng rộng như chân và cánh tay. Sáp được nhổ lông theo chiều lông mọc. Nhiều nơi trên cơ thể lông mọc khác hướng (lông của hai bên của môi trên mọc ngược chiều nhau). Khi lông mày mọc dày và lộn xộn, tạo nét cho lông mày được làm nhanh bằng cách đầu tiên dùng sáp và sau đó nhổ lông bằng nhíp.

Sáp mềm lấy lông hoặc dung dịch lấy lông. Cắt vải muslin từng miếng khoảng 3 x 6 inch. Cỡ kích của cây kim dùng với phương pháp dùng tần sóng ngắn được đánh giá bằng cỡ đường kính của lông và đưa kim cùng góc độ với nang lông.

SAFETY PRECAUTION FOR ELECTROLYSIS

1. **Do not treat hairs** that are too close together. Do not treat diabetics without a doctor's written permission. Do not remove hairs from warts or moles. Do not treat children.

2. Instruct the patron on how to care for her skin after treatment. Instruct the patron not to pick or tamper with the skin. Never use force when inserting needle.

3. **When using the multiple needle** method for hair removal place sunglasses over the patron's eyes. Do not fail to insert the needle with the directional slant of the hair follicle.

4. Do not use pressure when inserting the needle. Gently slide it into the opening of the hair follicle. When removing the needle lift it out gently.

5. **Do not use the current** strong enough to make the patron uncomfortable. Be guided by the sensitivity of the patron, the area to be treated and the type of hair to be removed.

6. Do not damage the skin by using excessive current or by permitting the needle to remain in the follicle too long. Do not fail to time the needle according to fine or coarse hair removal.

7. **After the needles** have been removed use a special after-treatment lotion by pressing it gently on the area worked upon. Do not treat the eyelids, inside the ear or nostrils.

8. Never treat a patron who is having hormone treatments. Never depress the foot pedal of the machine while the needle is being inserted. Do not turn the machine off until after all the needles have been removed.

Lưu ý về an toàn lấy lông vĩnh viễn)

Đừng chữa trị những sợi lông mọc gần nhau. Không chữa trị người bệnh tiểu đường mà không có phép của bác sĩ. Đừng lấy lông ở trên mụn cóc hoặc nốt ruồi. Đừng lấy lông cho trẻ em.

Hướng dẫn cho khách chăm sóc da sau khi chữa trị. Hướng dẫn khách đừng tự ý hoặc làm sai phương pháp chăm sóc làn da. Không bao giờ dùng sức mạnh khi đẩy kim vào.

Khi dùng phương pháp nhiều kim để lấy lông, khách nên mang kiếng mát. Đừng đưa kim sai hướng vào nang lông. Đừng dùng sức ép khi đưa kim. Đưa kim nhè nhẹ vào nang lông mở ra. Khi lấy kim, nhấc nhè nhẹ ra ngoài.

Đừng dùng dòng điện quá mạnh làm cho khách khó chịu. Làm theo sự nhạy cảm của khách, nơi cần được chữa trị và loại lông cần được lấy. Đừng làm hư da do dùng dòng điện mạnh hoặc kim giữ lâu trong nang lông. Đừng lẫn lộn thời gian khi đưa kim vào lấy loại lông mịn hoặc lông cứng.

Sau khi lấy kim ra, dùng dung dịch riêng sau khi chữa trị và ép nhè nhẹ lên vùng da chữa trị. Đừng lấy lông bằng kim ở vùng mí mắt, bên trong tai hoặc lỗ mũi. Không bao giờ chữa trị cho khách có rối loạn kích thích tố. Không bao giờ ép chân bàn đạp lên máy trong lúc kim được đưa vào. Đừng tắt máy cho đến khi tất cả kim được lấy ra.

9. **Do not attempt** the use of electrolysis unless thorough training has been received in both theory and practice. When using the shortwave method adjust the machine according to manufacturer's directions.

10. **When using chemical** depilatories it is advisable to give a skin test to determine if the individual is sensitive to the action of this type of depilatory.

11. To prevent burns, test temperature of heated wax before applying it to the patron's skin. Be careful to avoid letting wax run into eyes or over area where it is not wanted.

12. To reduce the possibility of irritation when shaving, apply shaving cream prior to shaving off the hair. When using an electric razor, apply a pre-shaving lotion.

13. **Do not use** a wax depilatory under arms, not over any warts, moles, abrasions or any irritated or inflamed areas.

Đừng cố gắng dùng phương pháp lấy lông bằng điện trừ khi được huấn luyện đầy đủ cả hai phương diện lý thuyết và thực hành. Khi dùng phương pháp tần số ngắn điều chỉnh máy theo hướng dẫn của nhà chế tạo.

Khi dùng hoá chất làm rụng lông, khuyên nên làm thử da để đánh giá độ nhạy cảm của loại hóa chất lấy lông này. Đề phòng bị bỏng, thử nhiệt độ của sáp nóng trước khi đặt lên da của khách. Cẩn thận tránh để sáp rớt vào mắt hoặc trên vùng không làm đến. Để giảm bớt ngứa khi cạo, thoa kem cạo da trước khi cạo lông đi. Khi dùng dụng cụ cạo lông bằng điện, thoa dung dịch trước khi cạo.

Đừng dùng sáp lấy lông dưới cánh tay, trên mụn cóc, nốt ruồi, vết lở hoặc bất cứ chỗ ngứa hoặc sưng nào.

Bài 14: MÔI TRƯỜNG VÀ THÀNH PHẦN TRONG MỸ PHẨM

Những yếu tố chính gây tác hại lên sức khỏe, làm làn da cằn cỗi, nhăn nheo phần lớn do tuổi già, tuy nhiên nhiều yếu tố khác góp phần làm hư hại da do đời sống cá nhân, môi trường, di truyền, thiếu dinh dưỡng, tiếp xúc mặt trời....

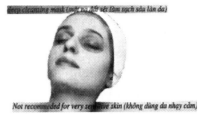

Theo Viện ung thư quốc gia (National Cencer Institute), Hội ung thư Hoa kỳ (American Cancer Society), và Tổ chức ung thư da (Skin Cancer Foundation) đều đưa cùng thống kê có hơn 80 % con người bị ảnh hưởng xấu đến làn da do tiếp xúc mặt trời nhưng chỉ có một nữa trong số đó biết bảo vệ. Lượng mặt trời kích thích da sản xuất vitamin D, trao đổi chất lượng calcium, giữ cho xương cứng chắc, nhưng chỉ với 15 phút tiếp xúc hằng ngày là đủ. Tia UV từ nguồn sáng mặt trời kết hợp với mỹ phẩm, chất thơm, xà phòng, và thuốc chữa trị bệnh kinh niên cũng dễ tạo dị ứng da, mụt nước nhỏ, mụn đầu trắng (whitehead), hư hại da, nghẹt lỗ chân lông (clogging of pores).

ẢNH HƯỞNG MẶT TRỜI

- **Tia cực tím (UVA & UVB) trong khoảng từ 10 A.M đến 3 P.M.** rất cao hơn 80 phần trăm từ mặt trời dễ làm da mất đàn hồi, nếu tiếp xúc thường xuyên.

  Hai dạng tia cực tím:

  - Tia cực tím A (UVA) làm suy yếu sợi đàn hồi da, hủy hoại chất tạo da (collagen) làm da xệ và lão hóa, tia UVA chiếm 90 phần trăm tia mặt trời hại làn da, chóng già (aging rays).

  - Tia cực tím B (UVB) tăng độ rám da, đậm màu da, giúp tăng lượng vitamin D, chất khoáng. Dù UVB không xâm nhập sâu so với UVA, nhưng tiếp xúc lâu và thường xuyên cũng dẫn đến hư da, hư mắt. Tia UVB còn gọi là tia dễ cháy làn da (burning rays).

- **Lạm dụng rượu**, chất gây kích thích, thuốc lá sẽ giản nở và co thắt thường xuyên các mạch máu sẽ làm mạch máu và mao quản (capillaries) yếu đi, rượu, thuốc lá, chất kích thích gây cản trở cơ thể hấp thụ oxygen, làm mất nước cơ thể, vì thế làm làn da mau cằn cỗi, màu da mờ đục. Sự căng thẳng trong cuộc sống, thiếu ngũ càng tăng tác hại cho da.

Môi trường sống với đầy ô nhiễm, khói thải nhiều từ xe, kỹ nghệ sản xuất, và nhất là ảnh hưởng từ người thân hút thuốc lá bên cạnh (secondhand smoke) đều ảnh hưởng lên làn da làm tiến trình da cằn cỗi mau hơn.

- **Thiếu nước trầm trọng**, luôn nhớ rằng lượng nước trong người chiếm từ 50 đến 70 phần trăm toàn trọng lượng cơ thể và có hơn 75 phần trăm làn da người Mỹ bị thiếu nước.

- **Cơ thể thiếu** chất đạm (proteins), đường bột (carbohydrates), chất khoáng (minerals), và vitamins.

  - Thiếu chất đạm (protein) có trong động vật như cá, thịt, sữa, trứng và thực vật như đậu, ngũ cốc. - Thiếu bột, đường (carbohydrates) có trong ngũ cốc, bánh mì, gạo, khoai tây.

  - Thiếu chất khoáng magnesium, iron, copper, calcium, phophorus, potassium

  - Thiếu chất bổ dưỡng (vitamin) A,B, C, D,E,K

- Không thoa kem chống nắng khi tiếp xúc mặt trời và thiếu chăm sóc, giữ sạch làn da.

SẢN PHẨM CHĂM SÓC DA

Chọn kem chống nắng là yếu tố quan trọng, cần hiểu trị số SPF (sun protection factor). Với SPF 15 bảo vệ da 93 phần trăm UVB và SPF 30 là 96 phần trăm cho UVB vàmột số tia UVA. Chọn sản phẩm chăm sóc da, cần giải thích cho khách biết về giá cả, thành phần cần thiết và hữu hiệu cho da chỉ được mua dành cho người thợ có bằng (professional use only).

Chọn sản phẩm cần quan sát một số đặc tính như tên của sản phẩm đã có tiếng tăm, thành phần sản phẩm có giá trị cao và thật sự giúp ích, dùng đúng cho từng loại da, giá cả tương đối.... Và đặc biệt người thợ cần thường xuyên học hỏi từ những thay đổi của hãng sản xuất, bổ túc kiến thức để phục vụ hữu hiệu cho khách.

Sản phẩm chăm sóc da căn bản dùng hằng ngày như cleanser, toner, moisturizer, eyecream, sunscreen và hàng tuần cần thêm kem chà da chết (exfoliation), và đắp mặt nạ (mask) tùy theo điều kiện da. Sản phẩm cần giữ nơi mát và quan sát có dấu hiệu lạ như cặn, đục... phải vứt bỏ ngay. Với sản phẩm mới cần thử trước lên da vùng bên trong cánh tay hoặc một ít lên mặt, xem phản ứng ra sao trước khi dùng cho khách.

THÀNH PHẦN THẢO MỘC ĐANG XỬ DỤNG RỘNG RÃI TRONG SẢN PHẨM CHĂM SÓC DA NHƯ:

Moisturizer Chất ẩm	Astringent Chất đóng lỗ chân lông	Antiseptic Chất sát trùng	Healing Chất lành da	Stimulating Chất kích thích	Soothing (Calming) Chất êm dịu	Cleansing Chất làm sạch	Emollient Chất nhờn	Aromatic Hương liệu
Orange blossoms Hoa cam	Comfrey root (allantoin) Rễ cam thảo	Eucalyptus Cây khuynh diệp (bạch đàn)	Peppermint Cây bạc hà	Sandalwood Gỗ trầm hương (đàn hương)	Almond Quả hạnh nhân	Milfoil Cỏ thi	Almond Quả hạnh nhân	Fennel Hoa thơm nhiệt đới
Rose leaves Lá hoa hồng	Lemon Chanh	Peppermint Cây bạc hà cay	Camomile flowers Hoa cúc La Mã	Fennel Hoa thơm nhiệt đới	Lettuce Rau cải	Lovage root Loại thảo mộc bản xứ ở Châu Âu	Comfrey root Rễ cam thảo	Rosemary Hương thảo
Rose hips Cành hoa hồng	Magnolia bark Vỏ hoa mộc lan	Lavender Cây oải hương	Comfrey root Rễ cam thảo	Wintergreen Cây lộc đề	Camomile flowers (azulene) Cúc La Mã	Geranium leaves Lá đỏ thắm phong lữ	Aloe Cây lô hội	Lavender Cây oải hương
Camomile flowers Hoa cúc La Mã	Radish Củ cải đỏ	Sandalwood Gỗ trầm hương (đàn hương)	Aloe Cây lô hội	Magnolia bark Vỏ hoa mộc lan	Ginseng Sâm	Lemongrass Cây sả nhiệt đới	Hollyhock Cây thục quỳ	Ginseng Củ Sâm
White willow bark Vỏ cây liễu trắng	Witch hazel Chất se da, có tính êm dịu	Thyme Xạ hương	Milfoil Cỏ thi	Rosemary Hương thảo	Comfrey root (allantoin) Rễ cam thảo	Witch hazel Chất se da, có tính êm dịu	Olive leaves Lá dầu olive	Ginger Gừng
	Alum root Rễ alum	Sage Húng quế	Lavender Cây oải hương	Lavender Cây oải hương	Jasmine Hoa lài	Aloe Cây lô hội		Spearmint Bạc hà lục
	Oak bark Vỏ cây gỗ oak	Tea tree Cây trà	Eucalyptus Cây khuynh diệp	Eucalyptus Cây khuynh diệp	Tea tree Cây trà			Orange Cam
	Rose Hoa hồng	Clove Đinh hương		Spearmint Bạc hà lục	Grapeseed Hạt táo			Eucalyptus khuynh diệp

Chapter 14: ENVIRONMENTS EFFECT AND INGREDIENTS IN COSMETIC
(Môi trường và thành phần trong mỹ phẩm)

You are an esthetician who will need to know what a wide spectrum of environments effects and skin care products or ingredient that is being used, and why it is effective.

- The sun contains ultra-violet rays that are damaging to the skin.

- Lines and wrinkles often start before mid-life but start to become more prominent after the age of forty. Lines and wrinkles are primarily due to loss of skin elasticity.

- Collagen used to soften age-related lines is similar to the collagen in your own skin. Collagen is "Hydrophilic" is made of proteins and elastins. If collagen fibers are weaken, the skin loose elasticity and wrinkle.

- **Alphahydroxy** used lactic acid from milk. It works by removing buildup of dead cells on the surface of dry and aging skin.

- Sulfur- containing compounds are among the most common pollutants in the air. When this polluted air comes in contact with the skin, it is partially converted to sulfuric acid, which is dehydrating and deteriorating to the skin.

Là chuyên viên sắc đẹp, bạn cần phải biết hiểu rộng về môi trường, sản phẩm, và thành phần mỹ phẩm chăm sóc da được dùng thế nào và tại sao lại hữu hiệu.

Mặt trời chứa tia cực tím UV tạo sự hư hại đến da. Physiognomy là môn học về hình nét tỉ lệ khuôn mặt

Đường lằn và nếp nhăn thường bắt đầu trước tuổi trung bình nhưng bắt đầu lộ ra là sau 40 tuổi. Các đường lằn và vết nhăn ban đầu là do mất sự đàn hồi của da. Chất da thường để làm mềm những đường lằn da liên quan đến tuổi tác giống như chính chất da của mình. Collagen là "Hydrophilic" được cấu tạo bằng chất đạm và mô đàn hồi. Nếu chất da sợi bị yếu, da mất đàn hồi và nhăn nheo.

Alphahydroxy dùng chất acid lactic từ sữa. Có tác dụng loại bỏ các chất tạo ra tế bào chết trên bề mặt của da khô và da tuổi già. Lưu huỳnh-chứa hợp tố trong số các chất ô nhiễm thông thường trong không khí. Khi sự ô nhiễm này tiếp xúc với da, một phần được chuyển đổi thành acid sulfuric, mà có tính làm khô da và tổn hại cho làn da.

- Drink too much alcohol will dilate blood vessels and can weaken the walls of the capillaries. This can lead to a couperose condition. Drugs can cause allergic reactions and aggravate skin problems, and also interfere with the intake of oxygen for healthy cell growth.

- The maximum benefit of a chemical peel is realized only after 4 to 5 months, during this time should not expose the skin to direct sunlight. Silicon injections to plump up the skin but have not been approved by the FDA. A complex medical procedure in which wrinkles can be removed is called plastic surgery or cosmetic surgery such as: **Blepharoplasty, Submandibular lipectomy Rhytidectomy, Rhinoplasty, Dermabrasion, and Retin A.**

Uống nhiều rượu sẽ trương nở mạch máu và có thể làm yếu các thành của mao quản. Điều này dẫn đến bị couperose (da mụn đỏ ửng). Dùng thuốc phiện có thể là nguyên nhân gây ra phản ứng da và làm da xấu đi, cũng còn làm hạn chế hấp thụ oxy cho sự lớn khỏe mạnh của tế bào. Tiện lợi tối đa của dùng hóa chất lột da được nhận rõ chỉ sau đó chừng 4 đến 5 tháng, trong thời gian lột không nên tiếp xúc trực tiếp ánh mặt trời. Chất silicon chích cho đầy da nhưng lại không được chuẩn nhận bởi cơ quan FDA (Food and Drug Administration).

Cách chữa trị phức tạp cho lấy bớt da nhăn nheo, là kỹ thuật giải phẩu plastic hoặc giải phẩu thẩm mỹ.

- **Blepharoplasty** (correction of wrinkles around the eyes): *cắt mắt*
- **Submandibular lipectomy** (correction of the chin): *chỉnh cằm*
- **Rhytidectomy** (face lift): *căng da mặt*
- **Rhinoplasty** (plastic surgery of the nose): *sửa, nâng sóng mũi*
- **Dermabrasion** (reduce surface irregularities, to smooth scars): *mài da, làm mịn sẹo*
- **Retin –A** (retinoic acid from vitamin A): *Retin- A trích acid retinoic từ vitamin A trị mụn bọc.*

HERBS AND OTHER SUBSTANCES IN COSMETIC

- **The use of plants**, herbs and flowers begin in Ancient times. Beauty care using essential oils is aromatic from herbs, flowers, fruit, and plants of all kinds.

- Client may be allergic to herbs & plants, you must use caution when give an aromatherapy treatment. When essences and fragrances are used as a part of a facial or body treatment, this procedure is called aromatherapy.

- **Calming** and soothing substances are almond, camomile flower, jasmine, ginseng, lettuce, and comfrey root. Basil, peppermint, jasmine, citrus oils to relieve depression.

- Cleansing substances are lemongrass, witch hazel, milfoil, and geranium leaves.

Xử dụng cây cỏ, thảo mộc, hoa bắt đầu từ thời cổ xưa. Chăm sóc vẻ đẹp bằng cách dùng dầu thảo mộc, hoa, trái cây, và các loại cây cỏ khác

Khách hàng có thể dị ứng đến thảo mộc và các loại cây khác, bạn phải lưu ý khi dùng hương liệu chữa trị. Khi tinh chất nước hoa và mùi hương được dùng như là một phần của chữa trị da mặt và thân thể, phương pháp này gọi là aromatherapy (điều trị bằng hương liệu)

Những chất có tính chống đau và êm dịu là quả hạnh, hoa cúc vàng, hoa lài (nhài), sâm, rau diếp và rễ cam thảo. Rau húng quế, bạc hà, hoa lài, dầu chanh giảm sự phiền muộn.

Những chất làm sạch da là (lemongrass) cỏ nhiệt đới có dầu thơm, (witch hazel) chất đóng lỗ chân lông, (milfoil) cỏ thi và (geranium) lá phong lữ màu đỏ thắm.

- **Emollient** substances are almond, aloe, and olive leaves. Healing substance are aloe, camomile, comfrey root, peppermint, and rosemary.

- Aromatic substances for stimulating are nutmeg, ginger, sassafras bark, rosemary, spearmint, wintergreen, thyme, magnolia bark, fennel, lavendar and sandalwood

- **Antiseptic** substances are thyme, peppermint, heather, sandalwood, lavender, and clove.

- Chlorophyll used for reduce swelling, pus.

- **Lavender** is an all purpose oil. It works well on all skin types and is rapidly absorbed by the skin. Lavender is antibacterial, anti-inflammatory, and antialergenic.

- **Salicylic acid** is antiseptic and dissolves the dead cells. Found in the leaves of wintergreen

Chất nhờn ở trong quả hạnh, lá lô hội, và lá olive. Chất làm lành da là lô hội, hoa cúc vàng (camomile), rễ cam thảo (comfrey root), bạc hà, và cây hương thảo nghền máu (rosemary)

Chất thơm cho kích thích là nutmeg (hoa thơm nhiệt đới), gừng, vỏ thơm (sassafras bark), hương thảo, cây bạc hà lục (spearmint), lộc đề (wintergreen), xạ hương(thyme), vỏ mộc lan (magnolia bark), hoa thơm miền nhiệt đới (fennel), oải hương (lavender) và trầm hương (sandal wood).

Các chất sát trùng là cỏ xạ hương (thyme), bạc hà (peppermint), thạch nam (heather), trầm hương (sandal wood), oải hương (lavender) và đinh hương (đinh hương). Chlorophyll là chất nhuộm dùng giảm sưng, mủ

Cây oải hương là một loại dầu tổng hợp. Thích hợp trên các làn da và nhanh chóng thấm vào. Lavender chống vi trùng, chống sưng, và chống dị ứng.

Acid salicylic có tính sát trùng và hòa tan tế bào chết. Tìm thấy trong lá cây lộc đề (wintergreen).

Essences oil and fragrant oils may be extracted by 5 ways from root, bark, stem, seed, flower of a plant or tree are **Expression; Enfleurage; Distilation; Maceration; Extraction**.

Dầu hương liệu và dầu thơm được trích ra bằng 5 cách từ rễ, vỏ cây, cọng, hạt, hoa của cây trồng hoặc cây lớn.

- **Expression** : the oil are pressed from the skin of fruits (*sự ép: dầu được ép từ vỏ trái cây*)

- **Enfleurage** : fat is used to absorb essential oils (*sự thấm dầu: mỡ được thấm hương liệu*)

- **Distilation** : steam or boiling for fragrant oils (*sự chưng cất: hơi hoặc sôi lấy dầu thơm*)

- **Maceration**: flowers are plumged in hot fat (*sự ép: hoa được nhúng vào mỡ nóng*)

- **Extraction** : solvent penetrates the plant (*sự chiết, trích: dung môi thấm vào thảo mộc*)

Bài 15: KỶ THUẬT CAO CẤP ỨNG DỤNG CHO THẨM MỸ VIÊN VÀ BÁC SĨ CHUYÊN KHOA DA

Chuyên viên về da (esthetician) không những biết làm facial, waxing và trang điểm mà cần phải luôn học hỏi về các thiết bị liên quan đến việc chăm sóc làn da và kết hợp với bác sĩ về da (dermatologist) để xử dụng các kỷ thuật cao hơn đáp ứng với sự phát triển chung.

Esthetician cần có kiến thức và xử dụng thành thạo các dụng cụ như máy **xông hơi** (steamer) bằng nước cất (distilled water), vòi phun đặt khoảng cách 16 inch từ mặt khoảng 10 phút; đèn **Wood** quan sát da; **bàn chãi điện** (rotary brush) chà nhẹ làn da loại bỏ da chết, dầu, chất bẩn, nhưng không nên dùng bàn chãi trên da nhiều mụn, da sưng, vỡ mạch máu; **máy hút** (vacuum machine) giúp loại bỏ chất dơ ở da, giảm bớt lằn trên da, tăng tuần hoàn; **bình xịt toner** (spray machine) giúp da 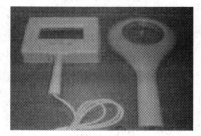 ẩm, êm dịu, đóng lỗ chân lông đặt cách da mặt khoảng 15 inch khi xịt; dùng **dòng Galvanic** (Galvanic current) là điện có cực âm, dương có tác dụng rất tốt khi xử dụng đúng đơn giản như dùng điện âm cho mở lỗ chân lông, mềm da và điện dương đóng lỗ chân lông và săn chắc làn da....; **điện cao tần** (high-frequency machine) là dòng nhiệt tạo kích thích tuần hoàn, đưa oxy vào da, sát trùng da.....

Ngoài ra người thợ cũng phải biết dùng các loại mặt nạ như **sáp paraffin** (paraffin wax heater) giúp cho da khô; **bình xịt Lucas** (Lucas sprayer) gồm các chất thảo mộc, trà (herb teas), astringent xịt hơi vào những làn da khô, da tuổi già, da vỡ mạch máu (couperose) và xịt cách da mặt 15 inch; **máy chà da** (microdermabrasion) dùng bột mịn (aluminium dioxide) giúp mờ dấu vết da hư nắng, đốm màu, giảm bớt lằn nhăn...; hoặc kết hợp với bác sĩ dùng kỷ thuật **laser** chữa trị làn da.

Xử dụng dùng đèn Wood cần trong phòng tối, thợ thẩm mỹ và khách không nên nhìn trực tiếp vào nguồn đèn. Da khách sẽ xuất hiện dưới đèn Wood như sau:

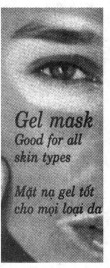

*Gel mask
Good for all
skin types*

*Mặt nạ gel tốt
cho mọi loại da*

- *Da bình thường (normal skin) hiện màu xanh trắng (blue –white)*
- *Da không đủ ẩm (skin without enough moisture) hiện màu tím đỏ tía (purple*
- *Da khô, thiếu nước (dehydrated skin) hiện màu tím nhạt (light violet)*
- *Da đủ nước (hydrated skin) hiện màu sáng trắng (bright fluorescent)*
- *Da dầu và mụn đầu đen (oily skin and comedones) hiện vàng hoặc hồng*
- *Đốm đậm, da có hạt màu (dark spots, pigmentation) hiện màu nâu (brown)*
- *Da ngoại bì có chất sừng dày (thick corneum layer) hiện màu trắng (white)*
- *Tế bào da chết và nhiều lớp sừng (dead cells and horney layer) có đốm trắng (white spots)*

Một số phương pháp chữa trị khác như lột làn da ngoại bì (superficial peeling, exfoliation).

- Esthetician dùng phương pháp lột da nhẹ (light peels) như dùng glycolic acid dưới 30 phần trăm; lactic acid dưới 30 phần trăm; dung dịch Jessner từ 1 đến 3 lớp.
- Bác sĩ da có thể dùng cách lột da sâu (deep peels) như glycolic acid trên 50 phần trăm; lactic acid trên 50 phần trăm; dung dịch Jessner lột sâu từ 4 đến 10 lớp.

CRF (Cell Renewal Factor) là yếu tố thay đổi tế bào da. Da thiếu niên cần thay đổi lớp tế bào ngoại bì mới từ 21 đến 28 ngày; da trung niên từ 28 đến 42 ngày, và trên 50 tuổi làn da thay đổi cần 42 đến 84 ngày.

- Làn da có mụn bọc nên dùng hóa chất lột như salicylic acid, lactic acid, glycolic.
- Làn da tuổi già và da nhạy cảm nên dùng hóa chất như salicylic, lactic, allantoin, aloe vera, phospholipids, rễ licorice, ceramides.
- Làn da nhiều đốm màu nên dùng glycolic acid, hydroquinone, rễ licorice, ascorbic acid.
- Làn da tuổi già và mạch máu vỡ (rosacea) nên dùng trà xanh, licorice, dầu xanh olive, vitamin A, E, rong biển (seaweed), chamomile, panthenol, allantoin.

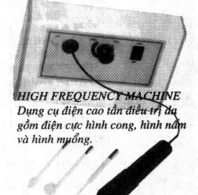

HIGH FREQUENCY MACHINE
Dụng cụ điện cao tần điều trị da gồm điện cực hình cong, hình nấm và hình muỗng.

*Một số phương pháp khác dùng muối biển pha trộn với dầu chà làn da thêm bóng sáng gọi là **salt glows**; dùng nước xoa bóp (hydrotherapy) như Scotch hose;Vichy shower; hồ nước nóng; phòng xông hơi (steam room); hoặc xông khô (saunas), ... cũng rất hiệu quả và người thợ cần theo dõi kỹ trong lúc chữa trị.*

Để trở thành chuyên viên thẩm mỹ cao cấp, cần tìm hiểu thêm một số đặc tính của thảo mộc (bài 14). Thêm vào đó, một số phương pháp giúp loại độc tố ra khỏi cơ thể như dùng massage **bằng tay thông tuyến bạch cầu** (Manual Lympth Drainage) dành cho thợ facial và thợ massage trị liệu; dùng **đá nóng hoặc đá lạnh massage** (LaStone Massage); **massage bàn tay, bàn chân** để chữa trị cho bệnh tật cơ thể (Reflexology); **thoa gel, đất sét và bọc cơ thể** để loại độc tố và làn da sáng đẹp (Body Masks), dùng nước ngọt trị liệu (Balneotherapy); dùng nước biển và sản phẩm biển trị liệu (Thalassotherapy).

Chuyên viên thẩm mỹ có thể kết hợp phụ giúp bác sĩ trong một số lãnh vực như chữa trị da nhăn, **loại bỏ gân máu màng nhện** (spider vein removal); **bơm môi**, giảm vết nhăn như chích collagen , botox; hoặc một số lãnh vực giải phẫu của bác sĩ thẩm mỹ như nâng mũi (Rhinoplasty); **nâng mắt**, cắt túi mỡ mắt (Blepharoplasty); **căng da mặt** (Rdytidectomy); **nâng ngực** hoặc làm ngực nhỏ lại (Mammaplasty); **lấy bớt mỡ** bụng (Abdominoplasty).....

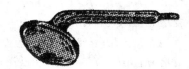

Mushroom electrode high-frequency
điện cực cao tần hình nấm

Do đó vai trò của người thợ thẩm mỹ (Esthetician) khá quan trọng không những ở salon mà ngay ở bệnh xá (clinic) để phụ giúp bác sĩ rất nhiều trong chữa trị khách hàng và còn là người hướng dẫn cho khách hiểu rõ trước khi chữa trị và sau khi giải phẫu nữa.

Chapter 15: ADVANCED TECHNIQUES FOR ESTHETICIAN AND DERMATOLOGIST
(Kỹ thuật cao cấp ứng dụng cho thẩm mỹ viên và bác sĩ chuyên khoa da)

Before using any product, the esthetician should be familiar with ingredients. The esthetician is not a medical doctor, and must be careful not to cross the line that separates the beauty and health care profession.

- Gentle pressure and stroking along **the lymphatic channels** increases the lymph flow and speeds up the natural detoxification process of the system.
- **Chemical peeling** in a salon is a procedure in which a formula is applied to the skin that causes the epidermis to peel in the same way a deep sun-burned skin.
- Herbal therapy uses flowers, leaves, or roots of the plants.
  Herbs have 3 functions: - **Detoxify** : cleanse the body; - **Normalize**: correct imbalances; and **Build**: strengthen organs the body.
- **Water -based treatments** that are beneficial in skin care consist of: -Thalassotherapy uses sea water and product's sea- Balneotherapy uses fresh water   - Hydrotherapy (tub treatment)
- Scotch hose treatment sprays hot water up and down the spine and main lymphatic channels.

Trước khi dùng bất cứ sản phẩm nào, thẩm mỹ viên nên làm quen thành phần của sản phẩm. Thẩm mỹ viên không phải là bác sĩ y khoa, và phải cẩn thận đừng vượt lằn ranh của ngành thẩm mỹ và chăm sóc sức khỏe chuyên môn.
Ép nhẹ và vuốt dọc theo bạch huyết nâng dòng bạch huyết và gia tăng tiến trình loại độc tố.
Lột da bằng hóa chất ở salon là cách thức trong việc áp dụng điều trị lên da để lột đi lớp da ngoài cùng cách thức lột của làn da cháy nắng.
*Trị liệu bằng thảo mộc là dùng hoa, lá, hoặc rễ của cây. Thảo mộc có 3 nhiệm vụ: - **Loại độc tố** (làm sạch thân thể); **Quân bình** (điều chỉnh sự thiếu cân bằng); **Tạo dựng** (làm mạnh các chức năng cơ thể).*
Các cách dùng nước để chữa trị và giúp ích da gồm có: -Thalassotherapy là dùng nước và sản phẩm biển; Balneotherapy là cách dùng bằng nước ngọt; vàHydrotherapy là cách thư giãn trong bồn nước nóng
Chữa trị vòi Scotch là xịt nước nóng lên xuống sống lưng và các tuyến bạch huyết chính.

- **Algae products** are products from the sea contain minerals and phytohormones. They are beneficial in remineralizing and rehydrate the skin.
- Phytotherapy is the use of herbs to treat disorders also called Herbal therapy.
- Cellulite is a fat deposit around the hips, thighs, and buttocks, special on women.
- **Reflexology** is an energy-based system of massage that balances the inner organs of the body through manipulations on the hands or feet
- Lymphatic drainage massage that helps move waste matter through the body faster.
- **All massage** movements on the side of the neck are done with a downward motion (never upward). Blood returning to the heart from the head, face, and neck flows down the jugular veins on each side of the neck.

Horse shoe electrode
uses at neck
điện cực hình móng ngựa
dùng ở cổ

Sản phẩm algae là các chất khoáng và các kích thích tố thực vật. Sản phẩm này giúp ích trong việc tái tạo chất khoáng và tạo ẩm cho làn da.
Phytotherapy là dùng thảo mộc để chữa trị bệnh da cũng còn gọi là Herbal therapy
Tế bào mỡ tụ là lượng mỡ tụ chung quanh hông, đùi, và mông, đặc biệt chỉ có ở phụ nữ
Reflexology là cách xoa bóp tạo năng lực cân bằng các chức năng trong cơ thể qua tác động massage kích thích trên bàn tay và bàn chân. Xoa bóp thông tuyến bạch huyết là giúp đẩy các chất bẩn trong cơ thể ra nhanh hơn.
Tất cả tác động massage ở bên cổ được vuốt xuống (không bao giờ vuốt lên). Dòng máu trở về tim từ đầu, mặt, và cổ chảy xuống các tĩnh mạch hai bên cổ.

SKIN CARE FOR MEN

- **Testosterone** of men's hormone helps increase the muscle mass and not much the fatty tissue. Men contain 20% more muscle mass than women and more widen the shoulder.

- Beard hair grows at a rate of more than **5 inches** per year. Men's skin tends to have a more acne prone skin, more sebum, thicker and coarser than women does, but the basic skin structure is no difference.

- **In women**, fat is concentrated around the breast, hips and buttocks. In men, it is more evenly distributed. The **estrogen** levels in women to increase the hips widen and fatty tissues.

- Men's skin automatically exfoliates by daily shaving. Men's skin tends to be oilier because there are more sebaceous glands; it is also more acidic than women's skin.

- **Men usually** wash their face with a harsh bar soap, then lather on a shaving cream, shave, rinse quickly, and splash on an after shave lotion.

- A good way to increase sales and services in a salon is to service male clients. Unisex of atmosphere should the salon have to keep male client comfortable. It should be clean and attractive, well equipped and staffed, but should no be too feminize.

- **A male** client face is irritated and chapped; it is usually due to using alkaline shaving products. Shave any facial hair is to do priority to the facial treatment for male client.

Chất testosterone của kích thích tố đàn ông, giúp nâng khối lượng bắp thịt và không nhiều mô mỡ. Đàn ông chứa 20% khối bắp thịt nhiều hơn phụ nữ và rộng đôi vai hơn

Râu mọc ở mức hơn 5 inches (1 tất 3) mỗi năm. Da đàn ông có khuynh hướng nhiều mụn bọc ở bề mặt hơn, nhiều dầu hơn, da dày hơn, và sần sùi hơn là phụ nữ, nhưng căn bản cấu trúc da không có gì khác biệt.

Ở phụ nữ, mỡ tập trung chung quanh ngực, hông và đôi mông. Ở đàn ông được phân phối đều hơn. Lượng estrogen của phụ nữ làm tăng hông rộng ra và tăng mô mỡ.

Da đàn ông tự động lột bớt đi do hằng ngày cạo râu. Da đàn ông có khuynh hướng nhiều dầu vì có nhiều tuyến dầu và cũng còn có nhiều acid hơn da phụ nữ.

Đàn ông thường rửa mặt với loại xà phòng thỏi thông thường, rồi dùng bọt kem cạo, cạo râu, rửa nhanh và thấm lotion sau khi cạo.

Một cách tăng thu nhập mua bán và phục vụ trong tiệm là phục vụ cho khách nam. Sự trang hoàng salon cho cả hai giới để khách đàn ông cảm thấy thoải mái. Salon phải sạch và hấp dẫn, dụng cụ tốt và thợ giỏi, và không nên mọi thứ chỉ phục vụ cho phụ nữ mà thôi.

Mặt của khách nam giới bị ngứa và sần sùi, thường là do chất kem cạo alkaline. Nên cạo tất cả lông mặt trước khi làm facial cho khách nam giới.

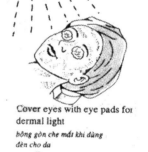

Cover eyes with eye pads for dermal light

bông gòn che mắt khi dùng đèn cho da

- A kimono-type robe is a type of body drape is recommended for male client to wear during a facial treatment. Analyzing a male's skin, it will not need to be precleansed.

- **To calm and soothe the face**, men should shave and wash the face in a downward direction.

- Improper shaving may cause folliculitis that the hair grows under the skin and is trapped there. Folliculitis (ingrown hairs) can be a problem for men with coarse or wiry beard hair.

- **A salon** can offer male clients to hair removal services of excess body hair, including eyebrow shaping and trimming. Hot waxing or electrolysic are also valid services for men.

Kiểu váy kimono là kiểu mặc che thân thể được mặc cho khách nam trong lúc làm facial. Phân tích da cho khách nam, không cần phải làm sạch da trước.

Để tránh đau và êm dịu mặt, đàn ông nên cạo và rửa mặt theo hướng đi xuống

Cạo sai chiều gây ra lông mọc đâm vào da là do lông mọc dưới da và nhét vào đó. Folliculitis là trở ngại cho đàn ông với hàm râu lông cứng và quăn.

Salon cũng nên phục vụ lấy lông cho khách đàn ông ở nơi lông mọc nhiều trong thân thể, kể cả dạng lông mày và cắt tỉa. Dùng sáp hoặc lấy lông vĩnh viễn cũng thích hợp cho nam giới.

www.levan900.net

DERMATOLOGIST AND ESTHETICIAN

Adolescents develop some degree of acne more than 80%. The wound will be red, yellow, or black. **Red** is an indication that the wound is **healthy.** **Yellow** indicates **infection.** **Black** can mean **dead tissue.** If the wound is cared for properly, dermis normally will take one week to epithelize (healing with skin regrowth).

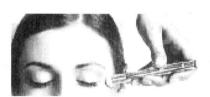

MAGNIFYING LAMP
Kính phóng đại xem xét làn da

1. The Esthetician helps to Dermatologist such as:
   - Facial or body treatments to assist in the care of problematic skin
   - Preparation of the skin for medical procedures surgery
   - **Lymphatic drainage** to assist in ecehymosis (bruising) and oedema (swelling)
   - Helping patient with problematic skin and post -operative care of the skin
2. Working with Dermatologist, you are dealing with diseases of the skin such as acne, dermatitis, psoriasis, coupersose, rosacia, etc...., or dealing with the pre-operative and post-operative care of the patient.

Tuổi thiếu niên phát triển mụn bọc hơn 80%. Vết thương có thể vừa màu đỏ, vàng, hoặc đen. Màu đỏ là dấu hiệu của vết thương tốt. Vàng dấu hiệu của sự nhiễm trùng. Đen có thể là tế bào chết. Nếu vết thương chăm sóc tốt, lớp nội bì cần 1 tuần để lành lại.

Thợ thẩm mỹ giúp cho bác sĩ về da như:

- Chữa trị da và cơ thể, phụ giúp trong việc chăm sóc da có bệnh

- Chuẩn bị cho da liên quan đến giải phẫu y khoa

- Giúp thông tuyến bạch huyết bị bầm và sưng phồng

Giúp bệnh nhân với làn da bị bệnh và chăm sóc da sau khi giải phẫu

Làm việc chung với bác sĩ về da, bạn liên hệ với các bệnh của da như mụn bọc, sưng da, vảy nến, da vỡ mạch máu, da đỏ ửng, v.v.. hoặc liên hệ với bệnh nhân trước và sau khi giải phẫu.

EMDA (the Esthetic, Manufacturer, and Distributors Alliance).

Client with rhinoplasty (nose surgery), esthetician should be careful when treating the nose.

Reconstructive surgery is the type of patient burn survivors, trauma patient, cancer surgery and patient born with deformities.

A wound is a break in the continuity of soft parts of body structures caused by violence or trauma to tissues.

Balneotherapy uses mud or fango, dead sea salt, seaweed, or enzymes. **LaStone massage** is the use of hot basalt stones and cold marble stones in massage.

An esthetician in a dermatologic setting may do a treatment such as the following: Superficial, cleansing, Exfoliation, Steaming, Acne extraction, Cool. Application of topical antibiotic.

EMDA là mỹ phẩm, nhà sản xuất, và kết hợp sự phân phối (Tổ chức phân phối hàng mỹ phẩm từ nhà sản xuất).

Khách có giải phẫu nâng cầu mũi, thẩm mỹ viên nên cẩn thận khi chữa trị vùng mũi

Giải phẫu tạo hình là loại bệnh nhân sống sót qua bị cháy, động kinh, giải phẫu ung thư và bệnh nhân dị dạng lúc sinh ra.

Vết thương là sự rách liên tục của phần mềm cấu trúc da trong cơ thể do đụng chạm mạnh hoặc do chấn thương các mô.

Balneotherapy dùng bùn hoặc fango, muối biển, rong biển, và men để massage. LaStone massage là dùng đá khoáng nóng và đá marble lạnh trong việc massagel.

Thẩm mỹ viên trong lãnh vực da có thể chữa trị theo cách sau đây: Làm sạch lớp da ngoài (superficial cleansing), Lột da hóa chất (exfoliation), Xông hơi (steaming), Lấy mụn bọc (acne extraction), Làm mát da (cool), Thoa thuốc chống nhiễm trùng (application of topical antibiotic).

Lesson 16: NGHỆ THUẬT MÀU VÀ TRANG ĐIỂM

Là chuyên viên thẩm mỹ, bạn cần rõ qui luật màu sắc, hình nét khuôn mặt, tạo sự cân đối để đưa mọi dạng khuôn mặt thành dạng trái xoan lý tưởng. Nghệ thuật trang điểm là giảm thiểu những nét không đẹp để thành nét đẹp, màu sắc thích hợp sẽ giúp tăng thêm hay giảm bớt khuôn mặt tạo cân xứng. Trang điểm khuôn mặt cũng phải nghĩ đến sự hài hòa từ kiểu tóc, màu sắc quần áo, màu mắt, da, tóc, nhân dáng, và cá tính để đạt được sự toàn hảo của nghệ thuật.

Trang điểm là một nhu cầu, từ hơn 1.000 năm, thời Ai cập đã từng biết dùng màu trang điểm cho da cho tóc và chất thơm để hấp dẫn và giúp làn da chống lão hóa. Do đó, trang điểm đối với nữ giới hôm nay là điều không thể không có được, là khí cụ tạo sự tự tin, sự thành công trong tình yêu và nghề nghiệp và số đông phụ nữ cũng đồng ý rằng phải thoa một chút gì đó trước khi rời khỏi nhà.

A. HÌNH NÉT MẶT NHÌN NGANG (PROFILE)

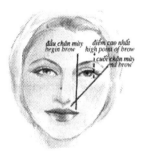

1. **Khuôn mặt thẳng** (straight profile) là trán và cằm theo đường thẳng, dạng khuôn lý tưởng, không lồi, không lõm.
2. **Khuôn mặt lõm** (concave profile) là cằm nhô ra, trán nhô ra (prominence chin and forehead), mũi lõm vào (receding nose).
3. **Khuôn mặt lồi** (convex profile) là trán và cằm trụt vào (receding forehead and chin), mũi nhô ra (prominent nose).

B. HÌNH NÉT MẶT NHÌN THẲNG (FACIAL TYPES)

Chiều dài của khuôn mặt được chia 3 phần đều nhau (three equal horizontal sections) từ:
- *Phần 1 từ viền tóc trán đến đầu chân mày*
- *Phần 2 từ đầu chân mày đến cạnh mũi dưới (tip of the nose)*
- *Phần 3 từ cạnh mũi dưới đến cạnh viền cằm*

Qua hình dạng khuôn mặt lý tưởng (oval face) **nhận biết được:**
- *Chiều dài mũi bằng 1/3 chiều dài khuôn mặt từ viền tóc đến cằm (hairline to chin).*
- *Khoảng cách giữa 2 mắt bằng chiều dài một con mắt.*
- *Chiều rộng băng qua gò má bằng 5 lần chiều dài con mắt*
- *Môi trên mỏng hơn môi dưới*
- *Đầu và cuối chân mày cùng nằm trên đường ngang*
- *Đầu chân mày thẳng hàng góc trong của mắt*
- *Cánh mũi rộng bằng khoảng cách một con mắt.*

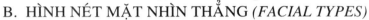

APPLY LIPLINER OUTLINING LIPS
vẽ viền môi ngoài

C. BẢY DẠNG KHUÔN MẶT (7 BASIC FACIAL SHAPES)

1. **Mặt vuông** (square shaped) viền trán và đường hàm rộng, vuông.
2. **Mặt tròn** (round shaped) đường hàm tròn và đường viền trán tròn
3. **Mặt trái soan** (oval shaped) chiều rộng bằng 2/3 hoặc 3/4 chiều dài
4. **Mặt dài hẹp** (oblong shaped) có chiều dài hơn mặt tròn, vuông và chiều ngang hẹp hơn
5. **Mặt trái lê** (pear shaped, triangle face) đường hàm rộng hơn đường viền trán.
6. **Mặt trái tim** (heart shaped, inverted triangle face) đường trán rộng, cằm hẹp
7. **Mặt hình thoi** (diamond shaped) trán hẹp, cằm hẹp và chiều rộng nhất là ngang qua gò má

Từ đặc điểm những khuôn mặt trên, chuyên viên thẩm mỹ trang điểm sao cho khuôn mặt có dạng trái xoan (OVAL). Với nguyên tắc màu đậm làm chìm đi, để giảm thiểu (giảm diện tích) những khuyết điểm và màu lợt làm nổi lên, để tăng rộng thêm (tăng diện tích).

Ví dụ: khuôn mặt TRÒN cần trang điểm để tạo khuôn mặt dài hơn, giảm bớt tròn bằng cách thoa phấn nền (foundation powder) đậm hơn từ thái dương đến đường hàm. Mặt hình THOI (diamond) muốn chiều ngang hẹp hơn, cần tạo bóng phấn nền đậm hơn ở vùng gò má (cheekbones), hoặc trán thấp, hai mắt gần nhau (close set eyes) nên dùng phấn màu nhạt để thoáng thấy rộng thêm.

D. TRANG ĐIỂM CHO CHÂN MÀY, ĐÔI MẮT *(MAKE UP FOR EYEBROWS AND EYES).*

Điểm cao nhất của chân mày giữa con ngươi khi nhìn thẳng, khuôn mặt cân đối đường thẳng sẽ từ góc mũi qua góc mắt trong, đầu chân mày, và đuôi chân mày ra ngoài góc mắt khoảng ½ inch.

- **Đôi mắt gần nhau** *(close-set eyes)* là khoảng cách giữa 2 mắt ngắn hơn chiều dài con mắt, cần thoa bóng mắt *(shadow)* màu nhạt từ cạnh ngoài mắt cho đến giữa 2 mắt, trông rộng hơn.
  - *Nên tỉa đầu chân mày xa rộng ra và vẽ thêm chân mày ra ngoài*

- **Đôi mắt xa nhau** *(wide-set eyes)* là khoảng giữa 2 mắt dài hơn chiều dài con mắt, cần thoa bóng mắt màu đậm bên trong góc mắt tiến về mũi để khoảng cách trông hẹp lại
  - *Nên vẽ thêm vô trong đầu chân mày vào góc trong mắt.*

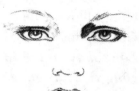

- **Đôi mắt tròn** *(round eyes),* thoa bóng mắt màu đậm ngoài góc mắt.
  - *Nhớ tạo chân mày cao để tạo khuôn mặt nhỏ hơn, vẽ đuôi chân mày dài ra bằng gò má.*

For full lips, line the lower lip just inside your natural lip
Với đôi môi dày, vẽ đường môi dưới bên trong môi thật

E. TRANG ĐIỂM CHO MŨI *(MAKE UP FOR NOSE)*

Cánh mũi đẹp bằng chiều rộng giữa 2 mắt, do đó cần thoa phấn nền đậm hoặc lợt từng loại mũi

- ***Mũi hẹp, mỏng (thin nose)*** nên trải phấn nền lợt ở hai bên sẽ trông mũi đầy đặn hơn.
- ***Mũi rộng, lớn (wide nose)*** nên trải phấn nền đậm ở hai bên sẽ trông mũi hẹp, nhỏ lại.

F. TRANG ĐIỂM CHO ĐÔI MÔI *(MAKE UP FOR LIPS)*

Môi bình thường có độ cong và các điểm nhọn (peaks) của môi trên thẳng với đường lỗ mũi (nostrils), và môi trên hơi mỏng hơn môi dưới. Tuy nhiên nhiều dạng khác nhau vì môi dày, lớn **(large full lips)**; môi dưới quá mỏng **(thin lower lip)**; hai góc môi quập lại **(drooping corners)**; môi không đều **(uneven lips)** v.v..., nên cần vẽ viền môi nhỏ lại hoặc lớn ra, chỉnh lại cho đều.

G. GẮN LÔNG MI GIẢ *(ARTIFICIAL EYELASHES)*

Mọi phụ nữ đều muốn lông mi dài, cong, dày sẽ đẹp và hấp dẫn, nên lông mi giả đã đáp ứng được. Gắn lông mi giả giúp cho đôi mắt trông lớn hơn, lông mi dày, đầy và rực rỡ hơn.

Lông mi có loại làm bằng sợi tổng hợp (synthetic fiber eyelashes) tạo độ cong sẵn, hoặc bằng lông mi thật hoặc lông chồn (mink) đã nhuộm màu thích hợp và tạo cong.

Có 2 loại lông mi thông dụng

- ***Lông mi từng sợi*** *(individual lashes, eye tabbing)* là loại sợi tổng hợp, chấm keo *(lash adhesive)* gắn vào tại nền của lông mi thật.
- ***Lông mi nguyên miếng*** *(strip lashes, band lashes)* là mảng lông mi được thoa keo và gắn ngay đường nền lông mi thật.

Chất keo *(lashes adhesive)* có thể tạo dị ứng khi tiếp xúc da, vì thế cần thử dị ứng da trước, bằng cách lau sạch vùng sau tai hoặc bên trong khuỷu tay cho 1 giọt keo gắn lông mi cở đồng 25 xu (quarter size), hoặc gắn thử 1 sợi lông mi lên mắt, để yên trong vòng 24 giờ, nếu không sưng, đỏ, ngứa là ghi kết quả vào bảng hồ sơ (client record card) âm tính *(NEGATIVE)* là gắn được lông mi giả.

Cách gắn lông mi

- *Khi gắn hàng lông mi trên thợ đứng phía sau, hoặc bên để dễ gắn hơn và khách cần nhắm mắt lại.*
- *Khi gắn hàng lông mi dưới, khách mở mắt lớn nhìn lên.*

Hàng tuần lông mi thật rụng từ 2 đến 3 sợi. Gắn lông mi giả giữ chặt 6 tuần và rơi ra theo lông mi thật. Lông mi hàng dưới dễ rụng hơn khoảng 1 tuần vì nước mắt và nhiều chất dầu ở mí mắt.

Để trông được tự nhiên thì hàng lông mi giả trên nên tỉa ngắn ở góc mắt và đuôi mắt, lông dài ở giữa, hàng lông mi giả dưới ngắn ở trong và dài dần phía đuôi mắt.

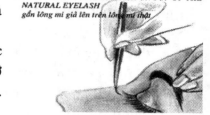

PLACE ARTIFICIAL EYELASH ON TOP OF THE NATURAL EYELASH
gắn lông mi giả lên trên lông mi thật

Sợi lông mi tổng hợp không ảnh hưởng thời tiết, tạo độ cong và nhuộm màu có thể là đen, nâu hoặc nâu đỏ thông dụng cho mọi phụ nữ. Thường lông mi giả thích hợp cho những phụ nữ có công việc tiếp xúc thường xuyên nên gắn loại lông mi tạm thời này và dễ dàng tháo gỡ bằng khăn và nước ấm, dung dịch gỡ lông mi, kem làm sạch da.v.v..... Gỡ lông mi từ ngoài vào trong và cẩn thận tránh kéo đứt lông mi thật.

Lông mày có thể nhuộm vì bạc hoặc hợp màu tóc. Lông mi cũng có thể nhuộm hoặc uốn cong và công việc này chỉ dành cho thợ thẩm mỹ toàn phần *(cosmetologist).*

CÁC SẢN PHẨM TRANG ĐIỂM *(MAKEUP PRODUCTS)*

1. **Phấn nền** *(foundation):* có thể là dạng lỏng (liquid), cream có thể dạng dầu (oil-based) dùng cho da bình thường hoặc khô, dạng nước (water-based) cho da dầu. Foundation hợp với màu da và thử màu hợp với vùng da ở cằm (jaw area). Phấn nền tạo màng bảo vệ da ảnh hưởng đến thời tiết, bụi bậm và che đậy những khuyết điểm của làn da.

2. **Phấn bột** *(face powder):* loại phấn rời màu trong (translucent powder) hoặc được pha trộn màu và chất thơm hỗ trợ cho phấn nền giúp bám chặt vào da để che đậy những đốm da, hòa hợp làn da trông tự nhiên hơn.

3. **Màu chân mày** *(eyebrow color):* thêm màu đậm đà cho chân mày, tạo dáng thích hợp theo khuôn mặt và để tô điểm như chỗ lông mày thưa, thiếu. Màu nâu thường thông dụng hơn.

4. **Bóng mắt** *(eye shadow):* có thể dạng thỏi (stick), kem hoặc bột. Bóng mắt màu lợt làm con ngươi trông sâu hơn và bóng mắt màu đậm làm màu con ngươi trông lợt hơn. Thoa bóng mắt tạo cho đôi mắt sáng lên thêm hấp dẫn và cần hòa hợp màu sắc với màu quần áo.

5. **Viền mắt** *(eyeliners):* là dạng chì sáp dạng sáp, dầu để vẽ viền kế lông mi trên và dưới thường cùng màu với màu mascara trông tự nhiên hơn. Viền mắt giúp đôi mắt trông lớn hơn và lông mi trông dày hơn.

6. **Màu lông mi** *(mascara):* dạng đậm đặc, màu nâu, đen giúp lông mi trông dày hơn và dài hơn.

7. **Phấn má** *(cheek color):* dạng kem, lỏng, bột, thể dầu có màu, trãi phấn từ gò má lên thái dương giúp má hồng tự nhiên và tạo dạng khuôn mặt hấp dẫn hơn.

8. **Viền môi** *(lip liner):* chì kẻ viền môi để tạo sửa lại môi nhỏ hơn hoặc lớn hơn, viền môi giúp cho son môi khỏi tưa màu ra và màu viền hòa hợp với son môi.

9. **Son môi** *(lip color):* dạng thỏi, bóng, kem, thể dầu khoáng (mineral), thực vật (mineral) có chất chống nắng bảo vệ môi và chất ẩm để môi không bị khô, nứt. Màu son có thể dùng cọ sơn môi và hòa hợp cân đối với màu mắt và làn da.

Trang điểm là một nghệ thuật tạo vẽ đẹp cho khuôn mặt bằng màu sắc chẳng những cho nữ giới mà còn cho nam giới trong mọi lãnh vực nghề nghiệp. Trang điểm ban ngày (daytime makeup) trông nhẹ nhàng, nhưng trang điểm ban đêm (evening makeup) cần màu sáng, đậm hơn và rực rỡ hơn.

Chapter 16: COSMETIC COLORS AND GLAMOUR MAKE UP

(Nghệ thuật màu và trang điểm)

There are many good quality private label cosmetics in the world of makeup and it may take a while to learn color shades naturally and easily. When determining skin color, you must know if the skin is light, medium, or dark. Then determine skin's tone is warm or cool.

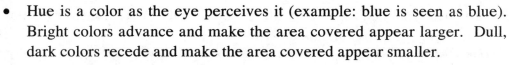

- Red, yellow, and blue are the three basis colors of **primary color**. Mix in equal parts of any two primary color such as (red + yellow = orange; red + blue = violet; blue + yellow = green) are **secondary color.**

  Mix in equal parts of any color from primary color and secondary color such as (red + orange ; orange + yellow; red + violet..) are **tertiary color**.

- Hue is a color as the eye perceives it (example: blue is seen as blue). Bright colors advance and make the area covered appear larger. Dull, dark colors recede and make the area covered appear smaller.

Khuôn mặt trái soan chia 3 phần chiều ngang và 5 phần chiều dọc

- **Poets refer** to color to express emotions. Melanin pigments are reponsible for skin color. Skin color is classified as being light, medium, deep, dark and pale.

Có nhiều hiệu sản phẩm tốt trong ngành mỹ phẩm toàn cầu và bạn cần phải tìm hiểu màu sắc tự nhiên. Khi đánh giá màu da, bạn phải biết loại da nhạt, trung bình, và da đậm. Đồng thời đánh giá độ sáng da thuộc màu ấm hoặc màu lạnh.

*Đỏ, vàng, và xanh biển là 3 màu căn bản của **nhóm màu thứ nhất**. Pha trộn đều nhau của bất cứ 2 màu thứ nhất nào như (đỏ +vàng = cam; red + xanh biển = tím; xanh biển + vàng = xanh lá) là **nhóm màu thứ hai**.*

*Pha trộn đều nhau của bất cứ 2 màu của nhóm thứ nhất và nhóm thứ hai nào như (đỏ + cam; cam + vàng; đỏ + tím) là **nhóm màu thứ ba.***

Hue là màu mà mắt tiếp nhận được (ví dụ: xanh biển là đúng xanh biển). Màu sáng là tăng lên và phủ chỗ đó có vẽ rộng hơn. Màu tối, đậm là giảm đi và phủ chỗ đó có vẽ nhỏ hơn.

Những thi sĩ diễn tả màu qua cảm xúc. Chất hạt màu có thể ảnh hưởng chính của màu da. Màu da được phân loại là màu lợt, trung bình, thẩm, đậm và rất nhạt.

- White color usually stands for purity. White skin is the skin without color pigmentation. Hemoglobin is the pigment gives red blood cells color.

- **Carotenes** are pigments give a yellow tone to the skin. Jaundice is the cause of discoloration of tissues and body excretions (skin and eyes take on a yellow cast).

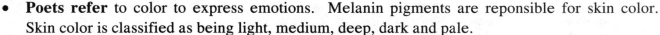

- An albino is a person who has melanocyte cells that do not produce melanin. Albinism is the lack of color in a person's skin, hair and eyes.

- Brown, black, and charcoal are the most popular colors of eyeliners. Eye-color is used to enhance the beauty of the eye, and to conceal imperfections

- Lightest to darkest are described as kin colors: **Olive skin, golden skin, brown skin, white skin, ebony, tan skin, light creamy skin, and pink skin**

Màu trắng thường tiêu biểu cho sự tinh khiết, trong trắng. Da trắng là da không có hạt màu. Hemoglobin là chất màu tạo cho máu có màu đỏ.

Carotenes là màu tạo màu vàng cho làn da. Jaundice (bệnh vàng da) tạo sự lợt màu của các mô và điều tiết cơ thể (da và mắt có màu vàng).

Albino là người mà có tế bào màu mà không sản xuất hạt màu. Người bị bệnh bạch tạng là thiếu chất màu trong da, tóc và đôi mắt.

Màu nâu, đen, và xám than là màu thông dụng của đường viền mắt. Màu mắt được dùng nâng lên nét đẹp của mắt, và che đậy những khuyết điểm.

Màu lợt và đậm nhất là diễn tả màu da: da olive (yellowish green), da sắc vàng (yellow cast), nâu nhạt đến nâu (clear brown to brown), da trắng không màu (no color pigment), da nâu đen (brownish black), da đỏ (red &yellow), da hồng vàng (florid cast), da hồng nhạt (pink undertones).

- **Three types** of pigment in the skin are melanin, hemoglobin, and carotenes
- An allergy test is recommended for eyelash adhesive. The best type of adhesive for eyelashes is the surgical adhesive. Baby oil may be used to remove artificial eyelashes.
- **Some women** are allergic to the adhesive eyelashes, so it is advisable to give the client an allergy test before applying the lash.
- Titanium dioxide is a white, crystalline powder used in the manufacture of some cosmetics for coverage, especially in foundations, coversticks, and lipsticks.
- **Applying makeup** artistically and being able to interest the client in purchasing cosmetics are two things important to being a successful makeup artist.

Có 3 loại màu da là melanin (hạt màu), hemoglobin (màu máu), và carotenes (hạt màu vàng)

Một thử nghiệm da được khuyên nên làm cho loại keo lông mi. Loại keo tốt nhất cho lông mi là loại keo trong ngành giãi phẩu. Dầu thoa trẻ em có thể dùng để gỡ bỏ lông mi giả.

Một số phụ nữ có phản ứng đến keo lông mi, vì thế khuyên nên làm cho khách một thử nghiệm dị ứng da trước khi gắn lông mi.

Titanium dioxide là một loại bột trắng, bột kết tinh thường dùng trong sản xuất của một số mỹ phẩm để che phủ, đặc biệt có trong phấn nền, thỏi phủ màu và thỏi son.

Trang điểm có nghệ thuật và tạo cho khách có sự thích thú trong việc mua mỹ phẩm là 2 điều quan trọng của một chuyên viên trang điểm thành công.

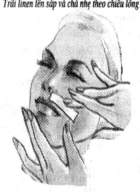

Apply strip over wax and rub in the direction of hair growth
Trãi linen lên sáp và chà nhẹ theo chiều lông mọc

- The ideal makeup mirror is one that resembles a theatrical makeup mirror. Bulbs place surround the mirror on three sides only.
- **The client's skin** prepare for a makeup, have to clean thoroughly and use astringent to remove traces of stale makeup. Remove all eye-color and lip-color, then apply a small amount of moisturizer for protection.
- The oval face is considered to be ideal, but all face shapes are attractive when makeup is applied correctly. Makeup is used to help to correct uneven features.
- **Waxing** is the best method for removing extremely heavy eyebrows. Brows should be tweezed in the direction they grow

Tấm gương trang điểm lý tưởng là giống như loại gương trang điểm trong kịch trường. Các bóng đèn chỉ gắn 3 cạnh chung quanh gương.

Làn da của khách chuẩn bị cho việc trang điểm, phải làm sạch da hoàn toàn và dùng chất astringent lấy các vết trang điểm cũ. Lau tất cả màu mắt và màu son môi, rồi thoa một ít chất ẩm để bảo vệ.

Mặt trái xoan được xem là lý tưởng, nhưng tất cả khuôn mặt đều hấp dẫn khi trang điểm đúng cách. Trang điểm được làm để giúp sửa lại đường nét không đều.

Sáp là cách tốt nhất để lấy những chân mày có nhiều lông. Chân mày nên dùng nhíp nhổ theo chiều lông mọc

- Freshener, toner, and astringent are products the same function for skin. For make up these liquids are used after cleasing, just before moisturizer is applied.

- **Freshener** is beneficial for mature and dry skin, sensitive skin; often have the lowest alcohol content from 0 – 4%.

- **Toner** is beneficial for normal and combination skin, alcohol content from 4 – 15%.

- **Astringent** is beneficial for oily skin and acne skin, remove access oil on the skin, alcohol content up to 35%.

- Mascara is used to make the lashes look thicker, long and darker.

- **Cheek color** is called *"blusher"* or *"rouge"*.

- The basic rules when applying eyeshadow are: - the main fashion color (blue, green, plum) on the eyelid and the shading color (brown, charcoal, navy) in the crease of the eyelid.

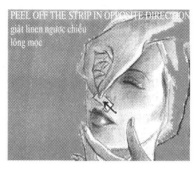

Toner, freshener, và astringent là sản phẩm có cùng tác dụng trên da. Đối với việc trang điểm, những chất này được dùng sau khi làm sạch da, phải dùng trước khi thoa chất ẩm lên da

Freshener thích hợp cho da tuổi già và da khô, da nhạy cảm, thường có chứa lượng cồn thấp nhất từ 0 đến 4 phần trăm.

Toner thích hợp cho da bình thường và da tổng hợp, lượng cồn chứa từ 4 đến 15 phần trăm.

Astringent thích hợp cho da dầu và da có mụn bọc, lấy bớt chất dầu trên da, lượng cồn chứa đến 35 phần trăm.

Mascara được dùng để làm cho lông mi trông dày hơn, dài và đậm hơn

Màu phấn ở má còn gọi là "blusher" hoặc "rouge".

Điều căn bản khi thoa bóng mắt là: -màu thời trang chính (xanh biển, xanh, đỏ mận) trên mí mắt và màu tạo bóng (nâu, than, xanh biển nhạt) nâng lên mí mắt.

SAFETY PRECAUTION

- The patron should be in a comfortable reclining position. The facial chair should be locked securely. The parton's head should be raised slightly.

- The patron's hair should be covered with a towel or headband protector while makeup is being applied.

- Apply a skin toner to dry skin and an astringent to oily skin. Dust powder over the face, being careful not to get into the eyes.

- Usually mascara is applied to upper lashes only. Never use makeup in stick form in a beauty salon; it is unsanitary.

- When applying lipstick, remove it from the container with a clean toothpick. Remove cosmetics from containers with a sanitized spatula.

Khách nằm dài ở tư thế thoải mái. Ghế phải được giữ chặt an toàn. Đầu của khách hơi nâng lên.Tóc của khách phải được bọc bằng khăn hoặc tấm

PRIMARY COLORS *(màu thứ nhất)*

Three basic colors (*³ màu căn bản*)

BLUE   RED   YELLOW

SECONDARY COLORS *(màu thứ hai)*
Mixing equal portions of 2 primary colors
Trộn 2 màu căn bản đều nhau

Blue + Red	**VIOLET**
Blue + Yellow	**GREEN**
Red + Yellow	**ORANGE**

TERTIARY COLORS *(màu thứ ba)*
Mixing equal portions of 1 primary and
1 secondary color *(Trộn màu thứ 1 & 2 đều nhau)*
Blue + Green; Blue + Violet; Green +Yellow...

COMPLEMENTARY COLORS *(màu thứ tư)*
Colors directly opposite each other,
2 complementary colors are mixed; they
neutralize each other by creating brown
(2 màu đối diện trộn đều trung hòa nhau tạo màu nâu)
* ***Blue + Orange*** NEUTRAL **Dark brown** *(nâu đậm)*
* ***Red + Green*** NEUTRAL **Reddish brown** *(nâu đỏ)*
* ***Yellow + Violet*** NEUTRAL **Golden brown** *(nâu nhạt)*
If three primary colors such as (blue + red +yellow)
are mixed in equal parts becomes black
(nếu 3 màu căn bản thứ nhất (xanh, đỏ, vàng) trộn đều số lượng nhau trở thành màu đen)

choàng đầu trong khi trang điểm. Thoa chất làm dịu da cho da khô và chất đóng lổ chân lông cho
da dầu. Thoa bột phấn cho da mặt, cẩn thận đừng để rơi vào mắt.
Thông thường màu lông mi (mascara) thoa ở lông mi trên. Đừng bao
giờ dùng thỏi màu trang điểm ở tiệm vì không được vệ sinh.Khi thoa
son môi, lấy màu son từ trong lọ bằng cây tâm sạch. Lấy mỹ phẩm từ
trong lọ bằng cây que khử trùng

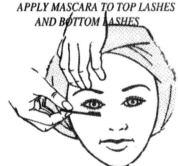

PLACE ARTIFICIAL EYELASH ON TOP OF THE
NATURAL EYELASH
gắn lông mi giả lên trên lông mi thật

- **For sanitary reasons** use a disposable lip brush or the patron's own lip brush. Discard all used materials. Keep jars and lotion bottles tightly closed.
- Usually mascara is applied to upper lashes only.
- Dust powder over the face, being careful not to get into the eyes.
- Never use makeup in stick form in a beauty salon; it is unsanitary.

Vì lý do vệ sinh dùng cây cọ thoa môi chỉ một lần hoặc cây cọ riêng của khách. Vất bỏ các vật liệu đã dùng qua. Giữ
gìn các chai lọ và dung dịch đậy nắp chặt
Thoa bột phấn cho da mặt, cẩn thận đừng để rơi vào mắt.
Thông thường màu lông mi (mascara) thoa ở lông mi trên.
Đừng bao giờ dùng thỏi màu trang điểm ở tiệm vì không được vệ sinh.

- Remove cosmetics from containers with a sanitized spatula.
- **Sponges are good** for blending foundation,   concealer.
- Brushes to blend powder, blush, and eye shadows work better than sponge tips or fingers
- **For straight lashes**, a curler and be used prior to mascara
- Keep jars and lotion bottles tightly closed.

APPLY MASCARA TO TOP LASHES
AND BOTTOM LASHES

Lấy mỹ phẩm từ trong lọ bằng cây que khử trùng
Miếng xốp bọt tốt cho trãi phấn nền, phấn che
Chãi lông mịn trãi bột, phấn hồng và bóng mắt tốt hơn là miếng xốp
hoặc ngón tay.
Với lông mi ngay, dụng cụ làm cong được dùng trước khi thoa mascara
Giữ gìn các chai lọ và dung dịch đậy nắp chặt

thoa mascara cho lông mi trên và dưới

Bài 17: PHÁT TRIỂN SALON VÀ PHỤC VỤ KHÁCH

Khi bạn có bằng hành nghề thẩm mỹ thì cũng nên nghĩ một lúc nào đó bạn trở thành chủ nhân một salon. Có thể là salon nhiều dịch vụ thẩm mỹ hoặc chỉ chuyên về chăm sóc da, trang điểm. Kinh doanh salon là mang trách nhiệm lớn, nên cần kiến thức về thương mãi, kế toán, bảo hiểm, luật địa phương, tiểu bang, và liên bang, hiểu rõ tâm lý khách. Đó là những yếu tố cần cho những ai khao khát trở thành chủ tiệm.

YẾU TỐ MỞ TIỆM:

1. Địa điểm luôn là điều cần lưu ý như đông đúc dân chúng sống quanh vùng, salon nên gần những nơi hoạt động thương mãi phát triển, nhà hàng, chợ, và xe cộ qua lại nhiều. Cần tìm hiểu sự tiêu dùng dân chúng quanh vùng, thu nhập cá nhân…. . Salon phải trong tầm nhìn, hấp dẫn và thu hút khách đi bộ. Chỗ đậu xe thuận tiện để khách không phải lo lắng. Và tránh sự cạnh tranh với đồng nghiệp.

2. Bảng hợp đồng ghi rõ salon có thay đổi hoặc cần sữa chữa cơ sở kinh doanh thế nào sau khi ký hợp đồng để tránh sự bất đồng, cần hiểu điều nào thuộc về chủ và về người thuê. Nếu cần thuê luật sư để thương lượng hợp đồng.

3. Bảng kế hoạch kinh doanh ghi chi tiết chi phí cho tiền lương, huê hồng, sữa chữa, quảng cáo, thuế, bảo hiểm, vật liệu tiêu dùng, lợi nhuận và thua lỗ, đủ nguồn vốn hoạt động, thời gian cần thiết tạo được lượng khách hàng thường xuyên, hoặc cần lập bảng kế hoạch kinh doanh để vay mượn vốn rất cần những yếu tố trên, tốt nhất nên tham khảo với chuyên viên kinh tế.

ESTHETICIAN'S UNIFORM
Áo đồng phục của chuyên viên chăm sóc da

- *Skin care, make up salon* là chuyên về chăm sóc da và trang điểm.
- *Full service salon* là salon phục vụ nhiều việc như tóc, da, massage thì thường chỉ 1 hoặc 2 người thợ làm móng. Sự tiện lợi cho khách làm tóc, da mặt và làm móng tay chân tiết kiệm thì giờ vì khỏi phải đến nơi khác. Tuy nhiên cũng có bất tiện là khi đau bệnh khó có người thay thế và vì không cạnh tranh nên không học hỏi được nhiều kỷ thuật hay từ đồng nghiệp.

Salon cần trình bày đẹp và hợp lý, bàn của thư ký, nhận phone gọi hẹn là nơi quan trọng, thư ký tiếp chuyện thật chuyên nghiệp vì đây là nguồn thu nhập của tiệm. Bàn tiếp khách cần chưng hoa; các lối đi trong salon thuận tiện, restroom sạch sẽ và salon thoáng khí.

HÌNH THỨC LÀM CHỦ SALON

- *Cá nhân (individual ownership):* là hình thức làm chủ chỉ một người, vừa quản lý và có thể là thợ. Đây là cách làm chủ lời ăn lỗ chịu, người chủ tự quyết định mọi việc của salon.
- *Hùm hạp (partnership):* là hình thức làm chủ từ 2 người trở lên. Lợi điểm của cách làm chủ này là có được nhiều vốn, chia xẻ công việc, trách nhiệm và cùng có quyết định chung phát triển salon.
- *Công ty (corporation):* là cách làm chủ từ 3 người trở lên, hình thức cổ phần. Công ty bắt buộc phải có điều lệ riêng chặt chẽ, có bảo hiểm hỏa hoạn, cắp, trộm, tai nạn do bất cẩn xảy ra cho khách. Với hình thức cổ phần không bị mất mát phần tài sản riêng nếu cơ sở làm ăn thua lỗ, chỉ mất cổ phần tham dự vào công ty.

Dù hình thức nào, cần phải hiểu biết điều lệ, luật, và bảo hiểm để hoạt động kinh doanh hợp pháp.
- Điều lệ địa phương (local regulations): sửa chữa, thay đổi về cấu trúc cơ sở.

- Luật tiểu bang (state laws): thuế bán, lệ phí giấy phép hành nghề, bồi thường nhân viên có thương tích.
- Luật liên bang (federal laws): an sinh xã hội, bồi thường thất nghiệp, pha chế mỹ phẩm, hóa chất, cơ quan bảo quản an toàn nghề nghiệp (OSHA).
- Luật thuế thu nhập (income tax laws): phụ trách cả tiểu bang và liên bang
- Bảo hiểm (insurance): rủi ro nghề nghiệp, bị hỏa hoạn, cướp, trộm, cơ sở tạm không hoạt động.

Giữ sổ sách salon là một trong yếu tố quan trọng để rõ sự chi tiêu, thu nhập, chi phí hàng ngày, tuần, tháng, như chi phí lặt vặt hàng ngày cần tổng kết giao cho người kế toán và cũng để định giá trị của salon từng năm và giá bán cho người có ý muốn mua cơ sở của bạn nữa.

Salon phục vụ khách được phép mở bán sản phẩm liên hệ đến dịch vụ làm đẹp (beauty supplies). Tuy nhiên để hợp thức hóa cơ sở cần xin giấy phép (sale permit), để tính phần thuế thanh toán lại sở thuế tiểu bang sau mỗi kỳ 3 tháng, cũng như nộp những chi phí được trừ ra từ nhân viên. Do đó cần có người trông coi về sổ sách kế toán cho salon (book keeping).

Sản phẩm trong tiệm gồm: thuốc, hóa chất, sản phẩm sử dụng, tiêu thụ cho nhu cầu khách hàng *(consumption supplies)* và sản phẩm để bán lẽ cho khách mang về sử dụng *(retail supplies)*.

Việc bán lẽ cho khách cũng là yếu tố quan trọng, người thợ cũng cần hiểu rõ sản phẩm để mô tả cho khách, không nói sai lệch và cũng cần có sự tế nhị khi gợi ý người khách mua sản phẩm.

Theo tâm lý khách mua hàng cũng cần sự thúc đẩy của thợ như giúp khách làm quyết định sản phẩm có lợi thế nào và kết quả. Đồng thời người thợ, người chủ cũng luôn biểu lộ nét tươi trẻ, gọn gàng, hợp thời để khách luôn xem mình là người mẫu cố vấn cho họ về phương diện thẩm mỹ.

Sản phẩm ở salon cần kiểm toán tồn kho để không bị thiếu sót trong khi sử dụng và dự trù cho những dịp lễ thường năm. Tuy nhiên cũng đừng ham rẻ mua số lượng lớn sản phẩm trở nên tồn đọng gây trở ngại nguồn vốn luân lưu và cất giữ lâu hóa chất mất tác dụng phải loại bỏ....

Chi phí salon được phân phối tương đối sau đây: tiền lương cho thợ hoặc ăn chia (commissions) khoảng 50% đến 60%; thuê địa điểm khoảng 13% đến 18%; sản phẩm tiêu thụ dùng cho khách khoảng 5% đến 8%; quảng cáo khoảng 3% đến 5% và chi phí linh tinh salon khoảng 3%.

Để tạo uy tín, niềm tin cho khách, yếu tố đầu tiên là phục vụ người khách được hài lòng và chính họ tự giới thiệu người thân quen. Tuy nhiên quảng bá cơ sở cũng là một phần quan trọng khác như quảng cáo trên báo, radio, hoặc gởi thư trực tiếp cũng làm cho người khách cảm thấy được chiếu cố hơn....

Điều hành salon là thành viên của tiệm bao gồm: thư ký, thợ tay chân, thợ thẩm mỹ, chuyên viên về màu, thợ massage nếu là salon nhiều dịch vụ. Đồng thời rõ ràng về giá cả phục vụ và sổ hẹn khách bố trí thích hợp theo thời gian từng việc.

Để phát triển kinh doanh người chủ salon, người thợ thẩm mỹ cần hiểu rõ chúng ta phục vụ mọi đối tượng khách từ giới trẻ đến người cao niên, từ người nhút nhác, nóng tính, đến cả người khách nhiều chuyện vẫn tự chủ giải quyết công việc nhẹ nhàng, trôi chảy. Với kinh nghiệm nghề nghiệp, kiên nhẫn, và thành thật sẽ giúp cho quí vị thành công hơn trong kinh doanh ngành thẩm mỹ.

tủ khử trùng tia UV

Chapter 17: HOW TO DEVELOP A SALON AND SERVICES
(Phát triển salon và phục vụ khách)

Starting your own business is a big responsibility and not a step to be taken without serious planning. Knowledge of business principles, bookkeeping, laws, insurance, salesmanship and psychology is crucial to the esthetician, cosmetologist who aspires to be an owner of a salon.

Give careful consideration to every aspect of running a business. When planning to open a salon, careful consideration must be given to the selection of proper location. A good location is near a supermarket or a department store and attracts the attention of pedestrians, should be clearly visible.

A good location is one that has a population large enough to support the salon, near active business, restaurant, supermarket, high-traffic area.

OPENING THE SALON:
- Find out about the size, income, buying habits of the populations
- Eye catching to attract the attention (walking)
- The parking area should be well lighted, convenience, its should be a major consideration
- Avoid too much direct competition

Written Agreements: Agreements for building alterations and repairs will prevent disputes over. A lease be certain you understand pertain landlord and to the tenant. To protect your interests, hire a lawyer to help with your negotiation.

Business plan: General description salaries, equipments, supplies, repair, advertising, taxes, insurance, profit and loss, consult a professional, enough working capital. It often takes time to build a clientele.

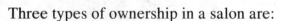

CLIENT GOWN
Áo choàng cho khách làm facial

Three types of ownership in a salon are:

-Individual ownership: The proprietor is owner and manager; determines policies and make decision; receives all profits and bears all losses.

-Partnership: Ownership (2 or more people) more capital for investment, share work and responsibilities to make decisions. Each partner assumes each other's unlimited liability for debts.

-Corporation: Ownership (3 or more people) called stockholders.

Protection against liability, fire, malpractice, burglary, insurance, keep accurate record

The stockholders cannot lose more than their original investment in the corporation.

Purchasing an Established Salon is written purchase and sale agreement to avoid any misunderstandings - Use of salon's name and reputation for a definite period of time - Additional guidance provided by your lawyer.

Protection against fire, theft, and lawsuits: Securely locked; purchase liability, fire malpractice, and burglary insurance; keep accurate records.

Average expenses for salon: Salaries and commissions 53.5%; Rent 13%; Supplies 5%; Advertising 3%.

Business law and Insurance:

Local regulations: Building renovations (local business code)

-*Federal laws:* Cover social security, unemployment compensation of insurance and cosmetic. OSHA requires that ingredients of cosmetic preparations (perm solutions, tints) OSHA distributes MSDS sheets for this purpose.

-*State laws*: Sales taxes, licenses and employee compensation

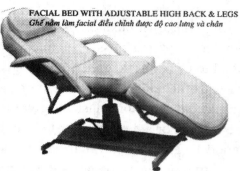
FACIAL BED WITH ADJUSTABLE HIGH BACK & LEGS
Ghế nằm làm facial điều chỉnh được độ cao lưng và chân

-*Income tax laws:* Cover by both the state and federal governments.

-*Insurance:* Cover malpractice, premises, liability, fire, burglary, theft and business interruption.

Record keeping: To determine income, expenses, profit or loss. To assess the value of the salon for prospective buyers. Weekly record, control expenses and waste, comparison (other years). Daily record: Sales slips, appointment book and petty cash book.

Purchase and Inventory records:

Prevent overstock, running short, net worth at the end of year. Consumption supplies uses for daily business operations and retail supplies to be sold the clients and price of services, booking appointments.

Personal in the salon consist of receptionists, manicurists, cosmetologist, colorists, and masseurs

-**Types of clients:** Timid, shy; talkative; irritable, nervous; Inquisitive, over cautious; know-it-all, teenager, mature...

-**Selling in the salon**: Be familiar, never misrepresent, and use tact when selling to a client
Motives for buying and helping your client decide; result and benefits.

-**Advertising:** Newspaper, direct mail, window display, radio, T.V, telemarketing, taped promotions, personal public appearance. An advertising budget should run about 3% of your gross income. Concentrate most of your advertising on traditional slow period and plan for holiday and special yearly events.

Criteria when selecting employees for a salon is general skill level, overall attitude, and personality. The flow of operational service toward the reception room with amenities such as: phone, coffee, magazines, and pleasant music.

Insurance policies are purchased by salon owner to protect themseves against suit for malpractice.

A color scheme that is restful and flattering to males, females, and young adult to senior groups. Daily sales slips and petty cash book should be kept for at least 6 months.

Lost of income as a result of wasted time can be minimized by keeping an accurate appointment book.

Consumption supplies use in the daily business operation. **Retail supplies** is sold to clients
Plumbing, lighting, air conditioning, and heating are sufficient for satisfactory services. A clean rest room containing toilet and basin.

Các tiêu chuẩn để chọn nhân viên cho cơ sở thẩm mỹ kỷ năng tổng quát, thái độ mọi mặt và cá tính.

Một loạt các dịch vụ đều tập trung về nơi tiếp khách với những điều cần phục vụ như: điện thoại, coffee, tạp chí và âm nhạc thích hợp. Bảng hợp đồng bảo hiểm được mua do chủ tiệm để bảo vệ cho chính họ chống lại những kiện tụng với những rủi ro do nghề nghiệp gây ra.

Màu sắc salon phải hài hòa dễ chịu và đẹp mắt cho mọi giới từ trẻ đến vị cao niên. Hóa đơn bán hằng ngày, và sổ chi tiêu lặt vặt nên giữ tối thiểu là 6 tháng. Thiệt hại về thu nhập như là kết quả của lãng phí thời gian, có thể giảm thiểu bằng cách giữ chính xác sổ hẹn khách. Vật liệu tiêu thụ dùng hằng ngày cho công việc. Vật dụng bán lẻ được bán cho khách hàng. Hệ thống nước, điện, điều hòa, và nhiệt hữu hiệu cho công việc. Nhà vệ sinh phải sạch có cả bồn cầu và bể tắm.

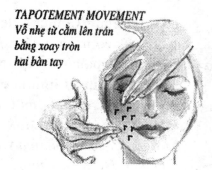

TAPOTEMENT MOVEMENT
Vỗ nhẹ từ cằm lên trán bằng xoay tròn hai bàn tay

SERVICES: Promotions help introduce to clients to new products and services. For advertising to be effective, your efforts must be focused. The most effective advertising and promotion vehicle is client referrals, and word-of-mouth.

Direct mail is often seen as the most selective and efficient from of advertising for local businesses. One the business is established, 2 to 3% is a normal expenditure for advertising

Sự quảng cáo giúp giới thiệu khách hàng đến những sản phẩm mới và công việc. Để quảng cáo được hữu hiệu, sự tác động của bạn phải tập trung. Hầu hết việc quảng cáo hữu hiệu và phương tiện thúc đẩy cho sự phát triển là khách hàng giới thiệu và miệng truyền miệng. Quảng cáo gởi tận nhà thường được ưa chuộng và hữu hiệu từ nguồn quảng cáo thương mãi địa phương. Một cơ sở kinh doanh cần chi 2 đến 3 % thông thường cho quảng cáo.

The key points in consultative selling are experience is worth a thousand words; Know your products and services; Listen, analyze, question, and probe; Be sensitive; Offer benefits; Close the sale.

Eight key points in retail display are: -Supported by signage -Supported by people -Well stocked. -Stocked with a variety of products -Well organized and neat -Well-lighted -Attractive and functional. -Visible.

Suggest several courses of action that the client can take using your services and products.

Take a moment to be personal. Ask about the children, the job-anything that is of importance to the client. Be sure to thank the client for the call, remind the client about the appointment. If did not schedule, invite them to call.

Các điểm chính trong việc tham khảo mua bán là kinh nghiệm đáng giá cả ngàn lời nói, biết rõ sản phẩm và các dịch vụ, lắng nghe, phân tích, câu hỏi, thăm dò, nhạy cảm, đưa ra lợi ích, không phải sản phẩm, kết thúc việc buôn bán

Tám điểm chính trong cách trình bày bán lẻ là: mọi lứa tuổi ủng hộ, dân chúng ủng hộ, đủ hàng hóa, có đủ các các loại hàng hóa, sắp xếp ngay ngắn và gọn gàng, đủ ánh sáng, hấp dẫn và có tác dụng, thấy dễ dàng.

Có vài lời khuyên và hướng dẫn. Gợi ý nhiều hướng dẫn ứng dụng cho khách có thể phục vụ và sản phẩm liên hệ.

Dùng hình thức có tính cá nhân. Hỏi về các em bé, bất cứ điều gì có quan trong đến khách. Cảm ơn khách khi gọi đến, nhắc nhở khách về giờ hẹn. Nếu không lấy hẹn, mời họ gọi đến.

BALANCE BETWEEN EYES & EYEBROWS
Cân bằng mắt và chân mày

Bài 18: SIÊU VI KHUẨN HIV, BỆNH AIDS, VÀ VIÊM GAN

HIV (Human Immuno deficiency Virus) là siêu vi khuẩn tiêu diệt tính miễn nhiễm tự nhiên của cơ thể. Theo nghiên cứu HIV có từ 50 năm trước từ loại khỉ xanh của Phi Châu và năm 1959 trong ngân hàng máu ở Phi Châu phát hiện có vi khuẩn bệnh AIDS.

AIDS (Acquired Immune Deficiency Symdrome) là triệu chứng thiếu sót tính miễn nhiễm tự tạo trong cơ thể. AIDS là một triệu chứng tiếp nhận những dấu hiệu đáng lưu ý tạo bệnh chứ không phải bệnh. Ví dụ như đau cổ họng, nóng, đau khớp xương là triệu chứng bệnh cúm (flu).

Một người có những nguyên nhân thiếu sót tính miễn nhiễm trong cơ thể (AIDS) là tạo ra những siêu vi khuẩn cực nhỏ, không thể thấy dễ dàng, là những siêu khuẩn tiêu diệt tính miễn nhiễm của người (HIV). Siêu vi khuẩn (virus) nhỏ hơn, đơn giản hơn, và khác hơn vi trùng (bacteria). Vi trùng nhỏ hơn 100 lần so với đường kính của sợi tóc trong khi siêu vi khuẩn nhỏ hơn 50 lần vi trùng. Siêu vi khuẩn là ký sinh trùng, sống bên trong tế bào khác, chúng không thể sống và sinh sản tự chúng được, chúng phải làm nhiễm trùng vi trùng hoặc các mô tế bào để sống.

Triệu chứng AIDS có thể kéo dài hơn 10 năm để bước qua giai đoạn nhiễm trùng tiến tới HIV. Thường dấu hiệu đầu tiên của HIV khoảng 3 tháng sau khi nhiễm trùng. Triệu chứng giống bệnh cúm là tiêu chảy, nôn, đau bắp thịt, thường xuyên mỏi mệt và cũng nhanh chóng biến mất.

GLOVES

bao tay dùng khi diệt trùng

Sự lây truyền HIV thường là do:

Người có đời sống cẩu thả, sống ngoài đường phố, vì thế việc giao hợp bừa bãi với nhiều người khác nhau mà không mang dụng cu, bọc cao su (condom) bảo vệ, những người dùng thuốc kích thích, dùng chung kim chích, giao hợp bằng đường hậu môn nên vi khuẩn dễ xâm nhập qua những vết trầy xướt nhất là đối với phụ nữ, những người lạm dụng loại thuốc kích thích dễ gây nghiện, sống ở nơi nghèo khổ thiếu thông tin về vệ sinh ở những nước Phi Châu, Haiti. Tuy nhiên AIDS không thể lây do bắt tay, hôn, ăn uống chung, cùng điện thoại và ngồi cùng bồn cầu tiểu, tiện.

HEPATITIS (viêm gan)

Gan nằm bên phải, dưới lồng ngực nặng từ 2.5 pounds đến 4 pounds, là cơ quan chính thanh lọc độc tố, chuyển hóa thức ăn và giữ vai trò trọng yếu bảo trì sức khỏe. Gan phụ nữ nhỏ hơn gan đàn ông.

Năm 1930, khoa học đã khởi đầu khảo nghiệm gan và mãi đến 1973 mới tìm được viêm gan A phần nào hiểu được những chứng bệnh ngã nước bí ẩn xa xưa.

- **Viêm gan A** có thể lây lan qua mồ hôi, nước bọt, nước tiểu và nhiều nhất là phân người có bệnh và lây lan nhanh ở những nước nghèo, thiếu kiến thức vệ sinh.

- **Viêm gan B** thường gây ra cấp tính (acute hepatitis), mãn tính (chronic active hepatitis), chai gan (liver cirrhosis) và ung thư gan (liver cancer). Cứ 1 trong 3 người là có viêm gan B và hiện có khoảng 400 triệu người ở thời kỳ mãn tính. Vi khuẩn có trong máu, tinh dịch, nước tiểu, nước mắt, mồ hôi nhưng dễ dàng nhất là máu và tinh dịch.

- **Viêm gan C** cực kỳ nhỏ bé nhưng bọc bởi lớp vỏ cứng chắc rất khó chết ở điều kiện diệt trùng thông thường, khoảng 80% con người bệnh viêm gan C mãn tính. Viêm gan C xâm nhập tàn phá, tiêu hủy gan dẫn đến sưng gan và xơ gan (liver fibrosis), chai gan và ung thư gan. Đến nay chưa có thuốc trị.

- **Viêm gan D** là 1 dạng vi khuẩn đặc biệt sống nhờ vào vi khuẩn B gọi là vi khuẩn Delta. Đây là loại vi khuẩn nguy hiểm nhất, tàn phá mạnh lá gan và người bệnh chết rất nhanh.

- **Viêm gan E** có triệu chứng giống như viêm gan A. Viêm gan E đặc biệt ở những nước Mễ tây cơ, Phi châu và Á châu chứ không có ở Hoa Kỳ. Cách lây lan vi khuẩn viêm gan giống như bệnh AIDS.

Chapter 18: **HIV/AIDS AND HEPATITIS**
(HIV, bệnh AIDS và viêm gan)

HIV- The cause of AIDS: Special studies on how HIV has evolved indicated that has existed for at least 50 years. AIDS is actually a syndrome, not a disease. Africans see the disease as a product of Western lifestyles; they learned that one type of HIV is almost identical to a virus found in the African green monkey. Further evidence has also been uncovered to support this idea. Stored, frozen blood samples taken from people in Africa in 1959 contained the AIDS-causing virus, HIV.

- **Human Immunodeficiency Virus (HIV):** Visual sign of HIV are tiny viruses, smaller than bacteria which are visible through a powerful electron microscope. Viruses are so simple they cannot live or reproduce on their own. To live, a virus must infect a bacteria or tissue.

- **Acquired Immune Deficiency Syndrome (AIDS):** The collection of signs and symptoms that occur in such a case is called acquired immune deficiency syndrome or AIDS.

AIDS is not a disease. It is a collection of symptoms that show that the body is no longer capable of protecting itself from infection or disease. Bacteria are 100 times smaller than the diameter of a human hair. Virus, however, are 50 times smaller than bacteria. Viruses are parasites. They can only live inside another cell called a host cell. Outside the host cell, viruses die quickly

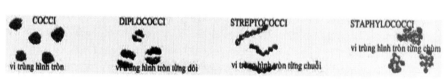

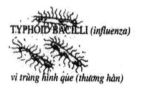
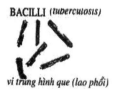
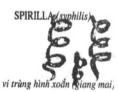

Studies show that 99% of HIV is destroyed after several hours on dry surfaces. In 1892, a young Russian scientist named Dimitrii Ivanovsky was the first to discover the existence of viruses. Viruses cause many human illnesses, such as influenza, measles, rubella, rabies, yellow fever, cold sores, herpes, mumps, chicken pox, warts, polio, AIDS and certain kinds of cancer.

Siêu vi khuẩn HIV là nguyên nhân gây bệnh AIDS

Theo nghiên cứu đặc biệt HIV có dấu hiệu phát triển và tồn tại ít nhất là 50 năm. AIDS là triệu chứng chứ không phải bệnh Người Phi châu xem bệnh này như là một sản phẩm của người phương Tây; họ học và biết được một loại HIV là vi khuẩn nhận biết qua từ loại khỉ xanh ở Phi châu. Những chứng minh thêm cũng chẳng khám phá để giúp cho ý kiến này. Máu đông cất giữ từ những người dân ở Phi Châu năm 1959 chứa nhiều bệnh AIDS.

Siêu vi khuẩn tiêu diệt miễn nhiễm của con người: HIV là loại siêu vi trùng rất nhỏ chỉ thấy được nếu qua sự phóng cực đại từ kính hiển vi điện tử, nhỏ hơn cả vi trùng. Virus không thể sống hoặc tự sanh sản được. Để sống còn, siêu vi khuẩn phải tấn công & tạo sự nhiễm trùng vào các vi trùng hoặc các mô sống khác.

Triệu chứng thiếu sót miễn nhiễm tự tạo: Sự thu thập dấu hiệu và triệu chứng xảy ra như trong trường hợp được gọi là triệu chứng thiếu sót miễn nhiễm tự tạo hoặc AIDS

AIDS không phải là bệnh. Là một sự tập hợp các triệu chứng biểu hiện dấu hiệu cơ thể không có khả năng bảo vệ từ sự nhiễm trùng hoặc bệnh. Vi trùng nhỏ hơn 100 lần so với đường kính của sợi tóc. Tuy nhiên siêu vi khuẩn lại 50 lần nhỏ hơn vi trùng. Siêu vi khuẩn là kí sinh trùng, chúng có thể sống bên trong của một tế bào còn gọi là tế bào chủ (con tin). Nếu bên ngoài tế bào chủ siêu vi khuẩn sẽ chết ngay.

Siêu vi khuẩn là nguyên nhân làm con người bệnh hoạn, như cúm (influenza), sởi (measles), bệnh phong chẩn (rubella), bệnh dại (rabies), sốt vàng da (yellow fever), nấm lở miệng (cold sores), mụt giộp nước (herpes), bệnh quai bị (mumps), đậu mùa (chicken pox), mụn cóc (warts), tê liệt (polio), AIDS và một số bệnh ung thư khác.

Qua nghiên cứu có tới 99% siêu vi khuẩn bị tiêu hủy sau vài giờ trên bề mặt khô.

Năm 1892, nhà khoa học trẻ Dimitrii Ivanovsky, người Nga đầu tiên khám phá sự tồn tại của virus.

Transmitting HIV: Viruses enter the body it infects a tissues cell and once a cell is infected by a virus many things can happen. These viruses cause symptoms and disease very quickly. People infected with HIV usually don't show symptoms for 10 to 11 years.

In the first 11 years of the epidemic over 57,000 heterosexual women and men in the United States have gotten AIDS by sharing needles.

The second most risky type of behavior is anal sex. During anal sex, the virus may enter the blood stream through these small tears. Women are 2 – 3 times more likely to be infected if they participate in anal sex. Other studies have shown that over 90% of all new infections in gay men are a result of anal sex and others are blood to blood contact; share needles when injecting drug; sex with an HIV injected persons.

Sexually Transmitted Diseases (STDs): All anal sex is risky and dangerous. Some examples of STDs are: Hepatitis B; Genital warts; Syphilis; Gonorrhea; Pelvic inflammatory disease

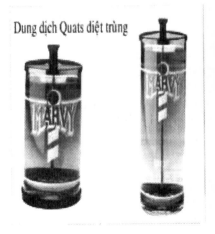

Dry sanitizer

Lan truyền HIV: siêu vi khuẩn tiến vào cơ thể nhiễm trùng mô tế bào và tế bào bị nhiễm trùng do siêu vi khuẩn xảy ra nhiều biến chuyển. Những siêu vi khuẩn này là nguyên nhân gây triệu chứng và bệnh cực kỳ nhanh chóng. Con người nhiễm HIV thường thì chưa thấy được triệu chứng có đến 10, 11 năm sau đó.

Trong 11 năm đầu tiên bệnh dịch có hơn 57.000 trường hợp giao hợp nghịch giống đàn bà và đàn ông tại Hoa Kỳ mắc phải bệnh AIDS do dùng chung kim chích.

Sự nguy hiểm thứ nhì là dạng giao hợp bằng hậu môn. Trong thời kỳ đó, siêu vi khuẩn có thể tiến vào dòng máu qua những vết rách trầy nhỏ. Phụ nữ tăng từ 2 đến 3 lần hơn về tính nhiễm trùng nếu họ cho giao hợp bằng hậu môn. Một số nghiên cứu khác cho biết hơn 90 % sự nhiễm trùng của người đồng tính là kết quả của giao hợp bằng hậu môn và những trường hợp khác như: tiếp xúc từ máu sang máu; kim chích từ người này sang người khác; tình dục với người nhiễm trùng HIV.

Bệnh lây lan qua tình dục :Tất cả sự giao hợp qua hậu môn đều rủi ro và nguy hiểm. Ví dụ: viêm gan B; Bệnh bứu sinh dục; Bệnh giang mai; Bệnh lậu mủ; Bưng xương chậu.

Bisexual men rarely transmit HIV to women. Out of the first 174,893 AIDS cases reported only 544 women became infected by having sex with a bisexual male.

Causes of STDs: living in poverty, have sex with people who inject drugs, male homosexuals or sex with prostitutes (sex for money).

Smart Sex: Using condoms is smart for many reasons. In 1991 over half a million people (602,577) in the United States were treated for gonorrhea and another 41, 006 for syphilis.

HIV testing: the most widely used test is the EIA (enzyme immunoassay) the immune system would not cause disease or fighting antibodies unless HIV was present.

Signs and Symptoms of AIDS The symptoms of AIDS usually occur many years after infection. On the average, about 10 to 11 years will pass before infected individuals begin to show symptoms. Generally the first symptoms of HIV infection occur about three months after infection. Flulike symptoms with diarrhea, nausea, aching muscles and usually occur and quickly go away. Although infected with HIV, the person does not have AIDS. Many years may go by before AIDS symptoms appear.

Đàn ông giao hợp cả 2 giới ít khi lây truyền HIV tới phụ nữ. Trong số 174,893 người bệnh AIDS được báo cáo chỉ có 544 đàn bà bị nhiễm trùng do có giao hợp với đàn ông lưỡng tính.

Nguyên nhân STDs: sống ở vùng nghèo khổ, tình dục với những người dùng cần sa, hút, chích thuốc phiện, đồng tính hoặc mua bán tình dục. Cách giao hợp an toàn là dùng bao cao su khi giao hợp là một việc khôn khéo trong mọi lúc. Năm 1991 có hơn nữa triệu người (602.577) trong nước Mỹ bị bệnh lậu mủ và 41.006 bị bệnh giang mai.

Thử nghiệm HIV được dùng rộng rãi là chất men thử hệ thống miễn nhiễm (EIA) sẽ không gây bệnh hay chống lại cơ thể con người trừ khi có siêu vi khuẩn HIV hiện diện

Triệu chứng bệnh AIDS thường xảy ra nhiều năm sau khi nhiễm trùng. Trung bình 10 đến 11 năm trải qua trước khi nhiễm trùng bắt đầu có triệu chứng. Dấu hiệu đầu tiên của nhiễm HIV xảy ra khoảng 3 tháng sau nhiễm trùng. Triệu chứng giống như cúm gồm tiêu chảy, nôn mửa, đau bắp thịt và thường xảy ra và thường nhanh chóng biến mất. Mặc dầu bị nhiễm trùng với HIV, con người không có bệnh AIDS. Nhiều năm có thể đi qua trước khi triệu chứng bệnh AIDS xuất hiện.

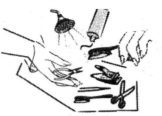

Brush with Liquid soap & warm water
Dùng bàn chải chà rửa dụng cụ

Most new infections are traced to sharing needles, anal and vaginal sex, and from mother to her newborn child are called Vertical transmission. Although Hepatitis is not spread by kissing but hepatitis can be transmitted through saliva.

Hepatitis A: About 10 people per 100,000 become infected with hepatitis A. Hepatitis A is the least dangerous type. It is spread by water contaminated with feces, eating or drinking food. Increased numbers of cases are usually seen in areas where sanitation is poorest.

Hepatitis B: Any infection or inflammation of the liver. Hepatitis has two terms: acute hepatitis (short term) and chronic hepatitis (last longer 6 months).

Hepatitis C is a serious illness, but much is still not understood. It can cause both acute and chronic disease and has also been linked to chronic liver desease and cancer. It can be as short as a few weeks or as long as one year.

Hepatitis D: This virus can cause either acute or chronic infections, usually greatly increases the dangers. Hepatitis D especially common in the Middle East not United States

Hepatitis E: The symptoms are similar to hepatitis A. Hepatitis E especially common from Mexico, Africa, or Asia not occur in the United States. Hepatitis spread the same ways as for AIDS

Hầu hết sự nhiễm trùng phát sinh là do chích kim chung, giao hợp hậu môn, âm đạo, và từ người mẹ có bệnh truyền sang bé được gọi là lan truyền theo chiều dọc (vertical transmission). Mặc dù bệnh không lây lan qua hôn nhau, nhưng có thể lan truyền qua tiếp xúc đến nước bọt.

Viêm gan A: Khoảng 10/100,000 bị nhiễm với viêm gan A. Viêm gan A ít nguy hiểm hơn. Sự lây lan thường qua nước bị cáu bẩn, ăn hoặc uống bẩn. Số lượng bệnh viêm gan A tăng ở những vùng kém vệ sinh.

Viêm gan B là bất cứ sự nhiễm trùng hoặc chứng gây sưng nào ở lá gan. Bệnh viêm gan có hai giai đoạn: sưng gan cấp tính (ngắn hạn) và sưng gan kinh niên (lâu hơn 6 tháng).

Viêm gan C là bệnh trầm trọng, nhưng vẫn chưa rõ nguyên nhân. Nguyên nhân tạo nên cả bệnh cấp tính và kinh niên và có liên hệ tới bệnh viêm gan kinh niên và ung thư. Có thể xảy ra trong vài tuần hoặc lâu cả năm.

Viêm gan D là loại siêu vi khuẩn có thể là nhiễm trùng cấp tính và kinh niên, thường tăng lên đến nguy hiểm. Viêm gan D đặc biệt thường ở Trung Đông chứ không có ở Hoa Kỳ.

Viêm gan E có triệu chứng giống như viêm gan A. Viêm gan E đặc biệt ở những nước Mễ tây cơ, Phi châu và Á châu chứ không có ở Hoa Kỳ. Cách lây lan vi khuẩn viêm gan giống như bệnh AIDS.

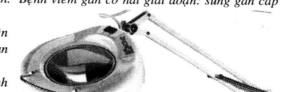

MAGNIFYING LAMP
Kính phóng đại xem xét làn da

www.levan900.net

Protection:
- Disinfection instruments (E.P.A registered)
- Wash off any blood drops in the premise of the salon immediately
- Receive hepatitis vaccine and give information, training
- Wear gloves if you have cuts or sores. Handle sharp instrument carefully

Disinfection High-quality disinfectants must perform several special jobs in the salon. They must be bactericides, fungicides and virucides. Disinfectants that perform both of these functions are called hospital level disinfectants. **Type of disinfectants**: - Quats - Phenols - Alcohol - UV rays -Formalin

Những cách cần bảo vệ như: Diệt trùng dụng cụ được cơ quan E.P.A chuẩn nhận; Lau sạch ngay bất cứ giọt máu nào nhiểu ở trong tiệm; Được chủng ngừa phòng bệnh viêm gan và huấn luyện và thông tin đầy đủ; Mang bao tay nếu bạn bị cắt đứt hoặc bị sưng da; Cẩn thận với những vật dụng bén nhọn.

Các chất diệt trùng có chất lượng cao phải có nhiều công dụng cho salon. Chất diệt trùng phải diệt được các loại vi trùng, diệt nấm, và siêu vi khuẩn. Chất diệt trùng có được công dụng này gọi là chất diệt trùng cấp bệnh viện như Quats; Phenols; Cồn; Tia cực tím; Formalin.

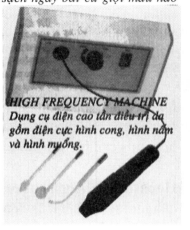

HIGH FREQUENCY MACHINE
Dụng cụ điện cao tần điều trị da gồm điện cực hình cong, hình nấm và hình muỗng.

The rights of people with AIDS:

Discriminating against an HIV-infected person is no different than discrimination based on race or sex. We must never forget that AIDS victim are people, just like us- except they are ill. They have mothers and fathers, friends and families, but more importantly, they have civil rights protected by the U.S. Constitution. **Federal law** also prohibits any salon employee from refusing service to an individual who is physically handicapped or infected with HIV.

Ways to increase your risks from HIV: Sharing needles and syringes; Having anal sex; Living in poor, inner cities; Sex with people who are at risk; Not use condoms.

Salon safety: Wear gloves and safety glasses while mixing product; Weigh and measure all products; Store products away from food in cool, dark, and dry place

Your responsibility as a professional: Cosmetologists, nail technicians, and estheticians are exposed to dozens of people every day. If you are not careful, you could cause your own local epidemic.

Don't take short-cuts when sanitation and disinfection for soil implements. Finally, you have a responsibility to your profession. Clients expect to see you act in a professional manner. This is how trust and respect can be earned from client.

Quyền của người bệnh AIDS: Kỳ thị chống lại người có bệnhy HIV là không khác gì sự kỳ thị về giống dân và phái tính. Chúng ta đừng bao giờ quên rằng nạn nhân của AIDS cũng là con người, như chúng ta ngoại trừ họ đang bệnh. Họ cũng có mẹ, cha, bạn và thân nhân, nhưng điều quan trọng hơn, họ cũng được hiến pháp Hoa Kỳ bảo vệ quyền dân sự.

Luật liên bang cũng cấm người thợ thẩm mỹ từ chối phục vụ tới bất cứ ai có khuyết tật về thể lý hoặc người nhiễm bệnh HIV

Những lý do tăng sự rủi ro mang nhiễm HIV như: dùng chung kim và ống chích; giao hợp đường hậu môn; sống nơi nghèo khổ, trong lòng phố; sex với người có cuộc sống bừa bãi; (không dùng bọc cao su bảo vệ.

An toàn ở tiệm: *Mang bao tay và kính an toàn khi pha trộn thuốc; Đo lường kỹ lưỡng các loại hóa chất khi dùng; Cất giữ hóa chất xa thực phẩm, ở chỗ mát, tối và khô ráo.*

Trách nhiệm của thợ chuyên nghiệp: *Thợ thẩm mỹ, chuyên viên nail, và chuyên viên về da tiếp xúc hàng tá khách mỗi ngày. Nếu bạn không cẩn thận, bạn có thể tạo ra dịch bệnh.*

Đừng giảm bớt tiến trình cần thiết khi vệ sinh và diệt trùng dụng cụ. Bạn phải chịutrách nhiệm trong nghề nghiệp chuyên môn. Khách hàng mong bạn dùng đúng phương cách chuyên nghiệp. Đây là điều khách tin cậy và kính trọng bạn.

Chapter 19: **RULES AND REGULATIONS**
(Luật và điều lệ)

A duplicate license shall be issued upon filing a statement explaining the loss verified by oath & accompanied by a fee. Every license holder shall display his or her license in a conspicuous place of business.

Every establishment shall provide at least one public toilet, adequate hand washing facilities and drinking water. Implements are not to be placed in a uniform pocket

Each cosmological establishment shall display a copy of sanitary rules in a conspicuous place. All precaution for safety, health regulations and sanitation are the responsibility of the establishment owner, the instructor and the operators

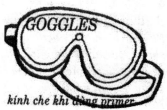

GOGGLES

kính che khi dùng primer

Live animals are not permitted to be brought into or remain except a sightless person with a trained dog. The main purpose of maintaining sanitary conditions of implements and work areas in an establishment is to prevent the spread of germs.

Which of the following are grounds for disciplinary action by the Board of Cosmetology: if continued practiced by a person having a infections disease.

Giấy phép thứ hai sẽ được cấp lại nếu ghi trong tờ khai mất có xác nhận lời thề và kèm theo lệ phí cho giấy phép mới. Người có bằng sẽ trưng bày license ở nơi dễ thấy của tiệm

Mỗi cơ sở thẩm mỹ phải cung cấp nhà vệ sinh chung, đủ dụng cụ rửa tay, và nước uống. Dụng cụ không được đặt trong túi áo choàng

Mỗi cơ sở thẩm mỹ nên trưng bày bảng luật lệ vệ sinh ở nơi dễ thấy. Tất cả những điều về luật lệ an toàn, sức khỏe và vệ sinh là trách nhiệm của chủ tiệm, thầy, cô giáo, và người thợ

Thú vật sống không được mang vào tiệm hoặc giữ trừ trường hợp chó được huấn luyện dẫn đường cho người mù. Mục đích chính sự vệ sinh bảo quản dụng cụ và nơi làm việc trong tiệm là để ngăn ngừa lây lan của vi trùng gây bệnh

Điều căn bản nào là vi phạm luật đối với ngành thẩm mỹ: nếu tiếp tục làm việc mà có mang bệnh nhiễm trùng.

Towels are being laundered in an establishment, the treatment should include: Washing in water temperature of 140 -160 degree F for at least 15 minutes.

Before using on a patron, all non-electrical instruments shall be disinfected in the following manner: Washed with soap or detergent water, immerse in **E.P.A** disinfectant for a minimal **ten minutes**, and then stored on a clean, covered place.

All electrical instruments, such as clippers or vibrators shall be disinfected prior to each use by removing all matter and disinfected with **E.P.A** registered or according to manufacturer's instructions

All instruments that have been used on a patron and soiled in any manner shall be placed in a properly labeled container. All bottles and containers shall be correctly labeled to disclose their content.

No school or establishment shall have products containing hazardous substances which have been banned by: The food & Drug Administration (F.D.A),

DUST MASK (mặt nạ che bụi)

Trong tiệm thẩm mỹ, khăn được giặt với nước nóng vừa, từ 140 đến 160 độ F tối thiểu là 15 phút

Trước khi dùng cho khách, tất cả dụng cụ không phải bằng điện sẽ được diệt trùng bằng cách rửa xà phòng hoặc chất tẩy, nhúng chìm vào dung dịch diệt trùng E.P.A chuẩn nhận tối thiểu 10 phút, và giữ trong nơi sạch phủ kín.

Tất cả dụng cụ bằng điện như dụng cụ cắt tóc, lông hoặc máy rung được diệt trùng trước mỗi lần dùng bằng cách lấy rời ra và diệt trùng theo tiêu chuẩn E.P.A hoặc theo sự hướng dẫn của nhà chế tạo.

Tất cả mọi dụng cụ được sử dụng cho khách và dụng cụ dơ trong mọi hình thức sẽ đặt vào đúng chỗ đồ chứa vật dụng đó có dán nhãn. Tất cả chai, lọ và hộp chứa nên dán đúng nhãn hiệu như chất chứa bên trong.

Không có trường học hoặc cơ sở thẩm mỹ nào dùng những hóa chất độc hại mà bị cấm bởi cơ quan quản trị thuốc và thực phẩm (F.D.A).

No school or establishment shall have on the premises any razor edged device or tool to remove calluses, or any needle like instruments for the purpose of extracting skin blemishes.

Supplies, which use direct contact with a patron and can not be disinfected, shall be deposited in a wasted receptacle immediately.

The attire of operators in charge, while serving a patron shall at all times be kept clean. You must inform the Board of Barbering & Cosmetology for your changed of address within thirty days.

All liquids, creams, and other cosmetic preparations shall be kept in clean and closed containers. Powders may be kept in clean shakers. Neck dusters and all other brushes used in an establishment or school on a customer shall be maintained in a clean and sanitary condition.

Không có trường học hoặc cơ sở thẩm mỹ sử dụng bất cứ dụng cụ bằng dao cạo hoặc bất cứ dụng cụ nào để cạo, cắt da chai hoặc bất cứ dùng loại kim nào vào mục đích để rạch da lấy mụn (chỗ bị lở)

Các vật dụng trực tiếp dùng cho khách và không thể diệt trùng được sẽ vứt bỏ trong thùng rác ngay.

Quần áo của người thợ trong lúc đang phục vụ cho khách trong tất cả mọi lúc phải giữ sạch sẽ. Quí vị phải thông báo cho Hội đồng thẩm mỹ về thay đổi địa chỉ trong vòng 30 ngày.

Các mỹ phẩm pha chế dạng lỏng, kem nên cất giữ trong hộp chứa sạch có nắp đậy; dạng bột nên cất giữ trong lo chai rắc sạch sẽ. Cây phủi ở cổ và cây cọ dùng cho khách phải giữ sạch và trong điều kiện vệ sinh.

No establishment or school shall have on the premises cosmetic products containing hazardous substance which have been banned by the U.S. Food and Drug Administration for use in cosmetic products, including liquid methyl methacrylate monomer and methylene chloride. No product shall be used in a manner that is disapproved by the FDA.

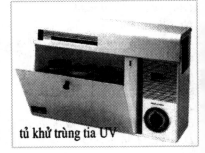
tủ khử trùng tia UV

Shampoo trays and bowls must be cleaned with soap and water or other detergent after each shampoo, kept in good rapair and in asanitary condition at all times. Treatment tables must be covered with a clean sheet of examination paper for each patron.

When only a portion of a cosmetic preparation is to be used on a patron, it shall be removed from the container in such a way as not to contaminate the remaining portion. Pencils cosmetics shall be sharpened before use.

Establishment and school shall keep the floors, furniture, walls clean and in good repair; shall have a systerm of adequate ventilation; provided a supply of hot and cold running water; drinking water; hand washing facilities, and shall provide public toilet rooms.

Không có salon hoặc trường học nào có mặt hàng mỹ phẩm nào chứa dạng độc hại bị cấm bởi cơ quan F.D.A dạng mỹ phẩm đó bao gồm dung dịch đắp bột methyl methacrylate monomer and methylene chloride. Không một sản phẩm nào được dùng mà chưa được chuẩn nhận bởi FDA

Khay đựng dầu gội và tô phải được làm sạch với xà phòng và nước hoặc chất tẩy sau mỗi lần gội tóc, giữ trong tình trạng tốt và vệ sinh trong mọi lúc. Bàn dùng làm cho khách phải được phủ với giấy sạch cho từng người khách.

Khi chỉ dùng 1 ít mỹ phẩm dùng cho khách, kem phải được lấy từ lọ ra mà không làm bẩn phần còn lại. Loại viết chì màu dùng cho trang điểm nên làm bén lại sau mỗi lần dùng.

Cơ sở thẩm mỹ và trường học phải giữ nền nhà, bàn tủ, vách tường sạch và luôn được bảo trì tốt; cần có hệ thống thông khí; cung cấp hệ thống nước nóng và lạnh; nước uống; chỗ rửa tay, và nhà vệ sinh chung.

10 common violations

- Store all disinfected non-electrical items (example: combs, brushes, manicuring tools, etc.) in a clean and covered place that is labeled clean or disinfected.

- Store all soiled non-electrical items (example: combs, brushes, manicuring tools, etc.) in a receptacle that is labeled soiled or dirty.

- Immediately discard items that cannot be disinfected (example: buffers, sponges, wax sticks, etc.) in a waste receptacle.

www.levan900.net

- Distinctly label all bottles and containers of their contents (example: water, gel, oil, etc.).
- Before use upon a patron, clean instruments with soap or detergent and water. Totally immerse instruments in an EPA-registered disinfectant with bactericidal, fungicidal and virucidal activity and follow the manufacturer's instructions.
- Always keep disinfectant solution covered and change disinfectant at least once per week or when it is visibly cloudy or dirty.
- Store all liquids, creams, powders and cosmetics in clean and closed containers.
- When only using a portion of a cosmetic preparation, remove from container as not to contaminate the remaining portion. Example: When removing wax directly from the wax container avoid "double dipping" using the same applicator.
- When disinfecting tools and instruments, ensure there is enough disinfectant solution in the container to allow the tools and instruments to be completely covered.
- Display Health and Safety Rules in the reception area and ensure it is clearly visible.

When you become an establishment owner, you should be aware of these responsibilities:
- An establishment license must always reflect the current owner's name and information.
- Any time you move to a new location, you need to apply for a new establishment license. An establishment license is only valid for the address listed on the license. This also pertains to changing suite numbers.
- When you **change in partnership** must add or delete a partner, you must apply for a new establishment license. An establishment license needs to have the most current and valid information.
- You must send your establishment license and provide a brief statement along with the effective date of closure stating that you are closing your shop and are no longer in business.
- The owner(s) of an establishment are responsible for his/her salon and will be issued a citation for violations that exist in the salon and in addition to each individual in violation. Even if you have booth renters and/or independent contractors employed, you as the owner are responsible for each licensee. In addition, you must have a licensee in charge at all times.
- Health and safety and licensing violations are the most common found by Board inspectors and most often lead to a citation. Make sure that the licenses of all your employees/booth renters are current and displayed properly. You should also make sure everyone in your shop follows all rules and procedures regarding disinfecting and maintaining shop equipment and tools. These are detailed on the health and safety poster that is required by the Board to be posted in every shop. You can view the Board's rules and regulations by visiting our Web site at www.barbercosmo.ca.gov.
- Before a barbering and cosmetology establishment may open, it must meet certain requirements with regard to toilets, hot and cold running water, hand washing facilities and potable drinking water. Be aware that state law requires that potable (i.e. drinking) water must be supplied by a water fountain that is accessible to the disabled. While existing shops are not automatically required by law to install such a drinking fountain, one may be required by local building permit authorities before an establishment owner moves into a new building or remodels an existing one.

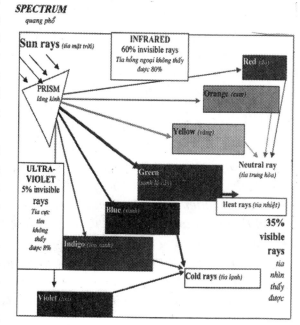

REVIEW (ôn bài)

- *Dùng sáp nhổ lông (waxing) trên các vùng của cơ thể như: mặt, môi trên, chân mày, nách, vùng bikini, chân, mặt trên bàn chân và ngón chân.*

- *Không nên dùng sáp nhổ lông cho khách có mạch máu trương nở (dilated blood vessels) và căng giãn tĩnh mạch (varicose veins).*

- *Dùng nhíp nhổ lông (tweezing) trên các vùng như: mặt, môi trên, chân mày và bikini sau khi wax.*

- *Dùng hóa chất làm rụng lông (depilatories) trên các vùng cơ thể như: cánh tay, chân, mặt trên bàn chân và ngón chân.*

- ***Sugaring*** *là chất dẻo từ đường dùng nhổ lông cho da nhạy cảm và vùng nhạy cảm như bikini. Sugaring nên trải hơi dày và điểm đặc biệt có thể lấy được lông ngắn cỡ 1/8 inch.*

- *Không bao giờ để lò nóng sáp (wax heater) qua đêm để tránh hỏa hoạn và nóng lâu có thể hư sáp.*

- *Dùng sáp nhổ lông ở vùng lông mọc dài nên dùng kéo cắt ngắn trong khoảng từ 1/4 đến 1/2 inch.*

- *Sự ích lợi của massage là giúp kích thích các tuyến ở da, da mềm mại dẻo dai, êm dịu thần kinh, tăng tuần hoàn bạch huyết, tạo co thắt bắp thịt, tăng tuần hoàn máu, giảm đau bắp thịt.*

- *Nhíp nhổ lông nên dùng loại có chất lượng cao. Loại nhíp nghiêng nghiêng dành nhổ lông trên các vùng lông thông thường. Loại nhíp chóp nhọn cho sợi lông mọc ngược (ingrown hairs)*

- *Vải wax cắt cỡ chiều ngang không dài hơn 3 inch và chiều dài vải wax không quá 12 inch.*

- *Vải giựt sáp cần cắt thẳng và cạnh không bị tưa. Dãi wax cắt theo cỡ tùy vị trí:*

  - ***Vùng chân*** *vải cắt cỡ ngang 3 inch và chiều dài 8 inch (7,5 cm x 20 cm), và vải giựt từ một nửa đến b phần tư chiều dài bắp chân.*

  - ***Vùng chân mày/ môi*** *vải cắt cỡ ngang 1/2 inch và chiều dài 3/4 inch (1,25 cm x 2 cm) hoặc cỡ 1inch x 3 inch (2,5cm x 7.5cm). Lông mày cong- sáp nhổ chân mày uốn cong theo mẫu chuẩ*

  - ***Vùng mặt*** *vải cắt cỡ 1.5 inch x 3 inch (3,75 cm x 7,5 cm). Sáp cứng là phương pháp ưa thích để tẩy lông trên mặt Da cũng được dễ chịu hơn trên vùng mặt, vùng môi đặc biệt rất nhạy cảm.*

  - ***Bikini / nách*** *vải cắt cỡ chiều ngang 1.5 inch đến 2 inch và chiều dài 5 inch đến 6 inch (ngang 3,75 cm -5 cm và dài 12,5 cm -15 cm).*

- *Người Mỹ thường tẩy lông bên ngoài đường bikini; Người Pháp thường chừa lại một mảng lông trước của vùng xương mu - mọi nơi khác được tẩy sạch; Người Ba Tây thường loại bỏ lông vùng sinh dục.*

- *Thoa bột phấn làm khô mồ hôi nách và sáp cứng đặc biệt dùng tới những vùng lông mọc nhiều hướng.*

- *Dưới cánh tay (nách) lông mọc nhiều hướng khác nhau cần đánh giá để trải sáp và giựt đúng cách.*

- *Se lông (threading) là cách dùng sợi chỉ xoắn lại và kéo sợi lông dọc theo bề mặt của da, quấn lông và chỉ và nhấc lông ra khỏi nang lông.*

- *Đàn ông có thể nhạy cảm lúc tẩy lông do lông dày đặc và cứng. Lông mày đàn ông muốn để tự nhiên, chỉ làm sạch vùng chân mày bên dưới và giữa hai lông mày. Đừng làm cho đường lông mày thẳng đều hoặc tỉa nhổ bằng nhíp trừ khi có yêu cầu của khách hàng.*

- *Loại dược thảo có tính khử trùng, sát trùng (antiseptic) là oải hương (lavender), cây bạch đàn (eucalyptus), cây bạc hà (peppermint), đinh hương (clove), đàn hương (sandal wood) có tác dụng kích thích, và sát trùng, xạ hương (thyme), cây trà (tea tree), và húng quế (sage).*

- *Da tiết nhiều dầu và mồ hôi trộn lẫn tạo oxxt hoá, tạo vảy đóng chặt nang u bả nhờn (sebaceous gland*

- ***Silicon*** *là dạng khoáng giúp tạo độ nhờn (emollient) và tạo màng bảo vệ cho làn da (protectants).*

- *Da bị cháy nắng mặt trời làm ảnh hưởng đến lớp mầm chứa hạt màu (stratum germinativum)*

- *Phần khung xương bảo vệ phổi, tim, cơ quan nội tạng gọi là ngực.*

- *Cơ thể có 206 xương. Xương đầu (sọ) có 8 cái và xương mặt có 14 xương.*

- *E.P.A (cơ quan bảo vệ môi trường) có trách nhiệm hướng dẫn và kiểm soát cách khử diệt trùng*

- Massage thoa vuốt (effleurage) làm cho khách thoải mái và thư giản.
- Da có 2 lớp là ngoại bì và nội bì. Ngoại bì có 5 lớp (sừng, trong, hạt, gai, nẩy mầm) và nội bì có 2 lớp (lớp nhú và lớp lưới). Lớp da ngoài là biểu bì dạng chất sừng karatine chống thấm nước.
- **Da có 6 chức năng** (tiết dầu; bài tiết mồ hôi; điều hòa thân nhiệt; cảm giác; bảo vệ; hút thấm)
- Không nên massage cho khách bị bệnh tim, cao máu, đột quỵ, tai biến
- Hiện tượng da bị sưng tấy, đỏ, viêm nhiễm là do vi trùng gây bệnh.
- Sắc tố, hắc tố, melanin, chất tạo ra màu da, màu móng.
- Tinh dầu cây trà có sẵn tính sát trùng diệt khuẩn để làm massage
- Myology là môn học về cấu trúc, nhiệm vụ, và bệnh của bắp thịt. Hệ thống cơ bắp hơn 600 bắp thịt, chiếm 40 % trọng lượng của cơ thể.
- Trong ngành chăm sóc da, lớp da mà thợ cần quan tâm là lớp ngoại bì (epidermis)
- Khi nhổ chân mày, dùng nhíp (tweezer) nhổ lông theo hướng của sợi lông mọc
- Da tạo ra một dạng dầu gọi là bả nhờn (sebum)
- Tác động massage kích thích tuần hoàn, nhưng không nên làm facial cho khách có huyết áp cao.
- Vết lỡ thứ nhì (secondary lesion) như vảy (scale); lở loét (ulcer); đốm (stain); vảy cứng (crust); vết trầy da (excoriation); nứt da (fissure); thẹo (scar).
- Dòng điện Tesla (high frequency current) tác hại đến phụ nữ mang thai (pregnant)
- **Da đen** (black skin) lâu già hơn vì có lớp sừng dày (hyperkeratosis), nhiều dầu hơn (oily) và dày đặc hạt màu nên bảo vệ da tốt hơn từ ánh nắng mặt trời.
- Da đen, da đỏ (Indian), da nâu Tây ban nha (Hispanic) có nhiều dầu cần làm sạch lỗ chân lông hơn
- Làn da Á đông (Asian) là da nhạy cảm (sensitive skin), có độ đàn hồi cao (great elasticity).
- Hầu hết làn da rám nắng, thay đổi sắc tố, hư hại bởi mặt trời là do tia cực tím (UV rays)
- Khi dùng bất cứ mỹ phẩm nào chăm sóc da hoặc lấy (lau) đi lớp kem massage không nên làm mạnh đến xương sàng vùng hóc mắt (ethmoid bone)
- Vùng trán, mũi, cằm, và lưng có nhiều chất nhờn (oily, sebum, sebaceous glands)
- Cơ nâng đỡ cằm ngang qua má, và môi dưới giúp nhai và thổi hơi là cơ quay hàm (buccinators)
- Theo bảng phân tích da của Bác sĩ Fitzpatrick da chịu đựng mặt trời thì người da trắng, Địa Trung Hải, da có nhiều chỗ trắng, da sậm dần lang rộng ra là làn da cấp 4 (IV)
- Có 12 cặp thần kinh sọ bắt nguồn từ não bộ tiến đến đầu, mặt, và cổ.
- Dấu nhạt hơi nhô lên trên da sau khi vết thương đã lành gọi là thẹo, sẹo (scar)
- Ký sinh trùng, virus sống bám vào làm hại vật khác như chí rận hay trùng rận (vi trùng gây ra từ chí rận).
- Bệnh tinea (nấm vòng, lát, ringworm) gây ra do kí sinh thực vật.
- Bộ phận biến đổi độ mạnh của dòng điện gọi là biến trở (rheostat).
- **Mặt nạ đất sét** (clay masks) hoặc Kaolin (đất làm sứ) có tính hút thấm dầu, dinh dưỡng (nourish), phục hồi làn da (rejuvenate), thích hợp loại da dầu, da tổng hợp.
- Mặt nạ đất sét lấy chất dơ ở làn da (draw impurities) và co thắt lỗ chân lông, săn chắc làn da (tighten), kích thích tuần hoàn máu ở mặt. Thời gian mặt nạ đất sét khô cỡ 10 phút.
- Chất làm ẩm da glycerin dẫn xuất từ chất paraffin giúp cho da khô, thiếu nước, da lão hóa.
- Mặt nạ sáp paraffin hoặc mặt nạ nhiệt (thermal masks, modelage masks) giúp cho da khô, da thiếu nước, da tái thiếu sức sống, và da tuổi già.
- Khi đắp mặt nạ sáp nên dùng cây cọ (brush), phết từng lớp cho dày đến 1/4 inch. Mặt nạ sáp paraffin không nên dùng cho làn da nhạy cảm, da dầu, da có mạch máu vỡ, vết lỡ.
- Mặt nạ sáp paraffin nên trải lên lớp gauze (sợi thưa), che mắt, trải dày 1/4 inch và sáp sẽ định hình (cứng lại) và dùng que gỗ nhấc lên ở mặt và cổ, xong gở bỏ ra. Thời gian khoảng 15 đến 20 phút.

- Loại mặt nạ nhiệt (thermal masks), sau khi pha trộn cần đắp dày 1/4 inch. Mặt nạ nhiệt nóng dần lên cỡ 105 độ F, và từ từ nguội dần. Thời gian mặt nạ nhiệt khoảng 20 phút.
- **Mặt nạ nhiệt** (thermal masks) không dùng cho da nhạy cảm, da dầu, mạch máu vỡ hoặc da có vết lở.
- Động tác massage nhồi bóp bằng ngón cái và ngón trỏ. Massage mạnh và lâu gây đỏ, đau, xệ da.
- Massage cho vùng vai, lưng, cánh tay nên dùng động tác bóp chặt trong lòng bàn tay (slapping movements), và động tác chặt chặt bằng sóng bàn tay (hacking movements).
- Không nên nhổ lông (hair removal) bằng sáp nếu đã bôi lên kem rám da do cháy nắng (sunburn), ch.. lột da bằng hóa chất Retinoic acid (Retin-A), Hydroquinone, Glycolic, Salicylic, trên mụt n.. (pustules), da nhạy cảm (sensitive skin).
- Sau khi wax, không dùng kem chà da chết (exfoliation), chất gây ngứa, tránh nắng gắt (sun exposure.. bồn nước nóng (hot tubs) từ 24 đến 48 giờ.
- Sau khi nhổ lông bằng sáp (wax), nếu có sưng, đỏ, rát, thoa kem chống sưng (cortisone cream) ho.. aloe gel dịu làn da.
- Lớp sừng ngoại bì cần phải loại bỏ để cho làn da thay mới (cell renewal factor). Thời gian phục hồi da.. tuổi 13 đến 19 tuổi (teenagers) từ 21 đến 28 ngày; từ 20 đến 49 tuổi cần 28 đến 42 ngày.
- **Trước khi tẩy cần** thử phản ứng da theo hướng dẫn và chỗ da thử là bên trong cánh tay (inner arm), gầ.. khuỷu tay hoặc có thể một vùng nhỏ ở mặt. Khi tẩy da nên bắt đầu từ cổ để màu da đều với màu da mặ..
- Trong tiến trình làm tan dầu điện cực dương của dòng điện Galvanic đặt ở trong tay khách.
- Cạo râu không đúng cách (cạo ngược) gây sưng (viêm) và làm lông mọc ngược vô da (ingrown hairs, follicullitis) đôi khi sưng và có mủ.
- Nên làm mặt nạ dẻo (gel mask) giúp êm dịu làn da.
- Động tác rung, ấn huyệt (vibration) là cách massage kích thích nhất ở mặt (highly stimulating movement). Động tác này ấn sâu, tăng tuần hoàn, tác động bắp thịt mạnh mẽ.
- Sự lão hóa gây ra do thiếu dinh dưỡng (poor diet), tia cực tím (U.V), môi trường sống (pollutants in the.. air), và cách sống như hút thuốc (smoking), rượu (alcohol), và thuốc phiện (illegal drugs).
- Retinoic acid (Retin-A) là thành phần của vitamin A dùng chữa trị mụn bọc (acne). Vitamin A có khả.. năng chống oxýt hóa, giúp da đàn hồi (elasticity) và ngăn ngừa ung thư da (skin cancer).
- Chất cồn (alcohol) dễ làm phỏng nặng thêm trong lúc chữa trị mụn bọc (acne treatment).
- Tóc thiếu sức sống (dull, lifeless hair), làn da tái là dấu hiệu của sức khỏe kém (health warning). Tóc mất nhiều hoặc sói là do di truyền.
- Lớp màn sần ở da là lớp tế bào sừng (keratinized corneum layer) dày khoảng 15 đến 20 lớp thay đổi the.. độ dày cơ thể. Lớp sần làm làn da lão hoá.
- Phá vảy cứng lớp tế bào sừng để sạch sâu lỗ chân lông. Chất sừng trên da là thân tóc (hair shaft)
- Tuyến nội tiết không tiết ra chất có mùi hôi.
- Trải mỹ phẩm lên mặt khách bắt đầu từ cằm. Khi hoàn tất facial, lau sạch kem trên mặt từ cổ lên.
- **Cơ vân, cơ sợi** (striated muscle) chuyển động qua điều khiển của ý muốn. Cơ trơn, cơ mịn (non striate.. muscle) không chuyển động theo ý muốn có tính tự động như ruột, bao tử.
- Cơ 3 đầu (tricep) là bắp thịt lớn phủ phía sau của cánh tay trên dùng duỗi cánh tay trước ra.
- Cơ tam giác nằm phủ bả vai (deltoid). Cơ 2 đầu (bicep) bên trong cánh tay trên (upper arm) để nhấc cánh tay trước (forearm) và bẻ quặp khuỷu tay vào (elbow).
- Bắp thịt lớn phủ ở vùng lưng cổ ở trên và giữa lưng giúp xoay cổ (rotate) và đong đưa cánh tay (swinging movements of the arm) là trapezius.
- Lớp mô mỡ (fat, adipo tissues) nằm dưới da (subcutaneous tissue) cung cấp năng lượng và là lớp bọc uyển chuyển quanh cơ thể.

125

- *Bàn tay, bàn chân, trán là nơi tiết ra nhiều mồ hôi.*
- ***Loại da Á châu*** *giữ làn da chậm già nua và tươi trẻ hơn, da nhạy cảm và có độ đàn hồi cao.*
- *Dùng phấn trên mặt (foundation cream, powder) nhằm mục đích che vết thâm, làm mịn và sáng da*
- *Cơ vòng nằm ở vùng ổ mắt (orbicularis oculi muscle) giúp nhắm mắt lại. Dãi thịt bằng, chung quanh môi trên và môi dưới giúp chúm môi và co thắt vùng miệng.*
- *Lớp tế bào sừng chồng chất và nghẹt ống dầu đóng cục cứng lại trong nang lông là chất dầu khô gọi là mụn đầu đen (comedone).*
- *Thoa sáp ong (wax) và trải linen để nhổ lông luôn theo hướng lông mọc.*
- *Dụng cụ không được chấp nhận lấy mụn đầu đen (black head, comedone) là dùng nhíp (tweezer) và kẹp.*
- *Động tác nhồi bóp trên cánh tay gọi là tẩm quất có nghĩa là lăn da tới lui, nắm nhắc nhẹ rồi trải ra.*
- *Khi tham khảo khách, nên giải thích về hiệu quả của mỹ phẩm để tránh dị ứng gây đỏ da (viêm). Và là sinh viên thẩm mỹ và người đang học nghề nên cẩn thận xử lý làn da mỏng dễ bị đỏ lên.*
- *Loại mụn hạt mịn là mụn cám, mụn sữa tích tụ chất nhờn dưới da có đầu trắng (white head, milia).*
- *Khi lấy mụn đầu đen (black head, comedone) dùng cây nặn mụn bằng thép (comedone extractor).*
- ***Mao mạch*** *(capillaries) là những mạch máu li ti dễ bị vỡ.*
- *Chuyên viên thẩm mỹ nên từ chối khách, nếu khám phá khách có vết đỏ do côn trùng cắn.*
- *Massage tạo êm dịu, thư giãn là tác động vuốt ngược, vuốt xuôi nhẹ không dùng sức (effleurage).*
- *Lúc phục vụ, bạn lỡ làm phỏng da khách, bạn phải thoa ngay chất gel tím ultra (ultra violet jelly).*
- *Massage bắp thịt mặt bắt đầu từ động đến tĩnh là từ ngọn đến gốc bắp thịt (insertion to origin).*
- *Lúc massage cổ dây thần kinh quan trọng là dây thần kinh giao cảm (cervical nerves) bắt nguồn từ dây tủy sống (spinal cord) cung cấp các cơ sau đầu và cổ.*
- *Bộ óc (brain) là mô thần kinh lớn và phức tạp chứa trong hộp sọ nặng 44 đến 48 ounces có khả năng gởi và nhận tín hiệu qua 12 cặp thần kinh sọ từ bộ óc đến đầu, mặt, và cổ.*
- *Dây tủy sống (spinal cord) là phần của trung khu thần kinh kéo dài từ bộ óc đến thân mình và được bảo vệ bởi cột sống (spinal column). Có 31 cặp thần kinh tủy sống kéo dài ra các bắp thịt cơ thể.*
- *Tế bào tự sinh sản bằng cách chia 2. Đơn bào thực vật là chỉ một tế bào thực vật*
- *Móng, lông tóc là phần phụ thuộc của hệ thống da. 5 ngón của bàn tay có 14 đốt xương.*
- *Kháng thể miễn nhiễm giúp cơ thể chống bệnh. Xương ót (occipital bone) còn gọi là xương chẩm*
- *Có 2 loại vi trùng: 70% là loại có lợi, không gây bệnh, và 30% là loại có hại, gây bệnh. Vi trùng borrelia là loài hình xoắn (spirilla) gây sốt.*
- *Vi trùng tạo ra áp se là tụ cầu, cầu trùng (cocci) Vi trùng hình que, trực trùng (bacilli) và hình xoắn (spirilla) là loại tự di chuyển như cấu trúc của cọng tóc (hairlike projection) là 2 loại vi trùng có hại.*
- *Sự tiệt trùng của thẩm mỹ viện là việc làm vượt quá tiêu chuẩn, được gọi là vô trùng hóa, vô trùng toàn bộ. Khử trùng bằng formalin 5%, chất này cấm ở tiểu bang vì gây ung thư*
- ***Quats, Acohol, phenol*** *là hóa chất để diệt trùng. Dụng cụ đã diệt trùng phải bỏ vào hộp đậy kín.*
- *Cơ quan quản trị thực phẩm và dược phẩm, định nghĩa mỹ phẩm chuẩn nhận F.D.A là để chữa trị.*
- *Da được nuôi dưỡng chủ yếu bằng máu. Da đen làmàu da lâu già nhất.*
- *Xông hơi bằng máy hoặc khăn ẩm nóng giúp da mềm, nhưng quá nóng làm tổn thương mao mạch.*
- *Môi dày có thể làm mỏng lại bằng cách kẻ lại sơn môi bên trong viền môi tự nhiên (viền môi thật).*
- *Chất tạo mùi thơm (aromatic) là thành phần dễ gây dị ứng nhất trong mỹ phẩm chăm sóc da.*
- *Để xác định loại da của khách có dầu nhiều hay ít cần để ý đến kích cỡ lỗ chân lông.*
- ***Độ pH là 9*** *có tính kiềm (alkalin) gấp 100 lần so với độ pH là 7 của nước cất trung hòa (distilled water).*
- *Đắp mặt nạ lên miếng gạc (gauze) với mục đích giữ cho sản phẩm khỏi trơn trợt lên da, thấm nhiều hơn và dễ lấy ra hơn.*

- Cạo râu sai thường xảy ra lông mọc ngược (ingrown hair)
- Se lông vệ sinh hơn waxing mỗi lần dùng sợi chỉ se lông được vứt bỏ sau khi se.
- Depilation là cách nào lấy lông bằng cách dùng dung dịch kiềm có tính ăn mòn.
- Chất dùng để hòa tan các chất khác trộn lẫn nhau là dung môi (solvent) như nước, cồn (alcohol).
- Tình trạng đặc trưng bởi mụn đầu đen, mụn mũ và mụn nhọt là mụn trứng cá (comedone). Loại da đặc trưng có lớp mụn nhỏ là da khô (dry skin).
- Sự thay đổi tuyến nội tiết hoóc môn (hormon) làm lông mọc nhiều bất thường.
- Chất nhựa sừng (karetin) sinh ra từ nang lông, nang tóc (hair follicle).
- Ung thư da nghiêm trọng nhất là u độc hắc tố ác tính có mảng đen đậm (malignant melanoma).
- Da chai (callus) là hình thức dư thừa tế bào biểu bì.
- Da thiếu ẩm, căng, nứt, nhiều nếp nhăn là da bị mất nước nên cần uống đủ nước và thoa chất ẩm.
- Tình trạng viêm nhiễm cấp tính có tính cách đặc trưng của sự bùng phát nổi lên các chấm đỏ nhỏ, rát và ngứa gọi là rom sảy (miliaria rubra), do thời tiết quá nóng
- *Cơ da cổ* (platysma) là vùng cơ rộng kéo các cơ ngực và vai lên cằm giúp hàm dưới nhai.
- Động tác rung ở huyệt (vibration or shaking movement): dùng đệm thịt (cushion) đầu ngón tay rung vào huyệt vài giây để tạo kích thích.
- Động tác vỗ nhịp (percussion or tapotement): dùng các ngón tay và lòng bàn tay đánh nhẹ, nâng nhẹ da mặt và giúp cho làn da khỏe, sáng da.
- Động tác chà sâu, ma sát da (friction or deep rubbing movement): dùng đệm ngón tay vừa ép nhẹ vừa xoay vòng từ giữa ra 2 bên má theo hướng lên.
- Động tác nhồi bóp (petrissage or kneading movement): ngón tay ép da mặt vào lòng bàn tay, ép chặt sâu, kích thích các tuyến, thần kinh, bắp thịt, và các mô mỡ cũng tan bớt theo động tác này.
- Động tác vuốt nhẹ (effleurage or stroking movement): dùng ngón tay và lòng bàn tay vuốt nhẹ nhịp nhàng, tạo êm dịu và thoải mái.
- Mụn đầu đen là do hiện tượng bả nhờn da chết tích tụ nghẹt dưới làn da
- Sau khi tẩy lông bằng sáp, lông còn sót lại nên dùng nhíp nhổ
- Muốn cho mắt trông to hơn và lông mi đầy hơn nên vẽ viền mắt (eyeliner), vẽ cùng màu với mascara, và kết hợp với bóng mắt hơi đậm (eye shadow) để giúp mắt sáng hơn, hấp dẫn hơn, tăng sự chú ý.
- Động mạch, tĩnh mạch, mao mạch và hệ bạch huyết được thuộc hệ tuần hoàn (circulatory system)
- Fissure là da khô, da nứt nẻ. Da có tàn nhang (frickles, lentigines) thường do tiếp xúc nắng nhiều.
- Lúc massage để tạo sự thoải mái (relaxation) phải cử động nhịp nhàng (rhythmic rhythm), tuy nhiên không nên làm cho khách bệnh cao máu (high blood pressure).
- **Chất lột da AHA** (Alpha Hydroxide Acid) không nên dùng loại acid mạnh hơn 30%.
- Khi xử dụng dòng điện cao tần Tesla (High frequency) trên da khoảng thời gian là 5 phút. Dòng điện Tesla không nên dùng cho phụ nữ đang mang thai.
- Khi làm facial mà da có mụn bọc (acne) nên đóng lỗ chân lông bằng astringent
- Khi gắn miếng (strip) lông mi giả vào hàng lông mi dưới nên đặt trên lông mi thật.
- Giấy phép chuyên viên về da (esthetician) chỉ được phép làm trên lớp ngoại bì (epidermis).
- Để lông mi giả nguyên miếng (strip eyelashes) dính lâu nên lau sạch trang điểm vùng mắt trước khi gắn. Khi cần gỡ đi lông mi giả dùng nước ấm và một ít xà phòng và gỡ nhẹ từ góc ngoài của mắt.
- Các phương cách chà mòn da (exfoliating), bằng tay hoặc bằng máy (brush machine) và ngay cả các dùng hóa chất lột gần như cùng mục đích là lấy đi mô da chết (dead skin tissues).
- Chuyên viên chăm sóc da và trang điểm có liên hệ về sức khỏe tổng quát và lành mạnh làn da.

- *Vi sinh vật đơn bào gây bệnh là vi khuẩn có dấu hiệu rõ ràng như khách hàng bị nhiễm trùng có mủ*
- **Vết, đốm (stain)** *mảng hình tròn, có màu nâu hoặc màu rượu nho đổi màu và hình dáng bất thường.*
- *Nếu khách hàng có chí trên đầu, thợ nên ngừng phục vụ và khuyên khách tham khảo ý kiến bác sĩ*
- *Cơ quan an toàn và sức khỏe nghề nghiệp (OSHA) thành lập vì vật liệu độc hại sử dụng tại nơi làm nguy hại đến sức khỏe của người thợ.*
- *Nếu khách của bạn rủi ro bị cắt (đứt) bằng dụng cụ sắc bén nên sát trùng hoặc cầm máu mà không ô nhiễm hộp chứa; nhúng chìm dụng cụ tiếp xúc máu hoặc chất dịch cơ thể vào chất khử trùng cấp bệnh viện được EPA chuẩn nhận và bỏ tất cả đồ vật bị nhiễm bẩn không diệt trùng được vào hai túi đựng.*
- *Để thành một quản lý salon thành công, điều quan trọng là phải có khả năng quản lý con người*
- *Mục tiêu dài hạn (long-term goals) được đo lường thời gian dài hơn, luôn luôn từ 5-10 năm.*
- *Hệ thống thần kinh kiểm soát năm giác quan. Vùng T (T-Zone) gồm trán, mũi và cằm.*
- *Hệ thống mạch máu kiểm soát quả tim, động mạch, mao mạch và tĩnh mạch.*
- *Lớp ngoài cùng của da cũng được gọi là lớp epidermic (ngoại bì, thượng bì)*
- *Stratum germinativum (lớp mầm) là lớp sâu nhất của ngoại bì và có trách nhiệm tăng trưởng ngoại bì*
- *Các tế bào đặc biệt màu đậm bảo vệ các tế bào nhạy cảm và cung cấp màu sắc cho da là melanocytes*
- **Mô tạo cho da** *mịn màng và bọc quanh cơ thể và cung cấp lớp đệm bảo vệ là mô dưới da*
- *Cảm giác cơ bản như sờ, đau, nóng, lạnh, và sức ép được nhận biết bằng các đầu dây thần kinh*
- *Elastin là chất sợi giúp làn da uyển chuyển và đàn hồi. Tĩnh mạch mang máu chứa các chất thải*
- *Cách tốt nhất giúp da khỏe là dùng các thức ăn từ chất béo, tinh bột (carbohydrate), và đạm (protein)*
- *Những sợi thần kinh bài tiết được phân tán tiết mồ hôi và tuyến dầu*
- *Các tuyến dầu (bã nhờn) là các túi tuyến mở ra trong nang lông và sản xuất mồ hôi*
- *Các giai đoạn của sự phát triển tóc là anagen (phát triển), catagen (chuyển tiếp), và telogen (nghĩ)*
- *Môn học về da (ngành da liễu) là ngành khoa y chữa trị da và các rối loạn, bệnh da.*
- *Mụn nước lớn và mụn nước nhỏ là mụn nước chứa chất lỏng nước trong*
- *Tia UVA thâm nhập sâu và có thể đi xuyên qua một cửa sổ kính gọi là tia lão hóa (aging rays).*
- *Da lão hóa ảnh hưởng các yếu tố như nắng mặt trời, thói quen sức khỏe, lối sống, và di truyền*
- *Một khối u (bướu lớn) là luôn luôn ung thư. Herpes simplex là bệnh truyền nhiễm*
- *Ung thư tế bào mầm lớp đáy ngoại bì (basal cell carcinoma) là loại thường gặp là loại ung thư da ít trầm trọng. Squamous cell carcinoma là ung thư da hơi trầm trọng có vảy sần đỏ hoặc bướu.*
- **Malignant melanoma** *là ung thư da trầm trọng có những mảng đậm hoặc đen có cở kích không đều.*
- *Mụn trứng cá (mụn bọc) là một đặc điểm di truyền.*
- *Electrolysis điện phân (dùng kim) loại bỏ lông bằng dòng điện phá hủy tế bào tăng trưởng của tóc*
- *Se chỉ, lăn chỉ (threading) là phương pháp tẩy lông tạm thời trong nhiều nền văn hóa Phương Đông*
- *Sở hữu duy nhất (sole proprietor) là cá nhân làm chủ salon là có toàn quyền điều khiển doanh nghiệp*
- *Trước khi bạn chữa trị khách, điều quan trọng là bạn hỏi khách có sử dụng bất kỳ loại thuốc bôi da, thuốc uống và có bất kỳ bị dị ứng hay nhạy cảm nào không.*
- *Một điều quan trọng đến nguồn tài chánh thành công của salon xoay quanh việc giấy chứng nhận quà tặng (gift certificate) và thêm việc phục vụ chokhách (additional salon services).*
- *Điện cực galvanic đẩy dung dịch kiềm (alkaline) qua da từ cực âm, giúp mở lỗ chân lông, tan dầu, thích hợp cho da dầu và mụn bọc. Không dùng điện cực âm cho người bệnh cao máu và mạch máu vỡ.*
- *Điện cực dương máy galvanic đẩy dung dịch acid astringent vào trong làn da giúp đóng lỗ chân lông, giảm áp suất máu, êm dịu thần kinh, co thắt mạch máu và săn chắc làn da.*
- **Seborrhea** *là tình trạng da tiết chất dầu quá nhiều và có vảy dầu trên da ở (mũi, trán và da đầu).*
- *Máy phun hơi làm sạch lỗ chân lông, kích thích thần kinh cuối và kích thích trao đổi chất của tế bào*
- *Khi đang phục vụ, bạn lỡ tay làm phỏng da khách, nên thoa chất thuốc rửa boric acid.*
- *Không tuân theo các tiêu chuẩn về thực hành và hướng dẫn, có thể dẫn đến phạt tiền và mất giấy phép.*

- *Người nộp đơn chuyên viên wax phải khai rõ cho hội đồng thi tại thời điểm xin cấp phép bất kỳ vi phạm kỷ luật (disciplinary action) nào khác có liên quan thực hành.*
- *Người nộp đơn phải ký tên, như là một điều tuyên bố xác nhận rằng có đọc và hiểu luật và điều lệ của hội đồng của bất cứ tiểu bang nào có ngành thi bằng wax*
- *Bất kỳ người dự thi nào mà đậu được một phần trong hai phần của môn thi sẽ không được phép thi ph... còn lại quá một năm của ngày thi đầu tiên.*
- *Dầu cây trà (tea tree) có đặc tính tốt trước khi điều trị vì có tính kháng khuẩn, làm dịu (antiseptic, soothing), và có tính lành và tỏa hơi, để lại làn da không có lớp dầu nhờn.*
- *Acid salicylic có tính lột da chết và sát trùng, khi điều trị mà có thể đau nhói lần đầu tiếp xúc với da, nhưng lấy đi vết đỏ trong 15-20 phút.*
- *Tránh làm sậm da (tanning) trong 24 giờ sau khi waxing hoặc cho đến khi tất cả sưng đỏ da bớt dần*
- *Phục vụ khách xong, dụng cụ rửa với xà phòng diệt khuẩn (germicidal soap) và đặt trong hộp tiệt trùng*
- *Bạn mang đôi găng (bao) tay để cho khách thấy được an toàn tổng quát mà bạn tuân theo.*
- ***Nhiệt độ của sáp*** *khoảng 140-165°F (60 đến 75°C). Dùng dầu loại bỏ sáp nhiều, tràn trên lò nhiệt wax*
- *Thuốc coumadin, warfarin, động kinh là những loại thuốc chống chỉ định với cách dùng sáp nhổ lông.*
- *Cắt bớt (buzz) lông hoặc tỉa lông dài cỡ ½ inch để dễ dàng dùng sáp tẩy lông.*
- *Thiết bị waxing kiểm soát (checked) định kỳ để chắc rằng hệ thống điều nhiệt (thermostat) còn tốt.*
- *Cỡ của vải wax không nên dài hơn 2 inch x 4 inch và chiều dài vải wax không được vượt quá 12 inch.*
- *Tia gây cháy nắng và cách làm sậm da có thể làm hỏng mắt.*
- *Góp phần tổng hợp vitamin D cho cơ thể là UVB (tia cực tím B dễ cháy da).*
- *Bảng đo lường Fitzpatrick là khả năng da chịu đựng tiếp xúc mặt trời.*
- *Các phần phụ thuộc của da là tóc, móng tay, các tuyến mồ hôi và dầu*
- *Sợi thần kinh vận động tạo nổi gai da (goose bump) khi gặp sợ hãi, lạnh thì nổi da gà (nổi da ngỗng)*
- *Các cơ thể sản xuất hai loại màu melanin , pheomelanin (màu đỏ, vàng) và eumelanin (màu nâu, đen)*
- *Một loại sợi protein dạng tạo dạng cho làn da và độ mạnh là sợi liên kết (collagen)*
- *Tuyến bã nhờn (sebaceous) là các túi dầu nhỏ có ống dẫn vào nang lông giúp bôi trơn da và mềm lông*
- *Nếu khách muốn tẩy lông vĩnh viễn bạn nên đề nghị làm điện phân electrolysis (đưa kim diệt nang lông*
- *Để cân bằng cơ thể, những thói quen bạn nên tránh như uống thuốc gây nghiện, hút thuốc lá, bia rượu.*
- *Mọi người cẩn thận khi tiếp xúc với mặt trời cần thoa kem bảo vệ tối thiểu SPF 15, tránh tiếp xúc nắng từ 10 giờ sáng đến 3 giờ chiều và lưu ý trẻ em dưới 6 tháng ngoài nắng*
- *Nếu bạn đã chẩn đoán bạch tạng (albinism) là bạn không có chất màu (melanin) trong da.*
- *Salon cung cấp dịch vụ phát triển sức khỏe tuổi già là trung tâm chăm sóc sức khỏe (wellness center)*
- *Bệnh eczema sưng, ngứa, đau đớn, cấp tính hoặc mãn tính vết lở khô hoặc ẩm, không lây nhiễm*
- ***Miliaria rubra*** *được biết chứng rôm sởi là rối loạn cấp tính của tuyến mồ hôi, vỡ các mụn nước nhỏ, nóng rát, ngứa da là do tiếp xúc với nhiệt độ quá cao.*
- *U hắc tố ác tính (malignant melanoma) là loại nguy hiểm nhất của ung thư da.*
- *Nước vòi tại bồn rửa tay (tap water) cũng là chất thường gây ngứa trong thẩm mỹ viện.*
- *Vitamin E và vitamin A là những chất bổ hỗ trợ bảo vệ da khỏi tác hại của tia nắng mặt trời.*
- ***Có năm loại*** *da: khô, bình thường, da dầu, nhạy cảm, và da tổng hợp (combination).*
- *Comedones là mụn đầu đen bị nghẽn và tích tụ các chất bẩn, dầu, và tế bào da chết trong lỗ chân lông.*
- *Lấy trọng lượng cơ thể của bạn chia 2 xong đem chia con số này cho 8 là công thức giúp đánh giá bạn cần bao nhiêu ly 8 ounce nước mỗi ngày.*
- *Liên quan mụn giộp nước (herpes simplex) bạn cần xem hồ sơ sức khỏe của khách khi lột da (chemical peeling, waxing, vì sự kích thích có thể gây vỡ mụn nước ngay cả không tác động đến mụn nước.*
- *Mụn trứng cá (mụn bọc) là có tính di truyền (hereditary trait)*
- ***Streptococci*** *(cầu chuỗi) là loại vi khuẩn gây bệnh viêm họng và nhiễm độc máu.*

- *Loại vi khuẩn gây bệnh hoặc siêu vi khuẩn truyền bệnh cơ thể qua máu hoặc chất dịch, như viêm gan và HIV được biết là bệnh lây qua đường máu (bloodborne pathogen)*
- *Ký sinh trùng thực vật nấm (fungi) như mốc, bợn ẩm mốc, meo (mildew), và ký sinh trùng động vật như chí, có thể sinh các bệnh lây lan.*
- *OSHA là cơ quan liên bang nào điều hành và thực thi tiêu chuẩn an toàn và sức khỏe để bảo vệ người lao động nơi làm việc.*
- *Trichology là ngành khoa học về tóc và các bệnh của tóc.*
- *Rậm lông (hirsutism) là tóc tăng trưởng quá nhiều trên mặt, cánh tay và chân, trên các phần cơ thể bình thường mang lông tơ đặc biệt là ở phụ nữ.*
- *Tẩy lông bằng laser dành cho người có vùng lông đậm hơn da xung quanh, lông cứng, đậm, nang lông tăng trưởng của giai đoạn anagen, được hướng dẫn yêu cầu dùng cách này triệt lông vĩnh viễn.*
- *Kỹ thuật tẩy lông bằng tia đèn lóa sáng nhanh photo light (photo-epilation) tiêu diệt chân lông và những tĩnh mạch nổi lên da (spider vein). Photo light có thể diệt 60% hair trong 12 tuần.*
- ***Epliation*** *(lấy lông tạm thời) là tiến trình tẩy lông bằng cách làm gián đoạn tiếp xúc giữa bầu chân lông và nhủ. Sợi lông được kéo ra khỏi gốc nang lông có thể bằng sáp, nhíp, và bằng dòng điện.*
- *Barbae folliculitis (lông mọc ngược vào da) có từ ngữ khác là ingrown hair*
- *Pellon, miếng dải sáp (wax strips) là một chất xơ như vải mà không rụng hoặc co giản*
- *Nang lông không được tìm thấy trên gót bàn chân (soles of the feet) và lòng bàn tay (palm)*
- *Mô dưới da (subcutaneous tissue) là loại mô mịn và bọc quanh cơ thể tạo một lớp đệm bảo vệ.*
- *Hệ thống di truyền hereditary điều khiển các tiến trình sinh tạo của thực vật và động vật.*
- *Làn da khỏe mạnh là mịn với kết cấu lỗ chân lông nhỏ*
- *Tế bào da gần chết đẩy lên bề mặt và được thay thế các tế bào đó được từ lớp sừng (stratum corneum)*
- *Loại da dầu đòi hỏi cần làm sạch và tẩy tế bào chết*
- *Những mảng trắng, không màu là cách mô tả tốt nhất da lợt màu, mất sắc tố*
- *Sáp quá nóng sẽ làm khách nổi mụn nước trong quá trình tẩy lông*
- *Loại da nhạy cảm (sensitive) nên dùng cách nhổ lông bằng nhíp (tweezing) thường là cách tốt hơn cạo*
- *Một số thành phần chuyển tiếp tạo độ ẩm, thấm chất ẩm cho ngoại bì (liposomes) là Acid alphahydroxy, chống oxýt hóa, chất ẩm.*
- ***Cataphoresis*** *là tiến trình mà dùng điện galvanic đẩy chất acid vào da từ cực dương tiến về cực âm*
- *Hóa chất lấy lông tạm thời (depilatories) có độ kiềm 11, so với nước cất (distilled water) có nồng độ là 7 là 10,000 lần độ kiềm lớn hơn 7.*
- *Chất đóng lỗ chân lông (se da) thoa sau chất làm sạch da (cleanser) nhưng trước chất làm ẩm (moisturizer), giúp phục hồi độ acid của da (pH balance). Chất ẩm da có thể dùng mỗi ngày 2 lần.*
- *Chất se da gồm fresheners cho da khô, da nhạy cảm, da tuổi già độ alcohol từ 1-4%; toner cho da bình thường, tổng hợp độ cồn từ 4-15%, và astringents cho da dầu, mụn bọc dễ khô da độ cồn 35%.*
- *Có **80% đến 85%** làn da lão hóa là nguyên nhân bởi tia mặt trời.*
- *Tia cực tím A (UVA) xâm nhập sâu và có thể xuyên qua cửa kính là tia gây lão hoá*
- *Da nổi lên nhiều mạch máu nhỏ không thể dùng cách mài da cho khách*
- *Một tên khác cho se lông là dãi, nẹp (banding)*
- *Mặt nạ có tính êm dịu, chống vi trùng và giúp chữa trị màng mụn bọc là dạng đất sét (clay based)*
- *Bao tay nên mang lúc nhổ lông bằng nhíp hoặc bằng sáp để ngăn ngừa sự tiếp xúc có thể xảy ra bệnh lây truyền qua máu (bloodborne pathogens)*
- *Bạn nên rửa tay với xà phòng nước, chà đôi tay nổi bọt với thời gian tối thiểu 20 giây.*
- ***Các chi tiết*** *liệt kê thường để nhận biết da ung thư theo Cơ Quan Ung Thư Hoa Kỳ là đường vành, đường kính, màu sắc, không cân xứng,*

- *Hằng ngày thoa chất ẩm hoặc kem bảo vệ da chống tia UV có độ chống nắng tối thiểu SPF 15*
- *Cần thoa kem bảo vệ lúc bơi, hoạt động ra mồ hôi và giờ cao điểm tác hại tia UV từ **10am đến 3pm***
- *Vòng cong tự nhiên của chân mày đi theo xương ổ mắt (orbital bone)*
- *Vòng khuôn mặt có trán hẹp và cằm rộng và lẹm cằm là dạng tam giác (trái lê)*
- *Mài da quá độ là nguyên nhân giảm bớt độ ẩm, sưng phồng, làm hư hại màng bọc tự nhiên cơ thể, rối loạn hoạt động tế bào.*
- *Nang lông, cơ dựng lông, tuyến dầu, tuyến mồ hôi, và mạch bạch cầu nằm ở trong lớp nội bì (dermis)*
- *Albino (bạch tạng) là thiếu chất màu trong da, tóc và đôi mắt, tế bào màu không sản xuất hạt màu.*
- *Màu nâu, đen, và xám than là màu thông dụng của đường viền mắt.*
- *Màu mắt được dùng nâng lên nét đẹp của mắt, và che đậy những khuyết điểm.*
- *Có 3 loại màu da là melanin (hạt màu), hemoglobin (màu máu), và carotenes (hạt màu vàng)*
- *Loại keo tốt nhất cho lông mi là loại keo trong ngành giãi phẩu.*
- *Dầu thoa trẻ em có thể dùng để gỡ bỏ lông mi giả.*
- *Một số phụ nữ có phản ứng đến keo lông mi, vì thế khuyên nên làm cho khách một thử nghiệm dị ứng da trước khi gắn lông mi.*
- ***Titanium dioxide** là một loại bột trắng, bột kết tinh thường dùng trong sản xuất của một số mỹ phẩm để che phủ, đặc biệt có trong phấn nền, thỏi phủ màu và thỏi son.*
- *Cơ quan kiểm soát về tiêu chuẩn an toàn và sức khỏe ở tiệm thẩm mỹ là: Quản trị sự nguy hại và an toàn của nghề nghiệp (OSHA).*
- *Để giảm bớt ngứa khi cạo, thoa kem cạo da trước khi cạo lông đi. Khi dùng dụng cụ cạo lông bằng điện, thoa dung dịch trước khi cạo. Đừng dùng sáp lấy lông dưới cánh tay, trên mụn cóc, nốt ruồi, vết lở hoặc bất cứ chỗ ngứa hoặc sưng nào.*
- *Khoảng 55 đến 60% các năng lượng từ chất đường chính yếu là bánh mì, gạo, rau đậu và trái cây.*
- *Thức ăn cay và rượu dùng đến có thể tạo ra nhiều rosacea (da vỡ mạch máu thường ở đôi má & mũi).*
- *Tiền lương cho thợ từ 50% đến 60%; thuê địa điểm 13% đến 18%; sản phẩm tiêu thụ dùng cho khách khoảng 5% đến 8%; quảng cáo 3% đến 5% và chi phí linh tinh salon khoảng 3%.*
- *Vẽ viền mắt (eye-liner) sẽ làm cho đôi mắt trông to thêm.*
- *Thay đổi hướng của cạo râu thường xảy ra việc lông mọc ngược.*
- ***Da nhạy cảm** (sensitive) dùng loại nhựa dẽo đường (sugaring) tốt hơn dạng thức lấy lông khác.*
- *Trong thời kỳ mang thai (gestation) là thời gian cơ thể con người mọc lông tơ.*
- *Phương pháp diệt chân lông bằng dòng điện âm dương (galvanic) là phân hủy các nang lông, tóc.*
- *Một phương pháp cổ xưa để tẩy lông bằng chất dẽo đường (sugaring).*
- *Những ống nhỏ (small tube) là hình dạng nang tóc.*
- *Cách loại bỏ lông từ nang lông bằng nhíp nhỏ hoặc dùng sáp là cách lấy lông tạm thời (epilation).*
- *Rụng lông bằng hóa chất (depilatories) là tạm thời loại bỏ lông bằng chất kiềm ăn mòn (sodium hydroxide;thioglycolic acid). Hóa chất này cần thử da trước và theo cách của nhà sản xuất.*
- *Cơ dựng lông là phần phụ thuộc của nang lông (appendage of the hair follicles).*
- *Viết tắc những chữ đầu của **A C T** thường giúp chuyên viên thẩm mỹ về da (esthetician) nhớ đến các giai đoạn lông/tóc mọc (**Anagen:** phát triển; **Catagen:** chuyển tiếp ; **Tolegen:** nghỉ).*
- *Khách hàng nên tránh tiếp xúc nhiệt độ cao ít nhất là 24 đến 48 giờ sau khi tẩy lông.*
- *Dùng nhíp nhỏ theo chiều lông mọc ở vùng cổ 30 độ; vùng mặt 45 độ; vùng cằm 60 độ.*
- ***Da có tính bền**, đàn hồi là cơ quan rộng lớn nhất trong cơ thể con người, mô da có diện tích 20 square feet và nặng 6 đến 7 pounds. Mí mắt da mỏng nhất và gót chân da dày nhất.*
- *Thành phần nào trích ra từ chất men giúp giảm bớt những lằn nhỏ và vết nhăn bằng cách kích thích tạo chất dinh dưỡng cho da là beta-glucant.*

131

- *Những vật liệu dơ sau khi làm khách, thợ nên mang khỏi chỗ làm và bỏ vào thùng riêng.*
- *Da được nuôi dưỡng bởi hồng huyết cầu và bạch huyết cầu. Rượu, thuốc lá làm da khô, xấu đi.*
- *Bắp thịt tự nguyện (voluntary muscles) có sợi, vân điều khiển bởi ý chí (bắp thịt mặt, tay, chân).*
- *Hộp sọ đầu gồm có 2 phần: **8 xương sọ đầu** (cranium bones) và **14 xương mặt** (facial bones).*
- *Khách có làn da bình thường, mịn, hơi xệ nên cần dùng hóa chất lột da.*
- *Mao mạch (capilaries) phồng to và đỏ là biểu hiện vỡ mạch máu.*
- *Lúc tham khảo khách cần chữa trị da, nên hỏi họ uống bao nhiêu ounce nước mỗi ngày.*
- *Xương hàm dưới (mandible) là xương lớn nhất, cứng mạnh nhất của xương mặt.*
- *Da bình thường biểu hiện lỗ chân lông nhỏ dần từ vùng mũi ra vùng má (cheek).*
- *Gián phân là một khi tế bào tiến dần đến giai đoạn trưởng thành sẽ tái tạo thêm một tế bào khác.*
- *Động mạch, tĩnh mạch, mao mạch thuộc hệ thống tuần hoàn và hệ bạch huyết vận chuyển trong đó.*
- *Vi khuẩn tạo nên lở da, mụn mủ, mụn nhọt, áp se là tụ cầu, cầu trùng kết từng chùm (staphylococci).*
- *Corneum được biết là lớp sừng, là lớp ngoài cùng của biểu bì.*
- *Biến trở (rheostat; polarity changer) là dụng cụ điều khiển cường độ (độ mạnh) của dòng điện.*
- *Ngực là tên gọi phần khung xương bảo vệ tim, phổi và các cơ quan nội tạng.*
- *Ôxy (oxygen) là nguyên tố có vai trò quan trọng nhất trong quá trình phát triển của tế bào.*
- *Lentigines (freckles) là thuật ngữ làn da có tàn nhang (đốm vàng, nâu trên da), do tiếp xúc nắng nhiều.*
- *Ảnh hưởng lạm dụng thuốc, rượu, thực phẩm gia vị làm suy giảm độ đàn hồi của làn da.*
- *Loại da mất nước là thiếu độ ẩm và có vết sạm da vàng ửng đường lẫn đỏ. **Emollient** giúp giữ ẩm da.*
- ***Retin-A** (retinoic axit) trích ra từ sinh tố (vitamin) A. Retin-A có tác dụng chữa trị mụn bọc (acne).*
- *Khi lấy (loại bỏ) mụn đầu đen (comedone) không nên dùng dao (lancet) và cây nhíp (tweezer).*
- *Dùng khăn bông xù với nhiệt hơi ẩm lên mặt, tránh quá nóng gây hư hại làm da.*
- *Sau khi tẩy lông bằng sáp (waxing) mà một số lông còn sót lại thì dùng nhíp (tweezer) nhổ tiếp tục.*
- *Mụn đầu đen (comedone) là do hiện tượng bã nhờn và tế bào chết tích tụ nghẽn ở dưới da.*
- *Hypertrichosis; hirsuties; superfluous hair; hairiness là chứng lông mọc quá độ, rậm lông ở mặt, tay chân đối với phụ nữ do mang thai, căng thẳng, thiếu dinh dưỡng, thời kỳ mãn kinh (menopause).*
- *Tính acid của sản phẩm từ 1 đến 7 và tính kiềm trên 7 đến 14; pH là 7 là tính trung hòa.*
- *Khi dùng điện Galvanic, tay khách cầm cực dương để dòng điện giúp tan dầu (disincrustation) cho da dầu, mụn bọc. Không dùng Galvanic cho khách có mang máy trợ tim, cao máu, động kinh, niềng răng.*
- *Lông chân mày mọc đúng cách là thẳng hàng với khóe trong của mắt.*
- *Trong lúc làm facial cần đèn, điện cao tần cần che mắt. Điện cao tần Tesla (high-frequency current không nên dùng cho khách có mạch máu vỡ, mang thai, mụn bọc, suyễn, động kinh, bệnh tim.*
- *Thần kinh vận động và cảm giác có trong cơ thể con người.*
- ***Thần kinh vận động** và ly tâm là tế bào thần kinh từ não đến các cơ.*
- *Thử sáp bên trong cổ tay. Mặt nạ sáp có lợi cho làn da mất nước, khô, lão hóa.*
- *Sau khi phục vụ khách, dụng cụ cần rửa xà phòng xả sạch, nhúng chìm vào dung dịch diệt trùng E.P.A chuẩn nhận tối thiểu 10 phút.*
- *Chất nhựa đường giật lông dành cho da nhạy cảm và đặc biệt chất nhựa đường có thể rửa bằng nước.*
- *Khi trang điểm cần chú ý đường viền hàm dưới trên khuôn mặt.*
- *Mặt trái soan (oval face) có chiều rộng là 2/3 hoặc 3/4 so với chiều dài.*
- *Khi thấy các thành phần trong sản phẩm tách ly rời nhau như tương và nước nên vứt bỏ.*
- *Trước khi trang điểm, da mặt cần rửa sạch và đóng lỗ chân lông và thoa phấn nền (powder foundation) nếu là da dầu và kem nền nếu là da khô hoặc bình thường.*
- *Bạn chọn về sự ưu tiên việc làm là lập theo thứ tự từ việc ít đến nhiều quan trọng hơn.*

Facial 900
PRACTICAL TEST

ESTHETICIAN PRACTICAL EXAMINATION
(manikin/model)

- 11 Core Domain Services (11 môn thi esthetic)

1. Client preparation, and Set up supplies for first client (**15 minutes**).
   Chuẩn bị cho khách, và xếp đặt dụng cụ làm cho khách đầu tiên (15 phút)

2. Cleansing of the face with product (**10 minutes**).
   Làm sạch mặt bằng kem (10 phút)

3. Exfoliating the face with using implement and towel steaming (**10 minutes**).
   Lột da chết ở mặt bằng sản phẩm, dụng cụ và khăn ướt (10 phút)

4. Massaging the face (**10 minutes**).
   Massage da mặt (10 phút)

5. New client preparation, and set up for new client (**15 minutes**).
   Chuẩn bị cho khách mới, và xếp đặt dụng cụ (15 phút)

6. Hair removal of the eyebrows by tweezing and using simulated soft wax (**untimed**).
   Nhổ, giật lông mày bằng nhíp và dùng sáp mềm (không tính thời gian)

7. Microdermabrasion on the forehead (**10 minutes**).
   Cách mài da trên vùng trán (10 phút)

8. Facial mask (**10 minutes**).
   Mặt nạ (10 phút)

9. Facial makeup (**20 minutes**).
   Trang điểm khuôn mặt (20 phút)

10. Eyelash enhancement (**10 minutes**).
    Gắn lông mi (10 phút)

11. Blood exposure procedure (**untimed**).
    Cách xử lý khi tiếp xúc với máu (không tính thời gian)

ESTHETICIAN PRACTICAL EXAMINATION
(mannequin/model)

I. <u>CLIENT PREPARATION & SETUP FOR FIRST CLIENT</u> *(15 minutes)*
-Perform proper draping.   -Will be informed when you have **8 minutes** remaining.

-*Examiner: "You may begin set up".*
YOU WILL BE EVALUATED ON THE FOLLOWING TASKS

- Sanitizes your hands *(hand sanitizer)*
- Disinfects work area or uses protective covering.
  (Spray disinfectant solution on table, chair, and station then wipe out to dry by paper towels)
- **Re-sanitizes hands**
- Sets up work area with supplies labeled in English
- Sets up for mannequin/model
- **Applies body drape** and protects shoulders with protective covering *(towel on chest)*
- Applies hair drape to completely cover hair *(head band or shower cap)*
- Re-sanitizes hands *(hand sanitizer)*

II. <u>CLEANSING OF THE FACE WITH PRODUCT</u> *(10 minutes)*
-You will be informed when you have 5 minutes remaining. -Step back to indicate that you have finished.

-*Examiner: "You may begin."* *YOU WILL BE EVALUATED ON THE FOLLOWING TASKS*

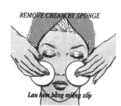

- Cleanses eye area
- Cleanses lips area
- Apply cleanser over face
- Removes residual makeup and cleanser
- Applies toner/astringent
- Disposes of soiled materials *(tissues, paper towels, spatula put on trash bag)*
- Re-sanitizes your hands *(hand sanitizer)*

III. <u>EXFOLIATING THE FACE WITH USING IMPLEMENT, MATERIALS, AND TOWEL STEAMING</u> *(10 minutes)*
You will be informed when you have 5 minutes remaining.- Step back to indicate that you have finished."

-*Examiner: "You may begin."* *YOU WILL BE EVALUATED ON THE FOLLOWING TASKS*

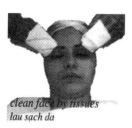

- Applies exfoliating product over face and manipulates with implement excluding eyes and mouth
- Steam towel is applied and removed
- Removes residual product
- Disposes of soiled materials *(tissues, paper towels, spatula put on trash bag)*
- Re-sanitizes your hands *(hand sanitizer)*

IV. <u>MASSAGING THE FACE</u> *(10 minutes)*

MASSAGING THE FACE SUPPLIES: Spatula; Hand sanitizer; Massage cream; Astringent; Tissue paper
You have **2 minutes** to remove the supplies from your kit for **the massaging the face section**.

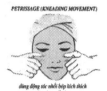
EFFLEURAGE MOVEMENT (STROKING)

-Examiner: You may begin set up
-Examiner: You will now perform the massaging the face section.
-You will be observed for client protection, safety and infection control procedures.
-You will be informed when you have **5 minutes** remaining."

-Examiner: "You may begin." *<u>YOU WILL BE EVALUATED ON THE FOLLOWING TASKS</u>

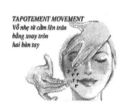
PETRISSAGE (KNEADING MOVEMENT)

- Sanitizes your hands *(hand sanitizer)* and organizes tissue papers
- Removes massage product from container with spatula
- Distributes massage product over entire face safely
- Demonstrates ***effleurage*** movement (*continuous contact during massage*)
- Demonstrates ***petrissage*** movement
- Demonstrates ***tapotement*** movement
- Demonstrates ***friction*** movement
- Removes massage product without dragging or pulling skin
- Removes all residual massage product with tissue paper
- Applies astringent safely
- Disposes of soiled materials *(tissues, paper towels, spatula put on trash bag)*

TAPOTEMENT MOVEMENT

V. <u>NEW CLIENT PREPARATION, AND SETUP</u> *(15 minutes)*

You will also set up your work area for the following sections of the examination: hair removal of the eyebrows (tweezing and soft wax), microdermabrasion, facial mask, facial makeup, eyelash enhancement.
-You will be informed when you have 8 minutes remaining.- Step back to indicate you have finished.

-Examiner: "You may begin." *<u>YOU WILL BE EVALUATED ON THE FOLLOWING TASKS</u>

- Sanitizes your hands *(hand sanitizer)*
- Applies new protective covering
  to model/mannequin hair and body
- Items to be disinfected in a correct manner
- Re-sanitizes your hands *(hand sanitizer)*

VI. <u>HAIR REMOVAL OF THE EYEBROWS</u> *(untimed)*

HAIR REMOVAL OF THE EYEBROWS SUPPLIES
Antiseptic; Tweezers; Gloves; Fabric strips; Spatulas; Soft wax product (simulated product); Astringent lotion; Cotton; Tissue papers; Hand sanitizer; wax powder; Post- epilation (after wax lotion); eye pads; eye pads lotion
You have **2 minutes** to remove the supplies for **the hair removal of the eyebrows section**

-Examiner: "You may begin set up."
-Examiner: "Perform the hair removal of the eyebrows section"
-You will be instructed individually to demonstrate the **tweezing** and **soft wax** procedure.
-Do not demonstrate hair removal until instructed.
-You will be observed for client protection, safety and infection control procedures.

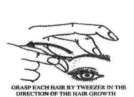
GRASP EACH HAIR BY TWEEZER IN THE
DIRECTION OF THE HAIR GROWTH

-Examiner: "You may begin preparation."

A. TWEEZING SECTION: ***YOU WILL BE EVALUATED ON THE FOLLOWING TASKS**
- Sanitizes your hands *(hand sanitizer)*
- **Wears gloves**
- Uses disinfected implements

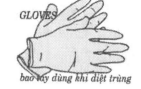

-Examiner: "Please demonstrate the tweezing procedure."

- Applies antiseptic to eyebrow area safely, **cover eyes** *(eye pads +eye pads lotion)*
- Wear cotton around ring finger
- Holds skin taut *(using index finger and thumb)*
  Tweezes hair with a quick motion in direction of hair growth
- Applies antiseptic *(or astringent lotion)* to treated area safely
- Disposes of soiled materials *(cotton ring finger put on trash bag and <u>tweezers</u> put on <u>soil container</u>)*

B. SOFT WAXING SECTION: *(simulated wax product such as **cholesterol** or **petroleum jelly**)*
- Wears new gloves or **keep gloves** after tweezing.
- Uses disinfected or disposable implements

-Examiner: "Please demonstrate the soft wax procedure."
     * YOU WILL BE EVALUATED ON THE FOLLOWING TASKS

- Applies antiseptic to eyebrow area safely, **maintain eye pads**
- Uses absorbent material or product to dry eyebrow (wax powder)
- Removes wax by spatula *(simulated wax product)* from container
- Tests temperature of simulated wax product **on wrist** safely
- Applies wax *(simulated wax product)* in direction of hair growth safely
- Applies simulated wax product along entire area **under eyebrow** safely
- Applies an even, thin layer of simulated wax product safely
- Smoothes fabric over simulated wax product in direction of hair growth
- Holds skin taut (without slack)
- Pulls fabric in **opposite direction** of hair growth safely
- Applies post- epilation product *(after wax lotion)* to treated area safely
- Applies antiseptic *(or astringent lotion)* to treated area safely and take glove off
- Disposes of soiled materials *(spatulas; fabric strips, gloves, paper towels, eye pads put on trash bag)*
- Re-sanitizes your hands *(hand sanitizer)*

VII. <u>MICRODERMABRASION ON THE FOREHEAD</u> *(10 minutes)*
-You will demonstrate horizontal and vertical strokes on the forehead.
-You will be informed when you have 5 minutes remaining. -Please step back to indicate that you have finished.

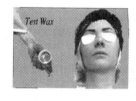

-Examiner: "You may begin." ***YOU WILL BE EVALUATED ON THE FOLLOWING TASKS**

- Applies degreaser/prep solution
- Dries excess moisture
- Applies eye protection to model/mannequin

      www.levan900.net

- Candidate wears eye protection and mask that covers mouth and nose
- Wears gloves
- Holds skin taut
- Demonstrates horizontal stroke and vertical strokes with simulated hand piece across entire forehead. Cord must be attached to hand piece
- Removes particles from treated area
- Trash are disposed of in a correct manner throughout section.
- Re-sanitizes your hands *(hand sanitizer)*

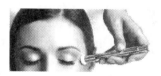

IIX. __FACIAL MASK__ *(10 minutes)*

FACIAL MASK SUPPLIES: Mask product (cream); Brush; Astringent; Moisturizer; Cotton; Tissues; spatula
You have **2 minutes** to remove the supplies from your kit for **the facial mask section**.

-Examiner: You may begin set up."
-Examiner: "You will now perform the facial mask section of this examination."
-You will be given **10 minutes** to complete this section. -You will be informed when you have **5 minutes** remaining.

-Examiner: "You may begin." *__YOU WILL BE EVALUATED ON THE FOLLOWING TASKS__

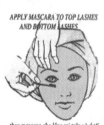

- Sanitizes your hands *(hand sanitizer)* and organizes tissue papers)
- Removes mask product from container *(cream mask)*, **not cover eye pads.**
- Applies cream mask product over entire face by finger tip, or brush *(excluding eyes, lips, and nasal passages)*
- Removes cream mask product on the face immediately (tissue papers, sponge)
- Applies astringent lotion to close the pores
- Applies moisturizer safely
- Disposes of soiled materials *(tissues, paper towels, cotton, spatula put on trash bag*
- * Sanitizes your hands *(hand sanitizer)*

IX. __FACIAL MAKEUP__ *(20 minutes)*

FACIAL MAKEUP SUPPLIES: Hair drape/cover; Cleanser; Astringent lotion; Foundation cream, Face Powder, blush; Eye shadow; Eyeliner; Mascara; Eyebrow pencil; Eyebrow brush; Lip liner; Lip color; Towels; Q. Tips; Cheek color; Sharpener; Cosmetic sponges; Hand sanitizer.
You have **2 minutes** to remove the supplies from your kit for **the facial makeup section.**

-Examiner: You may begin set up.
-Examiner: You will now perform the facial makeup section

You will be informed when you have **10 minutes** remaining.
-Examiner: You may begin.   * __Y__OU WILL BE EVALUATED ON THE FOLLOWING TASKS

- Sanitizes your hands *(hand sanitizer)* and organizes tissue papers
- Secures hair off face by head band and towel on model's chest
- Applies foundation cream to cover entire face using a clean cosmetic sponge
- Applies face powder *(translucent powder)* using a clean cosmetic sponge
- Applies blush (cheek color) using a clean cosmetic sponge
- Applies eye shadow powder from the inner to the outer eyelids.
- Applies eyeliner using eye-liner *(cosmetic pencils sharpen before and after used)*

www.levan900.net

- Applies mascara to lashes using a eyelashes brush.
- Grooms eyebrows using a eyebrow pencil and brush *(light strokes)*
- Applies lip liner outlining lips then applies lip color safely
- Blot lips with tissue to remove excess
- Applies makeup without lines of demarcation *(touch up face with face powder)*
- Adjust facial chair upright and **undrape** your mannequin/model safely
  (for last section in this examination)
- Disposes of soiled materials *(Q-tips, mascara brush, sponges, paper towels, tissues put on trash bag)*
- Clean up your station (***spray disinfectant solution then wipe out to dry by paper towels***)
- Re-sanitizes your hands *(hand sanitizer)*

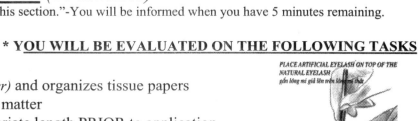

X. <u>EYELASH ENHANCEMENT</u> *(10 minutes)*
-You will have 10 minutes to complete this section."-You will be informed when you have 5 minutes remaining.

-Examiner: You may begin.   * <u>YOU WILL BE EVALUATED ON THE FOLLOWING TASKS</u>

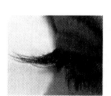

- Sanitizes your hands *(hand sanitizer)* and organizes tissue papers
- Brushes lashes to remove foreign matter
- Measures and cuts band to appropriate length PRIOR to application
- Applies adhesive to the band
- Applies band starting from inner corner of the eye (near the nose)
- Applies band to lashes follow natural lash line
- Items to be disinfected, soiled linens, and trash are disposed of in a correct manner throughout section
- Re-sanitizes your hands *(hand sanitizer)*

XI. <u>BLOOD EXPOSURE METHOD</u> *(untimed)*
-You are expected to demonstrate the proper procedure for a blood exposure.
-You will be expected to follow all client protection, safety and infection control procedures.
-Do not remove materials from the first aid kit until you are instructed by the examiner to begin the procedure.
-You will be instructed individually by the examiner to demonstrate the blood exposure procedure.Do not begin until you are instructed to do so by the examiner.

-Examiner: Please demonstrate the blood exposure procedure for this scenario.
* <u>YOU WILL BE EVALUATED ON THE FOLLOWING TASKS</u>

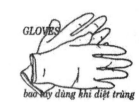

- Sanitizes your hands *(hand sanitizer)*
- Removes materials from first aid kit
- Supplies and materials are visibly clean
- Candidate wears gloves
- Cleans injured area with antiseptic *(alcohol, hand sanitizer)*
- Covers with dressing that is absorbent and secured
- Disposes of all contaminated supplies
- Clean up and you are instructed to do so by the examiner.

(The exam is timed so all the candidates will finish together and will leave at one time).

THI THỰC HÀNH ESTHETICIAN *(trên đầu giả/model)*

I. <u>CHUẨN BỊ VÀ BẢO VỆ KHÁCH</u> (15 phút).
CLIENT PREPARATION & SETUP FOR FIRST CLIENT

-Chuẩn bị choàng khăn bảo vệ đúng cách cho khách. -Bạn có 15 phút cho môn thi này.
-Bạn sẽ được nhắc còn 8 phút nữa.
-Giám khảo: *You may begin set up* *(Bạn bắt đầu dọn vật dụng lên bàn).*

*BAN ĐƯỢC TÍNH ĐIỂM SAU ĐÂY:

- Sát trùng tay *(hand sanitizer)*
- Diệt trùng khu vực làm hoặc trãi giấy che bảo vệ
  *(**Xịt chất khử trùng lên bàn, ghế mannequin/model, ghế thí sinh, và bàn xếp đồ và dùng giấy lau khô**)*
- Sát trùng tay *(hand sanitizer)*
- Chuẩn bị vật dụng trên bàn, ngăn xếp đồ cho từng môn thi
  (Lưu ý an toàn khi điều chỉnh ghế facial cho model)
- Sát trùng tay *(hand sanitizer)*
- Phủ vai, và ngực khách bằng khăn
- Choàng dãi che đầu, tóc *(head band hoặc shower cap)*
- Sát trùng tay *(hand sanitizer)*

II. <u>LÀM SẠCH DA MẶT BẰNG KEM</u> *(10 phút)*
CLEANSING OF THE FACE WITH PRODUCT

-Bạn sẽ được thông báo khi bạn chỉ còn 5 phút. -Bước lùi lại để cho biết bạn đã hoàn thành.

-Giám khảo: *You may begin* *(Bạn bắt đầu làm)*   ***BAN ĐƯỢC TÍNH ĐIỂM SAU ĐÂY:**

- Dùng kem làm sạch vùng đôi mắt
- Dùng kem làm sạch vùng môi
- Dùng kem làm sạch toàn da mặt
- Loại bỏ trang điểm còn sót lại và chất tẩy
- Bôi nước hoa hồng/nước làm se lỗ chân lông
- Những đồ dùng cần khử trùng, vải bẩn, và rác được vứt bỏ đúng cách trong toàn bộ phần thi
- Sát trùng tay *(hand sanitizer)*

III. <u>LỘT DA CHẾT BẰNG SẢN PHẨM, DỤNG CỤ, KHĂN ẨM</u> *(10 phút)*
EXFOLIATING THE FACE BY IMPLEMENT, MATERIALS, AND TOWEL STEAMING

-Bạn sẽ được thông báo khi bạn chỉ còn 5 phút. -Bước lùi lại để cho biết bạn đã hoàn thành."

-Giám khảo: *You may begin* *(Bạn bắt đầu làm)*   ***BAN ĐƯỢC TÍNH ĐIỂM SAU ĐÂY:**

- Thoa sản phẩm lột da lên mặt và dùng dụng cụ chà nhẹ lên da ngoại trừ vùng mắt và miệng
- Đắp khăn ẩm lên da mặt và dùng khăn lau chất lột da chết
- Lau sạch sản phẩm lột da còn sót lại
- Vất bỏ vải bẩn, vật liệu bẩn vào túi rác,
- Sát trùng tay *(hand sanitizer)*

IV. MÁT XA DA MẶT (10 phút) *MASSAGING THE FACE*

SUPPLIES: *Hand sanitizer; Massage cream; Astringent or toner; Tissue paper; Cotton; spatula.*

-Bạn có **2 phút** để lấy vật liệu đem theo cho môn **massage da mặt"**.

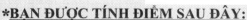

-*Giám khảo:* **You may begin set up** (Bạn bắt đầu dọn vật dụng lên bàn)

-*Giám khảo:* **You will now perform the massaging the face section** (Bây giờ bạn sẽ trình bày môn thi massage mặt trong cuộc thi này).

-Bạn có **10 phút** để hoàn tất môn thi này." -Bạn sẽ được báo lúc bạn còn **5 phút"**

-*Giám khảo:* **You may begin** (Bạn bắt đầu làm)   ***BẠN ĐƯỢC TÍNH ĐIỂM SAU ĐÂY:**

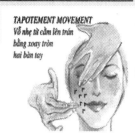

- Sát trùng tay *(hand sanitizer)* và xếp giấy mịn *(tissue papers)*
- Lấy kem massage ra từ lọ chứa
- Trãi kem massage khắp da mặt một cách an toàn
- Thực hiện động tác vuốt *(effleurage)*
- Thực hiện động tác nhồi bóp *(petrissage)*
- Thực hiện động tác vỗ nhịp *(tapotement)*
- Thực hiện động tác ma sát, xoay vòng *(friction)*
  Động tác massage luôn tiếp xúc da, không gián đoạn.
- Lau kem massage nhẹ nhàng , đừng kéo đùn da
- Dùng tissues lau sạch kem massage còn sót lại một cách an toàn
- Thoa chất đóng lỗ chân lông *(astringent)*
- Vứt bỏ vào túi rác *(tissues, cotton, giấy trãi bàn, que gỗ)*
- Sát trùng tay lại *(hand sanitizer)*

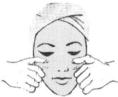

V. CHUẨN BỊ DỤNG CỤ CHO KHÁCH HÀNG MỚI (15 phút)

NEW CLIENT PREPARATION, AND SETUP

-Bạn sẽ sắp xếp dụng cụ, vật liệu các bài thi: tẩy, nhổ lông mày dùng nhíp và sáp mềm; tẩy lông môi trên (sáp cứng); cách mài da microdermabrasion; mặt nạ, trang điểm; gắn lông mi. -Bạn sẽ được nhắc lúc còn 8 phút.

-Bước lùi lại để cho biết bạn đã hoàn thành.

-*Giám khảo:* **You may begin** (Bạn bắt đầu làm)   ***BẠN ĐƯỢC TÍNH ĐIỂM SAU ĐÂY:**

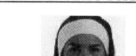

- Vệ sinh đôi bàn tay bằng chất sát trùng (hand sanitizer)
- Choàng khăn mới bảo tóc và cơ thể người mẫu/mannequin
- Những vật dụng được khử trùng đúng cách
- Sát trùng tay lại *(hand sanitizer)*

VI. NHỔ LÔNG CHÂN MÀY (không tính thời gian)   *HAIR REMOVAL*

SUPPLIES: *Antiseptic; Tweezers; Gloves; Fabric strips (muslins); Spatulas; Soft wax product (simulated product); Astringent lotion; Cotton; Tissue papers; Hand sanitizer; wax powder; Post- epilation (after wax lotion); eye pads lotion.*

-Bạn có **2 phút** để lấy vật liệu đem theo cho môn **nhổ lông (bằng nhíp và bằng sáp)** trong phần thi này.

-*Giám khảo:* **You may begin set up** (xấp xếp vật dụng lên bàn)

-*Giám khảo:* **You will now perform the hair removal of the eyebrows section** (bạn sẽ trình bày phần thi nhổ lông mày).

"Bạn được hướng dẫn riêng để **nhổ lổng bằng nhíp** *(tweezing)* và **sáp mềm** *(soft waxing)*"

-*Giám khảo:* **You may begin preparation** (chuẩn bị bắt đầu làm)

A. NHỔ LÔNG BẰNG NHÍP (TWEEZING)
-Sát trùng tay *(hand sanitizer)* -Mang bao tay

-Giám khảo: *Please demonstrate the tweezing procedure* *(Trình bày nhổ lông bằng nhíp)*

- Thoa sát trùng an toàn chỗ lông mày sẽ nhổ, đắp **che mắt**
- Gắn bông gòn ở ngón đeo nhẫn
- Giữ da căng khi nhổ
  Dùng nhíp nhổ loại bỏ lông chân mày, nhổ theo hướng lông mọc
- Thoa chất sát trùng *(antiseptic)* hoặc chất đóng lỗ chân lông *(astringent)* chỗ lông vừa nhổ
- Bỏ cây nhíp *(tweezer)* vào hộp đựng đồ dơ *(soil container)*
- Vứt bỏ vật liệu bẩn vào túi rác *(bông gòn)*

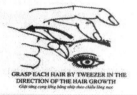

GRASP EACH HAIR BY TWEEZER IN THE DIRECTION OF THE HAIR GROWTH
Giật từng cọng lông bằng nhíp theo chiều lông mọc

B. NHỔ (GIẬT) LÔNG BẰNG SÁP MỀM (SOFT WAXING): *sáp giả bằng cholesterol, vaseline*
-Dùng lại bao tay lúc nhổ bằng nhíp *(hoặc bao tay mới)*

-Giám khảo: *Please demonstrate the soft wax procedure* *(Dùng sáp mềm nhổ lông)*

- Thoa sát trùng vùng lông mày sẽ giật, cẩn thận và an toàn *(vẫn giữ **che mắt**)*
- Thấm khô và thoa phấn *(waxing powder)*
- Dùng que gỗ để lấy sáp giả và thử nhiệt độ của sáp trên cổ tay tạo an toàn cho khách
- Trãi sáp giả cùng hướng lông mày mọc ở vùng dưới lông mày
- Trãi đều sáp giả một lớp mỏng
- Ép nhẹ vải *(muslin)* trên sáp giả theo hướng lông mọc
- Giữ da căng và giật muslin *(vải)* ngược chiều lông mọc một cách an toàn
- Thoa chất làm êm dịu da post-epilation *(after-wax-lotion)*
- Thoa chất sát trùng *(antiseptic)* hoặc chất đóng lỗ chân lông *(astringent)*
- Vứt vật liệu bẩn vào túi rác *(eye pads, bao tay, giấy trãi bàn, vải muslin, que gỗ)*
- Gỡ bỏ bao tay vào túi rác *(trash bag)*
- Sát trùng tay lại *(hand sanitizer)*

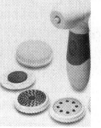

Test Wax

VII. CÁCH MÀI DA TRÊN VÙNG TRÁN *(10 phút)* MICRODERMABRATION
-Bạn sẽ trình bày cách dùng dụng cụ mài theo đường ngang và dọc trên vùng da trán
- Bạn sẽ được thông báo khi bạn chỉ còn 5 phút. -Vui lòng lùi lại để cho biết bạn đã hoàn thành.

-Giám khảo: *You may begin* *(Bạn bắt đầu làm)*

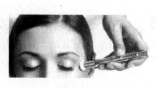

- Thoa dung dịch làm sạch làn da trán
- Dùng tissue chậm khô da ẩm
- Che (bảo vệ) đôi mắt cho mannequin/ người mẫu
- Bạn phải đeo kính bảo vệ và mặt nạ mũi, miệng
- Bạn mang bao tay
- Dùng tay giữ căng da trán
- Cầm dụng cụ mài da có dây chà vùng da trán theo chiều ngang, sau đó theo chiều dọc khắp trán.
- Dùng tissue lau bỏ những hạt nhỏ ra khỏi vùng trán
- Vứt vật liệu bẩn vào túi rác *(eye pads, mask, bao tay, giấy trãi bàn, tissue, que gỗ)*
- Sát trùng tay lại *(hand sanitizer)*

IIX. ĐẮP MẶT NẠ DA MẶT *(10 phút)* *FACIAL MASK*

FACIAL MASK SUPPLIES: Mask product (cream); Brush; Astringent; Moisturizer; Cotton; Tissues; spatula
Bạn có **2 phút** để lấy vật liệu đem theo cho môn đắp mặt nạ da mặt

.

*-Giám khảo: **You may begin set up** (bắt đầu dọn vật dụng lên bàn)*
*-Giám khảo: **You will now perform the facial mask section of this examination** (trình bày cách đắp mặt nạ mặt)*
-Bạn có **10 phút** để hoàn tất môn thi này-Bạn sẽ được báo lúc bạn còn **5 phút**"

*-Giám khảo: **You may begin** (Bạn bắt đầu làm)* ***BẠN ĐƯỢC TÍNH ĐIỂM SAU ĐÂY:**

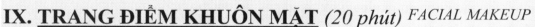

- Sát trùng tay *(hand sanitizer)* và xếp giấy mịn *(tissue papers)*
- Lấy sản phẩm đắp mặt nạ từ lọ *(bằng mask dịu da hoặc mặt nạ kem)*, không cần che mắt
- Trải mặt nạ lên mặt an toàn, tránh vùng mắt, môi và lỗ mũi
- Trải đều mặt nạ lên da {*bằng đầu ngón tay, xốp (sponge), hoặc cậy cọ (brush)*}
- Lau *(lấy)* kem đắp mặt nạ ngay sau khi trải
  (bằng xốp, tissue papers, hoặc khăn ẩm)
- Thoa chất astringent đóng lỗ chân lông *(chất se da)*
- Thoa kem dưỡng ẩm da *(moisturizer)* một cách an toàn
- Vứt bỏ vật liệu bẩn vào túi rác *(que gỗ, tissues, cotton, giấy trải bàn)*
- Sát trùng tay *(hand sanitizer)*

IX. TRANG ĐIỂM KHUÔN MẶT *(20 phút)* *FACIAL MAKEUP*

FACIAL MAKEUP SUPPLIES: Hair drape/cover; Cleanser; Astringent lotion; Foundation cream, Face Powder, blush; Eye shadow; Eye liner; Mascara; Eyebrow pencil; Eyebrow brush; Lip liner; Lip color; Towels; Q. Tips; Cheek color; Sharpener; Cosmetic sponges; Hand sanitizer.
Bạn có **2 phút** để lấy vật liệu đem theo cho môn trang điểm khuôn mặt".

*-Giám khảo: **You may begin set up** (bắt đầu dọn vật dụng lên bàn)*
*-Giám khảo: **You will now perform the facial makeup section** (trình bày môn thi trang điểm khuôn mặt).*
-Bạn sẽ được báo lúc bạn còn **10 phút**

*-Giám khảo: **You may begin** (Bạn bắt đầu làm)* ***BẠN ĐƯỢC TÍNH ĐIỂM SAU ĐÂY:**

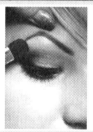

- Sát trùng tay *(hand sanitizer)* và xếp giấy mịn *(tissue papers)*
- Giữ khăn che vai và ngực. Giữ tóc xa mặt khi trang điểm
- Sát trùng tay *(hand sanitizer)*
- Trải phấn nền *(foundation cream)* lên khắp da mặt
- Trải phủ phấn trong *(translucent powder)*
- Thoa phấn má hồng *(blush)*
- Trải màu bóng mắt *(eye shadow)*
- Vẽ viền mắt *(eyeliner)*.
  Các cây cọ vẽ trang điểm chuốt lại trước và sau khi dùng
- Vuốt mascara lên lông mi *(mascara to lashes)*
- Vẽ chân mày *(grooms eyebrows)*

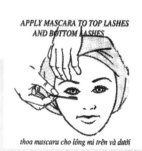

APPLY MASCARA TO TOP LASHES
AND BOTTOM LASHES

thoa mascara cho lông mi trên và dưới

- Vẽ viền môi (*lip liner*).
- Tô son môi (*lip color*), và đặt tissue giữa 2 môi ngậm lại để thấm bớt son môi.
- Thoa lại phấn phủ (*translucent powder*) để màu trang điểm được hoàn hảo.
- **Điều chỉnh** lại ghế facial, và **tháo băng choàng tóc** (head band) và khăn che ngực cho người mẫu
- Bỏ khăn dơ và băng choàng tóc vào bao đựng khăn dơ
- Bỏ dụng cụ (*chuốt viết chì, cọ vẽ chân mày*) vào hộp đồ dơ (*soil container*).
- Vứt bỏ vật liệu bẩn vào túi rác (*Q.tip, mascara brush, xốp, giấy trải bàn*)
- Dọn dẹp đồ đạc và **xịt chất sát trùng lên bàn, ghế và dùng giấy lau khô**
- Sát trùng tay (*hand sanitizer*)

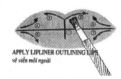
APPLY LIPLINER OUTLINING LIPS
vẽ viền môi ngoài

X. GẮN LÔNG MI *(10 phút)* EYELASH ENHANCEMENT
- Bạn sẽ được thông báo khi bạn chỉ còn 5 phút. -Vui lòng lùi lại để cho biết bạn đã hoàn thành.

-*Giám khảo: **You may begin** (Bạn bắt đầu làm)*

*BAN ĐƯỢC TÍNH ĐIỂM SAU ĐÂY:

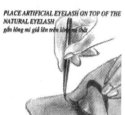
PLACE ARTIFICIAL EYELASH ON TOP OF THE NATURAL EYELASH
gắn lông mi giả lên trên lông mi thật

- Sát trùng tay (*hand sanitizer*)
- Chải lông mi để loại bỏ các vật nhỏ dính vào
- Đo và cắt lông mi giả theo chiều dài thích hợp *trước khi* gắn
- Thoa keo theo viền chân lông mi giả
- Gắn lông mi giả bắt đầu khóe mắt trong ở gần mũi

- Dán lông mi giả kề đường lông mi thật
- Dụng cụ đã dùng vào hộp đồ dơ (soil container)
- Vứt bỏ vật liệu bẩn, vải bẩn vào túi rác
- Sát trùng tay (*hand sanitizer*)

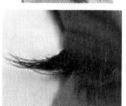

XI. CÁCH THỨC KHI TIẾP XÚC VỚI MÁU *(Không tính thời gian)*
BLOOD EXPOSURE METHOD *(untimed)*

-*Trường hợp khách bị đứt trán nhẹ. Bạn nên xử lý thích hợp khi tiếp xúc với máu.*
-*Giám khảo sẽ hướng dẫn từng người cách xử lý khi tiếp xúc với máu.*

-**Giám Khảo: Please demonstrate the blood exposure procedure.**
(thực hiện thủ tục xử lý khi tiếp xúc với máu)

*BAN ĐƯỢC TÍNH ĐIỂM SAU ĐÂY:

- Lấy vật liệu và dụng cụ sạch ra khỏi bộ dụng cụ cấp cứu
- Mang bao tay
- Vệ sinh vết thương bằng chất sát trùng (cồn, nước sát trùng đôi tay)
- Dùng băng thấm sạch giữ chặt vết thương.
- Vứt bỏ tất cả vật liệu nhiễm bẩn
- Dọn dẹp đồ đạc và **xịt chất sát trùng lên bàn, ghế và dùng giấy lau khô**
- Sát trùng tay (*hand sanitizer*)

GLOVES
bao tay dùng khi diệt trùng

(*Thi xong xếp mọi vật liệu vào vali và tất cả mọi người dự thi sẽ rời phòng cùng lúc theo hướng dẫn*).

HOW TO DO DISINFECTION & SANITATION TECHNIQUES

(Phương cách diệt trùng)

These are of practical importance to the Cosmetologist how to preserve the patron's health, all implements germ-free and to prevent the spread of infectious disease

Đây là cách thực hành quan trọng của thợ thẩm mỹ sao giữ gìn sức khỏe cho khách, giữ dụng cụ sạch hoàn toàn và ngăn ngừa bệnh lây lan.

A. MATERIAL *(VẬT LIỆU)*

Liquid soap; Towel; Paper towels; Brush; Gloves; Covered container; Clean sealed plastic bag; Quats (Quaternary ammonium compounds)

B. PROCEDURE *(CÁCH LÀM)*

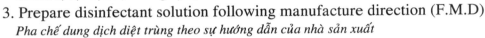

1. Wash hands with soap and warm water
   Thợ rửa tay với nước ấm và xà phòng
2. Set up table on sanitary maintenance area (S.M.A)
   Chuẩn bị vật liệu đặt trên giấy sạch

Brush with Liquid soap & warm water
Dùng bàn chải chà rửa dụng cụ

3. Prepare disinfectant solution following manufacture direction (F.M.D)
   Pha chế dung dịch diệt trùng theo sự hướng dẫn của nhà sản xuất
4. Remove all foreign matter from implements or equipment
   Lấy các chất bẩn bám vào dụng cụ
5. Brush soil implements with liquid soap and warm water then rinse with water
   Dùng bàn chải chà rửa dụng cụ bẩn với xà phòng và nước ấm xong xả nước sạch
6. Pat and wipe each implement with clean linen towels or paper towels
   Vỗ bớt nước và lau từng dụng cụ với khăn sạch hoặc giấy sạch
7. Totally immerse them in QUATS SOLUTION *(10 minutes by E.P.A register)*
   Nhúng chìm dụng cụ vào dung dịch nước QUATS (10 phút do E.P.A chuẩn nhận)
8. Wear gloves and remove them out
   Mang bao tay và lấy dụng cụ ra
9. Rinse with water and wipe with clean paper towels to dry them then clean shampoo bowl
   Xả lại nước sạch và lau với giấy sạch cho khô rồi rửa sạch bồn gội
10. Put clean implements in sealed plastic bag or covered container
    Bỏ dụng cụ vào bao nhựa dán kín hoặc hộp đậy kín

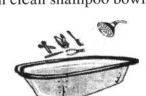

11. Clean up your workstation
    Dọn dẹp chỗ làm

Rinse out with water

Note: *Disinfectant solution must be changed at least daily or when solution turns visibly cloudy and dirty. All disinfectant solutions must be E.P.A registered and bactericidal, fungicidal and virucidal.*
Lưu ý: *Dung dịch diệt trùng mỗi ngày thay một lần hoặc thay ngay khi thấy đục bẩn. Tất cả các loại dung dịch diệt trùng phải được chuẩn nhận bởi E.P.A và có khả năng diệt vi trùng, diệt nấm và siêu vi khuẩn.*

E.P.A: Environmental Protection Agency *(cơ quan bảo vệ môi trường)*

www.levan900.net

HOW TO DO AN EYEBROW ARCHING WITH TWEEZER
(Cách lấy lông mày bằng nhíp)

Use tweezers to remove disorderly grown hair above and below the natural line to give eyebrows a clean cut and an attractive appearance.

Đây là cách dùng nhíp lấy lông lộn xộn ở trên và dưới lông mày để có đường nét tự nhiên và hấp dẫn

MATERIAL AND IMPLEMENTS: *(VẬT LIỆU VÀ DỤNG CỤ)*

- Liquid soap
- Clean sheet
- Towels, Gloves
- Headband;
- Booties (optional)
- Cleansing cream
- Facial tissues
- Cotton; spatula
- Orangewood stick

- Tweezer
- Eyebrow brush
- Eye pads
- Eye pad lotion
- Antiseptic
- Eyebrow pencil
- Astringent lotion, antiseptic lotion
- Trash bag
- Soil container

PROCEDURE: *(CÁCH LÀM)*

1. Technician wash hands with liquid soap and warm water
   Thợ rửa tay với nước ấm và xà phòng
2. Set up table on sanitary maintenance area (S.M.A)
   Chuẩn bị vật liệu đặt trên giấy sạch
3. Prepare facial chair for patron
   Điều chỉnh ghế facial để nhổ lông mày (135 degrees)

   - Fix head rest
     Gắn tựa đầu

   - Ask patron to stand up
     Bảo khách đứng day

   - Adjust back of the chair (half upright)
     Điều chỉnh lưng ghế facial (135 độ)

   - Resanitize hands
     Rửa tay lại

   - Cover facial chair with clean sheet
     Trãi giấy phủ toàn bộ ghế facial

   - Help patron lie down on facial chair
     Giúp khách nằm xuống ghế facial

4. Drape patron *(choàng khách để chuẩn bị nhổ lông mày)*

   - Put linen towel on chest and organize tissues
     Đặt khăn vải lên ngực khách và xếp giấy mịn

   - Wear head band and make sure not to leave any hair out
     Choàng băng giữ tóc và xem lại tránh tóc lòe xòe ra ngoài da

   - Patron must remove shoes then cover patron's feet with booties (optional)
     Người mẫu tháo giày và sau đó mang đôi tất (nếu muốn) vào hai bàn chân

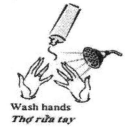

Wash hands
Thợ rửa tay

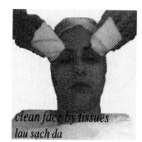

clean face by tissues
lau sạch da

5. Discuss type of arch with patron
   Thảo luận về độ cong lông mày với khách

6. Apply cleansing cream around eyebrow areas, spread it out over eyelids. Remove with tissues.
   Thoa kem làm sạch da lên chung quanh mắt và vùng chân mày, trãi đều qua mí mắt. Lau sạch bằng giấy mịn

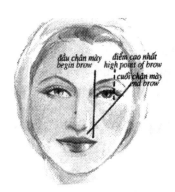

7. Moisten eye pads with eye pad lotion and apply on patron's eyes for protection
   Đặt hai miếng gòn thấm ẩm lotion lên đôi mắt để bảo vệ mắt.

8. Brush the eyebrows with a small brush
   Chãi lông mày với bàn chãi nhỏ

9. Saturate 2 pledgets of coton with warm water. Then place over the brows to soften skin for remove unwanted hairs.
   Nhúng nước ẩm 2 miếng bông gòn. Đắp lên lông mày làm mềm da để nhổ lông dư thừa

10. Wear gloves and applies antiseptic to eyebrow area safely
    Mang bao tay và thoa chất sát trùng lên vùng chân mày

11. Wrap cotton around ring finger and remove 2 pledgets of cotton from eyebrows
    Lấy bông gòn quấn vào ngón tay đeo nhẫn và gỡ bỏ 2 miếng bông gòn trên chân mày

12. Remove unwanted hair by grasp each with a tweezer. Lay each on cotton ring finger.
    Nhổ lông mọc lộn xộn ở chân mày (từng sợi một) bằng nhíp đặt lên ngón tay nhẫn bông gòn
    - Holds skin taut (without slack) using index finger and thumb.
      Giữ căng da (không bị dùn) bằng ngón trỏ và ngón cái lúc nhổ lông
    - Pull hairs with a quick motion in the direction of the hair growth.
      Dùng tweezer nhổ nhanh theo hướng lông mọc
    - Between brows, hairs above and under brows.
      Khoảng giữa hai chân mày, lông mọc ở trên và dưới chân mày

13. Applies antiseptic to treated area safely or moisten cotton ball with astringent lotion and apply on eyebrow areas to tighten pores and blotting excess lotion remaining on skin by tissues.
    Thoa chất sát trùng hoặc dùng bông gòn thấm ẩm chất astringent thấm lên vùng chân mày để đóng lỗ chân lông và thấm khô chất astringent còn thừa bằng giấy mịn

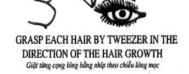

14. Undrape patron (remove eye pads; headband; booties; towel on chest) and help patron to stand up.
    Tháo khăn choàng tóc, tất, khăn trãi trên ngực và giúp cho khách đứng dậy

15. Adjust facial chair. Remove clean sheet, and ask patron resume sitting facial chair.
    Điều chỉnh ghế và vứt bỏ giấy trãi, khách ngồi lại ghế facial

16. Clean up your work station
    Dọn dẹp sạch sẽ nơi làm việc

GRASP EACH HAIR BY TWEEZER IN THE
DIRECTION OF THE HAIR GROWTH
Giật từng cọng lông bằng nhíp theo chiều lông mọc

HOW TO DO AN EYEBROW ARCHING WITH WAX
(Cách lấy lông mày bằng sáp)

Most people have disorderly grown hair both above and below the natural line. These hairs should be removed to give the eyebrows an attractive appearance. Because of the sensitivity of the skin around the eyes some patrons cannot tolerate tweezing. Therefore, waxing is an alternative method.

Hầu hết mọi người đều có lông mọc lộn xộn ở trên và dưới chân mày. Vì thế cần phải lấy đi để có vẽ đẹp. Một số người không thể chịu đau do nhổ bằng nhíp nên dùng sáp lấy lông êm dịu hơn.

MATERIAL AND EQUIPMENT: *(VẬT LIỆU VÀ DỤNG CỤ)*

- Liquid soap, towels
- Headband, booties
- Cleansing cream
- Cotton; Spatula; Facial tissues
- Clean sheet, gloves
- Eye pad; Eye pad lotion
- Astringent lotion, antiseptic lotion

- Eyebrow brush
- Honey wax
- Heater, Talcum powder
- Linen; Scissor
- Oil remover (after-wax lotion)
- Tweezers
- Trash bag; Soil container

PROCEDURE: *(CÁCH LÀM)*

1. Technician wash hands with liquid soap and warm water
   Thợ rửa tay với nước ấm và xà phòng
2. Set up table on sanitary maintenance area (S.M.A)
   Chuẩn bị vật liệu đặt trên giấy sạch
   - Prepare warm wax
     Chuẩn bị lò cho sáp mềm ra

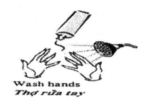

3. Prepare facial chair for patron
   Điều chỉnh ghế facial
   - Fix head rest *(Gắn tựa đầu)*
   - Ask patron to stand up
     Bảo khách đứng day
   - Adjust back of the chair (half upright)
     Điều chỉnh lưng ghế facial (135 độ)
     Resanitize hands *(Rửa tay lại)*
   - Cover facial chair with clean sheet
     Trãi giấy phủ toàn bộ ghế facial
   - Help patron lie down on facial chair
     Giúp khách nằm xuống ghế facial

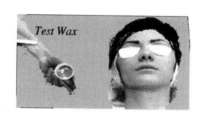

4. Drape patron *(choàng khách để chuẩn bị wax lông mày)*
   - Put towel on chest and organize tissues
     Đặt khăn lên ngực khách và xếp giấy mịn
   - Wear head band and make sure not to leave any hair out
     Choàng băng giữ tóc và xem lại tránh tóc lòe xòe ra ngoài da
   - Patron must remove shoes then wear booties (optional)
     Người mẫu tháo giày và mang đôi tất (nếu muốn) vào hai bàn chân

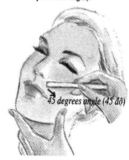

- Cut linen, organize tissues
  Cắt vải linen, xếp sẵn giấy mịn

5. Discuss type of arch with patron
   Thảo luận về độ cong lông mày với khách

6. Apply cleansing cream around eyebrow areas, spread it out over eyelids. Remove with tissues.
   Thoa kem làm sạch da lên chung quanh mắt và vùng chân mày, trãi đều qua mí mắt và lau sạch bằng giấy mịn rồi thấm khô bằng giấy mịn

6. Moisten eye pads cotton with eye pad lotion and apply to client's eyes for protection.
   Đặt hai miếng bông gòn thấm lotion lên đôi mắt bảo vệ mắt

8. Brush eyebrows with a small brush *(Chải lông mày với bàn chải nhỏ)*

9. Wear gloves and applies antiseptic to eyebrow area safely
   Mang bao tay và thoa chất sát trùng lên vùng chân mày

10. Apply talcum powder around eyebrows over area of unwanted hairs.
    Thoa phấn chung quanh chân mày, những sợi lông mày dư thừa cần lấy đi

11. Test temperature of wax at your wrist
    Thử nhiệt độ của sáp ở cổ tay bạn

12. Apply warm wax the same direction of growth hair by clean spatula evenly at area where hairs will be removed
    Trãi sáp cùng chiều lông mọc bằng que gỗ sạch ở chỗ lông mày cần lấy đi

13. Apply linen on wax and pressing hard in the direction of hair growth.
    Đặt vải linen lên sáp và ép nhiều lần cùng chiều lông mọc

14. Tauten skin with thumb and other hand to remove linen with a quick motion, pulling against the direction of hair growth.

    Apply strip over wax and rub in the direction of hair growth
    Trãi linen lên sáp và chà nhẹ theo chiều lông mọc

    Căng da khách bằng ngón cái và tay kia giật vải linen ngược hướng của lông mọc
    - Remove remaining resistant hairs with tweezer if needed
      Nhổ những sợi lông còn sót lại bằng nhíp, nếu còn
    - Light massage on treated areas
      Xoa nhẹ chỗ lông vừa lấy đi

15. Apply cool gel or after-wax-lotion *(Thoa gel hoặc lotion lên chỗ vừa wax)*

16. Applies antiseptic to treated area safely or moisten cotton ball with astringent lotion and apply on eyelids to tighten pores and blot excess lotion remaining on skin by tissues.
    Thoa chất sát trùng vào vùng đã nhổ hoặc dùng bông gòn thấm ẩm chất astringent thấm lên da mặt đóng lỗ chân lông và thấm khô chất astringent còn thừa bằng giấy mịn

17. Undrape patron (remove eye pads; headband; booties; towel on chest) and help patron to stand up.
    Tháo khăn choàng tóc, tất, khăn trãi trên ngực và giúp cho khách đứng dậy

18. Adjust facial chair. Remove clean sheet, and ask patron resume sitting facial chair.
    Điều chỉnh ghế và vứt bỏ giấy trãi, khách ngồi lại ghế facial

19. Turn off wax warmer and return to designated area
    Tắt lò wax và mang trả lại chỗ cũ

20. Clean up your work station
    Dọn dẹp sạch sẽ nơi làm việc

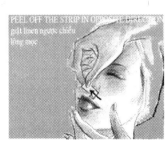

PEEL OFF THE STRIP IN OPPOSITE DIRECTION
giật linen ngược chiều lông mọc

HOW TO DO A PLAIN FACIAL
(Massaging The Face)
(Cách làm facial thông thường, có cách massage)

A plain facial improves the patron's skin to maintain firm muscle and skin healthy. It is the process of cleansing and massaging the skin on the face.
Facial thông thường là giữ cho da được khỏe và săn chắc. Đây là tiến trình làm sạch da và massage cho làn da mặt.

MATERIAL: *(VẬT LIỆU)*

- Liquid soap
- Paper treatment
- Towels
- Headband, booties
- Cotton, spatula
- Facial tissues

- Cleansing cream
- Massage cream
- Astringent lotion
- Trash bag
- Soil container
- Record card

PROCEDURE: *(CÁCH LÀM)*

1. Technician wash hands with liquid soap and warm water.
   Thợ rửa tay với nước ấm và xà phòng

2. Set up table on sanitary maintenance area (S.M.A).
   Chuẩn bị vật liệu đặt trên giấy sạch (vùng giữ sạch sẽ)

3. Prepare facial chair for patron.
   Điều chỉnh ghế làm facial cho khách gồm:

   - Fix head rest.
     Gắn dựa đầu

   - Ask patron to stand up.
     Bảo khách đứng dậy

   - Adjust the back of facial chair.
     Điều chỉnh lưng ghế facial

   - Sanitize hands *(Rửa tay lại)*

   - Cover facial chair with clean sheet.
     Trãi giấy phủ toàn bộ ghế facial

   - Help patron lie down on facial chair.
     Giúp khách nằm xuống ghế facial

4. Drape patron *(choàng khách để chuẩn bị làm facial)*

   - Put towel on chest and organize tissues.
     Đặt khăn lên ngực khách và xếp giấy mịn

   - Put head band on patron and make sure not to leave any hair out.
     Choàng băng giữ tóc và xem lại tránh tóc lòe xòe ra ngoài da

   - Patron must remove shoes then cover patron's feet with booties.
     Người mẫu tháo giày và sau đó mang đôi tất vào hai bàn chân

5. Re-sanitize hands with soap and warm water.
   Thợ rửa lại đôi tay cho sạch với xà phòng và nước ấm

6. Analyze facial skin
   Phân tích loại da của khách

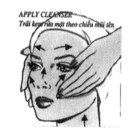

APPLY CLEANSER
Trãi kem rửa mặt theo chiều mũi tên

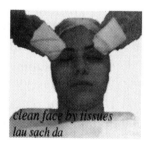

clean face by tissues
lau sạch da

EFFLEURAGE MOVEMENT (STROKING)

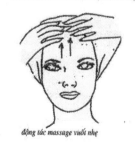

động tác massage vuốt nhẹ

PETRISSAGE (KNEADING MOVEMENT)

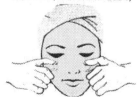

*đùng động tác nhồi bóp kích thích
sâu các tuyến da mặt*

www.levan900.net

7. Apply cleansing cream over eyebrows, spread evenly and remove with tissues.

   Thoa kem làm sạch da lên chân mày, trãi đều và lau sạch bằng giấy mịn

8. Apply cleansing cream over lips, spread evenly and remove with tissues from corner to lip center.

   Thoa kem làm sạch da lên môi, trãi đều và lau sạch bằng giấy từ góc môi tới giữa

9. Apply cleansing cream over neck, face spread evenly and remove with tissues.

   Thoa kem làm sạch da lên cổ, mặt trãi đều và lau sạch bằng giấy mịn

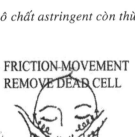

TAPOTEMENT MOVEMENT
Vỗ nhẹ từ cằm lên trán bằng xoay tròn hai bàn tay

10. Apply massage cream from neck to over entire face and spread out evenly.

    Thoa kem massage lên cổ và mặt trãi đều cho trơn da

11. Give a manipulation using at least 5 movements such as (effleurage; petrissage; tapotement friction; vibration) with technique upward and outward.

    Làm massage mặt ít nhất là 5 cách chuyển động bằng bàn tay trên mặt khách gồm có (Động tác vuốt nhẹ; Nhồi bóp; Vỗ nhe; Chà xát; Rung) theo hướng đưa lên và ra ngoài.

12. Remove excess massage cream with tissues.

    Lau sạch kem massage còn thừa bằng giấy mềm

13. Moisten cotton ball with astringent lotion and apply on face to tighten pores and blot excess lotion remaining on skin by tissues.

    Dùng bông gòn thấm ẩm chất astringent thấm lên da mặt đóng lỗ chân lông và thấm khô chất astringent còn thừa bằng giấy mịn

14. Undrape patron (remove headband; booties; towel on chest) and help patron to stand up.

    Tháo khăn choàng tóc, tất, khăn trãi trên ngực cho khách và giúp khách đứng dậy

FRICTION MOVEMENT
REMOVE DEAD CELL

15. Adjust facial chair. Remove clean sheet, and ask patron resume sitting facial chair.

    Điều chỉnh ghế và vứt bỏ giấy trãi, khách ngồi lại ghế facial

16. Fill out record card.

    Điền chi tiết về loại da, cách chữa trị vào bảng hồ sơ của khách

Chà xoay lên kem loại bỏ da chết

17. Clean up your work station.

    Dọn dẹp sạch sẽ chỗ làm

HOW TO DO A FACIAL MASK

(Cách đắp mặt nạ)

A facial mask improves the patron's skin to maintain firm muscle and skin healthy. Masks are products that are applied to the skin for a short time, but have more immediate effects. Cream and paraffin masks are often used for dry skin; Gel masks are good for sensitive and dehydrated skin; Clay-based masks are often used for oily and combination skin.

Đắp mặt nạ là giữ gìn cho da được khỏe và săn chắc. Mặt nạ đắp lên trong thời gian ngắn nhưng hiệu quả ngay. Mặt nạ kem, paraffin thường cho da khô; mặt nạ gel tốt cho da nhạy cảm và da thiếu nước; Mặt nạ đất sét thường dùng cho da dầu và da tổng hợp.

MATERIAL: *(VẬT LIỆU)*

- Liquid soap; Hand sanitizer
- Paper treatment; Towels
- Cotton, spatula; Facial tissues
- Headband; booties
- Trash bag; Soil container

- Cleansing cream
- Massage cream
- Mask facial (cream, paraffin; gel; clay...)
- Astringent lotion
- Record card

PROCEDURE: *(CÁCH LÀM)*

1. Technician wash hands with liquid soap and warm water.
   Thợ rửa tay với nước ấm và xà phòng

2. Set up table on sanitary maintenance area (S.M.A).
   Chuẩn bị vật liệu đặt trên giấy sạch (vùng giữ sạch sẽ)

3. Prepare facial chair for patron.
   Điều chỉnh ghế làm facial cho khách gồm:

   - Fix head rest.
     Gắn dựa đầu

   - Ask patron to stand up.
     Bảo khách đứng dậy

   - Adjust the back of facial chair.
     Điều chỉnh lưng ghế facial

   - Sanitize hands *(Rửa tay lại)*

   - Cover facial chair with clean sheet.
     Trãi giấy phủ toàn bộ ghế facial

   - Help patron lie down on facial chair.
     Giúp khách nằm xuống ghế facial

4. Drape patron *(choàng khách để chuẩn bị làm facial)*

   - Put towel on chest and organize tissues.
     Đặt khăn lên ngực khách và xếp giấy mịn

   - Put head band on patron and make sure not to leave any hair out.
     Choàng băng giữ tóc và xem lại tránh tóc lòe xòe ra ngoài da

   - Patron must remove shoes then cover patron's feet with booties.
     Người mẫu tháo giày và sau đó mang đôi tất vào hai bàn chân

5. Re-sanitize hands with soap and warm water.
   Thợ rửa lại đôi tay cho sạch với xà phòng và nước ấm

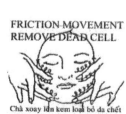

REMOVE CREAM BY SPONGE

Lau kem bằng miếng xốp

EFFLEURAGE MOVEMENT (STROKING)

động tác massage vuốt nhẹ

FRICTION MOVEMENT
REMOVE DEAD CELL

Chà xoay lăn kem loại bỏ da chết

6. Analyze facial skin (dry, oil, sensitive, combination skins)

Phân tích loại da của khách (da khô, dầu, nhạy cảm, tổng hợp)

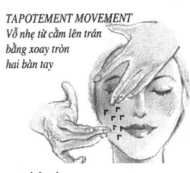

TAPOTEMENT MOVEMENT
Vỗ nhẹ từ cằm lên trán bằng xoay tròn hai bàn tay

7. Apply cleansing cream over eyebrows, spread evenly and remove with tissues.

Thoa kem làm sạch da lên chân mày, trãi đều và lau sạch bằng giấy mịn

8. Apply cleansing cream over lips, spread evenly and remove with tissues from corner to lip center.

Thoa kem làm sạch da lên môi, trãi đều và lau sạch bằng giấy từ góc môi tới giữa

9. Apply cleansing cream over neck, face spread evenly and remove with tissues.

Thoa kem làm sạch da lên cổ, mặt trãi đều và lau sạch bằng giấy mịn

10. Apply massage cream from neck to over entire face and spread out evenly.

Thoa kem massage lên cổ và mặt trãi đều cho trơn da

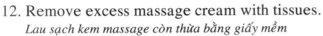

11. Give a manipulation using at least 5 movements such as (effleurage; petrissage; friction; tapotement; vibration) with technique upward and outward.

Làm massage mặt ít nhất là 5 cách chuyển động bằng bàn tay trên mặt khách gồm có (Động tác vuốt nhẹ; Nhồi bóp; Chà xát; Vỗ nhẹ; Rung) theo hướng đưa lên và ra ngoài.

12. Remove excess massage cream with tissues.

Lau sạch kem massage còn thừa bằng giấy mềm

13. Apply a treatment mask for the client's skin condition by finger tip, sponge, or brush. (Eye pads are optional).

Trãi mặt nạ tùy loại da khách bằng đầu ngón tay, xốp, hoặc cây cọ. (Có thể đặt miếng che mắt cho khách dễ chịu).

14. Apply the mask with brush, starting at the neck. Use long, slow strokes from the center of the face moving outward to the sides evenly and safely, excluding eyes, lips, and nasal passages.

Trãi mặt nạ bằng cọ thì bắt đầu từ cổ. Trãi dài, vuốt chậm từ giữa ra bên ngoài cho đều, không trãi mặt nạ lên mắt, môi, và lỗ mũi.

15. Allow the mask remain on the face for 7 to 10 minutes (depend on each mask for each skin)

Giữ mặt nạ trên mặt khoảng 7 đến 10 phút (tùy theo từng loại mặt nạ cho từng loại da)

16. Remove all residual mask products safely with wet cotton pads, sponges, or towels.

Lau sạch mặt nạ trên da với miếng gòn, miếng xốp, hoặc khăn.

17. Apply the toner, astringent, or freshener on face (depending on the skin type) to tighten pores and blot excess lotion remaining on skin by tissues.

Thoa toner, astringent, or freshener lên da mặt (tùy loại da) để đóng lỗ chân lông và thấm khô chất astringent còn thừa bằng giấy mịn

18. Apply a moisturizer to the skin face safely.

Thoa chất làm ẩm lên làn da

19. Undrape patron (remove headband; booties; towel on chest) and help patron to stand up.

Tháo khăn choàng tóc, tất, khăn trãi trên ngực cho khách và giúp khách đứng dậy

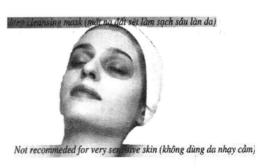

Deep cleansing mask (mặt nạ đất sét làm sạch sâu làn da)

20. Adjust facial chair. Remove clean sheet, and ask patron resume sitting facial chair.

Điều chỉnh ghế và vứt bỏ giấy trãi, khách ngồi lại ghế facial

21. Fill out record card.

Điền chi tiết về loại da, cách chữa trị vào bảng hồ sơ của khách

22. Clean up your work station.

Dọn dẹp sạch sẽ chỗ làm

Not recommended for very sensitive skin (không dùng da nhạy cảm)

HOW TO DO A FACIAL MAKEUP
(Cách trang điểm)

Makeup minimizes facial defects and emphasizes strong facial features. Every patron desires the best possible appearance.
Trang điểm là giảm thiểu những khuyết điểm nét mặt cũng như làm nổi lên nét đẹp. Mỗi người khách đều ước muốn có được nép đẹp rạng rỡ nhất.

MATERIAL: *(VẬT LIỆU)*

- Liquid soap
- Clean sheet
- Towels; headband
- Sharpener
- Cleansing cream
- Spatula
- Q-tip
- Facial tissues
- Astringent lotion
- Foundation cream (base makeup)

- Eye-shadow powder
- Eye-liner
- Eyebrow pencil
- Mascara
- Cheek color
- Lipcolor (lip liner)
- Face powder (translucent powder)
- Cosmetic sponge
- Cotton
- Trash bag
- Soil container

PROCEDURE: *(CÁCH LÀM)*

1. Technician wash hands with liquid soap and warm water
   Thợ rửa tay với nước ấm và xà phòng

2. Set up table on sanitary maintenance area (S.M.A)
   Chuẩn bị vật liệu đặt trên giấy sạch

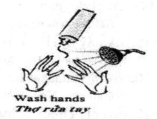

Wash hands
Thợ rửa tay

3. Prepare facial chair for patron
   Điều chỉnh ghế facial

   - Fix head rest
     Gắn tựa đầu

   - Ask patron to stand up
     Bảo khách đứng day

   - Adjust back of the chair (half upright)
     Điều chỉnh lưng ghế facial (135 độ)

   - Resanitize hands
     Rửa tay lại

   - Cover facial chair with clean sheet
     Trãi giấy phủ toàn bộ ghế facial

   - Help patron lie down on facial chair
     Giúp khách nằm xuống ghế facia

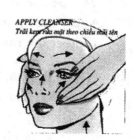

APPLY CLEANSER
Trãi kem rửa mặt theo chiều mũi tên

4. Drape patron *(choàng tóc để chuẩn bị trang điểm)*

   - Put towel on chest and organize tissues
     Đặt khăn lên ngực khách và xếp khăn giấy mịn

5. Wear head band and make sure not to leave any hair out
   Choàng băng giữ tóc và xem lại tránh tóc lòe xòe ra ngoài da

6. Analyze patron's facial skin *(Phân tích làn da mặt của khách)*

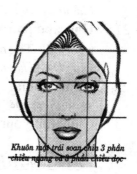

Khuôn mặt trái soạn chia 3 phần chiều ngang và ở phần chiều dọc

www.levan900.net

7. Apply cleansing cream over eyebrows, spread evenly and remove it by tissues.
   Thoa kem làm sạch da lên chân mày, trãi đều và lau sạch bằng giấy mịn

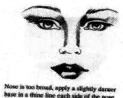

8. Apply cleansing cream over lips, spread evenly and remove with tissues from lip corner to lip center.
   Thoa kem làm sạch da lên môi, trãi đều và lau sạch kem bằng giấy từ góc môi vào giữa môi

9. Apply cleansing cream over neck, face spread evenly and remove with tissues.
   Thoa kem làm sạch da lên cổ, mặt trãi đều và lau sạch bằng giấy mịn

   thoa mascara cho lông mi trên và dưới

10. Moisten cotton ball with astringent lotion and apply on face to tighten pores and blot dry excess lotion remaining on skin with tissues.
    Dùng bông gòn thấm ẩm chất astringent thấm lên da mặt đóng lỗ chân lông và thấm khô chất astringent còn thừa bằng giấy mịn

11. Apply liquid foundation, spreading evenly over facial skin using cosmetic sponge.
    Thoa kem nước làm nền và trãi đều trên da che khuyết điểm bằng xốp mềm

    Nose is too broad, apply a slightly darker base in a thine line each side of the nose
    Mũi rộng, cho nên phần đậm mỏng ở mỗi bên cánh mũi

12. Apply face powder (translucent powder) using a cosmetic sponge
    Dùng xốp mềm thấm thấm phấn bột trong để màu da trông tự nhiên

13. Draw eyebrows using eyebrow pencil with light feathery strokes.
    Dùng viết chì vẽ chân mày, vuốt nhẹ theo chiều cong
    - Sharpen pencil before and after use *(Vót lại cây chì vẽ trước và sau khi dùng)*

14. Apply eyeshadow color from the inner to the outer eyelids to make eyes more prominent.
    Thoa màu bóng mí mắt trên từ trong ra ngoài để nổi bật đôi mắt

15. Apply eyeliner to make the eyes look larger
    Vẽ viền mí mắt để tạo đôi mắt trông lớn hơn

    đầu chân mày — begin brow
    điểm cao nhất — high point of brow
    i cuối chân mày — mi brow

16. Apply mascara with eyelash brush using gentle strokes on eyeslashes
    Chãi màu lông mi bằng bàn chãi nhỏ vuốt nhẹ mascara cho lông mi

17. Apply cheek color blending upward and outward toward the temples.
    Thoa phấn màu gò má, vuốt lên và ra ngoài hướng về thái dương

18. Apply face powder (translucent powder) using a cosmetic sponge to protect the makeup
    Dùng xốp mềm thấm phấn mặt (bột trong) để để bảo vệ màu trang điểm làm màu da trông tự nhiên

19. Apply lipliner outlining lips. Then fill in with lip color.
    Dùng cây màu lipliner vẽ đường viền môi và thoa son đều lên đôi môi
    - Blot lips with tissue to remove excess
      Thấm giấy tissue lên môi để loại bớt lớp son thừa

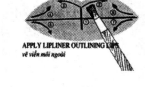

APPLY LIPLINER OUTLINING LIPS
vẽ viền môi ngoài

20. Touch up face (not lips), with face powder as needed
    Phủ nhẹ một ít phấn bột cho đều, tránh đôi môi, nếu cần.

21. Undrape patron (remove headband; towel on chest) and blend foundation to hairline as needed. Then help patron to stand up
    Tháo khăn choàng tóc, khăn trên ngực và phủ nhẹ phấn nền theo viền tóc nếu cần. Giúp khách đứng dậy.

22. Adjust facial chair. Remove clean sheet, and ask patron resume sitting facial chair.
    Điều chỉnh ghế và vứt bỏ giấy trãi, khách ngồi lại ghế facial

23. Clean up your work station *(Dọn dẹp sạch sẽ nơi làm việc)*

REMEMBER: RE-SHARPEN THE PENCILS BEFORE AND AFTER USED

HOW TO DO A FACIAL WITH CLEANSING SCRUB
(Cách làm facial với kem chà mịn)

A facial with cleansing scrub helps to remove all impurities, cleans deep under the skin, improves patron's skin and maintains firm muscles and healthy skin.

Facial với kem hạt cát mịn giúp lấy đi chất bẩn và làm thật sạch làn da, giúp da khỏe, loại bỏ tế bào chết và săn chắc làn da

MATERIAL: *(VẬT LIỆU)*

- Liquid soap
- Towels, booties
- Headband (head covering)
- Facial tissues
- Paper treatment (clean sheet)
- Spatula

- Plastic bowl
- Two small towels
- Cleansing cream
- Massage cream
- Cleansing scrub

PROCEDURE: *(CÁCH LÀM)*

1. Technician wash hands with liquid soap and warm water
   Thợ rửa tay với nước ấm và xà phòng

2. Set up table on sanitary maintenance area (S.M.A)
   Chuẩn bị vật liệu đặt trên giấy sạch

3. Prepare facial chair for patron
   Điều chỉnh ghế làm facial cho khách gồm:

   - Fix heat rest
     Gắn dựa đầu

   - Ask patron to stand up
     Bảo khách đứng dậy

   - Adjust the back of the facial chair
     Điều chỉnh lưng ghế facial

   - Resanitize hands
     Rửa tay lại

   - Cover facial chair with clean sheet
     Trãi giấy phủ kín mặt ghế facial

   - Help patron lie down on facial chair
     Giúp khách nằm xuống ghế facial

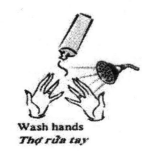

Wash hands
Thợ rửa tay

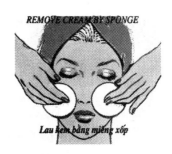

REMOVE CREAM BY SPONGE

Lau kem bằng miếng xốp

4. Drape patron *(choàng khách để chuẩn bị làm facial)*

   - Put towel on chest and organize tissues
     Đặt khăn lên ngực khách và xếp giấy mịn

   - Put head band on patron and make sure not to leave any hair out
     Choàng băng giữ tóc và xem lại tránh tóc lòe xòe ra ngoài da

   - Patron must remove shoes then cover patron's feet with booties
     Người mẫu tháo giày và sau đó mang đôi tất vào hai bàn chân

5. Re-sanitize hands with soap and warm water
   Thợ rửa lại đôi tay cho sạch với xà phòng và nước ấm

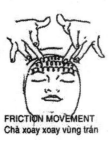

FRICTION MOVEMENT
Chà xoay xoay vùng trán

6. Examine facial skin
   Xem da khách

7. Apply cleansing cream over eyebrows, spread evenly and remove with tissues.
   Thoa kem làm sạch da lên chân mày, trãi đều và lau sạch bằng giấy mịn

8. Apply cleansing cream over lips, spread evenly and remove with tissues from corner to lip center.
   Thoa kem làm sạch da lên môi, trãi đều và lau sạch bằng giấy từ góc môi tới giữa

9. Apply cleansing cream over neck, face spread evenly and remove with tissues.
   Thoa kem làm sạch da lên cổ, mặt trãi đều và lau sạch bằng giấy mịn

10. Apply cleansing scrub, spread out the scrub gently and remove dead cells *(F.M.D)*
    Trãi kem chà, massage xoay nhẹ để lấy đi tế bào chết (theo hướng dẫn nơi sản xuất)

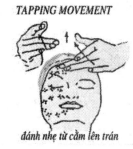

DIGITAL MOVEMENT

đan ngón tay kéo hai bên

11. Remove cleansing scrub with moist warm towels.
    Dùng khăn âm ấm lau thật sạch chất kem chà trên mặt

12. Apply massage cream on neck, over entire face and spread out evenly.
    Thoa kem massage và trãi đều trên cổ, da mặt.

13. Give a manipulation using at least 5 movements such as (effleurage; petrissage; friction; tapotement; vibration) with technique upward and outward.
    *Làm massage mặt ít nhất là 5 cách chuyển động bằng bàn tay trên mặt khách **gồm có** (Động tác vuốt nhẹ; Nhồi bóp; Chà xát; Vỗ nhẹ; Rung) theo hướng đưa lên và ra ngoài.*

14. Remove excess massage cream with tissues.
    Lau sạch kem massage còn thừa bằng giấy mềm

15. Moisten cotton ball with astringent lotion and apply on face to tighten pores and blot dry excess lotion remaining on skin by tissue papers.
    Dùng bông gòn thấm ẩm chất astringent thấm lên da mặt đóng lỗ chân lông và thấm khô chất astringent còn thừa bằng giấy mịn

16. Undrape patron (remove headband; booties; towel on chest) and help patron to stand up.
    Tháo khăn choàng tóc, tất, khăn trãi trên ngực và giúp cho khách đứng dậy

17. Adjust facial chair. Remove clean sheet, and ask patron resume sitting facial chair.
    Điều chỉnh ghế và vứt bỏ giấy trãi, khách ngồi lại ghế facial

TAPPING MOVEMENT

18. Fill out record card.
    Ghi chi tiết về loại da, cách chữa trị vào bảng hồ sơ của khách

19. Clean up your work station.
    Dọn dẹp sạch sẽ chỗ làm

đánh nhẹ từ cằm lên trán

HOW TO DO A FACIAL WITH DERMAL LIGHT
FOR NORMAL SKIN
(Cách làm facial với đèn dermal cho da thường)

A facial with dermal light is a facial treatment for normal skin using white dermal light.
It helps to maintain skin and relieves any pain.

Làm facial bằng đèn dermal là cách chữa trị da bằng điện đèn, đối với loại da bình thường dùng đèn trắng. Đèn bóng trắng giữ gìn cho da khỏe và giúp giảm đau.

MATERIAL AND EQUIPMENT: *(VẬT LIỆU và DỤNG CỤ)*

- Liquid soap
- Clean sheet
- Towels; head band
- Booties; spatula
- Cotton; eye pad; eye pad lotion
- Facial tissues

- Cleansing cream
- Massage cream
- White dermal light
- Astringent lotion
- Trash bag; soil container
- Record card

PROCEDURE: *(CÁCH LÀM)*

1. Technician wash hands with liquid soap and warm water
   Thợ rửa tay với nước ấm và xà phòng
2. Set up table on sanitary maintenance area (S.M.A)
   Chuẩn bị vật liệu đặt trên giấy sạch
3. Prepare facial chair for patron
   Điều chỉnh ghế facial cho khách gồm:

   - Fit head rest *(Gắn tựa đầu)*
   - Ask patron to stand up
     Bảo khách đứng dạy
   - Adjust the back of chair
     Điều chỉnh lưng ghế facial
   - Resanitize hands
     Rửa tay lại
   - Cover facial chair with paper treatment.
     Trãi giấy phủ kín mặt ghế facial
   - Help patron lie down on facial chair
     Giúp khách nằm xuống ghế facial

4. Drape patron *(choàng khách chuẩn bị làm facial)*

   - Put towel on chest and organize tissues
     Đặt khăn lên ngực khách và xếp giấy mịn
   - Wear head band and make sure not to leave any hair out
     Choàng băng giữ tóc và xem lại tránh tóc lòe xòe ra ngoài da
   - Patron must remove shoes then cover patron's feet with booties
     Người mẫu tháo giày và sau đó mang đôi tất vào hai bàn chân
5. Re-sanitize hands
   Thợ rửa lại đôi bàn tay cho sạch

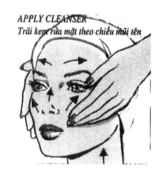

APPLY CLEANSER
Trãi kem rửa mặt theo chiều mũi tên

EFFLEURAGE MOVEMENT (STROKING)

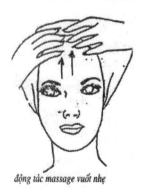

động tác massage vuốt nhẹ

6. Examine facial skin
   Khám làn da của khách

7. Apply cleansing cream over eyebrows, spread evenly and remove with tissues.
   Thoa kem làm sạch da lên chân mày, trãi đều và lau sạch bằng giấy mịn

8. Apply cleansing cream over lips, spread evenly and remove with tissues from corner to lip center.
   Thoa kem làm sạch da lên môi, trãi đều và lau sạch bằng giấy từ góc môi tới giữa

9. Apply cleansing cream over neck, face spread evenly and remove with tissues.
   Thoa kem làm sạch da lên cổ, mặt trãi đều và lau sạch bằng giấy mịn

10. Moisten eye pads with eye pad lotion then apply to patron's eyes for protection
    Đặt hai miếng gòn thấm ẩm lotion lên đôi mắt để bảo vệ mắt

11. Turn light on and place **White dermal light** directly on patron's face
    *Mở đèn và đặt đèn **dermal bóng trắng** trực tiếp chiếu lên mặt khách*

    - Distance: 15 inches
      Khoảng cách: 15 inches (gần 4 tất)
    - Rest time: 10 -12 minutes
      Thời gian: Từ 10 đến 12 phút

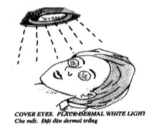

12. Turn off dermal light and put back to station.
    Tắt đèn dermal và trả lại đèn chỗ cũ

COVER EYES. PLACE DERMAL WHITE LIGHT
Che mắt. Đặt đèn dermal trắng

13. Re-sanitize hands with soap and warm water.
    Thợ rửa lại đôi tay với xà phòng và nước ấm cho sạch

14. Remove eye pads.
    Gở bỏ bông gòn che mắt

15. Apply massage cream on neck and over entire face and spread evenly
    Thoa kem massage trãi đều trên cổ, da mặt và trãi đều

DIGITAL MOVEMENT

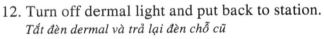

16. Give a manipulation using at least 5 movements such as (effleurage; petrissage; friction; tapotement; vibration) with technique upward and outward.
    *Làm massage mặt ít nhất là 5 cách chuyển động bằng bàn tay trên mặt khách **gồm có** (Động tác vuốt nhẹ; Nhồi bóp; Chà xát; Vỗ nhẹ; Rung) theo hướng đưa lên và ra ngoài.*

17. Remove excess massage cream with tissues or warm linen towels
    Lau sạch kem massage bằng giấy mềm hoặc khăn ấm

20. Moisten cotton ball with astringent lotion and apply on face to tighten pores and blotting out excess lotion remaining on skin by tissues.
    Dùng bông gòn thấm ẩm chất astringent thấm lên da mặt đóng lỗ chân lông và thấm khô chất astringent còn thừa bằng giấy mịn

19. Undrape patron (remove headband; booties; towel on chest) and help patron to stand up.
    Tháo khăn choàng tóc, tất, khăn trãi trên ngực và giúp cho khách đứng dậy

TAPOTEMENT MOVEMENT
Vỗ nhẹ từ cằm lên trán bằng xoay tròn hai bàn tay

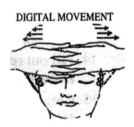

21. Adjust facial chair. Remove clean sheet, and ask patron resume sitting facial chair.
    Điều chỉnh ghế và vứt bỏ giấy trãi, khách ngồi lại ghế facial

22. Complete record card
    Ghi chi tiết vào hồ sơ khách (loại da thường, dùng đèn trắng ....)

23. Clean up your work station
    Dọn dẹp sạch sẽ chỗ làm

159   *www.levan9oo.net*

HOW TO DO A FACIAL WITH DERMAL LIGHT
FOR OILY SKIN
(Cách làm facial với đèn dermal cho loại da dầu)

Facial with dermal light is a facial treatment for oily skin using blue dermal light. It helps to remove oil under the skin.
Làm facial bằng đèn dermal là cách chữa trị da bằng đèn điện, đối với loại da dầu nên dùng đèn xanh. Đèn bóng xanh biển sẽ làm mềm và lấy bớt lớp dầu dưới da

MATERIAL AND EQUIPMENT: *(VẬT LIỆU & DỤNG CỤ)*

- Liquid soap
- Towels
- Clean sheet
- Headband, booties
- Facial tissues
- Cotton
- Eye pad, eye pad lotion
- Spatula
- Comedone extractor (optional)

- Cleansing cream
- Massage cream
- Blue dermal light
- Astringent lotion
- Trash bag
- Soil container
- Record card
- Antiseptic lotion

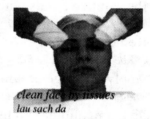

clean face by tissues
lau sạch da

PROCEDURE: *(CÁCH LÀM)*

1. Technician wash your hands with liquid soap and warm water
   Thợ rửa tay bằng nước ấm và xà phòng
2. Set up table on sanitary maintenance area (S.M.A)
   Chuẩn bị vật liệu và dụng cụ trên vùng giấy sạch
3. Prepare facial chair for patron
   Điều chỉnh ghế facial cho khách gồm:
   - Fit head rest *(Gắn tựa đầu)*
   - Ask patron to stand up *(Cho khách đứng dậy)*
   - Adjust the back of chair
     Điều chỉnh lưng ghế facial
   - Resanitize hands *(Rửa tay lại)*
   - Cover facial chair with paper treatment.
     Trãi giấy phủ kín mặt ghế facial
   - Help patron lie down on facial chair
     Giúp khách nằm xuống ghế facial

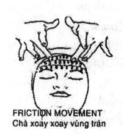

FRICTION MOVEMENT
Chà xoáy xoay vùng trán

CIRCULAR FRICTION

4. Drape patron *(choàng khách chuẩn bị làm facial)*
   - Put towel on chest and organize tissue papers
     Đặt khăn lên ngực khách và xếp giấy mịn
   - Wear head band and make sure not to leave any hair out
     Choàng băng giữ tóc và xem lại tránh tóc lòe xòe ra ngoài da
   - Patron must remove shoes then cover patron's feet with booties
     Người mẫu tháo giày và sau đó mang đôi tất vào hai bàn chân
5. Re-sanitize hands with soap and warm water
   Thợ rửa lại đôi bày tay cho sạch với xà phòng và nước ấm

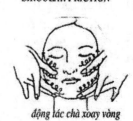

động tác chà xoay vòng

www.levan900.net

6. Examine patron's facial skin
   Khám làn da mặt của khách

7. Apply cleansing cream over eyebrows, spread evenly and remove with tissues.
   Thoa kem làm sạch da lên chân mày, trãi đều và lau sạch bằng giấy mịn

8. Apply cleansing cream over lips, spread evenly and remove with tissues from corner to lip center.
   Thoa kem làm sạch da lên môi, trãi đều và lau sạch bằng giấy từ góc môi tới giữa

9. Apply cleansing cream over neck, face spread evenly and remove with tissues.
   Thoa kem làm sạch da lên cổ, mặt trãi đều và lau sạch bằng giấy mịn

10. Moisten eye pads with eye pad lotion then apply on patron's eyes for protection
    Đặt hai miếng gòn thấm ẩm lotion lên đôi mắt để bảo vệ mắt

11. Turn light on and place **Blue dermal light** directly on patron's face
    *Mở đèn và đặt đèn **dermal bóng xanh biển** trực tiếp chiếu lên mặt khách*

    - Distance: 10 -12 inches
      Khoảng cách: Từ 10 đến 12 inches (3 tất)
    - Rest time: 3 - 5 minutes
      Thời gian: Từ 3 đến 5 phút

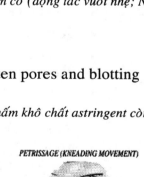

COVER EYES. PLACE BLUE DERMAL LIGHT
Chế mắt. Đặt đèn dermal xanh biển

12. Turn off dermal light and put back to station.
    Tắt đèn và đặt lại chỗ cũ

13. Re-sanitize hands with soap and warm water.
    Thợ rửa lại đôi tay với xà phòng và nước ấm cho sạch

14. Remove eye pads.
    Gở bỏ bông gòn che mắt

15. Apply massage cream on neck , over entire face and spread evenly.
    Thoa kem massage trãi đều trên cổ vàda mặt

16. Give a manipulation using at least 5 movements such as (effleurage; petrissage; friction; tapotement; vibration) with technique upward and outward.

    Làm massage mặt ít nhất là 5 cách chuyển động bằng bàn tay trên mặt khách gồm có (động tác vuốt nhẹ; Nhồi bóp; Chà xát; Vỗ nhẹ; Rung) theo hướng đưa lên và ra ngoài.

17. Remove excess massage cream with tissues or warm linen towels
    Lau sạch kem massage còn dư bằng giấy mềm hoặc khăn ấm

18. Moisten cotton ball with astringent lotion and apply on face to tighten pores and blotting excess lotion remaining on skin by tissues.
    Dùng bông gòn thấm ẩm chất astringent thấm lên da mặt đóng lỗ chân lông và thấm khô chất astringent còn thừa bằng giấy mịn

19. Undrape patron (remove headband; booties; towel on chest) and help patron to stand up.
    Tháo khăn choàng tóc, tất, khăn trãi trên ngực và giúp cho khách đứng dậy

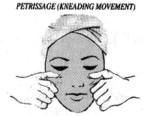

PETRISSAGE (KNEADING MOVEMENT)

20. Adjust facial chair. Remove clean sheet, and ask patron resume sitting facial chair.
    Điều chỉnh ghế và vứt bỏ giấy trãi, khách ngồi lại ghế facial

21. Complete record card
    Ghi chi tiết vào hồ sơ khách (loại da dầu, dùng đèn xanh biển ...)

24. Clean up your work station
    Dọn dẹp sạch sẽ chỗ làm

*dùng động tác nhồi bóp kích thích
sâu các tuyến da mặt*

HOW TO DO A FACIAL WITH DERMAL LIGHT
FOR DRY SKIN
(Cách làm facial với đèn dermal cho loại da khô)

A facial with dermal light is an electrical facial. It helps to correct facial skin condition such as dry skin using red dermal light to absorb facial oil under the skin

Làm facial bằng dermal light là loại đèn điện giúp trị liệu cho da, ví dụ như da khô dùng đèn đỏ giúp dầu khoáng thấm sâu vào da

MATERIAL AND EQUIPMENT: *(VẬT LIỆU và DỤNG CỤ)*

- Towel; Cotton
- Clean sheet
- Headband
- Liquid soap
- Facial tissues

- Spatula; Booties
- Cleansing cream
- Massage cream
- Red dermal light
- Eye pads; eye pad lotion

- Scissors; gauze; mineral oil
- Astringent lotion
- Trash bag
- Soil container
- Record card

PROCEDURE: *(CÁCH LÀM)*

1. Technician wash hands with liquid soap and warm water.
   Thợ rữa tay với nước ấm và xà phòng

2. Set up table on sanitary maintenance area (S.M.A).
   Chuẩn bị vật liệu đặt trên giấy sạch

3. Prepare facial chair for patron.
   Điều chỉnh ghế facial cho khách

   - Fit head rest *(Gắn tựa đầu)*
   - Ask patron to stand up *(khách đứng dậy)*
   - Adjust the back of chair *(Điều chỉnh lưng ghế facial)*
   - Resanitize hands *(Rửa tay lại)*
   - Cover facial chair with paper treatment.
     Trãi giấy phủ kín mặt ghế facial
     Help patron lie down on facial chair
     Giúp khách nằm xuống ghế facial

4. Drape patron *(choàng khách chuẩn bị làm facial)*
   - Put towel on chest and organize tissues.
     Đặt khăn lên ngực khách và xếp giấy mịn
   - Wear head band and make sure not to leave any hair out.
     Choàng băng giữ tóc và xem lại tránh tóc lòe xòe ra ngoài da
   - Patron must remove shoes then cover patron's feet with booties
     Người mẫu tháo giày và sau đó mang đôi tất vào hai bàn chân

5. Re-sanitize hands with soap and warm water.
   Thợ rửa lại đôi bàn tay cho sạch với xà phòng và nước ấm

6. Examine patron's facial skin.
   Khám làn da mặt của khách

7. Apply cleansing cream over eyebrows, spread evenly and remove with tissues.
   Thoa kem làm sạch da lên chân mày, trãi đều và lau sạch bằng giấy mịn

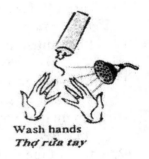

Wash hands
Thợ rửa tay

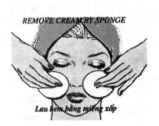

REMOVE CREAM BY SPONGE

Lau kem bằng miếng xốp

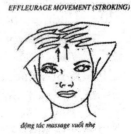

EFFLEURAGE MOVEMENT (STROKING)

động tác massage vuốt nhẹ

www.levan900.net

8. Apply cleansing cream over lips, spread evenly and remove with tissues from corner to center.

   Thoa kem làm sạch da lên môi, trãi đều và lau sạch bằng giấy từ góc môi tới giữa môi

9. Apply cleansing cream over neck, face spread evenly and remove with tissues.

   Thoa kem làm sạch da lên cổ, mặt trãi đều và lau sạch bằng giấy mịn

10. Use scissors to cut opening on the gauze for the eye, nose, and mouth. Then immerse gauze in a cup of mineral oil (face oil) then place on patron's face.

    Dùng kéo cắt gauze trống chỗ mắt, mũi và miệng. Nhúng gauze trong ly dầu khoáng và trãi gauze lên mặt khác

11. Moisten eye pads with eye pad lotion and apply to patron's eyes for protection.

    Đặt hai miếng gòn thấm ẩm lotion lên đôi mắt để bảo vệ mắt

12. Turn light on and place **Red dermal light** directly on patron's face.

    *Đặt đèn **dermal bóng đỏ** trực tiếp chiếu lên mặt khách*

    - Distance: 24 - 30 inches
      ***Khoảng cách:** Từ 24 đến 30 inches (gần 7 tất)*
    - Rest time: 5 minutes
      ***Thời gian:** 5 phút*

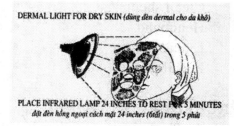

DERMAL LIGHT FOR DRY SKIN *(dùng đèn dermal cho da khô)*

PLACE INFRARED LAMP 24 INCHES TO REST FOR 5 MINUTES
đặt đèn hồng ngoại cách mặt 24 inches (6tất) trong 5 phút

13. Turn off dermal light and put back to station.

    Tắt đèn và trả đèn dermal lại chỗ cũ

14. Re-sanitize hands with soap and warm water.

    Thợ rửa lại đôi tay với xà phòng và nước ấm cho sạch

15. Remove gauze and eye pads.

    Gở bỏ miếng gauze và bông gòn che mắt

16. Apply more mineral oil over entire face.

    Thoa thêm dầu khoáng lên da

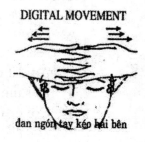

DIGITAL MOVEMENT

đan ngón tay kéo hai bên

17. Give a manipulation using at least 5 movements such as (effleurage; petrissage; friction; tapotement; vibration) with technique upward and outward.

    Làm massage mặt ít nhất là 5 cách chuyển động bằng bàn tay trên mặt khách gồm có (động tác vuốt nhẹ; Nhồi bóp; Chà xát; Vỗ nhẹ; Rung) theo hướng đưa lên và ra ngoài.

18. Remove excess mineral oil on face with tissues or warm linen towels.

    Lau sạch dầu khoáng còn dư bằng giấy mịn hoặc khăn ấm

19. Moisten cotton ball with astringent lotion and apply on face to tighten pores and blot dry excess lotion remaining on skin by tissues.

    Dùng bông gòn thấm ẩm chất astringent thấm lên da mặt đóng lỗ chân lông và thấm khô chất astringent còn thừa bằng giấy mịn.

20. Undrape patron (remove headband; booties; towel on chest) and help patron to stand up.

    Tháo khăn choàng tóc, tất, khăn trãi trên ngực và giúp cho khách đứng dậy

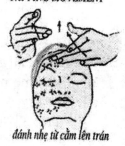

TAPPING MOVEMENT

21. Adjust facial chair. Remove clean sheet, and ask patron resume sitting facial chair.

    Điều chỉnh ghế và vứt bỏ giấy trãi, khách ngồi lại ghế facial

22. Complete record card

    Ghi chi tiết vào hồ sơ khách (loại da khô, dùng đèn đỏ...)

23. Clean up your work station *(Dọn dẹp sạch sẽ chỗ làm)*

đánh nhẹ từ cằm lên trán

HOW TO DO A PREDISPOSITION TEST FOR EYELASHES
(P.D TEST)
(Cách thử keo dị ứng khi gắn lông mi giả – P.D Test)

This is an allergy test for clients who want to apply artifical eyelashes. Apply adhesive to inner portion of patron's elbow. The test must be done at least 24 hours prior to each application.

Đây là cách thử dị ứng da về chất keo dán lông mi cho khách muốn gắn lông mi giả. Thoa keo thử dị ứng lên làn da bên trong khuỷu tay. Thử nghiệm dị ứng được làm trước khi gắn lông mi tối thiểu là 24 giờ.

SUPPLIES: *(VẬT LIỆU)*

- Cotton
- Q – tip
- Liquid soap
- Paper towels

- Black or white adhesive product
- Water bottle
- Record card

PROCEDURE: *(CÁCH LÀM)*

1. Technicain wash hands with liquid soap and warm water
   Thợ rửa tay với nước ấm và xà phòng
2. Set up table on sanitary maintenance area (S.M.A)
   Chuẩn bị vật liệu đặt trên giấy sạch
3. Clean the area to be tested (inner portion of elbow)
   Lau sạch chỗ cần thử (bên trong khuỷu tay

   - First, clean area with a cotton ball saturated in water
     Trước tiên là lau sạch với bông gòn ẩm
   - Second, clean area with cotton ball moisturized with liquid soap
     Thứ nhì, lau sạch bằng bông gòn ẩm với xà phòng
   - Third, clean area with cotton ball moisturized with water again
     Thứ ba, lau chỗ thử bằng bông gòn ẩm với nước thêm lần nửa
   - Finally, blot area with dry cotton
     Sau cùng lau khô vơi bông gòn

4. Apply eyelash adhesive quarter size to area to be tested with Q.tip.
   Dùng Q.tip thoa keo thử lông mi lên da cỡ tròn 25 xu bên trong khuỷu tay.
   - Allow area to air dry for 24 hours. Do not disturb.
     Để cho khô ít nhất 24 giờ. Đừng sờ vào.
   - Write on client's record card (date and P.D test result)
     Ghi vào hồ sơ cho khách (ngày và kết quả thử)
5. Clean up your work station *(Dọn dẹp sạch sẽ nơi làm việc)*

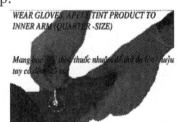

- **IF REDNESS, SWELLING, INFLAMMATION, OR ANY TYPE OF IRRITATION ON SKIN APPEARS:**
  Write P.D test result: **POSITIVE** (do not apply artificial eyelashes)
  Nếu bị đỏ, phồng, sưng hoặc ngứa, điền kết quả vào hồ sơ: DƯƠNG TÍNH (không gắn lông mi giả được)
- **IF NO INFLAMMATION, REDNESS, OR ANY TYPE OF IRRITATION ON SKIN APPEARS:**
  Write P.D test result: **NEGATIVE** (process is permissible)
  Nếu không bị sưng, đỏ, hoặc ngứa, điền kết quả và hồ sơ: ÂM TÍNH (có thể gắn lông mi giả được)

HOW TO DO AN APPLICATION OF ARTIFICIAL EYELASHES
(INDIVIDUAL AND STRIP) - P.D. TEST REQUIRED
Cách gắn lông mi giả loại từng sợi và nguyên miếng lông mi- Phải thử keo dị ứng

Artificial eyelashes are made by synthetic fiber that have a permanent curl and do not react to changes in weather conditions. Apply them when patron wants longer or thicker eyelashes.
Lông mi giả được làm bằng sợi tổng hợp có độ cong sẵn và không bị ảnh hưởng thời tiết. Gắn lông mi giả thường là cho khách hàng muốn lông mi dài và dày hơn.

MATERIAL AND IMPLEMENT: *(VẬT LIỆU VÀ DỤNG CỤ)*

- Liquid soap
- Treatment paper
- Towels; headband
- Cleansing cream (eyelash cleanser)
- Facial tissues
- Cotton

- Spatula
- Scissors ; Q-tip
- False eyelashes
  - Individual eyelashes
  - Strip eyelashes
- Eyelash adhesive
- Tweezer

PROCEDURE: *(CÁCH LÀM)*

1. Technician wash hands with liquid soap and warm water.
   Thợ rửa tay với nước ấm và xà phòng

2. Set up table on sanitary maintenance area (S.M.A).
   Chuẩn bị vật liệu đặt trên giấy sạch

3. Prepare facial chair for patron.
   Điều chỉnh ghế facial

   - Fix head rest.
     Gắn tựa đầu

   - Ask patron to stand up.
     Bảo khách đứng day

   - Adjust back of the chair (half upright).
     Điều chỉnh lưng ghế facial (135 độ)

   - Resanitize hands
     Rửa tay lại

   - Cover facial chair with clean sheet.
     Trãi giấy phủ toàn bộ ghế facial

   - Help patron lie down on facial chair.
     Giúp khách nằm xuống ghế facial

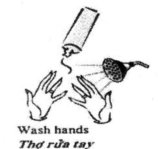

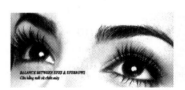

Wash hands
Thợ rửa tay

4. Drape patron *(Choàng băng giữ tóc khách để chuẩn bị gắn lông mi gia)*

   - Put towel on chest and organize tissues
     Đặt khăn lên ngực khách và xếp khăn giấy

   - Wear head band and make sure not to leave any hair out
     Choàng băng giữ tóc và xem lại tránh tóc lòe xòe ra ngoài da

5. Discuss length of lashes with patron.
   Thảo luận độ dài gắn lông mi giả với khách

- Trim outside edge of artifical strip eyelashes with scissors.

  Tỉa cạnh ngoài miếng lông mi giả bằng kéo

6. Apply false eyelashes when patron prepare for the makeup procedure. If it has not done so, remove all eye makeup with cleansing cream around eyes and remove with tissues.

   Gắn lông mi giả khi khách xong phần trang điểm. Nếu khách chưa trang điểm, dùng kem lau sạch chung quanh mắt và lau với giấy mịn.

   - Work from behind or to the side of patron and apply strip eyelashes on upper lashes with tweezer and Q.tip (patron closes eyes when applying).

     Thợ đứng phía sau hoặc ở bên khách và gắn miếng lông mi lên hàng lông mi trên bằng nhíp và Q.tip (khách nhắm mắt lại khi gắn lông mi trên)

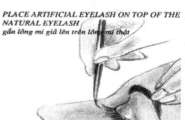

PLACE ARTIFICIAL EYELASH ON TOP OF THE NATURAL EYELASH

gắn lông mi giả lên trên lông mí thật

7. **APPLY STRIP EYELASHES WITH Q-TIP** (*GẮN LÔNG MI GIẢ NGUYÊN SỢI BẰNG Q-TIP*).

   - Apply a thin strip of lash adhesive on the base of strip eyelashes.

     Thoa đường keo mỏng lên chân viền lông mi giả nguyên sợi

   - Apply strip eyelash ¼ inch from inner corner of eye then pressing lightly along eyelid to the outer corner.

     Gắn lông mi cách ¼ inch từ góc mắt trong ép nhẹ ra cạnh ngoài của mí mắt

8. **INDIVIDUAL EYELASHES WITH TWEEZER** (*GẮN LÔNG MI TỪNG SỢI BẰNG NHÍP*)

   - Pour adhesive in small container.

     Rót keo trong ly nhỏ

   - Apply a thin strip of lash adhesive on the base of individual eyelashes.

     Thoa đường keo mỏng lên chân lông mi giả từng sợi

   - Apply individual shorter lash ¼ inch from inner corner of eye and the longer lash to outer part of the lid.

     Đặt lông mi từng sợi ngắn cách góc mắt trong ¼ inch và dài dần tới cạnh mí ngoài

9. Undrape patron (remove headband; towel on chest) and help patron to stand up.

   Tháo khăn choàng tóc, tất, khăn trải trên ngực và giúp cho khách đứng dậy

10. Adjust facial chair. Remove clean sheet, and ask patron resume sitting facial chair.

    Điều chỉnh ghế và vứt bỏ giấy trãi, khách ngồi lại ghế facial

11. Clean up your work station.

    Dọn dẹp sạch sẽ nơi làm việc

Note:

- **Upper Lashes:** Outside natural lashes (patron closes eye).

  Lông mi trên: Gắn bên ngoài lông mi thật (bảo khách nhắm mắt lại)

- **Lower Lashes:** Inside natural lashes (patron opens eye).

  Lông mi dưới: Gắn bên trong lông mi thật (bảo khách mở mắt to)

CLIENT RECORD CARD (*Hồ sơ khách hàng*)

The model is not less than 15 years of age; is not a current or former student in barbering or any branch of cosmetology; a cu▮ or former licensee of this state or any other; a person currently or formerly owner or employee of a school of barbering, cosmetology, or electrology.

Người mẫu không dưới 15 tuổi; và không là đang học ngành thẩm mỹ; không là thợ thẩm mỹ trong tiểu bang này hoặc tiểu bang khác; không là người chủ và viên của trường thẩm mỹ gồm cắt tóc, thẩm mỹ toàn phần, hoặc ngành lấy lông, tóc vĩnh viễn.

Date (*ngày*) ....

Candidate's name .... Application #....................................
Người dự thi   *Đơn thi số #*
Valid photographic ID number .... Type of ID....................................
Số thẻ chứng nhận giá trị có ảnh   *Loại thẻ chứng nhận*

Signature
Chữ ký người dự thi

Client's name (or model's name)..
Tên khách (hoặc người mẫu)
Address   ....
Địa chỉ
City: State   Zipcode
Thành phố   *Tiểu bang*   *Zipcode*

Valid photographic I.D number ....Type of I.D ....
Số thẻ chứng nhận giá trị có ảnh   *Loại thẻ chứng nhận*

Signature
Chữ ký người mẫu

SKIN CARE (*Chăm sóc da*)

P.D test ....   Date:............................... ....
Thử dị ứng da   *Ngày:*

Skin type ....
Loại da

Treatment ....
Cách chữa trị

Facial 900
WRITTEN TEST

1. **Foretelling of the probable course of a disease is:**

   a. Erythema   **c. Symptom**

   b. Pathology   **d. Prognosis**

   Sự đoán trước một điều có thể xãy ra bệnh là:

   a. Erythema (bệnh ban đỏ)   *c. Triệu chứng*

   b. Môn học căn bệnh   *d. Prognosis*

2. **The most important carbohydrate is glucose. It provides most of the body's energy and glucose is stored in the muscles and:**

   a. Liver   **c. Pancreas**

   b. Kidneys   **d. Gall bladder**

   Thành phần quan trọng của carbohydrate là đường glucose. Đường cung cấp năng lượng cho cơ thể và đường glucose được tích trữ trong bắp thịt và:

   a. Gan   *c. Tuyến tụy*

   b. Thận   *d. Túi mật*

3. **In a diamond-shaped face, the greatest facial width is across:**

   a. Jaw line   **c. Eye line**

   b. Forehead   **d. Cheekbone**

   Với khuôn mặt hình thoi (diamond), chiều rộng nhất của mặt ngang qua:

   a. Đường hàm miệng   *c. Đường mắt*

   b. Trán   *d. Xương gò má*

4. **The use of high-frequency current (Tesla) for facial treatment will:**

   a. Stimulates circulation of the blood   **c. Increase glandular activity**

   b. Increase metabolism   **d. All of the above**

   Sử dụng dòng điện cao tần (Tesla) trong việc chữa trị da mặt sẽ:

   a. Kích thích tuần hoàn máu   *c. Gia tăng hoạt động của các tuyến*

   b. Gia tăng sự biến hóa của tế bào   *d. Tất cả các câu trên*

5. **Ointments. lotions, and oils were used by ancient Egyptians to keep their:**

   a. Nails colored   **c. Skin lubricated**

   b. Hair styled   **d. Hair colored**

   Thuốc mở đặc, dung dịch và dầu được dùng thời tổ tiên của người Ai Cập để giữ cho:

   a. Màu móng   *c. Sáng bóng da*

   b. Kiểu tóc   *d. Màu tóc*

6. **The electric mask helps soften the skin for deep pore penetration but should not be used on skin with a lot of:**

   a. Alkaline   **c. Great percentage of broken capilaries**

   b. Oily   **d. None of the above**

   Loại mặt nạ điện giúp làm mềm da để thâm nhập sâu vào chân lông nhưng không nên dùng trên da mà có nhiều:

   a. Alkaline   *c. Nhiều mạch máu nhỏ bị vỡ*

   b. Dầu   *d. Không có các câu trên*

7. **Even under the best conditions, a chemical peeling treatment leaves skin looking:**
a. Normal
c. Artificial
b. Scarred
d. Wrinkled

Ngay cả điều kiện tốt nhất, loại hóa chất lột da cũng làm cho làn da trông như:
a. Bình thường
c. Vẻ ngoài nhân tạo (làn da mỏng dễ nhận biết được)
b. Thẹo
d. Nhăn nheo

8. **An alternative to the use of wet cotton pads for facial cleansing is:**
a. Dry pads
c. Gauze
b. Sponges
d. Tissues

Có thể thay thế miếng bông gòn ướt để lau sạch da mặt là:
a. Miếng khô
c. Vải gauze
b. Xốp mềm
d. Giấy mỏng mịn

9. **Vaccinations are an example of immunity that is:**
a. Acquired
c. Permanent
b. Natural
d. Contagious

Tiêm chủng ngừa là ví dụ của sự miễn nhiễm có tính:
a. Tự tạo
c. Vĩnh viễn
b. Tự nhiên
d. Truyền nhiễm

10. **An electrical current used for its heat-producing effects is called the Tesla current or:**
a. Galvanic current
c. High-frequency current
b. Fadaric current
d. Low-frequency current

Dòng điện được sử dụng để tạo nhiệt ảnh hưởng lên da được gọi là dòng Tesla hoặc:
a. Dòng điện âm dương galvanic
c. Dòng cao tần
b. Dòng co thắt bắp thịt fadaric
d. Dòng thấp tần

11. **Use of the suction machine minimizes or eliminates the need for:**
a. Carbonic spray machine
c. Moisturizing
b. Vaporizing
d. Massage

Dùng dụng cụ hút sạch làn da để giảm bớt (làm ít đi) hoặc không cần làm:
a. Máy phun hơi khí carbonic
c. Tạo ẩm cho da
b. Máy xông hơi nước
d. Massage

12. **When removing the wax mask, the first area to be removed is:**
a. Bridge of the nose
c. Neck
b. Left cheekbone
d. Forehead

Khi lấy đi mặt nạ bằng sáp, vị trí đầu tiên được gỡ bỏ ra là:
a. Sóng mũi
c. Cổ
b. Xương má trái
d. Trán

13. **A chronic inflammatory disorder of the skin is called:**
a. Acne
c. Steatoma
b. Seborrhea
d. Asteatosis

Bệnh làn da xáo trộn sưng đỏ kinh niên được gọi là:
a. Mụn bọc
c. Bướu mỡ
b. Nhiều dầu
d. Thiếu dầu

14. To attain good body balance, it is important to:

a. Distribute your weight evenly

b. Slouch slightly

c. Walk very slowly

d. Keep the knees close together

Để đạt được tư thế đúng cách cân bằng cho cơ thể, điều quan trong là:

a. *Phân bổ đều trọng lượng cho cơ thể*

b. *Hơi uể oải*

c. *Đi bộ thật chậm*

d. *Giữ cho đầu gối gần nhau*

15. Ultra-violet rays are invisible rays. Their action it both chemical and:

a. Cleansing

b. Increase vitamin A

c. Germicidal

d. Decrease the blood supply

Tia cực tím là tia không thể thấy được. Tác dụng cả hai phương diện hóa học và:

a. *Làm sạch*

b. *Tăng thêm vitamin A*

c. *Diệt vi trùng*

d. *Giảm đi lượng cung cấp máu*

16. A salon owner protects themselves against the changes in the rental agreement by negotiating:

a. Subordination

b. Mortgage

c. Lease

d. Insurance policy

Chủ tiệm bảo vệ cho chính họ để chống lại sự thay đổi trong hợp đồng thuê mướn bằng cách điều đình về:

a. *Sự lệ thuộc*

b. *Thế chấp*

c. *Hợp đồng thuê mướn*

d. *Hợp đồng bảo hiểm*

17. The skin can be adversely affected by:

a. Makeup foundation

b. Excessive massage

c. A balanced diet

d. Sunscreen oil

Da có thể bị ảnh hưởng ngược lại do:

a. *Căn bản trang điểm*

b. *Massage quá độ*

c. *Kiêng ăn đúng mức*

d. *Dầu chống nắng*

18. A constant and direct current rectified to a safe, low-voltage level is called the:

a. Low-frequency current

b. Transformer current

c. Low-frequency level

d. Galvanic current

Dòng điện thường xuyên và trực tiếp được chuyển đổi rất an toàn, có trị số điện thấp được gọi là:

a. *Dòng thấp tần*

b. *Dòng biến điện*

c. *Độ thấp tần*

d. *Dòng galvanic*

19. The suction machine is usually used on small sections of the face when treating:

a. Aging skin

b. Normal skin

c. Blemished skin

d. Dry skin

Dụng cụ máy hút sạch lỗ chân lông thường thường làm từng vùng nhỏ trên mặt lúc chữa trị:

a. *Da lão hóa*

b. *Da bình thường*

c. *Da mụn lở*

d. *Da khô*

20. Skin having a yellowish cast may be indicative of:

a. Balance diet

b. Psoriasis infection

c. Dermatitis depression

d. Liver ailment

Da chuyển màu vàng vàng có thể là dấu hiệu của:

a. *Kiêng cử đúng mức*

b. *Bệnh vảy nến nhiễm trùng*

c. *Bệnh viêm da*

d. *Bệnh gan*

21. An accumulation of sebum and pus mixed with epidermal tissue is called:

a. A tumor

b. A bulla

c. A scale

d. A crust

Sự tích tụ chất dầu và mũ trộn lẫn với lớp mô ngoại bì được gọi là:

a. Bướu lớn

b. Mụn nước nhỏ

c. Vảy

d. Vảy cứng

22. Alternate facial treatments that can be used for normal skin include the wax mask treatment and:

a. A tumor

b. Epidermabrasion

c. Oily skin facial

d. Dry skin facial

Phương thức chữa trị facial có thể được dùng cho da bình thường bao gồm làm mặt nạ sáp và:

a. Bướu lớn

b. Lột nhẹ lớp da ngoại bì

c. Facial cho da dầu

d. Facial cho da khô

23. When giving a massage, it is always important that the client be:

a. Fully relaxed

b. Kept cool

c. Lying

d. Stimulated

Khi làm massage, điều quan trọng là luôn luôn người khách phải:

a. Hoàn toàn thoải mái

b. Giữ mát mẻ

c. Nằm dài

d. Kích thích

24. Insurance policies are purchased by salon owners to protect themselves against suits for:

a. Malpractice

b. Licensure

c. Malingerer

d. Gouging

Người chủ tiệm mua hợp đồng bảo hiểm bảo vệ cho họ để chống lại việc kiện tụng về:

a. Sai sót lúc hành nghề

b. Giấy phép

c. Người vờ đau ốm

d. Lừa đảo

25. An individual employed by the manufacturer to study, develop, and test new products is called a/an:

a. Research specialist

b. Dermatologist

c. Esthetician specialist

d. Makeup specialist

Nhà sản xuất thuê mướn nhân công để nghiên cứu, phát triển và thử nghiệm sản phẩm mới được gọi là:

a. Chuyên gia nghiên cứu

b. Bác sĩ trị bệnh da

c. Chuyên viên thẩm mỹ

d. Chuyên viên trang điểm

26. Sterilization is the process of:

a. Helping bacteria to grow

b. Destroying only non-pathogenic bacteria

c. Destroying all bacteria include spores

d. Destroying only harmful bacteria

Sự tiệt trùng là tiến trình của:

a. Giúp vi trùng lớn lên

b. Chỉ tiêu diệt vi trùng không gây bệnh

c. Hủy diệt tất cả vi trùng kể cả bào tử

d. Chỉ hủy diệt vi trùng có hại

27. Carbohyrates are composed of sugar and:

a. Starch

b. Gum

c. Glucose

d. All of the above

Carbohyrates là thành phần của đường và:

a. Tinh bột

b. Nhựa dẽo

c. Đường glucose

d. Tất cả các câu trên

28. Cellular nutrition and reproduction are facilitated by:

a. Wax masks

b. Mask treatment

c. Herbal masks

d. Effleurage movements

Sự dinh dưỡng và tái tạo tế bào thích hợp bằng cách dùng:

a. Mặt nạ sáp

b. Mặt nạ điều trị

c. Mặt nạ thảo mộc

d. Tác động vuốt

29. The substances that are capable of bringing about or speeding up body reactions are:

a. Enzymes

b. Vitamins

c. Calories

d. Minerals

Một dạng có khả năng hấp thụ tăng nhanh phản ứng của cơ thể là:

a. Men tiêu hóa

b. Vitamins

c. Năng lượng

d. Khoáng chất

30. When treating oily skin, the suction machine should be used following:

a. Removal of treatment mask

b. Galvanic ionization

c. Disincrustation procedure

d. Electric mask

Khi chữa trị da dầu dụng cu máy hút sạch da nên dùng theo cách:

a. Gỡ bỏ mặt nạ điều trị

b. Sự kếp hợp dòng điện galvanic

c. Phương thức làm tan dầu

d. Mặt nạ điện

31. Soft karetin contains from 50% to 70% moisture, 2% sulfur and hard karetin contains:

a. From 1% to 2% sulfur and fat

b. From 2% to 3% sulfur and moisture

c. From 4% to 6% sulfur and more moisture

d. From 4%to 8 % sulfur and lower moisture and fat

Chất sừng mềm chứa từ 50% đến 70% chất ẩm, 2% sulfur và chất sừng cứng chứa:

a. Từ 1% đến 2% sulfur và mỡ

b. Từ 2% đến 3% sulfur và chất ẩm

c. Từ 4% đến 6% sulfur và nhiều chất ẩm

d. Từ 4% đến 8% sulfur, ít chất ẩm và mỡ

32. Troubled thoughts, extreme anxiety, hallucinations, and other mental illness may be the result of a:

a. Balanced diet

b. Chemical imbalance

c. Chemical balance

d. Nutritional therapy

Rối trí, lo âu, ảo giác và những căn bệnh tâm thần khác có thể là kết quả của:

a. Kiêng ăn đúng cách

b. Không cân bằng hóa chất

c. Cân bằng hóa chất

d. Dinh dưỡng trị liệu

33. The functions of the body organs are weaken by :

a. Mental depression

b. Exercise

c. Balanced diet

d. Sunshine

Chức năng các cơ quan trong cơ thể bị suy yếu do:

a. Suy nhược thần kinh

b. Luyện tập

c. Kiêng ăn đúng cách

d. Ánh nắng

34. Formaldehyde is an active gas found in:

a. Oxygen

b. Chlorine

c. Sulfur

d. Formalin

Khí formaldehyde là loại khí tác hại tìm thấy trong:

a. Khí oxy

b. Khí clo gây mê

c. Lưu huỳnh

d. Formalin

35. Before applying makeup, the client's face should be thoroughly cleaned and then apply:

a. Disinfectant

b. Astringent

c. Formalin

d. Disincrustation

Trước khi trang điểm, da mặt khách hàng được hoàn toàn lau sạch và thoa:

a. *Chất diệt trùng*

b. *Chất đóng lỗ chân lông (astringent)*

c. *Formalin*

d. *Sự tan dầu*

36. The facial mask popular for instant and impressive results is:

a. Clay mask

b. Wax mask

c. Herbal jelly mask

d. Yeast mask

Loại mặt nạ dưỡng da thông dụng có kết quả nhanh tốt và nhận thấy ngay là:

a. *Mặt nạ đất sét*

b. *Mặt nạ sáp*

c. *Mặt nạ bằng chất dẻo thực vật*

d. *Mặt nạ bột men*

37. The ability of the body to resist and destroy bacteria is known as:

a. Infection

b. Contagion

c. Immunity

d. Susceptibility

Khả năng của cơ thể chống lại và tiêu diệt vi trùng được biết là:

a. *Nhiễm trùng*

b. *Truyền nhiễm*

c. *Miễn nhiễm*

d. *Dễ xúc cảm*

38. Pumice powder, which works as a mild abrasive, is effective as:

a. Massage cream

b. Facial mask

c. Removing dead surface cells

d. Treating couperose skin

Bột đá bọt, mà tác dụng như là một chất mài nhẹ, có hiệu quả:

a. *Kem massage*

b. *Mặt nạ mặt*

c. *Lấy đi lớp tế bào chết ở bề mặt*

d. *Chữa trị da mụn đỏ ửng*

39. Treatment for acne is designed to normalize the production of:

a. Perspiration

b. Sebum

c. Follicles

d. Papilla

Chữa trị cho loại mụn bọc là tạo ra sự điều tiết được quân bình của:

a. *Sự ra mồ hô*

b. *Chất dầu*

c. *Nang lông*

d. *Bầu chân lông*

40. Public hygiene is valuable to everyone because it:

a. Preserves the health of the individual

b. Helps maintain the quality of salon services

c. Preserves the health of the community

d. Aids in esthetic training

Vệ sinh công cộng là yếu tố cần thiết đến con người bởi vì:

a. *Giữ gìn sức khỏe cá nhân*

b. *Giúp duy trì công việc ở salon*

c. *Giữ gìn sức khỏe cộng đồng*

d. *Trợ giúp huấn luyện thẩm mỹ*

41. When giving a normal skin facial, you may leave the infra-red lamp on during:

a. Massage #1

b. Massage #2

c. The standard massage

d. Dry skin massage

Khi làm facial cho da bình thường, thợ có thể chiếu đèn hồng ngoại trong lúc làm:

a. *Massage #1 (chủ yếu sạch làn da)*

b. *Massage #2 (đẩy chất kem vào làn da)*

c. *Massage tiêu chuẩn*

d. *Massage da khô*

42. The main purpose of massage #2 is to induce deep penetration of treatment cream and:

a. Disincrustation

b. Epidermabrasion

c. Relaxation

d. Dr Jacquet massage

Mục đích chính của massage #2 là giúp kem xâm nhập sâu để chữa trị và:

a. Sự tan dầu

b. Mài lớp ngoại bì

c. Thoải mái

d. Massage của bác sĩ Jacquet

43. Vitamin C is added to a custom mask mainly for its:

a. Ability to lubricate the skin

b. Astringent quality

c. Healing qualities

d. Softening effects on the skin

Vitamin C được trộn thêm vào thành phần của mặt nạ dưỡng da để có:

a. Có tính làm trơn da

b. Chất astringent (có tính đóng lỗ chân lông)

c. Tính làm lành da

d. Tính làm mềm da

44. Sandalwood, rosewood, and cedar are some herbs/plants used to make:

a. Floral blends

b. Spicy blends

c. Fruity blends

d. Forest blends

Gỗ đàn hương, gỗ hồng mộc, và gỗ tuyết tùng là những loại cây thuốc, thảo mộc thường được dùng:

a. Pha trộn với hoa

b. Pha trộn chất cay

c. Pha trộn với trái cây

d. Trộn lẫn thảo mộc

45. The galvanic machine is primarily used for ionization and:

a. Sparking

b. Spraying

c. Vaporizing

d. Disincrustation

Dòng điện galvanic được sử dụng chủ yếu tạo ion hóa và:

a. Loé sáng

b. Phun, xịt

d. Xông hơi

d. Tan dầu

46. The pliability of the fibers in the dermis determines the:

a. Color of skin

b. Elasticity of skin

c. Moisture of skin

d. Absence of blemishes

Sự uyển chuyển của chất sợi trong lớp nội bì được đánh giá:

a. Màu sắc của da

b. Sự đàn hồi của da

c. Sự ẩm của da

d. Không có mụn lở

47. When giving a normal skin facial, massage #1 usually follows a/an:

a. High-frequency treatment

b. Towel steaming

c. Astringent

d. Ultra-violet lamp treatment

Khi làm facial cho da bình thường, massage #1 thông thường làm theo cách:

a. Chữa trị dòng điện cao tần

b. Xông, đắp khăn nóng ẩm lên da

c. Chất se da đóng chân lông (astringent)

d. Chữa trị bằng đèn cực tím

48. The esthetician will use the carbonic gas spray in treating skin that is:

a. Acne

b. Oily

c. Couperose

d. Both a and b

Người thợ thẩm mỹ sẽ dùng bình xịt khí carbonic trong việc chữa trị da, đó là:

a. Mụn bọc

b. Dầu

c. Mụn đỏ ửng

d. Cả hai a và b

49. An individual's sensitivity to a particular substance is called:

a. Disease

b. Malnutrition

c. Allergy

d. Deficiency

Sự nhạy cảm của người tiếp xúc với một chất đặc biệt được gọi là:

a. *Bệnh*

b. *Dinh dưỡng kém*

c. *Dị ứng*

d. *Khiếm khuyết*

50. An Ohm is a unit of electrical:

a. Pressure

b. Strength

c. Tension

d. Resistance

Ohm là đơn vị điện của:

a. *Hiệu điện thế*

b. *Cường độ*

c. *Căng thẳng*

d. *Điện trở*

51. The first warm towel should remain on the client's face for approximately:

a. 30 seconds

b. 1 minute

c. 2 minutes

d. 5 minutes

Đặt khăn nóng đầu tiên lên mặt khách trong thời gian thích hợp là:

a. *30 giây*

b. *1 phút*

c. *2 phút*

d. *5 phút*

52. In order to achieve good results in treating acne. It is important for the client is:

a. To avoid fresh fruit

b. To follow a strict home care guideline

c. To avoid using cleansing lotion

d. To force-squeeze all blemishes

Để đạt được kết quả trong việc chữa trị mụn bọc. Điều quan trọng đối với khách là:

a. *Tránh trái cây tươi*

b. *Nghiêm túc theo hướng dẫn chăm sóc tại nhà*

c. *Tránh dùng dung dịch làm sạch*

d. *Cố gắng nặn các mụn lở*

53. Vitamin A is used in lotion to help skin soften. Vitamin E and D are used:

a. When cold weather

b. When hot weather

c. Healing the skin

d. Pimple skin

Vitamin A được dùng trong dung dịch giúp da mềm. Vitamin E và D được dùng:

a. *Khi trời lạnh*

b. *Khi trời nóng*

c. *Lành da*

d. *Da mụn nhọt*

54. When doing a facial for oily skin, the electric vaporizer may be left on the face and neck during:

a. Massage #1

b. Disincrustation

c. The use of the brushing machine

d. All of the above

Trong lúc làm facial cho da dầu, máy xông hơi trực tiếp vào da mặt và cổ suốt:

a. *Massage #1*

b. *Tan dầu*

c. *Dùng bàn chải điện*

d. *Tất cả các câu trên*

55. You cannot become a successful makeup artist without understanding the basic of the use of:

a. Heights

b. Distribution

c. Distance

d. Color

Thẩm mỹ viên không thể thành công nghệ thuật trang điểm mà thiếu hiểu biết căn bản cách dùng về:

a. *Độ cao*

b. *Sự phân phối*

c. *Khoảng cách*

d. *Màu sắc*

56. The electrologist inserts the needle on the:

a. Side of the hair   c. Underside of the hair

b. Top of the hair   d. Right of the hair

Thợ lấy lông vĩnh viễn đưa kim châm vào:

a. Bên cạnh lông   c. Bên dưới của lông

b. Ngọn của lông   d. Bên phải của lông

57. Watt is a measure of the:

a. Electrical power consumed   c. Pressure of a current

b. Electrical high- frequency   d. Potential energy

Watt là trị số đo lường của:

a. Năng lực điện tiêu thụ   c. Hiệu thế của dòng điện

b. Điện cao tần   d. Năng lực chủ yếu

58. Anabolism and catabolism are two phases of:

a. Metabolism   c. Mitosis

b. Reproduction   d. Amitosis

Sự đồng hóa (tích trữ năng lượng) và dị hóa (tiêu thụ năng lượng) là 2 giai đoạn của:

a. Sự biến hóa của tế bào   c. Gián phân

b. Tái sinh sản   d. Trực phân

59. A volt may be described as a measurement of the:

a. Power of a current   c. Force of an electrical current

b. Pressure or force of an electrical current   d. Resistance of an electrical current

Volt có thể diễn tả như là một sự đo lường của:

a. Năng lực của dòng điện   c. Lực của dòng điện

b. Hiệu thế hoặc lực ép của dòng điện   d. Lực cản của một dòng điện

60. Stimulating the sebaceous glands to produce sebum will help correct skin described as:

a. Acne   c. Dry

b. Normal   d. Couperose

Sự kích thích tuyến dầu để tạo dầu sẽ giúp chữa trị cho loại da được mô tả là:

a. Mụn bọc   c. Khô

b. Bình thường   d. Mụn đỏ ửng

61. A sensory nerve or optic nerve that controls the sense of:

a. Taste   c. Sight

b. Feel   d. Smell

Thần kinh cảm giác hoặc thần kinh optic điều khiển sự nhận biết của:

a. Vị giác (nếm)   c. Thị giác

b. Xúc giác (cảm giác)   d. Khứu giác (ngửi)

62. Premature skin aging can be prevented or slowed by daily skin care and:

a. Surgical process   c. A well-balanced diet

b. Dehydration treatment   d. Skin lesions

Làn da bị lão hóa sớm có thể được ngăn ngừa hoặc làm chậm lại bằng cách chăm sóc da hằng ngày và:

a. Tiến trình giải phẫu   c. Kiêng ăn đúng cách

b. Điều trị da mất nước   d. Lở da

63. An important attribute of a pleasing personality is a good:

a. Financial standing   c. Political background

b. List of stories   d. Sense of humor

Điều quan trọng góp phần vào việc làm vừa lòng người là phát triển:

a. *Tài chánh định kỳ*   c. *Nền tảng chính trị*

b. *Một loạt câu chuyện*   d. *Tính hài hước*

64. The outer most layer of the skin is called:

a. Dermis   c. Subcutaneous tissue

b. Epidermis   d. Connective tissue

Lớp ngoài cùng của da được gọi là:

a. *Nội bì*   c. *Mô mỡ dưới nội bì (mô dưới da)*

b. *Ngoại bì*   d. *Mô liên kết*

65. Butterfly eyepads are made from cotton strips approximately:

a. 4 inches by 6 inches   c. 2 inches by 2 inches

b. 4 inches by 4 inches   d. 2 inches by 6 inches

Miếng che mắt hình cánh bướm được làm bằng bông gòn xếp lại cỡ:

a. *Cạnh 4 inch và 6 inch*   c. *Cạnh 2 inch và 2 inch*

b. *Cạnh 4 inch và 4 inch*   d. *Cạnh 2 inch và 6 inch*

66. One of the important methods used to obtain oils and essences used in fragrances:

a. Distillation   c. Grinding

b. Rolling   d. Crushing

Một trong những phương pháp quan trọng có được chất dầu và hương liệu dùng trong dầu thơm là:

a. *Sự chưng cất*   c. *Sự tán nhỏ, nghiền nhỏ*

b. *Sự xoay tròn*   d. *Sự vắt, ép*

67. Striated muscles that are controlled by will are:

a. Voluntary muscles   c. Involuntary muscles

b. Smooth muscles   d. Cardiac muscles

Loại bắp thịt có vân (sợi) được điều khiển bởi ý chí là:

a. *Bắp thịt tự nguyện*   c. *Bắp thịt không tự nguyện (có tính tự động)*

b. *Bắp thịt mịn*   d. *Bắp thịt tim*

68. The warm electric pulverizer spray (Lucas spray) is excellent for what type of skin:

a. Mature   c. Couperose

b. Dehydrated   d. All of the above

Bình pulverizer (chứa nước cất trộn với chất se da) xông hơi còn gọi là bình Lucas, dùng rất tốt cho da nào:

a. *Da lão hóa*   c. *Da mụn đỏ ửng*

b. *Da thiếu nước*   d. *Tất cả các câu trên*

69. The pigment giving skin its color is:

a. Hemoglobin   c. Carotene

b. Melanin   d. Keratin

Hạt màu tạo màu sắc cho làn da là:

a. *Màu sắc của hồng cầu*   c. *Chất vitamin A (carotine)*

b. *Melanin*   d. *Chất sừng*

70. **Since words alone do not project personality, you should develop:**

a. A loud voice

c. High pitched voice

b. Pleasant voice

d. Shrill voice

Vì từ ngữ, riêng nó không gây được ấn tượng cá nhân, bạn nên bày tỏ:

a. *Giọng nói lớn*

c. *Cao giọng*

b. *Giọng vui tươi hợp ý*

d. *Giọng lanh lảnh, léo nhéo*

71. **When Quaternary ammonium compounds is used as a disinfectant, they are:**

a. Unsafe

c. Odorless

b. Toxic

d. Dirty

Khi hỗn hợp nước Quats được xử dụng như là chất diệt trùng, nước Quats có tính:

a. *Không an toàn*

c. *Không mùi*

b. *Độc tố*

d. *Dơ bẩn*

72. **When a clients is in a reclining position, overhead lights eliminate facial:**

a. Attractions

c. Shadows

b. Highlights

d. Features

Khi khách hàng ở vị trí nằm ngã người, đèn ở trên đầu sẽ làm mất đi điều gì của khuôn mặt:

a. *Hấp dẫn*

c. *Bóng mờ*

b. *Độ sáng*

d. *Nét đặc điểm*

73. **An important element for cellular growth that is carried to the skin by blood is:**

a. Carbon dioxide

c. Formalin

b. Oxygen

d. Peroxide

Một nguyên tố quan trọng giúp tế bào tăng trưởng mà máu được mang đến cho da là:

a. *Độc tố carbon*

d. *Chất formalin*

b. *Oxy*

d. *Chất peroxide*

74. **Cleansing with sponges is started on the neck with a/an:**

a. Up and down motion

c. Side to side movement

b. Upward movement

d. Downward movement

Lau sạch da bằng miếng xốp được bắt đầu từ cổ với:

a. *Chuyển động lên xuống*

c. *Tác động từ bên này qua bên kia*

b. *Tác động đi lên*

d. *Tác động kéo xuống*

75. **A combination of substances held together by physical bonds is called:**

a. Mixture

c. Solvent

b. Compound

d. Synthesis

Một sự kết hợp của nhiều dạng kết lại cùng nhau bằng hình thức vật lý được gọi là:

a. *Trộn lẫn*

c. *Dung môi*

b. *Hợp tố*

d. *Tổng hợp*

76. **A set of high normal principals and values is a prerequisite for building:**

a. Arrogance

c. Technique

b. Esthetics

d. Confidence

Căn bản đạo đức cao và giá trị nhân phẩm là điều đòi hỏi trước hết để tạo:

a. *Kiêu ngạo*

c. *Kỹ thuật*

b. *Thẩm mỹ*

d. *Sự tín nhiệm*

77. The skin is nourished by:

a. Blood and lymph

b. Insoluble chemical

c. Water

d. Gases

Da được nuôi dưỡng do:

a. Máu đỏ và máu trắng

b. Hoá chất không hòa tan

c. Nước

d. Khí

78. After removal of the mask in a normal skin facial, the face and neck are wiped clean with:

a. Mild astringent

b. Cream rinse

c. Strong disinfectant

d. Massage cream

Sau khi tháo bỏ mặt nạ trong facial cho da bình thường, mặt và cổ được lau sạch với:

a. Chất đóng lỗ chân lông nhẹ

b. Kem xả

c. Chất diệt trùng mạnh

d. Kem massage

79. A mask ingredient capable of dissolving dead surface cells on the skin is:

a. Sulfur

b. Calamine

c. Glycerine

d. Almond oil

Vật liệu làm mặt nạ có thể làm mềm tan những tế bào chết của bề mặt da là:

a. Lưu huỳnh

b. Chất carbonate kẽm chữa lành da

c. Dầu nhờn glycerine

d. Dầu hạnh nhân

80. The continuous consumption of excessive alcohol and spiced foods may lead to a condition known as:

a. Acne simplex, acne vulgaris

b. Seborrhea

c. Rosacea

d. Dry skin

Cứ tiếp tục dùng quá nhiều rượu và thức ăn cay có thể dẫn tới tình trạng được biết là:

a. Mụn bọc thông thường simplex, vulgaris

b. Nhiều dầu

c. Da mụn đỏ ửng thường ở vùng má và mũi

d. Da khô

81. The cerebro-spinal system is also known as the:

a. Sympathetic nervous system

b. Glandular nervous system

c. Peripheral nervous system

d. Central nervous system

Hệ thống não tủy sống cũng được biết như là:

a. Hệ thần kinh giao cảm

b. Hệ thần kinh các tuyến

c. Hệ thần kinh ngoại biên

d. Hệ trung khu thần kinh

82. Excessive growth of hair is referred to as hirsuties, superfluous hair and:

a. Diathermolysis

b. Hypertrichosis

c. Keratinization

d. Couperose

Lông mọc quá độ được gọi là hirsuties, superfluous và:

a. Phương pháp thấu nhiệt vào mô

b. Hypertrichosis

c. Sự hóa sừng

d. Da đỏ ửng

83. The electrical method of removing unwanted hair is called:

a. Electrolysis

b. Wax

c. Galvanic current

d. Sinusoidal current

Phương pháp dùng điện để lấy đi những lông lộn xộn được gọi là:

a. Electrolysis

b. Sáp

c. Dòng điện âm dương galvanic

d. Dòng điện hình Sin kích thích

84. To prepare a 1000 ppm solution of Quats, using a 15% active ingredient, you would mix:

a. 1 ounce of Quats to a gallon of water
c. 2 ½ ounces of Quats to a gallon of water
b. 1 ½ ounces of Quats to a gallon of water
d. ¾ ounce of Quats to a gallon of water

Để pha chế dung dịch Quats 1000ppm, với độ mạnh cần dùng 15%, bạn sẽ pha:
a. 1oz dung dịch Quat cho 1 gallon nước
c. 2 ½ oz dung dịch Quat cho 1 gallon nước
b. 1 ½ oz dung dịch Quat cho 1 gallon nước
d. ¾ oz dung dịch Quat cho 1 gallon nước

85. Electrodes act in the same manner as:

a. Non-conductors of electricity
c. Conductors of electricity
b. Insulators of electricity
d. Converters of electricity

Điện cực hoạt động cùng một cách như:
a. Chất không dẫn điện
c. Chất dẫn điện
b. Chất cách điện
d. Biến điện (DC to AC)

86. Human skin ages due to deterioration of:

a. Cuticle level
c. Red corpuscles
b. Elastic tissue
d. White corpuscles

Da bị lão hóa do sự hư hại của:
a. Biểu bì
c. Hồng cầu
b. Mô đàn hồi
d. Bạch cầu

87. Main function of the galvanic machine is to introduce into the skin:

a. Damaged nerves
c. Moist vapors
b. Water-soluble products
d. Insoluble products

Nhiệm vụ chính của máy Galvanic là dùng điện cực đưa kem vào trong làn da:
a. Thần kinh hư hại
c. Hơi ẩm
b. Các sản phẩm có dạng tan được trong nước
d. Chất không tan được

88. The part of the cell vitally important to reproduction is:

a. Membrane
c. Nucleus
b. Protoplasm
d. Glands

Một phần quan trọng sự sống của tế bào trong việc sinh sản là:
a. Màng tế bào
c. Nhân tế bào
b. Nguyên sinh chất
d. Các tuyến

89. Unwanted hair is removed from large areas by use of:

a. Soft wax
c. Electric tweezers
b. Tweezing
d. Bleaching agents

Những mảng lông lớn cần được lấy đi bằng cách dùng:
a. Sáp mềm
c. Nhíp điện
b. Nhíp
d. Chất tẩy

90. When do a standard massage, movements on the chest, back, and shoulders are usually done with:

a. Tapping movements
c. Vibratory movement
b. Circular movement
d. Feathering movement

Lúc làm massage bình thường, những tác động trên ngực, lưng, và vai thường được làm với:
a. Tác động vỗ vỗ
c. Tác động rung một chỗ
b. Tác động xoay tròn
d. Tác động phớt nhẹ

91. Which of the following bacteria form spores with tough coverings during the inactive stage:

a. Cocci

b. Diplococci

c. Spirilla

d. Anthrax and tetanus bacilli

Loại vi trùng nào thành lập vỏ bọc bên ngoài trong thời kỳ không hoạt động:

a. Hình tròn

b. Vi trùng cocci đi từng đôi

c. Vi trùng hình xoắn hay hình cong

d. Vi trùng than và phong đòn gánh

92. Tissues that carry messages to and from the brain are:

a. Connective tissue

b. Nerve tissue

c. Liquid tissue

d. Epithelial tissue

Mô mà có thể đem những thông tin, tín hiệu đến não và từ não chuyển ra là:

a. Mô liên kết

b. Mô thần kinh

c. Mô dinh dưỡng

d. Mô ngoại biên (lớp bảo vệ)

93. The use of coltsfoot and mint tea is especially beneficial to skin that is:

a. Excessively dry

b. Couperose

c. Acne blemished

d. Flaky

Cách xử dụng trà gừng và trà bạc hà, đặc biệt giúp ích cho da có:

a. Quá khô

b. Da mụn đỏ ửng

c. Da mụn bọc lở

d. Da bong ra từng mảng

94. The two layers of the skin that are most important barriers against penetration are the:

a. Horny layer & mucosum

b. Corneum & epidermis

c. Lucidum & granular layer

d. Basal & corneum

Hai lớp cuả làn da rất quan trọng như là hàng rào cản để chống lại mọi sự xâm nhập vào da là:

a. Lớp horny & màng nhầy

b. Lớp sừng & ngoại bì

c. Lớp trong suốt & lớp hạt

d. Lớp nẩy mầm ngoại bì & lớp sừng

95. The weight of an adult's skin is about 7 pounds, 18.2 square feet and the thickness of skin from:

a. 0.05 cm to 0.07 cm

b. 0.15 cm to 0. 20 cm (1/15 – 1/12 inch)

c. 0.07 cm to 0.1 cm

d. 0.21 cm to 0.50 cm (1/12 - 1/5 inch)

Trọng lượng da của người lớn khoảng 7 pounds, diện tích chiếm 18.2 feet vuông và độ dày của da từ:

a. 0.05 cm đến 0.07 cm

b. 0.15 cm đến 0.20 cm (1/15 – 1/12 inch)

c. 0.07 cm đến 0.1 cm

d. 0.21 cm đến 0.50 cm (1/12 - 1/5 inch)

96. Before removing the cotton compress mask, apply a/an:

a. Alcohol rubs

b. Neck massages

c. Ice cube massage

d. Deep cleansing treatment

Trước khi gỡ bỏ mặt nạ bằng vải compress, nên:

a. Chà alcohol (cồn)

b. Xoa bóp ở cổ

c. Dùng đá cục massage

d. Điều trị làm sạch da

97. The majority of all bacteria are:

a. Harmless

b. Deadly

c. Visible to the naked eye

d. Animal

Phần lớn tất cả vi trùng là:

a. Vô hại

b. Đã chết

c. Có thể thấy được bằng mắt thường

d. Động vật

98. The protein is the major sources in cosmetics that gives skin its elasticity and prevents it from wrinking is called:

a. Cream

c. Lanolin

b. Collagen

d. Egg and fish

Chất đạm là nguồn chính yếu dùng làm mỹ phẩm, làm cho da có độ đàn hồi và ngăn ngừa da nhăn được gọi là:

a. Kem

c. Chất dầu nhờn lanolin

b. Chất collagen

d. Trứng và cá.

99. The liquid used to dissolve a solution is called a/an:

a. Element

c. Solvent

b. Atom

d. Compound

Một chất lỏng dùng để hoà tan một dung dịch được gọi là:

a. Nguyên tố

c. Dung môi

b. Nguyên tử

d. Hợp tố

100. Loose, crêpy, and wrinkled skin are indicative of dehydrated skin, poor elasticity skin and:

a. Aging skin

c. Normal skin

b. Dry skin

d. Couperose skin

Da nhão, gợn da, và nhăn da là dấu hiệu của da thiếu nước, kém đàn hồi và:

a. Da tuổi già

c. Da bình thường

b. Da khô

d. Da mụn đỏ ửng

ESTHETICIAN EXAMINATION 2

1. No person shall massage a surface of skin or a scalp on a patron that is:
   a. Dead cell
   b. Infected
   c. Black patch
   d. White patch

Không có người thợ nào được masssage bề mặt của da hoặc da đầu của khách hàng có:
   a. Tế bào chết
   b. Nhiễm trùng
   c. Mảng đen
   d. Mảng trắng

2. When giving a normal skin facial, on during massage #2, you may leave the infra-red lamp to dilate blood vessels in the skin, increases metabolism, increases perpiration, oil on the skin, and:
   a. Increases temperature of the body
   b. Aids in deeper product into the skin
   c. Relax the muscles
   d. Soften the dead cell

Khi làm facial cho da bình thường, trong lúc làm massage # 2, bạn có thể đặt đèn hồng ngoại để trương nở các mạch máu nhỏ trong da, tăng sự trao đổi chất (hấp thụ & giải thoát), giúp ra mồ hôi, thoát dầu ở làn da và:
   a. Tăng nhiệt độ của cơ thể
   b. Đẩy hóa chất vào da sâu hơn
   c. Êm dịu các bắp thịt
   d. Làm mềm tế bào chết

3. The purpose of the M.S.D.S is to:
   a. List the ingredients of a product
   b. Identify chemicals or chemical hazards
   c. Protect the environment
   d. None of the above

Mục đích của bảng dữ kiện an toàn vật liệu (M.S.D.S) là:
   a. Ghi rõ thành phần của hóa chất
   b. Nhận biết hóa chất và tính độc hại
   c. Bảo vệ môi trường
   d. Không có câu nào ở trên

4. Solution used in light skin peeling such as enzyme peels, glycolic or lactic acid contain under 30%, and:
   a. Phenol
   b. Jessner's solution (1- 3 layers)
   c. Carbolic acid
   d. Glycolic acid 50% or more

Dung dịch lột da nhẹ gồm chất men (enzyme), glycolic và acid lactic dưới 30%, và:
   a. Phenol (hóa chất lột da sâu)
   b. Dung dịch Jessner (lột nhẹ từ 1 đến 3 lớp)
   c. Acid carbolic (hóa chất lột da sâu)
   d. Acid glycolic mạnh 50% trở lên

5. A temporary license shall be issued:
   a. Under special cases
   b. Cosmetician course was completed
   c. If the board approves
   d. Never

Giấy phép tạm thời hành nghề có hiệu lực:
   a. Dưới trường hợp đặc biệt
   b. Chương trình học thẩm mỹ đã hoàn tất
   c. Nếu hội đồng chấp thuận
   d. Không bao giờ

6. For normal skin, wax mask treatment is beneficial to the client because instant result can be seen immediately and the treatment can be given as an alternate:
   a. Ultra-violet lamp treatment
   b. Epidermabrasion treatment
   c. High-frequency current treatment
   d. Galvanic current treatment

Đối với da bình thường, dùng mặt nạ sáp thích hợp cho làn da khách vì thấy rõ kết quả tức thì và một cách chữa trị khác cũng có thể kết quả như vậy là:
   a. Chữa trị bằng đèn cực tím
   b. Cách chà mài da ngoại bì
   c. Chữa trị bằng dòng cao tần
   d. Chữa trị bằng điện Galvanic

7. **Enzyme peels differ from AHA treatments in that they are more gentle. Peels directly help:**
   a. Skin with dead cell buildup
   c. Sensitive skin
   b. Capillary problems
   d. Fighting bacteria
   Chất men lột da khác với AHA (Alpha Hydroxy Acid) là có tính nhẹ hơn. Lột da là trực tiếp giúp cho:
   a. Da có lớp tế bào chết
   c. Da nhạy cảm
   b. Da có mạch máu vỡ, đỏ
   d. Chống vi trùng

8. **Direct contact instruments used on a patron require all EXCEPT on of the following be accomplished**
   a. Removal of foreign material
   c. Properly immersed in a disinfectant
   b. Washed with soap and water
   d. Wipe with an antiseptic
   Những dụng cụ trực tiếp xử dụng cho khách cần làm những điều sau đây ngoại trừ:
   a. Lấy đi chất bẩn dính vào
   c. Ngâm đúng cách vào dung dịch diệt trùng
   b. Rửa với xà phòng và nước
   d. Lau với chất sát trùng

9. **Use a clean spatula removes cream from jars. All chemicals in the beauty salon should be:**
   a. Properly labeled
   c. Stored in an unlocked cabinet
   b. Kept in a warm place
   d. Kept in open jars and bottles
   Dùng cây que sạch để lấy kem ở lọ ra. Những hóa chất trong cơ sở thẩm mỹ phải:
   a. Dán đúng nhãn hiệu
   c. Cất trong tủ không khóa
   b. Giữ nơi ấm áp
   d. Giữ trong lọ và bình chứa mở nắp

10. **All instruments that come into direct on a patron shall:**
    a. Destroyed if they cannot be sterilized
    c. Be placed in a properly labeled receptacle
    b. Not used until properly sterilized
    d. All of the above
    Những dụng cụ dùng trực tiếp trên khách hàng phải:
    a. Hủy bỏ ngay nếu không thể tiệt trùng
    c. Được đặt trong đồ chứa dán đúng nhãn hiệu
    b. Không dùng cho đến khi được khử trùng
    d. Tất cả các câu trên

11. **The excess liquids that remain in a plastic bowl after treatment on a client must be:**
    a. Placed in a clean covered container
    c. Discarded immediately
    b. Discarded only if contaminated
    d. Returned to the original container
    Chất thuốc dư thừa còn lại trong tô sau khi sử dụng cho khách phải:
    a. Đặt trong đồ chứa sạch đậy nắp
    c. Vứt bỏ ngay
    b. Chỉ đổ bỏ nếu nhiễm bẩn
    d. Rót lại vào bình chứa ban đầu

12. **A duplicate license will not be issued until a statement explaining the loss is:**
    a. Filled out
    c. Either a or b
    b. Given verbally
    d. Neither a not b
    Giấy phép thứ nhì không được cấp cho đến khi giải thích tình trạng bị mất được:
    a. Điền vào đơn
    c. Cả a hoặc b
    b. Giải thích bằng lời
    d. Không phải a hoặc b

13. **The esthetician's domain is the epidermis. Removal of dry cells, dead surface cells benefits the skin by:**
    a. Making the skin smoother
    c. Stimulating blood flow
    b. Improving the skin's moisture
    d. All of the above
    Thợ thẩm mỹ nên làm ở vùng ngoại bì. Lấy đi lớp tế bào khô, lớp tế bào chết giúp ích cho da bằng cách:
    a. Làm cho da mịn hơn
    c. Kích thích dòng máu
    b. Tăng lên độ ẩm của da
    d. Tất cả những điều trên

www.levan900.net

14. The ingredient in water-based moisturizers are ideal for daily usage, this makes the skin soft and:
a. Increases blood circulation
b. Removes easily with wet cotton pads
c. Flakes when it dry
d. Makes a skin good elasticity

Thành phần chất ẩm căn bản có tính hòa tan trong nước thích hợp sử dụng hằng ngày, làm cho da mềm và:
a. Nâng lên sự tuần hoàn máu
b. Lau đi dễ dàng với miếng gòn thấm nước
c. Đóng vảy khi khô
d. Tạo cho da đàn hồi tốt

15. Using fingers to remove materials from containers in order to apply it to skin of a patron is:
a. Prohibited
b. Permitted for semi-solids
c. Permitted if the patron does not object
d. Permitted from manufacture direction

Dùng ngón tay lấy hóa chất từ lọ để thoa lên da của khách là:
a. Bị cấm
b. Được phép nếu chất đó hơi đặc
c. Được phép nếu khách không phản đối
d. Được phép từ sự hướng dẫn của nhà sản xuất

16. Any instrument used in a beauty salon should be kept in covered containers for:
a. Safety precautions
b. An orderly appearance
c. To prolong their existence
d. Sanitary reasons

Những dụng cụ sử dụng trong cơ sở thẩm mỹ được cất giữ trong hộp đậy kín để:
a. Lưu ý về an toàn
b. Trông có vẻ ngăn nắp
c. Tăng thêm độ bền bỉ
d. Lý do vệ sinh

17. The one place that is NOT to be used as a clean sterile storage place for implements is:
a. Your drawer
b. A dry sterilized cabinet
c. A closed cabinet
d. A seal plastic bag

Một nơi mà không được dùng để cất giữ dụng cụ sạch là:
a. Trong ngăn bàn kéo của bạn
b. Tủ khử trùng khô
c. Tủ đậy kín
d. Bao nhựa dán kín

18. Infected areas should only be treated by a/an:
a. Physician
b. Manicurist
c. Esthetician
d. Cosmetologist

Vùng bị nhiễm trùng chỉ được chữa trị bởi:
a. Bác sĩ
b. Thợ chăm sóc tay
c. Thợ chăm sóc da
d. Thợ thẩm mỹ

19. Oily skin typically has pores that are large and requires more cleasing and more:
a. Massaging
b. Stimulating
c. Exfoliating
d. Maintenance

Da dầu là có lỗ chân lông lớn và đòi hỏi cần làm sạch nhiều hơn và cần ....nhiều hơn:
a. Massage
b. Kích thích
c. Mài da
d. Bảo quản

20. The rules and regulations of the state board of cosmetology that:
a. Towel can re-use between laundering.
b. Soiled towels is kept in an open container
c. Towels may not be used more than two times
d. Towels may not be used more than one time

Luật và điều lệ của ngành thẩm mỹ tiểu bang là:
a. Khăn có thể dùng lại đang khi chờ giặt
b. Khăn dơ được cất trong thùng trống
c. Khăn không thể dùng hơn hai lần
d. Khăn không thể dùng hơn một lần

21. For an esthetician to renew a license that expired 6 months ago, the esthetician must now:
    a. Pay just a renewal fee
    c. Pay a delinquency fee in addition to renewal fee
    b. A list of current prices for service
    d. Retake written and practical examination test
Để lấy lại giấy phép hành nghề mới, khi đã quá hạn 6 tháng, người thợ thẩm mỹ phải:
    a. Chỉ trả tiền cho giấy phép hành nghề mới
    c. Trả tiền trễ hạn và lệ phí cho giấy phép mới
    b. Bảng giá tiền cho việc phục vụ
    d. Thi lại môn viết và thực hành

22. The rules dictate for wet sterilizer that the esthetician be prepared with:
    a. Only 100 p.p.m of quaternary solution
    c. Only 1,000 p.p.m of a calcium hypochlorite
    b. Only 70% alcohol
    d. 1,000 p.p.m of quaternary ammonium compounds
Nồng độ dung dịch khử trùng theo luật định mà người thợ thẩm mỹ pha chế phải là:
    a. Chỉ 100 p.p.m của dung dịch hỗn hợp quats
    c. Chỉ 1.000 p.p.m calcium hypochlorite
    b. Chỉ 70% cồn
    d. 1.000 p.p.m dung dịch hỗn hợp nước quats

23. An examinee who does not pass has the right to check his/her papers within:
    a. 30 days
    c. 6 months
    b. 90 days
    d. One year
Nếu không đậu trong cuộc thi bạn có quyền kiểm tra lại bài thi trong vòng:
    a. 30 ngày
    c. 6 tháng
    b. 90 ngày
    d. 1 năm

24. Eucalyptus, peppermint, lavender, sandalwood, thyme, sage, tea tree, clove have actions that are:
    a. Antiseptic
    c. Moisturizing
    b. Aromatic
    d. Healing
Khuynh diệp, bạc hà cay, oải hương, trầm hương, xạ hương, húng quế, trà, đinh hương có tác dụng:
    a. Sát trùng
    c. Chất ẩm
    b. Hương liệu
    d. Lành da

25. Dry skin type is not enough sebum, large pores and requires what type of product:
    a. Water-based
    c. Occlusive (heavier, emolient, and moisture cream)
    b. Astringent lotion
    d. Cleansing cream
Da khô là không đủ dầu, lỗ chân lông lớn và đòi hỏi loại sản phẩm gì:
    a. Nước là căn bản của sản phẩm
    c. Chất bám giữ vào da (kem đậm đặc, nhờn và ẩm)
    b. Dung dịch astringen
    d. Kem làm sạch da

26. Normal skin is usually free of blemishes and skin typically has pores that change from:
    a. Medium to larger outside the T- zone
    c. Larger to medium outside the T-Zone
    b. Medium to smaller outside the T- zone
    d. Larger to smaller outside the T-Zone
Da bình thường thường là không có những tì vết và da biểu hiện có lỗ chân lông thay đổi từ:
    a. Trung bình đến lớn dần ra ngoài vùng T
    c. Lớn đến trung bình ra ngoài vùng T
    b. Trung bình đến nhỏ dần ra ngoài vùng T
    d. Lớn đến nhỏ dần ra ngoài vùng T

27. No person shall bring trained dog into a school and beauty salon except:
    a. A child
    c. A blind person
    b. A student
    d. A teacher
Không có người nào được phép mang chó vào trường và cơ sở thẩm mỹ ngoại trừ:
    a. Trẻ em
    c. Người mù
    b. Học sinh
    d. Thầy giáo

28. The cause of daytime fatigue is lack of water and how many water percentage of the body's weight:

a. **45%**

b. **75%**

c. **85%**

d. **95%**

Lý do thường mệt mỏi là thiếu nước và bao nhiêu phần trăm là nước chứa trong trọng lượng cơ thể:

a. 45%

b. 75%

c. 85%

d. 95%

29. Workrooms and booths must have the following except one:

a. **Substance that doesn't absorb water**

b. **Suitable and safety**

c. **Hot and cold water**

d. **Automatic chair with a mirror**

Nơi phục vụ khách và các phòng trong tiệm phải có những điều sau đây ngoại trừ:

a. Vật liệu không thấm nước

b. Thích hợp và an toàn

c. Nước nóng và lạnh

d. Ghế tự động có gương soi

30. All instruments must be properly disinfected before:

a. **Placing them in a drawer**

b. **Using them on another patron**

c. **Leaving the salon at the end of the day**

d. **The patron arrives**

Tất cả dụng cụ phải được diệt trùng đúng cách trước khi:

a. Đặt vào ngăn kéo

b. Sử dụng cho một người khách khác

c. Để tại tiệm cho đến cuối ngày

d. Người khách đến

31. Vitamin A is necessary for proper eyesight, it can help prevent cancer and is well-known for treating:

a. **Lack of exercise**

b. **Rosacea**

c. **Lack of water**

d. **Acne**

Vitamin A cần thiết cho thị giác, có thể giúp ngăn ngừa ung thư và được biết rất tốt cho việc chữa trị:,

a. Thiếu thể dục

b. Rosacea (mạch máu vỡ ở mũi và má)

c. Thiếu nước

d. Mụn bọc

32. Which of the following is basis for disciplinary action?

a. **Failure to properly display license**

b. **Habitual drunkenness**

c. **False advertising**

d. **All of the above**

Điều căn bản nào sau đây là vi phạm kỷ luật:

a. Trưng bày giấy phép không đúng cách

b. Thói quen uống rượu

c. Quảng cáo sai

d. Tất cả điều trên

33. Each M.S.D.S must contain basic information on:

a. **Physical and chemical characteristics**

b. **Health hazards**

c. **Chemical hazards**

d. **All of the above**

Bản dữ kiện an toàn vật liệu (MSDS) bao gồm những điều căn bản nào:

a. Tính chất vật lý và hóa học

b. Nguy hại về sức khỏe

c. Hóa chất độc hại

d. Tất cả các câu trên

34. Comedone, milia, asteatosis, seborrhea, steatoma, acne, and rosacea are example of:

a. **Bromihidrosis**

b. **Lack of exposure to sun**

c. **Hyperrhidrosis**

d. **Oil (sebaceous) gland disorders**

Mụn đầu đen, mụn đầu trắng, thiếu dầu, nhiều dầu, bướu mỡ, mụn bọc, sưng đỏ ở má và mũi là ví dụ của:

a. Mồ hôi có mùi khó chịu

b. Thiếu tiếp xúc mặt trời

c. Mồ hôi ra nhiều

d. Xáo trộn tuyến dầu

35. A license should be displayed:
- a. In a room in the back
- b. In a conspicuous place
- c. In a desk drawer
- d. Inside cabinet

Giấy phép sẽ được trưng bày:
- *a. Trong phòng phía sau*
- *b. Nơi dễ thấy*
- *c. Trong ngăn kéo*
- *d. Trong tủ*

36. A non-contagious skin disease characterized by red patches with white-silver scales is:
- a. Psoriasis
- b. Hypopigmentation
- c. Herpes simplex
- d. Hyperpigmentation

Một loại bệnh ở da không lây lan có đặc tính từng mảng da đỏ với nhiều vảy bạc trắng là:
- *a. Vảy nến*
- *b. Da thiếu chất màu*
- *c. Mụn nước ở môi*
- *d. Da đậm màu từng vùng*

37. Clean towels in a salon be kept in a closed cabinet and when instruments are not in use, should be:
- a. Kept in a dry sterilizer
- b. Left on the table
- c. Kept in manicure drawer
- d. Kept in sanitary area

Khăn sạch trong tiệm nên giữ trong tủ đậy kín và khi dụng cụ không sử dụng, nên:
- *a. Cất giữ trong tủ khử trùng khô*
- *b. Để trên bàn*
- *c. Giữ trong ngăn kéo bàn làm móng tay*
- *d. Giữ trong khu vực vệ sinh*

38. Red blood is nutritive fluid in body, platelets contribute to blood clotting & function of white blood cells:
- a. Bring oxygen to the body
- b. Destroys disease-causing germs
- c. Takes carbon dioxide away from body cells
- d. Carry food and secretions to the cells

Máu đỏ là chất dịch dinh dưỡng cơ thể, huyết thanh giúp việc đông máu & nhiệm vụ của tế bào máu trắng:
- *a. Mang oxygen đến cơ thể*
- *b. Hủy diệt vi trùng gây bệnh*
- *c. Lấy chất độc khỏi cơ thể*
- *d. Đem thức ăn và bài tiết tới tế bào*

39. What movement requires technician use shoulders or whole bodies to create a shaking at one point:
- a. Effleurage
- b. Vibration
- c. Petrissage
- d. Percusion

Chuyển động nào đòi hỏi người thợ dùng vai hoặc cả cơ thể để tạo rung ở một điểm:
- *a. Vuốt (stroking)*
- *b. Vibration (shaking)*
- *c. Nhồi bóp (kneading)*
- *d. Vỗ nhẹ (tapotement)*

40. All bottles and containers in use in a salon shall be:
- a. Made of unbreakable glass
- b. Labeled only if use in the salon
- c. Labeled only if dangerous
- d. Labeled correctly regardless of contents

Tất cả lọ và hộp chứa trong tiệm phải:
- *a. Làm bằng loại thủy tinh không vỡ*
- *b. Chỉ dán nhãn nếu dùng trong tiệm*
- *c. Chỉ dán nhãn cho chất nguy hiểm*
- *d. Dán nhãn đúng cách bất kỳ chất gì*

41. M.S.D.S covers a product's:
- a. Control and protection measures
- b. Main routes of entry into the body
- c. Acceptable exposure limits
- d. All of the above

M.S.D.S (bản dữ kiện an toàn vật liệu) nói lên điều gì của một sản phẩm:
- *a. Biện pháp kiểm soát và bảo vệ*
- *b. Đường chính yếu xâm nhập vào cơ thể*
- *c. Giới hạn việc tiếp xúc*
- *d. Tất cả các đều trên*

42. To learn about the potential hazards and proper handing of any product:
   a. Read the M.S.F.S
   c. Read M.D.S.S
   b. Read the M.S.D.S
   d. All of the above
   Tìm hiểu về sự nguy hại và quản lý đúng cách của bất cứ một sản phẩm nào:
   a. Đọc M.S.F.S
   c. Đọc M.D.S.S
   b. Đọc M.S.D.S
   d. Tất cả các đều trên

43. You can perform an outside service to a patron who has a physical or mental illness if it is from a:
   a. County permit
   c. State permit
   b. Licensed establishment
   d. None of the above
   Người thợ có thể hành nghề ở bên ngoài để phục vụ cho khách bị tàn tật hoặc bị bệnh tâm thần, nếu từ nơi:
   a. Giấy phép của quận
   c. Giấy phép tiểu bang
   b. Cơ sở kinh doanh có giấy phép
   d. Không có câu nào nêu trên

44. M.S.D.S stands for
   a. Material Safe Data Sheet
   c. Make short direct strokes
   b. A department of the federal
   d. None of the above
   M.S.D.S có nghĩa là:
   a. Bảng dữ kiện về an toàn vật liệu
   c. Vuốt một đường thẳng ngắn
   b. Cơ quan của chính phủ liên bang
   d. Không có câu nào nêu trên

45. Which of the following least uncomfortable to client after being extracted blackheads & whiteheads:
   a. Tissue
   c. Towels
   b. Cotton
   d. Fingernails
   Điều gì mà giảm thiểu sự khó chịu của khách sau khi lấy mụn đầu đen và đầu trắng:
   a. Giấy mỏng
   c. Khăn lau
   b. Bông gòn
   d. Móng tay

46. An accumulation of epidermal flakes, dry or greasy is:
   a. Fissure
   c. Ulcer
   b. Scale
   d. Stain
   Những mảng da khô hoặc vảy dầu chồng chất ở lớp ngoại bì là:
   a. Vết nứt
   c. Vết loét
   b. Vảy mềm
   d. Đốm

47. Infected ducts clogged with dead cells and dirt are:
   a. Rosacea
   c. Seborrhea
   b. Acne
   d. Couperose
   Tuyến dầu bị nghẹt và nhiễm trùng do tế bào chết và chất dơ tạo ra:
   a. Mụn đỏ da
   c. Tiết nhiều dầu
   b. Mụn bọc
   d. Mạch máu nhỏ bị vỡ

48. A deep kneading of the tissue is a/an .... movement:
   a. Effleurage
   c. Vibration
   b. Petrissage
   d. Tapotement
   Nhồi bóp ở các mô là tác động ....:
   a. Vuốt nhẹ
   c. Vibration (rung)
   b. Petrissage
   d. Vỗ nhẹ

49. Poison ivy is contagious disease that produces:

   a. Visicle

   b. Tubercle

   c. Cyst

   d. Wheal

Chất độc của cây thường xuân (cây ivy) tạo ra bệnh lây lan:

   a. Mụn nước

   b. Bướu đặc u sần

   c. Bướu mềm mọc trên hoặc dưới da

   d. Vết sưng phồng do côn trùng cắn

50. One of the following instruments that cannot used by an esthetician:

   a. Suction tube

   b. Metal comedone extractor

   c. Sterilized lancets

   d. Galvanic current

Một trong những dụng cụ sau đây mà người thợ thẩm mỹ không nên sử dụng:

   a. Ống hút giúp làm sạch làn da

   b. Dụng cụ lấy mụn đầu đen bằng kim loại

   c. Lưỡi dao lấy mụn đã khử trùng

   d. Dòng galvanic

51. A lesion caused by insect bite:

   a. Macule

   b. Pimple

   c. Wheal

   d. Crust

Dấu vết sưng đỏ do côn trùng cắn:

   a. Vết đỏ (macule)

   b. Mụn nhọt

   c. Wheal

   d. Vảy cứng

52. During disincrustation process, the positive pole of the galvanic machine should:

   a. Be held by client's hand

   b. Be held by esthetician

   c. Not be held at all

   d. Place on the client's face

Trong tiến trình làm tan dầu điện cực dương của dòng điện galvanic được:

   a. Cầm trong tay của khách

   b. Cầm trong tay người thợ thẩm mỹ

   c. Không người nào phải cầm

   d. Đặt trên mặt khách

53. An accumulation of sebum underneath the surface of the skin are called:

   a. Comedones

   b. Whiteheads

   c. Brownheads

   d. Seborrhea

Chất dầu nhờn dồn nén lớp dưới bề mặt của da được gọi là:

   a. Mụn đầu đen (trứng cá)

   b. Mụn đầu trắng

   c. Mụn đầu nâu

   d. Tiết nhiều dầu

54. Couperose skin can be recognized by:

   a. Milia

   b. Blackheads

   c. Dilated blood vessels

   d. Acne

Làn da sưng từng mảng đỏ có thể nhận biết được do:

   a. Mụn đầu trắng

   b. Mụn đầu đen

   c. Các mạch máu bị trương nở

   d. Mụn bọc

55. Objective symptom that can be seen as pimples and symtom that can be felt as itching, pain are called:

   a. Diagnostic

   b. Subjective symptom

   c. Prognosis

   d. Etiology

Triệu chứng objective có thể thấy được như mụt nhọt và triệu chứng cảm thấy như ngứa, đau được gọi là:

   a. Chẩn đoán

   b. Triệu chứng subjective

   c. Đoán bệnh trước

   d. Nguyên nhân bệnh

56. An accumulation of sebum and pus mixed with epidermal tissue is called a/an:

   a. Tumor   **c. Scale**

   b. Acne   **d. Crust**

Các lớp chồng chất của dầu và mũ trộn lẫn với lớp ngoại bì được gọi là:

a. Bướu lớn   *c. Vảy*

b. Mụn bọc   *d. Vảy cứng*

57. Blood vessels, oil glands, and sweat glands are contained within the:

   a. Dermis   **c. Stratum corneum**

   b. Epidermis   **d. Stratum lucidum**

Mạch máu, tuyến dầu, tuyến mồ hôi được chứa bên trong:

a. Nội bì   *c. Lớp sừng của ngoại bì*

b. Ngoại bì   *d. Lớp trong của ngoại bì*

58. The body is provided with a sense of touch by the skin layer:

   a. Stratum germinativum   **c. Papillary layer**

   b. Horney layer   **d. Clear layer**

Cơ thể tạo ra xúc giác (cảm nhận ở làn da) ở lớp da nào:

a. Lớp nẩy mầm trong cùng của ngoại bì   *c. Lớp nhũ bên trong của nội bì*

b. Lớp sừng   *d. Lớp trong suốt*

59. One of the following skin conditons that the esthetician should not perform treatment on is:

   a. Comedone   **c. Acne**

   b. Macule   **d. Abrasion**

Một trong những trình trạng của da mà người thợ thẩm mỹ không nên làm:

a. Mụn đầu đen (trứng cá)   *c. Mụn bọc*

b. Đốm đỏ nhỏ giống tàn nhang   *d. Vết lở*

60. For couperose skin, the esthetician should not use a:

   a. Suction tube   **c. Galvanic current**

   b. Vaporizer   **d. High frequency current**

Đối với những da sưng đỏ vì vỡ mạch máu, người thợ sẽ không được dùng:

a. Ống hút   *c. Dòng điện galvanic*

b. Dụng cụ xông hơi   *d. Dòng điện cao tần*

61. A wet sanitizer should be approved by:

   a. Environmental Protection Agency (E.P.A)   **c. 60% alcohol**

   b. 50% alcohol   **d. Formalin**

Khử trùng ướt phải được chuẩn nhận do:

a. Cơ quan bảo vệ môi trường (E.P.A)   *c. 60% cồn*

b. 50% cồn   *d. Chất diệt trùng formalin*

62. A customer who just underwent rhinoplasty:

   a. Should not use vaporizer   **c. Should be careful with the areas around the nose**

   b. Should use galvanic machine   **d. Area with the eyes should be worked with care**

Người khách hàng vừa trải qua chỉnh hình mũi (sửa mũi):

a. Không được dùng máy thổi hơi   *c. Nên cẩn thận ở vùng chung quanh mũi*

b. Dùng máy điện galvanic   *d. Phải cẩn thận làm nơi gần mắt*

63. A substance that has an astringent effect as lemon, radish, witch hazel, alum root and:
    a. Eucalytus, lavender   c. Almond, ginseng
    b. Camomile flowers, aloe   d. Magnolia bark, comfrey root
    Chất làm ảnh hưởng đến sự co giãn đóng lỗ chân lông như chanh, củ cải đỏ, witch hazel, rễ alum và:
    a. Cây khuynh diệp, oải hương có tính sát trùng   *c. Quả hạnh, sâm có tính êm dịu*
    b. Cúc La Mã, lô hội có tính lành da   *d. Vỏ cây mộc lan, rễ cam thảo*

64. A good disinfectant should contain:
    a. Bactericide, fungicide, germicide   c. Bactericide, disinfectant, antiseptic
    b. 60% alcohol   d. Bactericide, disinfectant, germicide
    Một chất diệt trùng hữu hiệu phải có khả năng:
    a. Diệt vi trùng, diệt nấm, diệt vi trùng có hại   *c. Diệt vi trùng, chất diệt trùng, chất sát trùng*
    b. 60% cồn   *d. Diệt vi trùng, chất diệt trùng, diệt vi trùng có hại*

65. A minimum time for using a dermal light is 10' for normal skin, 3' for oily skin, and 5' for:
    a. Dry skin   c. Dehydrated skin
    b. Combination skin   d. Mature skin
    Thời gian tối thiểu để dùng đèn dermal là 10 phút cho da bình thường, 3 phút cho da dầu, và 5 phút cho:
    a. Da khô   *c. Da khô thiếu nước*
    b. Da tổng hợp   *d. Da tuổi già*

66. To make the eyes look bigger and more glamorous, esthetician should use:
    a. Mascara   c. Artificial eyelashes
    b. Eyes shadow   d. Eyeliner
    Để làm mắt lớn hơn và đẹp hơn, người thợ thẩm mỹ nên dùng:
    a. Chải mầu lông mi   *c. Lông mi giả*
    b. Phấn đánh bóng mắt   *d. Vẽ viền mắt*

67. A substance that has calming and soothing effects on the skin as almond, lettuce, comfrey root and:
    a. Camomile flower, ginseng   c. Thyme, peppermint
    b. Eucalyptus, lavender   d. Spearmint
    Một chất mà làm cho dễ chịu và êm dịu trên làn da như hạnh nhân, rau cải, rễ cam thảo và:
    a. Hoa cúc La Mã, sâm   *c. Cỏ xạ hương, bạc hà cay peppermint*
    b. Dầu khuynh diệp, oải hương sát trùng   *d. Cây bạc hà lục*

68. A substance that can destroy the grow of pathogenic bacteria is:
    a. Lemon juice   c. Peppermint
    b. Allantoin   d. Almond
    Một chất có thể hủy diệt sự phát triển của vi trùng gây bệnh:
    a. Nước chanh   *c. Cây bạc hà cay*
    b. Thuốc ngậm thông cổ   *d. Quả hạnh nhân*

69. A mascara brush that has been used on a patron should immediately be:
    a. Cleaned with alcohol   c. Cleaned with soap and water
    b. Destroyed after each patron   d. Disinfected in Quats solution
    Bàn chải lông mi sau khi sử dụng trên người khách nên tức thì:
    a. Làm sạch với cồn   *c. Làm sạch với xà phòng và nước*
    b. Hủy bỏ sau mỗi người khách   *d. Diệt trùng trong dung dịch nước Quats*

70. The appropriate temperature to laundry soiled towels should be about:

   a. 50 – 80 F degrees in 20 minutes   **c.** 130 – 140F degrees and less than 15 minutes

   b. 80 – 130 F degrees in 15 minutes   **d.** 140 – 160 F degrees and not less than 15 minutes

Nhiệt độ thích hợp để giặt khăn dơ nên vào khoảng:

   a. *50 – 80 độ F trong 20 phút*   *c.* *130– 140 độ F và dưới 15 phút*

   b. *80 – 130 độ F trong 15 phút*   *d.* *145 – 160 độ F và không dưới 15 phút*

71. If the esthetician gets a minor cut on the hand during the service for a client, he/she should:

   a. Clean hands with alcohol   **c.** Sanitize, antiseptic, and wear gloves

   b. Destroy all implements   **d.** Soaks in Quats solution

Nếu thợ thẩm mỹ lỡ bị đứt tay trong lúc làm cho khách, ông/cô ấy nên:

   a. *Rửa sạch đôi tay với cồn*   *c.* *Khử trùng, sát trùng và mang bao tay*

   b. *Hủy bỏ tất cả các dụng cụ*   *d.* *Nhúng trong nước Quats*

72. When you see a client with a blister all around the mouth, you should:

   a. Stop working   **c.** Continue treatment except blister area

   b. Apply vaseline to the blister   **d.** Refer them to a physician

Khi bạn thấy người khách bị mụn nước mọc chung quanh miệng bạn nên:

   a. *Ngưng phục vụ*   *c.* *Tiếp tục làm tránh chỗ mụn nước*

   b. *Thoa vaseline lên mụn nước*   *d.* *Giới thiệu đến bác sĩ*

73. The esthetician should detect the skin condition in order to:

   a. Appropriate use of products   **c.** Know the appropriate ingredients of products

   b. Appropriate the client's problems   **d.** Determine the correct treatments

Người thợ thẩm mỹ nhận biết điều kiện da để:

   a. *Dùng đúng sản phẩm*   *c.* *Hiểu rõ thành phần hóa chất*

   b. *Vừa lòng những trở ngại của khách*   *d.* *Xác định đúng cách chữa trị*

74. After each facial treatment procedure, implements should immediately be:

   a. Wiped with alcohol   **c.** Washed with soap and water

   b. Put in soiled container   **d.** Put in a wet sanitizer

Sau mỗi lần chữa trị da mặt, dụng cụ phải lập tức:

   a. *Lau với cồn*   *c.* *Rửa với xà phòng và nước*

   b. *Bỏ vào hộp đồ dơ*   *d.* *Bỏ vào dung dịch khử trùng*

75. Good grooming and attractive image add to:

   a. Physical activity   **c.** Fatigue

   b. Balanced diet   **d.** Self esteem

Tươm tất gọn gàng và nhân dáng hấp dẫn tăng thêm:

   a. *Hoạt động thể lực*   *c.* *Mỏi mệt*

   b. *Ăn uống điều độ*   *d.* *Sự tự tin*

76. The remaining 70% of used alcohol should be discarded:

   a. In a shampoo bowl   **c.** In a closed container to trash can

   b. As a hazardous substance   **d.** In the refrigerator

Chất cồn 70% sau khi dùng, nên được thải bỏ:

   a. *Trong bồn rửa tay*   *c.* *Trong hộp kín bỏ vào thùng rác*

   b. *Như là chất độc hại*   *d.* *Trong tủ lạnh*

77. The rules and regulations for public health allow:

a. Towels can be used many times

b. Towels may not be used two times

c. Towels may not be used twice before laundry

d. Towels can be used once for each client

Luật và quy tắc về sức khỏe công cộng cho phép:

a. Khăn sử dụng nhiều lần

b. Khăn không được dùng hai lần

c. Khăn có thể dùng hai lần trước khi giặt

d. Khăn dùng một lần cho mỗi khách hàng

78. Analysis of the skin condition should be:

a. In the consultation room

b. When giving a facial treatment

c. In the reception area

d. In the office

Phân tích về điều kiện da nên:

a. Trong phòng tham khảo

b. Đang làm da mặt

c. Ở nơi tiếp khách

d. Trong văn phòng

79. The best method of advertisement for the product is:

a. Intelligence

b. Gossip

c. Ingredients of the product

d. Word- of- mouth

Cách quảng cáo tốt nhất cho một sản phẩm là:

a. Sự khéo léo

b. Lời đồn, đoán

c. Thành phần của một sản phẩm

d. Lời truyền miệng

80. The immunity that inherited is refered as to:

a. Acquired

b. Natural

c. Vaccination

d. Susceptible

Sự miễn nhiễm bởi di truyền được xem là:

a. Tự tạo

b. Tự nhiên

c. Chủng ngừa

d. Tính dễ xúc cảm

81. Other names of dermis are derma, cornium, true skin and:

a. Epidermis

b. Stratum lucidum

c. Cutis

d. Stratum granulosum

Các tên khác của lớp nội bì là derma, corium, true skin và:

a. Ngoại bì

b. Lớp trong suốt thuộc ngoại bì

c. Cutis (da thật)

d. Lớp hạt thuộc ngoại bì

82. Clients who just underwent a chemical peel can have a facial treatment:

a. 3 to 5 days

b. 3 to 5 weeks

c. 3 to 5 months

d. After 12 weeks

Khách hàng vừa lột da mặt bằng hóa chất, có thể làm facial thông thường:

a. Từ 3 đến 5 ngày

b. Từ 3 đến 5 tuần lễ

c. Từ 3 đến 5 tháng

d. Sau 12 tuần lễ

83. The branch of science that deals with healthful living is:

a. Hygiene

b. Cosmetology

c. Dermatology

d. Cosmetics

Một ngành khoa học có liên hệ đến sức khỏe đời sống là:

a. Vệ sinh

b. Ngành thẩm mỹ

c. Ngành học về da

d. Ngành mỹ phẩm

84. The main purpose of massage #2 is:
   a. Cleansing procedure
   b. Increasing blood circulation
   c. Deep penetration of treatment cream
   d. Mask absorb deep into the follicle
Mục đích chính của massage #2 là:
a. Phương cách làm sạch
b. Tăng thêm sự tuần hoàn của máu
c. Đẩy kem xâm nhập sâu vào da
d. Giúp cho mask thấm sâu vào chân lông

85. The protective fluid that is applied on acne skin contains:
   a. Moisturize cream
   b. PH (potential hydrogen) under 7
   c. Astringent lotion
   d. Alkaline
Dung dịch bảo vệ để thoa trên lớp da có mụn bọc chứa:
a. Chất kem làm ẩm da
b. Nồng độ hydrogen dưới 7
c. Chất đóng lỗ chân lông
d. Chất kiềm (alkaline)

86. A substance used for lubricating the skin during massage is:
   a. Petroleum cream
   b. Essential oil
   c. Emollient cream
   d. Paraffin
Một chất xử dụng để làm trơn da trong lúc massage là:
a. Kem petroleum
b. Dầu hương liệu
c. Kem mềm và trơn da
d. Sáp (paraffin)

87. An ingredient used in a mask that has a stimulating effect & drawing action to absorb oil & dead cells is:
   a. Fuller earth
   b. Zinc oxide
   c. Herbal jelly
   d. Camomile
Thành phần trong mặt nạ mà có tính kích thích và có tính hút thấm chất dầu và tế bào chết là:
a. Đất mùn
b. Oxide kẽm
c. Chất gel thảo mộc
d. Cúc La Mã có tính êm dịu

88. How do you take-off the muslin wax strip for remove unwanted hair:
   a. In opposite direction of the hair growth
   b. In the same direction as the hair growth
   c. In a vertical position
   d. In a horizontal position
Làm thế nào bạn dùng vải mỏng và chất sáp để lấy đi lông mọc lộn xộn:
a. Hướng ngược chiều với lông mọc
b. Hướng cùng chiều với lông mọc
c. Theo chiều thẳng đứng
d. Theo chiều ngang

89. How often must disinfectant solution be changed immediately:
   a. At least once per week
   b. At least twice weekly
   c. Whenever it's visibly cloudy or dirty
   d. If it contaminates in less than a week
Thường thì cách nào dung dịch diệt trùng phải được thay tức thì:
a. Tối thiểu một lần trong tuần
b. Tối thiểu hai lần trong tuần
c. Bất cứ lúc nào thấy đục và dơ
d. Nếu trở nên bẩn dưới một tuần

90. A massage technique to improve the flow of lymph should be:
   a. Pressure against the lymphatic duct
   b. Pressure along the lymphatic flow
   c. Pressure deeply on the lymph flow
   d. Pressure and pause on lymph gland
Phương cách massage để phát triển các tuyến bạch huyết nên:
a. Ép ngược chiều ống bạch huyết
b. Ép theo chiều dòng bạch huyết
c. Ép sau trên dòng bạch huyết
d. Ép mạnh và giữ chặc trên tuyến bạch huyết

91. When your hand has a chap (fissure), what do you protect your client and yourself:
    a. Continue working   c. Put protective cream on that area
    b. Wear gloves   d. Stop working

Khi tay bạn bị nứt da, bạn nên làm gì để bảo vệ cho khách và cho bạn:
a. Tiếp tục làm việc   c. Thoa kem vào chỗ nứt
b. Mang bao tay   d. Ngưng làm việc

92. The pH of vinegar is 3, and the neutral of Potential Hydrogen (pH) such as distilled water is:
    a. 5   c. 9
    b. 7   d. 10

Nồng độ Hydrogen của dấm là 3, và độ trung hòa của Hydrogen của nước cất là:
a. 5   c. 9
b. 7   d. 10

93. The mixing of two substances are based on:
    a. Glycerin   c. Moisture
    b. Binders   d. Surfactant

Trộn lẫn hai chất với nhau dựa trên căn bản:
a. Chất dầu nhờn   c. Độ ẩm
b. Chất kết dính   d. Làm sạch bề mặt

94. Substances that attract water and moisture is:
    a. Humectant   c. Solvents
    b. Surfactant   d. Preservatives

Chất mà hút nước và giữ ẩm là:
a. Hút ẩm   c. Chất hòa tàn
b. Làm sạch bề mặt   d. Chất bảo quản

95. Which agency is responsible for the ingredient of a product:
    a. O.S.H.A.   c. F.M.D.
    b. F.D.A.   d. M.S.D.S.

Cơ quan nào có trách nhiệm về việc chứng nhận thành phần cấu tạo của một sản phẩm:
a. O.S.H.A. (Cơ quan bảo vệ nghề nghiệp)   c. F.M.D (Sự hướng dẫn của nhà sản xuất)
b. F.D.A (Cơ quan thực phẩm và thuốc)   d. M.S.D.S (Bảng an toàn vật liệu)

96. Treatment is most beneficial to dehydrated skin, dry skin, and aging skin should have:
    a. Wax mask   c. Bee wax
    b. Petroleum jelly,   d. Paraffin

Chữa trị mà giúp ích cho da thiếu nước, da khô, và da tuổi già nên:
a. Mặt nạ sáp   c. Sáp ong
b. Chất dẽo trong petroleum   d. Sáp paraffin

97. Depilatories chemical is an alkaline with pH around 11, and pH of the skin range from:
    a. 1 – 3   c. 4.5 – 6.0
    b. 3 – 4   d. 7– 9

Hóa chất rụng lông là chất kiềm có nồng độ hydrogen cỡ 11, và nồng độ hydrogen (pH) của da xếp loại từ:
a. 1 - 3   c. 4.5 - 6.0
b. 3 - 4   d. 7.0 - 9.0

98. The procedure can improve the appearance of acne-prone skin is extractions and a good mask for approximately 10 minutes and then remove the mask with:

a. Cream only

c. Distilled water

b. Wet cotton compress mask

d. Astringent lotion

Cách thức để chữa trị màng da mụn bọc là lấy mụn và đắp đúng loại mặt nạ chữa trị khoảng 10 phút rồi lấy mặt nạ ra bằng cách:

a. *Chỉ chất kem*

c. *Nước cất*

b. *Phủ lớp bông gòn ướt lên mặt*

d. *Dung dịch astringent*

99. When picking up articles from the floor, use the muscle of:

a. Ankles and the toes of the feet

c. Legs, buttocks, and the balls of the feet

b. Back and the heels of the feet

d. Thigh

Khi nhặt một vật nhẹ từ nền nhà, xử dụng bắp thịt của:

a. *Mắt cá và các ngón của chân*

c. *Đôi chân, mông, và phần trước bàn chân*

b. *Lưng và gót chân*

d. *Đùi*

100. Warms the waxes to 130 F degrees to apply wax from neck to forehead and built the wax up ¼ inch thick. When ready to remove the wax mask, use:

a. Cotton

c. Wooden spatula

b. Orangewood stick

d. Wet cotton compress

Làm ấm sáp ở 130 độ F trãi sáp từ cổ đến trán và đắp dày cỡ ¼ inch. Lúc sẵn sàng lấy sáp mặt nạ ra, dùng:

a. *Bông gòn*

c. *Que gỗ dẹp*

b. *Que gỗ cam*

d. *Trãi bông gòn ướt*

ESTHETICIAN EXAMINATION 3

1. **Diseases such as tuberculosis, the common cold, scabies, ringworm, and virus infections that prevent the esthetician from working are known as:**
   - a. Infections
   - b. Local infection
   - c. General infection
   - d. Communicable or contagious diseases

   Những bệnh như bệnh lao, cảm lạnh, ghẻ ngứa, nấm vòng và vi khuẩn nhiễm trùng cần phải đề phòng lây nhiễm cho thợ thẩm mỹ nơi làm việc được biết là:
   - *a. Nhiễm trùng*
   - *b. Nhiễm trùng tại chỗ*
   - *c. Nhiễm trùng toàn bộ*
   - *d. Bệnh lây lan hoặc truyền nhiễm*

2. **In some states, an esthetician must first be licensed as a:**
   - a. Manicurist
   - b. Cosmetologist
   - c. Barber/stylist
   - d. Podiatrist

   Một vài tiểu bang, thợ thẩm mỹ chăm sóc da (esthetician) trước hết phải có giấy phép hành nghề của:
   - *a. Thợ làm móng tay, chân*
   - *b. Thẩm mỹ viên (cosmetologist)*
   - *c. Thợ chuyên về tóc/ chãi kiểu*
   - *d. Bác sĩ về chân*

3. **A physician who specializes in the practice of that branch of medicine dealing with skin disorders is a:**
   - a. Physiologist
   - b. Dermatologist
   - c. Psychologist
   - d. Psychiatrist

   Bác sĩ chuyên khoa chữa trị các loại da bệnh là:
   - *a. Nhà sinh lý học*
   - *b. Dermatologist*
   - *c. Psychologist*
   - *d. Bác sĩ tâm thần*

4. **A severe infection of several adjoining hair follicles that drain onto the skin's surface from multiple apertures is known as:**
   - a. Scales
   - b. Cyst
   - c. Carbuncle
   - d. Furuncle

   Nhiễm trùng trầm trọng cạnh bên các lỗ chân lông dẫn đến bề mặt da từ những kẻ tóc được biết là:
   - *a. Vảy*
   - *b. Bướu nhỏ*
   - *c. Carbuncle*
   - *d. Furuncle (nhỏ hơn carbuncle)*

5. **Public hygiene is valuable to everyone because it:**
   - a. Preserves the health of the individual
   - b. Maintain the quality of esthetic service
   - c. Preserves the health of the community
   - d. Aids in esthetian training

   Vệ sinh công cộng có ảnh hưởng cao đến tất cả mọi người bởi vì:
   - *a. Giữ gìn sức khỏe cá nhân*
   - *b. Giúp duy trì phẩm chất dịch vụ thẩm mỹ*
   - *c. Giữ gìn sức khỏe cộng đồng*
   - *d. Trợ giúp huấn luyện thẩm mỹ viên*

6. **Rest and relaxation aid in preventing:**
   - a. Mental fatigue
   - b. Poor eating habits
   - c. Bad skin conditions
   - d. Overactive sebaceous glands

   Nghĩ ngơi và sự thoải mái hoàn toàn giúp ngăn ngừa:
   - *a. Tinh thần mệt mỏi*
   - *b. Thói quen ăn uống kém*
   - *c. Tình trạng da xấu*
   - *d. Tuyến dầu tiết quá nhiều*

7. **The most important factor in personal hygiene is:**
   a. Emotional well being　　　　**c. Rest and relaxation**
   b. Cleanliness　　　　　　　　　**d. Good eating habits**
   Hầu hết yếu tố quan trọng về vệ sinh cá nhân là:
   a. Cảm xúc an bình　　　　　　　*c. Nghĩ ngơi và thoải mái*
   b. Sạch sẽ　　　　　　　　　　　*d. Thói quen ăn khỏe*

8. **The functioning of body organs is weaken by:**
   a. Mental depression　　　　　**c. Balance diet**
   b. Exercise　　　　　　　　　　**d. Sunshine**
   Chức năng của các bộ phận bị suy yếu do:
   a. Tinh thần chán nản　　　　　　*c. Kiêng ăn đúng cách*
   b. Luyện tập　　　　　　　　　　*d. Ánh sáng*

9. **Angry thoughts may often cause the heart action to:**
   a. Stop　　　　　　　　　　　　**c. Retrogress**
   b. Slow up　　　　　　　　　　**d. Increase**
   Giận dữ thường là nguyên nhân tác động của bệnh tim:
   a. Ngừng đập　　　　　　　　　　*c. Suy yếu*
   b. Chậm dần　　　　　　　　　　*d. Gia tăng*

10. **The body gets support and balance from:**
    a. High heels　　　　　　　　　**c. Bitten cuticles**
    b. Bunions　　　　　　　　　　**d. Well fitting shoes**
    Cơ thể được nâng đỡ và cân đối từ:
    a. Giày cao gót　　　　　　　　　*c. Cắn da tay*
    b. Khớp xương nhô ra ngón chân cái　*d. Giày vừa chân*

11. **Bacilli and spirilla bacteria are both considered motile, because they use hairlike projections called:**
    a. Harmful bacteria　　　　　　**c. Syphilis**
    b. Flagella or cilia　　　　　　**d. Cocci**
    Vi trùng hình que và hình xoắn là loại tự di chuyển, bởi vì chúng chuyển động như cấu trúc thân tóc gọi là:
    a. Vi trùng có hại　　　　　　　*c. Vi trùng hình xoắn gây bệnh giang mai*
    b. Chân giả, lông bơi (cilia)　　　*d. Vi trùng hình tròn*

12. **The dermis contains papillary and reticular. Epidermis contain corneum, lucidum, spinosum, and:**
    a. Sudoriferous gland　　　　　**c. Granulosum and germinativum (basal layer)**
    b. Subcutanneous tissue　　　　**d. Sympathetic nerves**
    Lớp nội bì có lớp nhú và lớp lưới (papillary và reticular). Ngoại bì chứa lớp sừng, lớp trong suốt, lớp gai, và:
    a. Tuyến mồ hôi　　　　　　　　*c. Lớp hạt và lớp nẩy mầm (nền căn bản)*
    b. Mô dưới da　　　　　　　　　*d. Thần kinh giao cảm*

13. **To be successful, it is important to develop a/an:**
    a. Pleasing personality　　　　**c. Loud voice**
    b. Impersonal attitude　　　　　**d. List of clever stories**
    Để thành công, điều quan trọng là biết phát triển:
    a. Tính vừa lòng khách　　　　　*c. Giọng nói ồn ào*
    b. Thái độ khách quan　　　　　　*d. Hàng loạt câu chuyện khôn ngoan*

14. **What is the purpose of melanin in the skin:**

   a. It has no purpose

   b. Melanin is not found in the skin

   c. To protect the skin against ultra-violet rays

   d. None of the above

   Mục đích của chất màu có trong da là gì:

   a. Không có mục đích

   b. Chất màu không tìm thấy trong da

   c. Bảo vệ da chống lại tia cực tím

   d. Không có câu nào kể trên

15. **Good topics for salon conversation are:**

   a. Politics

   b. Controversial

   c. Non-controversial

   d. Debatable

   Những đề tài thích hợp cho việc đàm thoại trong salon là:

   a. Chính trị

   b. Tranh luận

   c. Không tranh luận

   d. Có thể thảo luận

16. **Unfilled promises and exaggerated claims are examples of:**

   a. Good ethics

   b. Great ability

   c. Poor ethics

   d. A good personality

   Không giữ lời hứa và đòi hỏi quá đáng là những ví dụ của:

   a. Đạo đức tốt

   b. Khả năng cao

   c. Đạo đức kém

   d. Cá tính tốt

17. **An important attribute of good professional ethics is:**

   a. Temper

   b. Loyalty

   c. Arrogance

   d. Gossip

   Một điều quan trọng góp phần tốt đẹp vào đạo đức của nghề nghiệp là:

   a. Tính khí

   b. Trung thành

   c. Kiêu ngạo

   d. Đồn nhảm

18. **Ancient Egyptians darken lashes and brows with:**

   a. Red oxide

   b. Kohl power

   c. Black substance from lamp

   d. Henna powder

   Người Ai cập cổ xưa nhuộm đậm lông mi và lông mày với:

   a. Oxýt đỏ

   b. Bột kohl (dùng màu đậm ở mí mắt)

   c. Chất đen của khói đèn

   d. Bột henna (loại lá henna dùng nhuộm tóc)

19. **Ancient Greeks used vermilion as:**

   a. Hair coloring

   b. Skin lubricate

   c. Hair dressing

   d. Lip and cheek coloring

   Người Hy lạp cổ xưa dùng màu đỏ cam rực rỡ cho:

   a. Nhuộm màu tóc

   b. Trơn bóng da

   c. Ép, chãi tóc

   d. Màu cho môi và má

20. **Facial masks were first popularized during:**

   a. Victorian age

   b. Elizabeth age

   c. Age of extravagance

   d. Renaissance

   Loại mặt nạ dưỡng da đầu tiên được thịnh hành trong suốt:

   a. Thời kỳ Victoria

   b. Thời kỳ Elizabeth

   c. Thời xa xỉ

   d. Thời phục hưng

21. In the early postwar years, clothing fashions and hairstyles were strongly influenced by:
a. European designers
b. Victory celebrations
c. War phobia
d. Military fashions

Vào đầu những năm sau chiến tranh, thời trang về quần áo và kiểu tóc được ảnh hưởng mạnh bởi:
a. Những nhà thiết kế Âu châu
b. Mừng lễ chiến thắng
c. Ám ảnh chiến tranh
d. Thời trang quân đội

22. The standard massage is often finished with:
a. Cheek movements
b. Eye movements
c. Cheekbone movements
d. The infra-red lamp

Tiêu chuẩn của massage thường được hoàn tất với:
a. Động tác gò má
b. Động tác mắt
c. Động tác xương gò má
d. Đèn hồng ngoại (nhiệt, thư giãn, êm dịu)

23. A massage that works deep muscle tissues is known as:
a. Pedicure
b. Accupressure
c. Chiropractic
d. Swedish massage

Massage mà có tác động sâu vào mô bắp thịt được biết là:
a. Chăm sóc chân
b. Ấn huyệt
c. Chỉnh xương nắn gân (chiropractic)
d. Xoa bóp kiểu Thụy điển (swedish massage)

24. During the active stage, bacteria:
a. Die
b. Grow
c. Remain the same
d. Are in spore form

Trong suốt thời kỳ hoạt động, vi trùng:
a. Chết
b. Lớn lên
c. Giữ nguyên tình trạng (không thay đổi)
d. Ở trong dạng bào tử

25. An example of a local infection is a boil and general infection is:
a. An excoriation
b. Blood poisoning such as a syphilis
c. A common cold
d. A bulla

Ví dụ của loại nhiễm trùng tại chỗ là mụn nhọt và nhiễm trùng tổng quát là::
a. Vết trầy da
b. Nhiễm độc máu như bệnh giang mai
c. Cảm lạnh
d. Mụt nước lớn

26. Massage #2 may be used for all machineless facial treatments but is omitted if:
a. A client with very dry skin
b. A client with aged skin
c. A client with heavy lines in the skin
d. A client with acne skin

Massage #2 có thể dùng trong mọi cách làm facial không cần máy nhưng bị cấm dùng nếu:
a. Người khách có da rất khô
b. Người khách có da lão hóa
c. Người khách có vết nhăn sâu trong da
d. Người khách có mụn bọc

27. The ability of the body to resist and destroy bacteria is known as:
a. Infection
b. Contagion
c. Immunity
d. Susceptibility

Khả năng của cơ thể chống lại và tiêu diệt vi trùng được biết là:
a. Nhiễm trùng
b. Lây nhiễm
c. Miễn nhiễm
d. Tính dễ xúc cảm

www.levan900.net

28. Vaccination is an example of immunity that is:

a. Acquired   c. Permanent

b. Natural   d. Contagious

Chủng ngừa là ví dụ của sự miễn nhiễm có tính:

a. Tự tạo   *c. Vĩnh viễn*

b. Tự nhiên   *d. Lây nhiễm*

29. Bacteria have the ability to move about with the aid of:

a. Legs   c. Fins

b. Flagella   d. Spores

Vi trùng có khả năng di chuyển với sự trợ giúp của:

a. Chân   *c. Vây cá*

b. Chân giả (lông bơi)   *d. Bào tử*

30. A substance that hinders the growth of or destroys another type of organism is a/an:

a. Antibiotic   c. Parasite

b. Virus   d. Disintegrator

Một chất liệu mà ngăn chận sự tăng trưởng hoặc tiêu diệt loại sinh vật khác là:

a. Kháng sinh   *c. Ký sinh trùng*

b. Siêu vi khuẩn   *d. Sự phân hủy*

31. A dry cabinet sanitizer contains an active:

a. Styptic   c. Deodorant

b. Sanitized towel   d. Fumigant

Tủ khử trùng khô chứa hoạt tính của:

a. Cầm máu   *c. Khử mùi hôi*

b. Khăn khử trùng   *d. Xông hơi*

32. Quaternary ammonium compounds are used as:

a. Deodorants   c. Disinfectants

b. Antiseptics   d. Antibiotics

Hỗn hợp nước Quats được xử dụng như là:

a. Chất khử mùi hôi   *c. Chất diệt trùng*

b. Sát trùng   *d. Kháng sinh*

33. Chemical solutions used in the salon should be kept in:

a. Dry sanitizers   c. Wet sanitizers

b. Oven sanitizers   d. Labeled container

Dung dịch hóa chất được dùng trong salon sẽ được cất giữ trong:

a. Khử trùng khô   *c. Khử trùng ướt*

b. Lò khử trùng   *d. Đồ chứa có dán nhãn*

34. Gentle cleansing of the eyes may be accomplished with:

a. Boric acid   c. Alcohol

b. Peroxide   d. Iodine

Hóa chất nhẹ dùng lau sạch ở mắt có thể được làm với:

a. Boric acid   *c. Cồn*

b. Peroxide   *d. Iodine*

35. The use of Quats is an example of disinfecting by:
a. Steam   c. Boiling water
b. Chemicals   d. Ultra-violet rays
Dùng chất nước Quats là một ví dụ của sự diệt trùng bởi:
a. Hơi nước   c. Nước sôi
b. Hóa chất   d. Tia cực tím

36. A good disinfectant is quick acting, non-corrosive, and:
a. Easy to prepare   c. Effective for long periods
b. Complicated to use   d. Usually expensive
Một chất diệt trùng tốt có tính tác dụng nhanh, không ăn mòn, và:
a. Dễ pha chế   c. Hữu hiệu thời gian dài
b. Phức tạp khi dùng   d. Thường là mắc tiền

37. Most bacteria are destroyed by:
a. Antiseptics   c. Ice water
b. Soap suds   d. Ultra-violet rays
Hầu hết vi trùng bị tiêu diệt bởi:
a. Sát trùng   c. Nước đá lạnh
b. Xà phòng nước   d. Tia cực tím

38. Cells are the basic units of all:
a. Chemicals   c. Dead matter
b. Living matter   d. Cosmetics
Tế bào là đơn vị căn bản của tất cả:
a. Hóa chất   c. Chất chết
b. Chất sống   d. Mỹ phẩm

39. The complex process whereby cells are nourished is called:
a. Cytoplasm   c. Metabolism
b. Protoplasm   d. Mitosis
Tiến trình phức tạp mà từ đó tế bào được nuôi dưỡng được gọi là:
a. Tế bào chất (bào tương)   c. Biến hóa tế bào
b. Nguyên sinh chất   d. Gián phân

40. Tissues that carry messages to and from the brain are:
a. Connective tissues   c. Liquid tissues
b. Nerve tissues   d. Epithileal tissues
Mô chuyển đi các tín hiệu tới não và phát tín hiệu từ não là:
a. Mô liên kết   c. Mô dinh dưỡng
b. Mô thần kinh   d. Mô ngoại biên

41. The building up of cellular tissues is called:
a. Glucose   c. Anabolism
b. Catabolism   d. Pigmentation
Sự tích trữ năng lượng trong các mô tế bào được gọi là:
a. Đường glucose   c. Đồng hóa (anabolism)
b. Dị hóa (tiêu hao năng lượng)   d. Sự tạo màu da

42. **The breaking down of cellular tissues is called:**

    a. Physiology   **c. Nutrition**

    b. Catabolism   **d. Anabolism**

    Sự tiêu hao năng lượng trong các mô tế bào được gọi là:

    a. Sinh lý học   *c. Dinh dưỡng*

    b. Dị hoá (catabolism)   *d. Đồng hóa (tích trữ năng lượng)*

43. **Groups of organs in cooperation for the welfare of the entire body are:**

    a. Secretions   **c. Tissues**

    b. Systems   **d. Structures**

    Các nhóm của cơ quan phối hợp cho sự an toàn phúc lợi cho toàn cơ thể là:

    a. Sự bài tiết   *c. Các mô*

    b. Hệ thống   *d. Cấu trúc*

44. **The skull is divided into 2 parts consist of 8 bones of the cranium and:**

    a. Occipital bone   **c. 2 temporal bones**

    b. 2 parietal bones   **d. 14 facial bones**

    Xương sọ đầu được chia làm 2 phần: 8 xương sọ và:

    a. Xương ót   *c. 2 xương thái dương*

    b. 2 xương đỉnh đầu   *d. 14 xương mặt*

45. **If it becomes necessary to interrupt a massage treatment, the hands should:**

    a. Remain on the client's face   **c. Come to a sudden stop on the client's face**

    b. Be feathered off the client's face   **d. None of the above**

    Nếu cần thiết để gián đoạn (chấm dứt) lúc massage, đôi bàn tay nên:

    a. Giữ trên mặt khách   *c. Hãy thình lình ngừng trên mặt khách*

    b. Rời phớt nhẹ khỏi mặt khách   *d. Không có câu nào ở trên*

46. **The study of muscles, functions, disease is known as:**

    a. Physiology   **c. Biology**

    b. Bacteriology   **d. Myology**

    Môn học về bắp thịt, nhiệm vụ và bệnh bắp thịt được biết là:

    a. Sinh lý học   *c. Sinh vật học*

    b. Vi trùng học   *d. Myology*

47. **The fixed attachment of a muscle is more at the:**

    a. Marrow   **c. Origin**

    b. Ligament   **d. Insertion**

    Phần mà bắp thịt dính chặt hơn vào là:

    a. Tủy   *c. Origin (gốc bắp thịt)*

    b. Dây chằng   *d. Ngọn bắp thịt*

48. **Muscles not controlled by will are called:**

    a. Striated   **c. Skeletal**

    b. Voluntary   **d. Non-striated**

    Bắp thịt không điều khiển bởi ý muốn được gọi là:

    a. Bắp thịt có sợi   *c. Bộ khung xương*

    b. Bắp thịt tự ý   *d. Bắp thịt không có sợi*

49. **The branch of medicine dealing with the nervous system is:**

    a. Rhytidectomy   **c. Rhynoplasty**

    b. Blepharoplasty   **d. Neurology**

    Ngành học về y khoa liên hệ đến hệ thống thần kinh là:

    a. Căng da mặt   *c. Nâng sửa mũi*

    b. Cắt mí mắt   *d. Neutrology*

50. **The principal parts of the nervous system are the nerves, brain and the:**

    a. Blood vessels   **c. Posterior auricular**

    b. Spinal cord   **d. Mandibular nerve**

    Phần chính yếu của hệ thống thần kinh là các thần kinh, não bộ và:

    a. Mạch máu   *c. Thần kinh ảnh hưởng sau tai của vùng xương sọ*

    b. Dây tủy sống   *d. Thần kinh ảnh hưởng cằm và môi dưới*

51. **Normal skin usually can be kept in excellent condition if massage treatments are given:**

    a. Yearly   **c. Every month**

    b. Bi-monthly   **d. Bi-weekly**

    Da bình thường luôn luôn giữ trong điều kiện tốt nhất nếu được làm massage là:

    a. Hằng năm   *c. Mỗi tháng*

    b. 2 tháng một lần   *d. Hai tuần một lần*

52. **Maxillae bones form the:**

    a. Zygomatic or malar bone   **c. Lacrimal**

    b. Mandible   **d. Upper jaw**

    Xương maxillae thành lập :

    a. Xương gò má (malar)   *c. Xương trong hóc mắt (nhỏ dòn)*

    b. Xương hàm dưới (xương mạnh nhất)   *d. Xương hàm trên*

53. **The tri-facial (trigeminal) nerve is the largest of the cranial nerve is called:**

    a. Olfactory   **c. Optic**

    b. Fifth cranial nerve   **d. Glossopharyngeal**

    Thần kinh mặt, lưỡi, răng là thần kinh lớn nhất của thần kinh sọ được gọi là:

    a. Thần kinh thứ nhất về khứu giác   *c. Thần kinh thứ hai về thị giác*

    b. Thần kinh thứ năm của sọ   *d. Thần kinh thứ chín về vị giác*

54. **A sensory-motor nerve that controls the motion of the face, scalp, neck, ear, palate, tongue is called:**

    a. Acoustic or auditory   **c. Seventh cranial nerve**

    b. Abducent   **d. Trochlear**

    Thần kinh vận động-cảm giác kiểm soát rung động của mặt, da đầu, cổ, tai, vòm miệng và lưỡi được gọi là:

    a. Thần kinh thứ tám về thính giác   *c. Thần kinh thứ bảy của sọ*

    b. Thần kinh thứ sáu về mở mắt   *d. Thần kinh thứ tư về liếc mắt*

55. **The upper thin- walled chambers of the heart are called:**

    a. Right and left atrium   **c. Right and left ventricle**

    b. Valves   **d. Capillaries**

    Ngăn có thành mỏng ở trên của quả tim được gọi là:

    a. Tâm nhĩ phải và trái   *c. Tâm thất phải và trái*

    b. Valves (vách ngăn đóng mở)   *d. Mạch máu nhỏ*

56. The lower thick- walled chambers of the heart are called:

a. Pericardium

b. Plasma

c. Right and left ventricles

d. Circulatory or vascular system

Ngăn có thành dày ở bên dưới của quả tim được gọi là:

a. Màng bọc tim

b. Huyết tương (tương bào)

c. Tâm thất phải và trái

d. Hệ thống tuần hoàn hoặc hệ thống bơm đẩy máu

57. Blood cells that fight bacteria are called:

a. Platelets

b. Hemoglobin

c. White corpuscles

d. Red corpuscles

Tế bào máu mà chống lại vi trùng được gọi là:

a. Huyết thanh

b. Hồng cầu

c. Bạch huyết cầu

d. Hồng huyết cầu

58. The physical foundation of the body is the:

a. Muscular system

b. Skeletal system

c. Endocrine system

d. Excretory system

Sự cấu trúc nền tảng của cơ thể là:

a. Hệ thống bắp thịt

b. Hệ thống bộ xương

c. Hệ thống nội tiết

d. Hệ thống bài tiết

59. The massage movements in which the skin is grasped between the thumb and forefinger is called:

a. Rolling

b. Petrissage (kneading)

c. Wringing

d. Taping

Tác động massage mà da được nắm giữa ngón cái và ngón trỏ được gọi là:

a. Lăn lăn

b. Nhồi bóp

c. Vặn vặn

d. Vỗ vỗ

60. Muscle function is to produce all the movements of the body and are composed of:

a. Contractile fibrous tissue

b. Masses of nerve cells

c. Firmly fibrous tissue

d. Pericardium membrane

Nhiệm vụ của bắp thịt là tạo mọi chuyển động của thân thể và được kết hợp của:

a. Mô sợi co thắt

b. Khối lượng tế bào thần kinh

c. Mô sợi cứng chặt

d. Màng bọc tim

61. Involuntary muscles are serviced by the:

a. Cerebrospinal nervous system

b. Autonomic nervous system

c. Central nervous system

d. Peripheral nervous system

Bắp thịt không tự ý điều khiển được hoạt động bởi:

a. Hệ thống thần kinh tiểu não cột sống

b. Hệ thống thần kinh tự động

c. Hệ thống trung khu thần kinh

d. Hệ thống thần kinh ngoại biên

62. Hacking, slapping, and tapping movements are known as:

a. Tapotement movement

b. Effleurage (stroking movements)

c. Percussion movement

d. Both a & c

Tác động chặt chặt, đánh nhẹ ngón tay, và vỗ vỗ ép nhẹ vào da được biết là:

a. Động tác tapotement

b. Động tác vuốt

c. Động tác percussion

d. Cả hai a & c

63. The layer of epidermis constantly shedding and replacing itself is:
   a. Stratum lucidum or clear layer
   c. Stratum spinosum or pricke cell layer
   b. Stratum corneum or horny layer
   d. Stratum granulosum or granular layer
   Lớp ngoại bì liên tục bong ra, rụng đi và tự thay thế là lớp:
   a. Stratum lucidum (lớp trong suốt)
   c. Stratum spinosum (lớp gai)
   b. Stratum corneum (lớp sừng)
   d. Stratum granulosum (lớp hạt)

64. If a deep penetrating product is used for massage#1, dirt or makeup will:
   a. Clog the vaporizer
   c. Not penetrate into the skin
   b. Be eliminated from the skin
   d. Get deeper into the pores
   Nếu sản phẩm có tính thấm sâu vào da được dùng phương pháp massage #1, chất dơ và phấn trang điểm sẽ:
   a. Nghẹt xông hơi
   c. Không xâm nhập vào trong da
   b. Được loại ra khỏi da
   d. Đẩy sâu hơn vào lỗ chân lông

65. Melanin protects the skin from:
   a. Pathogenic bacteria
   c. Steam heat
   b. Electric heat
   d. Ultra-violet rays
   Chất sắc tố để bảo vệ làn da từ:
   a. Vi trùng gây bệnh
   c. Hơi nóng
   b. Nhiệt điện
   d. Tia cực tím

66. The main function of sebum is to prevent the skin from:
   a. Losing moisture
   c. Losing color
   b. Becoming dirty
   d. Becoming blemished
   Chức năng chính yếu của chất dầu là để ngăn ngừa cho da từ:
   a. Mất độ ẩm
   c. Mất màu
   b. Dơ bẩn
   d. Mụn lở

67. Other name for oil glands of the skin is:
   a. Sebaceous glands
   c. Thyroid glands
   b. Pituitary glands
   d. Thymus glands
   Một tên gọi khác về các tuyến dầu của da là:
   a. Sebaceous glands
   c. Tuyến giáp (bướu cổ)
   b. Tuyến yên (tiết ra đờm dãi)
   d. Tuyến úc

68. The skin layer giving strength, form, and flexibility to the skin is:
   a. Epidermis
   c. Corneum or horny layer
   b. Lucidum or clear layer
   d. Dermis
   Lớp da mà có độ rắn chắc, hình thái và cho làn da mềm dẽo là ở:
   a. Ngoại bì
   c. Lớp sừng
   b. Lớp trong suốt
   d. Nội bì

69. Extreme stimulation of the sensory nerve endings produces:
   a. Pain
   c. Lubrication
   b. Relaxation
   d. Sweat
   Sự kích thích quá độ ở cuối dây thần kinh tạo ra:
   a. Đau đớn
   c. Sự trơn
   b. Thoái mái
   d. Mồ hôi

70. **Small, discolored spots or patches on the surface of the skin, such as freckles, are called:**
    a. Macules
    c. Pustules
    b. Bulla
    d. Tumors
    Những đốm hoặc mảng nhỏ mất màu trên bề mặt của da, như tàn nhang được gọi là:
    a. Macules
    c. Sưng da có mủ
    b. Bulla (mụn nước lớn)
    d. Tumor (bướu lớn)

71. **Secondary lesions occur on the skin during which stage of disease:**
    a. Keratinization
    c. Primary
    b. Early
    d. Later
    Loại vết lở cấp hai xảy ra trên da trong suốt giai đoạn nào của bệnh:
    a. Tiến trình hóa sừng
    c. Đầu tiên
    b. Có trước
    d. Sau đó

72. **Infectious skin diseases are caused by:**
    a. Poor eating habits
    c. Pathogenic bacteria
    b. Congenital germs
    d. Non-pathogenic bacteria
    Bệnh nhiễm trùng da là nguyên nhân do:
    a. Thói quen ăn uống kém
    c. Vi trùng gây bệnh
    b. Vi trùng gây bệnh bẩm sinh
    d. Vi trùng không gây bệnh

73. **The technical name for a blackhead is:**
    a. Whitehead
    c. Keloid
    b. Comedone
    d. Acne
    Tên kỹ thuật của mụn đầu đen là:
    a. Đầu trắng
    c. Thẹo dày
    b. Comedone
    d. Mụn bọc

74. **Pimples are ready for cleansing when:**
    a. Swelling appears
    c. Redness appears
    b. Blackheads appears
    d. Pus is visible
    Mụn nhọt cần được lau sạch sẽ khi:
    a. Thấy sưng
    c. Thấy đỏ
    b. Thấy đầu đen
    d. Thấy có mủ

75. **A skin wart is known as a:**
    a. Stain
    c. Naevus
    b. Vitiligo
    d. Verucca
    Mụn cóc ở da còn được biết là:
    a. Đốm
    c. Cái bớt (dấu vết lúc sinh ra)
    b. Đốm trắng
    d. Verucca

76. **A structural tissue change cause by injury or disease is:**
    a. Diagnosis
    c. Prognosis
    b. Lesion
    d. Subjective
    Cấu trúc mô thay đổi do bị thương hoặc bị bệnh là:
    a. Chẩn đoán
    c. Tiên đoán bệnh
    b. Lesion
    d. Chủ quan

77. **The substance dissolved in making a solution is called:**
   a. Solute
   b. Compound
   c. Element
   d. Miscible
   Một dạng hoà tan tạo ra để làm một dung dịch được gọi là:
   a. Chất pha trộn
   b. Hợp tố
   c. Nguyên tố
   d. Có thể pha trộn

78. **The pH scale is used the specify the degree to acidity and:**
   a. Salt content
   b. Oxide content
   c. Alkalinity
   d. Metal content
   Bảng nồng độ hydrogen (pH) được phân biệt độ acid và:
   a. Chứa muối
   b. Chứa oxide
   c. Alkaline (kiềm)
   d. Chứa kim loại

79. **Most organic substances will burn; they are soluble in organic solvents but they are not soluble in:**
   a. Alcohol
   b. Benzene
   c. Antibiotics
   d. Water
   Hầu hết dạng hữu cơ đều cháy, chúng có thể hoà tan trong dung môi hữu cơ nhưng không hòa tan trong:
   a. Alcohol (cồn)
   b. Benzene
   c. Thuốc kháng sinh
   d. Nước

80. **The potential hydrogen (pH) of the skin mantle is:**
   a. 4.5
   b. 7.5
   c. 5.5
   d. 6.5
   Nồng độ hydrogen của màng da là:
   a. 4.5
   b. 7.5
   c. 5.5
   d. 6.5

81. **An element widely used as an astringent is:**
   a. Calamine lotion
   b. Face powder
   c. Witch hazel
   d. Moisturizer
   Một nguyên tố được sử dụng rộng rãi như chất đóng lỗ chân lông là:
   a. Chất calamine làm da êm dịu
   b. Phấn da mặt
   c. Witch hazel
   d. Chất làm ẩm da

82. **The blood as seen through the skin of the cheeks reveals:**
   a. Blood type
   b. Natural coloring
   c. Massage areas
   d. Depilatory action
   Mạch máu thấy được xuyên qua da trên gò má cho biết là:
   a. Loại máu
   b. Màu tự nhiên
   c. Vùng massage
   d. Tính lấy lông

83. **Proteins are composed of various combinations of:**
   a. Starch
   b. Vitamins
   c. Amino acids
   d. Carbohydrates
   Chất đạm bao gồm các sự kết hợp đa dạng của:
   a. Tinh bột
   b. Vitamins (chất bổ dưỡng)
   c. Amino acid
   d. Chất bột có đường, sợi

84. Skin imperfections are not easily detectable on:

    a. Light skin   **c. Oily skin**

    b. Dark skin   **d. Pimples**

Làn da khiếm khuyết là không dễ dàng khám phá trên:

a. Da màu nhạt   *c. Da dầu*

b. Da sậm màu   *d. Mụt nhọt*

85. Infected ducts clogged with dirt and dead cells are:

    a. Rosacea   **c. Couperose**

    b. Seborrhea   **d. Pimples**

Tuyến ống nhiễm trùng bị nghẹt đầy chất bẩn và tế bào chết là:

a. Da đỏ lên ở má và mũi   *c. Da đỏ ửng do vỡ mạch máu nhỏ*

b. Tiết nhiều dầu   *d. Mụn nhọt*

86. Application of product should begin on the client's:

    a. Forehead   **c. Chin**

    b. Cheeks   **d. Neck**

Mỹ phẩm được thoa lên da nên bắt đầu nơi nào của người khách:

a. Trán   *c. Cằm*

b. Má   *d. Cổ*

87. Facial massage is beneficial to the client physically as well as:

    a. Psychologically   **c. Sympathetically**

    b. Morally   **d. Myologically**

Massage da mặt cho khách giúp ích cho người khách về thể lý cũng như về:

a. Tâm lý   *c. Giao cảm*

b. Luân lý   *d. Học về bắp thịt*

88. Effleurage is applied for its:

    a. Relaxing effects   **c. Feet massage**

    b. Stimulating effects   **d. Heating effects**

Động tác vuốt (effleurage) được làm để cho:

a. Tạo sự thoải mái   *c. Massage đôi chân*

b Tạo sự kích thích   *d. Tạo nhiệt*

89. Masks not designed to remove oil, dead cells, and debris are usually made of:

    a. Fuller's earth   **c. Clay**

    b. Kaolin   **d. Gel**

Loại mặt nạ không tạo tác dụng lấy dầu, tế bào chết, và vảy dơ thường làm bằng chất:

a. Bùn   *c. Đất sét*

b. Đất sét trắng   *d. Gel (chất dẻo trong tạo sạch làn da)*

90. Important results achieved from masks are toning, hydrating, and:

    a. Couperose skin   **c. Tightening**

    b. Calming   **d. Stimulating**

Kết quả đạt được từ mặt nạ là làm da sáng, ẩm, và:

a. Da đỏ ửng do mạch máu nhỏ vỡ   *c. Săn chắc*

b. Êm dịu   *d. Kích thích*

91. Facial treatments for mature / aging skin are similar to those for:

   a. Couperose skin   **c. Dry skin**

   b. Oily skin   **d. Acne skin**

Điều trị cho da già / lão hóa cũng giống cách điều trị cho loại:

a. Da đỏ ửng do mạch máu vỡ   *c. Da khô*

b. Da dầu   *d. Da mụn bọc*

92. The massage technique that is best suited for acne skin is called:

   a. Standard massage   **c. Massage #1**

   b. Dr Jacquet massage   **d. Massage #2**

Kỹ thuật massage mà thích hợp cho loại da mụn bọc được gọi là:

a. Massage tiêu chuẩn   *c. Massage #1*

b. Massage của Bác sĩ Jacquet   *d. Massage #2*

93. The purpose of Dr. Jacquet's massage technique is to:

   a. Obstruct the movement of sebum   **c. Reflexology**

   b. Prepare for disincrustation   **d. Help decrease the oil ducts**

Mục đích phương pháp massage của Bác sĩ Jacquet là:

a. Tắt nghẽn chuyển động của dầu   *c. Kỹ thuật massage tay & chân*

b. Trình bày về phương pháp tan dầu   *d. Giúp giảm bớt dầu trong ống dầu*

94. A positive pole in galvanic current will decrease redness, to force acid pH solution into the skin and:

   a. Stimulated nerves   **c. Softened skin tissues**

   b. Increased blood supply   **d. Closed pores**

Xử dụng cực dương trong dòng điện Galvanic sẽ giảm đỏ da, đẩy nồng độ Hydrogen tính acid vào da và:

a. Kích thích dây thần kinh   *c. Mềm mô da*

b. Tăng lượng máu   *d. Đóng lỗ chân lông*

95. High frequency current is characterized heat producing current with high rate of:

   a. Galvanic   **c. Oscillation**

   b. Fadaric current   **d. Circulation**

Dòng điện cao tần có đặc tính dòng tạo nhiệt do nhịp độ cao của:

a. Dòng Galvanic (âm & dương)   *c. Chuyển động rung, xoay*

b. Dòng Fadaric (co thắt bắp thịt)   *d. Tuần hoàn*

96. Rubber, silk, and plastic serve as:

   a. Insulators   **c. Electrodes**

   b. Conductors   **d. Converters**

Cao su, lụa, và nhựa được dùng như:

a. Chất ngăn điện   *c. Điện cực*

b. Chất dẫn điện   *d. Biến điện từ DC thành AC*

97. An important factor that is required for cellular growth and is carried to the skin by the blood is:

   a. Hydrogen   **c. Carbon dioxide**

   b. Oxygen   **d. Sulfur**

Một yếu tố quan trọng mà đòi hỏi cho tế bào phát triển và được đem đến da do máu là:

a. Hydrogen   *c. Thán khí (khí độc hại)*

b. Oxygen (ôxy)   *d. Lưu huỳnh*

98. The application of a caustic substance to the skin is a surgical procedure known as chemical skin refining or:

a. Tattooing   c. Dermabrasion

b. Peeling   d. Epidermabrasion

Thoa một chất ăn mòn da là một phương cách phẫu thuật được biết là cách tái tạo da bằng hoá chất hoặc:

a. Xâm da   *c. Mài da*

b. Lột da   *d. Mài lớp da ngoài*

99. Lymphatic drainage massages should not be used on clients who are:

a. Pace maker   c. Men

b. Women   d. Diabetics

Cách massage làm thông tuyến bạch cầu để loại chất độc trong cơ thể không được dùng trên người khách mà:

a. Mang máy trợ tim   *c. Đàn ông*

b. Đàn bà   *d. Bệnh tiểu đường*

100. When applying warm liquid wax to the skin for the removal of hair, always place the spatula at an angle of:

a. 15 degrees   c. 45 degrees

b. 30 degrees   d. 60 degrees

Khi trãi sáp tan ra lên da để cho việc lấy lông, luôn luôn đặt que gỗ trãi sáp ở góc độ:

a. 15 độ   *c. 45 độ*

b. 30 độ   *d. 60 độ*

ESTHETICIAN EXAMINATION 4

1. **To minimize close-set eyes, space the brows so that distance between them equals the width of:**
   a. One eye
   b. The chin
   c. The nostrils
   d. The lips
   Để giảm thiểu đôi mắt gần nhau thì khoảng cách giữa hai lông mày bằng chiều rộng của:
   a. Một con mắt
   b. Cằm
   c. Lỗ mũi
   d. Đôi môi

2. **The principal muscles on the front of the upper arm and lifts the forearm, flexes the elbow, turn the palm downward called the:**
   a. Biceps
   b. Trapezius
   c. Extensors
   d. Flexors
   Bắp thịt chính yếu ở mặt trước cách tay trên và nâng cánh tay trước, gấp khuỷu tay (cùi chỏ), xoay lòng bàn tay úp xuống được gọi là:
   a. Cơ hai đầu
   b. Bắp thịt bả vai
   c. Cơ duỗi thẳng tay
   d. Cơ gấp tay

3. **Usually the esthetician will find more larger sebaceous glands on people with:**
   a. Black skin
   b. Fair skin
   c. Very dry skin
   d. Dehydrated skin
   Chuyên viên về da thường nhận biết những vùng có nhiều tuyến dầu hơn ở những người:
   a. Da đen
   b. Da trung bình
   c. Da rất khô
   d. Da thiếu nước

4. **Melanin protects the skin from:**
   a. Pathogenic bacteria
   b. Electric heat
   c. Steam heat
   d. Ultra-violet rays
   Chất màu bảo vệ cho da từ:
   a. Vi trùng gây bệnh
   b. Nguồn nhiệt từ điện
   c. Hơi nóng
   d. Tia cực tím

5. **Facial treatment is popular for women who want a glowing complexion for special events and good for dry, mature skin or skin that is dull and lifeless:**
   a. Modelage masks (thermal mask)
   b. Disincrustator
   c. Lucas spray
   d. Paraffin wax masks
   Loại facial thông dụng cho phụ nữ muốn làn da sáng bóng đặc biệt trong những buổi tiếp tân và thích hợp cho da khô, da tuổi già, hoặc làn da mờ đục và xanh xao:
   a. Mặt nạ nhiệt cho da khô
   b. Tan dầu
   c. Bình xịt Lucas (cho da khô và couperose)
   d. Mặt na sáp paraffin

6. **Determining right and wrong conduct in a relationship with others is called:**
   a. Personality
   b. Ethics
   c. Serenity
   d. Politics
   Để đánh giá lối cư xử đúng hay sai trong mối liên hệ với người khác được gọi là:
   a. Cá tính
   b. Đạo đức
   c. Bình thản
   d. Chính trị

7. **The main ingredient in a water-in-oil emulsion is:**
   a. Water
   b. Oil
   c. Thickener
   d. Baking soda (NaHCO₃)

   Thành phần chính của nhủ tương nước trong dầu là:
   a. Nước
   b. Dầu
   c. Sền sệt
   d. Hóa chất làm mềm (baking soda)

8. **An electrical current used for its heat-producing effects is the:**
   a. Faradic current
   b. Low frequency current
   c. High frequency
   d. Galvanic current

   Dòng điện sử dụng có ảnh hưởng tạo nhiệt là:
   a. Dòng điện kích thức cơ bắp `
   b. Dòng điện thấp tần
   c. Dòng điện cao tần
   d. Dòng điện âm dương

9. **Massage should never be to deep or:**
   a. Beneficial
   b. Toning
   c. Prolonged
   d. Manipulative

   Xoa bóp (massage) sẽ không bao giờ ép quá sâu hoặc:
   a. Tiện lợi
   b. Săn mịn
   c. Quá lâu
   d. Tác động bằng tay

10. **The ideal face shape is the:**
    a. Round face
    b. Oblong face
    c. Oval face
    d. Heart-shaped face

    Hình dáng khuôn mặt lý tưởng là:
    a. Khuôn mặt tròn
    b. Khuôn mặt dài (oblong)
    c. Khuôn mặt trái xoan
    d. Khuôn mặt trái tim

11. **The machine the esthetician will first use when giving a facial for any skin type is the**
    a. Electric pulverizer (Lucas spray)
    b. High frequency machine
    c. Carbonic gas spray
    d. Vaporizer

    Loại máy mà thẩm mỹ viên dùng đầu tiên để làm facial cho bất cứ loại da nào là:
    a. Máy phun hơi Lucas cho da đỏ ửng
    b. Dòng cao tần
    c. Bình xịt hơi cho da dầu
    d. Máy xông hơi ấm

12. **Microdermabration is not recommend for sensitive skin and improper use of microdermabrasion can cause:**
    a. Dry skin and wrinkles
    b. Hyperpigmentation
    c. Hypopigmentation
    d. Both b & c are corret

    Máy mài da (microdermabrasion) không nên dùng cho da nhạy cảm và mài da không đúng cách có thể tạo ra:
    a. Làn da khô và nhăn
    b. Da đậm màu
    c. Da đốm lợt màu
    d. Câu b và c đều đúng

13. **The earliest uses of cosmetics have been traced to the ancient:**
    a. Egyptians
    b. Romans
    c. Greeks
    d. Phoneticians

    Người xưa đã dùng mỹ phẩm sớm nhất, dấu vết tìm thấy được thời tổ tiên của:
    a. Người Ai Cập
    b. Người La Mã
    c. Người Hy Lạp
    d. Nhà ngữ âm học

14. A cell is a minute portion of living substance containing:
a. Minerals   c. Tissues
b. Protoplasm   d. Gases
Tế bào là sự phân chia nhỏ nhất của chất sống có chứa:
a. *Chất khoáng*   c. *Các mô*
b. *Chất nguyên sinh*   d. *Chất khí*

15. In giving a facial, it's important that the client know what is being done and why it will be:
a. Harmless   c. Destructive
b. Beneficial   d. Useless
Khi làm facial, điều quan trọng là để cho khách biết những điều gì được làm và tại sao làm:
a. *Vô hại*   c. *Bị phá hủy*
b. *Có ích lợi*   d. *Vô ích*

16. The portion of a cell containing foods for growth and repair is called:
a. Cytoplasm   c. Nucleus
b. Protoplasm   d. Glands
Thành phần của tế bào có chứa thực phẩm cho sự tăng trưởng và phục hồi được gọi là:
a. *Bào tương (tế bào chất)*   c. *Nhân bào*
b. *Chất nguyên sinh*   d. *Các tuyến*

17. A substance that can transmit an electrical current is know as a/an:
a. Conductor   c. Insulator
b. Pipe   d. Non-conductor
Một chất có thể dẫn chuyển dòng điện được biết là:
a. *Chất dẫn điện*   c. *Chất ngăn điện*
b. *Ống dẫn*   d. *Chất không dẫn điện*

18. Sponges used during the cleansing procedure are kept:
a. On a clean towel   c. In a wet sanitizer
b. In lukewarm water   d. In a dry cabinet
Miếng xốp sử dụng trong lúc làm sạch da mặt được giữ:
a. *Trên khăn sạch*   c. *Trong dung dịch khử trùng*
b. *Trong nước âm ấm*   d. *Trong tủ khô*

19. The ability to do what is necessary without being told what and how to do it is:
a. Initiative   c. Assertiveness
b. Acquisitiveness   d. Tact
Khả năng để làm điều cần thiết mà không cần phải bảo trước hoặc chỉ cách làm thế nào là:
a. *Sáng kiến*   c. *Cương quyết*
b. *Ham lợi*   d. *Tế nhị*

20. The electrologist must insert the needle at the same angle as the:
a. Papilla   c. Diathermy
b. Keratin   d. Follicle
Chuyên viên lấy lông vĩnh viễn phải đưa kim vào cùng góc độ của:
a. *Gai (lớp nhũ)*   c. *Tạo nhiệt sâu trong mô bằng điện cao tần*
b. *Chất sừng*   d. *Nang lông*

21. **Exfoliation treatments can include alpha-hydroxy acids (AHAs). A quick exfoliating for a mini facial is:**
    a. Brush machine
    b. Disincrustation
    c. Massage
    d. Enzyme peel

    Cách lột da có thể dùng hóa chất AHAs. Một cách mài da nhanh trong cách làm da mặt đơn giản là:
    a. *Máy chà bằng bàn chãi*
    b. *Sự tan dầu*
    c. *Massage*
    d. *Lột bằng chất men*

22. **The procedure that softens and emulsifies grease deposits in blackheads and follicles is known as:**
    a. The Dr. Jacquet massage
    b. Dermabrasion
    c. Epidermabrasion
    d. Disincrustation

    Tiến trình làm mềm và tan chất dầu thấm vào mụn đầu đen và nang lông được biết là:
    a. *Cách massage của bác sĩ Jacquet*
    b. *Mài da*
    c. *Mài lớp da ngoài (chà mòn lớp ngoại bì)*
    d. *Sự tan dầu*

23. **The three basic food groups are fat, carbohydrates, and:**
    a. Calories
    b. Vitamins
    c. Minerals
    d. Proteins

    Ba nhóm thực phẩm cơ bản là mỡ, tinh bột và:
    a. *Năng lượng*
    b. *Chất bổ dưỡng*
    c. *Chất khoáng*
    d. *Chất đạm*

24. **Vermillion was used by the ancient Greek woman as a:**
    a. Hair coloring
    b. Skin lubricant
    c. Hair dressing
    d. Lip coloring

    Chất mầu đỏ vermillion được sử dụng xa xưa của phụ nữ Hy Lạp như là:
    a. *Màu nhuộm tóc*
    b. *Làn da bóng sáng*
    c. *Chải tóc*
    d. *Màu son môi*

25. **Immunity that is inherited is referred to as:**
    a. Acquired
    b. Natural
    c. Obtained
    d. Relinquished

    Miễn nhiễm là do di truyền được xem là:
    a. *Miễn nhiễm tự tạo*
    b. *Miễn nhiễm tự nhiên*
    c. *Có được*
    d. *Từ bỏ*

26. **A chemical depilatory is generally not recommended for use on:**
    a. Back
    b. Arm
    c. Leg
    d. Upper lip

    Hóa chất lấy lông thường là không khuyên dùng trên:
    a. *Lưng*
    b. *Cánh tay*
    c. *Chân*
    d. *Môi trên*

27. **The basic unit of matter is the:**
    a. Element
    b. Electron
    c. Base
    d. Proton

    Đơn vị căn bản của vật chất là:
    a. *Nguyên tố*
    b. *Điện tử*
    c. *Chất base (bazờ)*
    d. *Dương điện*

28. If the esthetician detects a skin disorder during the consultation, the esthetician should:

a. Proceed with normal treatment   **c.** Refer the client to a dermatologist

b. Recommend more frequent treatment   **d.** Try to correct the condition

Nếu thẩm mỹ viên khám phá da bị bệnh trong lúc tham khảo, thợ thẩm mỹ nên:

a.   Tiếp tục chữa trị một cách bình thường   c. Giới thiệu khách đi bác sĩ chuyên khoa da

b.   Khuyên cần nhiều lần chữa trị   d. Cố gắng chữa trị cho đúng cách

29. The positive pole of the galvanic machine should be held in the client's hand during:

a. The infra-red lamp treatment   **c.** The galvanic procedure

b. The disincrustation procedure   **d.** The Tesla high-frequency treatment

Điện cực dương của dòng điện galvanic nên được giữ trong tay khách trong lúc:

a.   Chữa trị đèn hồng ngoại   c. Chữa trị điện galvanic

b.   Tiến hành làm tan dầu   d. Dùng dòng điện cao tần Tesla

30. Applying cleansers should use one teaspoon and work up from neck to eyelids and cleanser be removed::

a. Side to side strokes   **c.** Using 3 strokes on each cheek

b. Downward strokes   **d.** Upward strokes

Dùng cỡ 1 muỗng kem rửa da và trãi từ cổ đến mí mắt và chất rửa cần được lau đi:

a.   Vuốt từng bên   c. Vuốt 3 đường ở mỗi má

b.   Vuốt hướng xuống   d. Vuốt hướng lên

31. To pick up an object from the floor, the appropriate used muscles are:

a. Back   **c.** Thighs

b. Ankles   **d.** Calves

Để nâng một vật trên nền nhà, bạn phải dùng bắp thịt của:

a.   Lưng   c. Bắp đùi

b.   Mắt cá   d. Bắp chân

32. Two types of eye pads are round size 2½ x 2½ inches and butterfly size 2 x 6 inches, have to cover the:

a. Eyes and forehead   **c.** Entire eye area

b. Eyes and nose   **d.** Eyes, forehead, and nose

Hai kiểu che mắt là loại tròn cỡ 2½ x 2½ inches và loại cánh bướm cỡ 2 x 6 inches, phải che phủ:

a.   Đôi mắt và trán   c. Toàn bộ vùng mắt

b.   Đôi mắt và mũi   d. Mắt, trán và mũi

33. Cleansing products should be applied directly from the tube to the fingers to distribute the product over:

a. Both sides of the fingers   **c.** Both side of the hands

b. Palm of the hands   **d.** Client's face

Hóa chất dùng để làm sạch da nên lấy trực tiếp từ ống kem đến ngón tay và phân trãi kem lên:

a.   Cả hai bên các ngón tay   c. Cả hai bên bàn tay

b.   Lòng bàn tay   d. Mặt khách hàng

34. Itching, burning, and paining are an example of a/an:

a. Subjective symptom   **c.** Blister

b. Objective symptom   **d.** Crust

Ngứa, nóng da, và đau là một ví dụ điển hình của:

a.   Triệu chứng cảm thấy   c. Mụn nước

b.   Triệu chứng thấy được   d. Vảy cứng

35. The rotary brush is to lightly exfoliate the skin and the vacuum machine cleans impurities the skin and:
   a. Stimulate muscle contractions   c. Helps to reduce creases and laugh lines
   b. Closes the pores   d. Buildup of mineral deposits
   Bàn chãi chà xoay lột nhẹ làn da và máy hút làm sạch chất dơ ở da và:
   a. *Kích thích co thắt bắp thịt*   c. *Giúp giảm bớt các vết xếp và vết lằn cười*
   b. *Đóng lỗ chân lông*   d. *Tạo thêm chất khoáng*

36. A career as an esthetician encourages the free exercise of individual ability and:
   a. Salesmanship   c. Communications
   b. Merchandising   d. Creativity
   Nghề nghiệp của một thẩm mỹ viên về da được khuyến khích về kỹ thuật thực hành tùy theo khả năng mình và:
   a. *Người bán hàng*   c. *Thông tin liên lạc*
   b. *Mua bán hàng hóa*   d. *Sáng tạo*

37. Non-pathogenic bacteria or helpfull, harmless bacteria are not causing disease. Pathogenic bacteria are:
   a. Harmless bacteria   c. Bacilli
   b. Harmful   d. Cocci
   Vi trùng không gây bệnh hay vi trùng giúp đỡ, vô hại là loại không tạo ra bệnh. Loại vi trùng gây bệnh là:
   a. *Vi trùng vô hại*   c. *Bacilli (vi trùng hình que)*
   b. *Vi trùng có hại*   d. *Cocci (vi trùng hình tròn)*

38. Small broken capillaries on the skin are a sign of a/an:
   a. Lack of moisture   c. Oily skin
   b. Couperose   d. Combination skin
   Mạch máu nhỏ li ti bị vỡ trên làn da là dấu hiệu của:
   a. *Thiếu độ ẩm*   c. *Da dầu*
   b. *Da đỏ ửng (couperose)*   d. *Da tổng hợp (combination skin)*

39. In order to be successful, an esthetician must be skilled as an artisan and proficient as a/an:
   a. Teacher   c. Storyteller
   b. Salesperson   d. Egotist
   Để thành công thẩm mỹ viên phải có khả năng như một nhà nghệ thuật và thành thạo như là một:
   a. *Giáo viên*   c. *Người kể chuyện*
   b. *Người bán hàng*   d. *Người tự cao*

40. The digestive system can be aided in functioning properly by:
   a. Improper nutrition   c. Irregular habits
   b. A balanced diet   d. Eating high-calorie foods
   Hệ thống tiêu hóa có thể được trợ giúp trong việc làm đúng chức năng do:
   a. *Dinh dưỡng không đúng cách*   c. *Thói quen bất thường*
   b. *Ăn uống đúng cách*   d. *Ăn thực phẩm có năng lượng cao*

41. Solution used in deep skin peeling such as carbolic acid, resorcinol, phenol, glycolic acid 50%, and:
   a. Glycolic 30%   c. Lactic acid 30%
   b. Trichloroacetic acid (TCA)   d. Enzyme peels
   Dung dịch được sử dụng để lột da sâu như carbolic acid, resorcinol, phenol, glycolic acid 50% và:
   a. *Glycolic acid 30%*   c. *Lactic acid 30%*
   b. *Trichloroacetic acid (TCA)*   d. *Men lột*

42. The epidermis of the skin is penetrated by:
   a. Green rays
   b. Blue rays
   c. Ultra -violet rays
   d. White rays

Lớp ngoại bì của da bị xâm nhập do:
   a. Tia xanh lá
   b. Tia xanh biển
   c. Tia cực tím
   d. Tia trắng

43. Symptom that can be seen, such as pimples, pustules, inflamation are referred to as:
   a. Diagnosis
   b. Subjective
   c. Objective
   d. Prognosis

Triệu chứng có thể thấy được như mụn nhọt, mụt mủ, sưng được xem như là:
   a. Chẩn đoán
   b. Chủ quan (tưởng tượng)
   c. Objective (khách quan, nhận thấy được)
   d. Tiên đoán

44. If a deep penetrating product is used for massage #1, dirt will:
   a. Clog the vaporizer
   b. Be eliminated from the skin
   c. Get deeper into the pores
   d. Remain on the skin

Nếu một sản phẩm thấm sâu vào da bằng cách sử dụng phương pháp massage #1, chất dơ sẽ:
   a. Nghẽn máy xông hơi
   b. Loại bỏ khỏi làn da
   c. Thâm nhập sâu hơn vào chân lông
   d. Giữ lại trên làn da

45. Use of the negative pole will result in:
   a. An alkaline reaction
   b. An acid reaction
   c. Soothed nerves
   d. Decreased blood supply

Sử dụng điện cực âm (-) sẽ có kết quả trong việc:
   a. Phản ứng chất kiềm
   b. Phản ứng acid
   c. Êm dịu thần kinh
   d. Giảm lượng máu

46. A preparation made by dissolving a solid, liquid, or gaseous substance is called:
   a. Solute
   b. Solution
   c. Element
   d. Ointment

Một sự pha chế tạo ra do hòa tan của chất đặc, chất lỏng, hoặc chất khí được gọi là:
   a. Hòa tan
   b. Dung dịch
   c. Nguyên tố
   d. Thuốc mỡ đặc

47. Vitamin C can repair skin tissues and combat a cold but can easily deplete a body's vitamin C if:
   a. Self-indulgence
   b. Fear
   c. Stress and smoking
   d. Lack of exercise

Vitamin C điều hòa tốt các mô da và chống lạnh nhưng có thể dễ dàng tiêu hao vitamin C của cơ thể nếu:
   a. Tự hưởng thụ
   b. Sợ sệt
   c. Căng thẳng và hút thuốc
   d. Thiếu thể dục

48. Vitamin B6 is connected to protein synthesis;vitamin E and betacarotene are:
   a. Antioxidants
   b. Circulate the blood
   c. Prevent malnutrition
   d. Amino acid

Vitamin B6 được nối kết chất đạm tổng hợp; vitamin E và betacarotene là:
   a. Chất chống oxýt hóa
   b. Tuần hoàn máu
   c. Ngăn ngừa suy dinh dưỡng
   d. Acid béo

49. One of the best promotion outlets for the salon is an attractive and comfortable:

    a. Shampoo room
          c. Powder room

    b. Reception area
          d. Dispensary

Một trong những cách tốt nhất phát triển salon là tạo sự hấp dẫn, và thuận tiện:

    a. Phòng gội đầu
          c. Phòng trang điểm

    b. Khu vực tiếp khách
          d. Phòng khám bệnh và phát thuốc

50. Electric masks may be used to treat all skin types with the exception of:

    a. Aging skin
          c. Couperose

    b. Severe acne skin
          d. Blemished skin

Mặt nạ bằng điện có thể được dùng để trị cho tất cả loại da ngoại trừ:

    a. Da lão hóa
          c. Da đỏ ửng vỡ mạch máu (couperose)

    b. Da có mụn bọc trầm trọng
          d. Da đã từng bị lở

51. One important function of the skeletal is to:

    a. Give strength and shape to the body
          c. Carry blood

    b. Carry nerve pulses
          d. Support ligaments

Một chức năng quan trọng của hệ thống bộ xương là:

    a. Tạo sức mạnh và hình dáng cho thân thể
          c. Dẫn máu

    b. Tạo nhịp đập cho thần kinh
          d. Dây chằng nâng đỡ

52. A person with an undesirable personality is one who:

    a. Talks continuously
          c. Controls his/her temper

    b. Avoids sarcasm
          d. Avoids rudeness

Người có cá tính không vừa ý là một người mà:

    a. Nói liên tục
          c. Kềm chế thái độ

    b. Tránh châm chọc
          d. Tránh sự thô lỗ

53. When removing cream products from a container, the esthetician should use:

    a. The fingers
          c. The hands

    b. A spatula
          d. Ends of towels

Khi lấy kem mỹ phẩm ra khỏi lọ, thẩm mỹ viên nên dùng:

    a. Ngón tay
          c. Bàn tay

    b. Cây que
          d. Góc khăn

54. The epidermis consists of stratum corneum, lucidum, granulosum, spinosum and:

    a. Stratum mucosum
          c. Papillary layer

    b. Stratum germinativum
          d. Horny layer

Lớp ngoại bì gồm có các lớp sừng (coreum), trong suốt (lucidum), hạt (granulosum), gai liên kết (spinosum) và:

    a. Lớp màng nhầy
          c. Lớp nhủ

    b. Lớp mầm căn bản
          d. Lớp sừng ngoài cùng

55. The physical organ that controls the senses and emotions is:

    a. The heart
          c. The brain

    b. The liver
          d. The spine

Chức năng thể lý kiểm soát cảm giác và xúc cảm là:

    a. Quả tim
          c. Não bộ

    b. Lá gan
          d. Xương sống

56. The skin is restored to a normal pH and the pores temporarily tightened by the use of:
   a. An astringent   **c. Cleansing cream**
   b. Water   **d. Soap**

Da được phục hồi nồng độ pH bình thường và lỗ chân lông tạm thời đóng lại bằng cách dùng:
   a. Chất astringent   *c. Kem làm sạch da*
   b. Nước (H_2O)   *d. Xà phòng*

57. Consultative selling is based on selling products, services, and:
   a. Enthusiasm   **c. Benefits**
   b. Skin care   **d. Ethics**

Tham khảo về kinh doanh dựa trên căn bản sản phẩm bán được, cách phục vụ và:
   a. Hăng hái   *c. Ích lợi*
   b. Chăm sóc da   *d. Đạo đức*

58. The facial spray is generally used immediately following the:
   a. Removal of the facial mask   **c. Application of protective fluid**
   b. Cleansing procedure   **d. Blotting of the face**

Bình xịt phun nước thông thường được dùng ngay lúc:
   a. Gỡ bỏ mặt nạ facial   *c. Thoa hóa chất bảo vệ*
   b. Phương thức làm sạch   *d. Thấm thấm vào mặt*

59. Excessive tanning of the skin may permanently alter the:
   a. Hair follicles   **c. Skin's elasticity**
   b. Body temperature   **d. Skin's temperature**

Làn da rám nắng quá mức có thể thay đổi vĩnh viễn:
   a. Nang lông   *c. Sự đàn hồi của da*
   b. Thân nhiệt   *d. Nhiệt độ của da*

60. For freedom of movement and reduce fatigue, it is important to:
   a. Remain standing   **c. Keep hands strong**
   b. Relax fully   **d. Maintain correct posture**

Để tác động được thoải mái và giảm bớt mỏi mệt, điều quan trọng là:
   a. Giữ thế đứng thẳng   *c. Giữ đôi tay khỏe*
   b. Nghĩ ngơi đầy đủ   *d. Giữ cho tư thế đúng cách*

61. A vigorous and lively voice conveys the feeling of:
   a. Restraint   **c. Vitality**
   b. Jealousy   **d. Envy**

Giọng nói rõ ràng và sống động là sự truyền đạt cảm nhận của:
   a. Kềm chế   *c. Sinh lực*
   b. Ghen tức   *d. Ganh tị*

62. In order for a wet sanitizer to be effective, it should contain:
   a. Boiling water   **c. A disinfectant**
   b. 2% formalin   **d. A deodorizer**

Để cho khử trùng ướt được hữu hiệu, nó phải chứa:
   a. Nước nấu sôi   *c. Chất diệt trùng*
   b. 2% formalin   *d. Chất khử mùi*

63. **Hair should be affectively removed by waxing:**
   a. Over ½ inch
   b. Between ½ inch to 1 inch
   c. Under ¼ inch
   d. Between ¼ inch to ½ inch
   Sợi lông nhổ loại bỏ được hiệu quả bằng cách dùng wax, lông cần có độ dài:
   a. *Hơn ½ inch*
   b. *Giữa ½ inch đến 1 inch*
   c. *Dưới ¼ inch*
   d. *Giữa ¼ inch đến ½ inch*

64. **Skin that has a yellowish cast is indicative of a disease called:**
   a. Scurvy
   b. Jaundice
   c. Pellicle
   d. Psoriasis
   Da có màu sắc vàng là dấu hiệu của bệnh được gọi là:
   a. *Đê tiện*
   b. *Jaundice*
   c. *Lớp da mỏng*
   d. *Vảy nến*

65. **The more fixed attachment of a muscle is known as the:**
   a. Marrow
   b. Ligament
   c. Origin
   d. Insertion
   Phần gốc của cơ được dính chặt vào bắp thịt được biết là:
   a. *Tủy sống*
   b. *Dây chằng*
   c. *Gốc*
   d. *Ngọn*

66. **A solution of distilled water and astringent is beneficial to acne skin and is applied by using the:**
   a. Facial vaporizer
   b. Carbonic gas spray
   c. Brushing machine
   d. Suction machine
   Dung dịch gồm nước cất và chất đóng lỗ chân lông giúp ích cho làn da có mụn bọc bằng cách dùng:
   a. *Máy xông hơi nước*
   b. *Bình xịt trộn khí co₂*
   c. *Bàn chãi điện*
   d. *Máy hút sạch da trên lỗ chân lông*

67. **The use of musk was discovered by the:**
   a. Japanese
   b. Chinese
   c. Egyptians
   d. Greeks
   Sử dụng chất bùn được khám phá bởi:
   a. *Người Nhật Bản*
   b. *Người Trung Hoa*
   c. *Người Ai Cập*
   d. *Người Hy Lạp*

68. **Towel steaming is a machineless procedure that takes the place of the:**
   a. Electric vaporizer
   b. Cleansing cream
   c. Suction machine
   d. High frequency machine
   Đắp khăn nóng là tiến trình không dùng máy để thay thế :
   a. *Máy xông hơi điện*
   b. *Kem rửa sạch cho da*
   c. *Máy hút sạch lỗ chân lông*
   d. *Máy phát dòng điện cao tần*

69. **Combination skin typically has pores that:**
   a. Change from smaller to larger from T-zone
   b. Change from smaller to medium from T-zone
   c. Change from larger to medium outside the T-zone
   d. Change from medium to smaller outside T-zone
   Tiêu biểu cho loại da tổng hợp có lỗ chân lông:
   a. *Thay đổi từ nhỏ đến lớn hơn ở vùng T*
   b. *Thay đổi từ nhỏ hơn đến trung bình ở vùng T*
   c. *Thay đổi từ lớn hơn đến trung bình ngoài vùng T*
   d. *Thay đổi từ trung bình đến nhỏ hơn ngoài vùng T*

70. The complex process whereby cells are nourished, called:
   a. Cytoplasm   **c. Metabolism**
   b. Protoplasm   **d. Mitosis**
Tiến trình phức tạp mà tế bào được dinh dưỡng, gọi là:
a. Tế bào chất (tương bào)   *c. Sự trao đổi chất (biến hóa của tế bào)*
b. Nguyên sinh chất   *d. Sự phân bào*

71. A chemical agent having the power to destroy bacteria is a/an:
   a. Boric acid solution   **c. Endocrine**
   b. Epidermal   **d. Germicide**
Thành phần hóa chất có khả năng tiêu hủy vi trùng là:
a. Dung dịch axit boric   *c. Nội tiết tố*
b. Biểu bì   *d. Germicide*

72. The practice of dermatology is a service ideally complemented by the practice of:
   a. Trichology   **c. Etiology**
   b. Cosmetology   **d. Psychology**
Ứng dụng ngành học về da là công việc lý tưởng hài hòa được ứng dụng trong:
a. Ngành học về lông, tóc   *c. Ngành học về nguyên nhân bệnh*
b. Ngành học về thẩm mỹ   *d. Ngành học về tâm lý*

73. Over massage and over exfoliation can not cause:
   a. An increase in cellular funtioning   **c. Inflamation**
   b. Disminished hydration   **d. Breakdown of the body's natural protection**
Massage quá độ và mài da quá độ không thể tạo nguyên nhân:
a. Nâng tác dụng họat động tế bào   *c. Sưng da*
b. Mất chất ẩm   *d. Mất đi lớp bảo vệ tự nhiên của cơ thể*

74. Tapping, slapping, and hacking movements are known as tapotement or:
   a. Percussion movements   **c. Circular friction**
   b. Wringing movement   **d. Rolling movement**
Động tác massage như tát, vỗ vỗ, và chặt chặt được biết như là động tác vỗ nhịp (tapotement) hoặc:
a. Tác động percussion   *c. Chà xoay xoay*
b. Tác động vặn   *d. Tác động lăn tròn*

75. Do a facial for dry skin, the mask treatment over the cream which is not of an oily texture and is:
   a. Based in oil   **c. Insoluble in water**
   b. Water soluble   **d. A disinfectant**
Facial đối với da khô, loại mặt nạ phủ lên kem, chất kem đó không nên dùng dạng dầu và nên dùng loại:
a. Căn bản trong dầu   *c. Không thể tan trong nước*
b. Kem dạng nước dễ hòa tan   *d. Chất diệt trùng*

76. In order to select a becoming facial foundation, it is important to study the client's:
   a. Eye color   **c. Skin tone**
   b. Eyebrow arching   **d. Hair color**
Để chọn một loại phấn lót căn bản cho da, điều quan trọng là để ý đến điểm gì của người khách:
a. Màu mắt   *c. Sắc da*
b. Đường cong lông mày   *d. Màu tóc*

77. Although many commercial masks are but the mask often formulated by using paraffin wax and:

    a. Melanin   **c. Pectin**

    b. Yeast   **d. Petroleum jelly**

Dù rằng có nhiều loại mặt nạ ở thị trường nhưng loại mặt nạ thường dùng là sáp paraffin và:

a. Chất màu của da (melanin)   c. Hóa chất pectin

b. Men   d. Chất nhựa dẻo có dầu

78. If necessary for the esthetician to interrupt the massage treatment. The esthetician hands should:

    a. Come to a sudden stop   **c. Remain on the client's face**

    b. Be lifted quickly from the face   **d. Be feathered off the client's face**

Đến lúc thẩm mỹ viên cần dừng động tác massage cho khách. Đôi tay người thợ nên:

a. Ngừng thình lình   c. Giữ trên mặt khách

b. Rời tay khỏi mặt nhanh   d. Rời tay nhè nhẹ khỏi mặt khách

79. The term couperose is used to describe skin that:

    a. Has broken capillaries   **c. Is excessively dry**

    b. Has acne blemishes   **d. Is excessively oily**

Từ khoa học của couperose được dùng đến để diễn tả loại da mà:

a. Có các mạch máu nhỏ bị vỡ   c. Quá khô

b. Có mụn bọc lở   d. Quá nhiều dầu

80. Masks should be of such consistency that they:

    a. Retain moisture   **c. Remain wet**

    b. Spread easily   **d. Dry quickly**

Mặt nạ nên có độ đặc thích hợp để chúng:

a. Giữ độ ẩm   c. Giữ ướt

b. Trãi dễ dàng   d. Khô nhanh

81. Do a facial for combination skin, apply cotton compresses saturated with disincrustation lotion to:

    a. Oily areas with blackheads   **c. Normal skin areas**

    b. Overly dry skin areas   **d. The entire face and neck**

Khi làm facial cho loại da tổng hợp, đặt miếng bông gòn ẩm với dung dịch làm tan dầu lên:

a. Vùng có dầu với nhiều mụn đầu đen   c. Vùng da bình thường

b. Vùng da quá khô   d. Toàn mặt và cổ

82. What is the correct way to use essential oils with a steamer?

    a. Placing the oil in a water container   **c. Adding a few drops to the mouth of the nozzle**

    b. Putting a few drops on the client's skin   **d. Adding them directly to the water**

Dùng đúng cách loại dầu hương liệu vào máy xông hơi:

a. Đặt dầu vào bình chứa nước   c. Thêm vài giọt đến đầu miệng vòi phun hơi

b. Cho vài giọt vào da khách   d. Cho dầu trực tiếp vào nước

83. Eyepads are made in two shapes, round size 2½ x 2½ inches and other shape size 2 x 6 inches is:

    a. Butterfly   **c. Square**

    b. Triangular   **d. Rectangular**

Miếng che mắt được làm với hai hình dạng, dạng tròn 2 ½ inch x 2½ inch và dạng cỡ 2 inch x 6 inch là:

a. Cánh bướm   c. Vuông

b. Tam giác   d. Chữ nhật

84. **What is a lotion applied to dry, delicate skin before make up foundation is applied:**
    a. Moisturizer   **c. Astringent**
    b. Toner   **d. Skin freshener**

Chất nào dùng cho da khô, da mỏng trước khi trãi phấn lót :
    a. Chất tạo ẩm da (moisturizer)   *c. Astringent (đóng lỗ chân lông cho da dầu)*
    b. Toner (chất se da cho da thường)   *d. Skin freshener (se da cho da khô, nhạy cảm)*

85. **An electrical current the flows constantly in one direction is called:**
    a. Alternating current (A.C)   **c. Alternating current**
    b. Faradic current   **d. Direct current (D.C)**

Một dòng điện mà liên tục đi về một chiều được gọi là:
    a. Dòng điện A.C   *c. Dòng điện xoay chiều*
    b. Dòng Faradic (tính cơ học)   *d. Dòng điện trực tiếp (D.C)*

86. **Masks that are not designed to remove oil, dead cells, and debris are usually made of:**
    a. Fuller's earth   **c. Clay**
    b. Kaolin   **d. Gel**

Loại mặt nạ không tạo ra để lấy dầu, tế bào chết, và chất bẩn của da là thường làm bằng:
    a. Đất sét thẩm thấu   *c. Đất sét*
    b. Đất sét trắng   *d. Chất nhựa dẽo (gel)*

87. **A dry skin is often thin, delicate skin and what lotion to apply on them after it is cleansed:**
    a. Mask paraffin   **c. Toner**
    b. Skin freshener   **d. Foundation cream**

Da khô thường là mỏng, da khô mịn và loại dung dịch nào cần thoa lên sau khi được làm sạch:
    a. Mặt nạ sáp paraffin   *c. Toner*
    b. Skin freshener   *d. Kem lót*

88. **When a client is in a reclining position, the face tends to:**
    a. Become fuller   **c. Round out**
    b. Flatten   **d. Peak**

Khi người khách trong tư thế nằm ngửa, gương mặt có khuynh hướng:
    a. Đầy hơn   *c. Tròn rộng*
    b. Dẹp (phẳng) ra   *d. Nhọn*

89. **The human body is composed of:**
    a. Cells   **c. Muscles and bones**
    b. Organs   **d. Internal and external parts**

Cơ thể con người được kết hợp gồm:
    a. Các tế bào   *c. Các bắp thịt và xương*
    b. Các bộ phận   *d. Các phần trong và ngoài*

90. **A gauze is a thin, loosely woven cotton cloth, is often used for facials and is commonly called:**
    a. Cotton square   **c. Hospital gauze**
    b. Cheesecloth   **d. Beautician's cotton**

Gauze là một loại vải mỏng, sợi thưa thấm nước, thường dùng cho facial và thông thường được gọi:
    a. Bông gòn vuông   *c. Gauze bệnh viện*
    b. Cheesecloth   *d. Bông gòn của chuyên viên trang điểm*

91. The most important carbohydrate is:

a. Protein   c. Glucose

b. Fat   d. Sulfur

Hầu hết thành phần quan trọng của tinh bột (carbohydrate) là:

a. Chất đạm   c. Đường glucose

b. Chất béo   d. Chất lưu huỳnh

92. The main objective when applying makeup is to improve the client's:

a. Ego   c. Appearance

b. Changes   d. Status

Việc chính yếu khi trang điểm là tăng lên điều gì cho khách:

a. Tiềm thức   c. Vẽ đẹp bên ngoài

b. Thay đổi   d. Tình trạng

93. An electrologist should not treat clients suffering with:

a. Hirsutism   c. Diabetes

b. Acne   d. Keratin

Chuyên viên lấy lông vĩnh viễn không nên chữa trị cho khách có:

a. Lông mọc nhiều   c. Bệnh tiểu đường

b. Mụn bọc   d. Chất sừng

94. The skin takes on a pale or bluish color when the hemoglobin lacks:

a. Keratin   c. Hydrogen

b. Carotene   d. Oxygen

Làn da có màu tái nhợt hoặc xanh khi hồng cầu thiếu:

a. Chất sừng   c. Khí hydrogen

b. Chất carotene   d. Khí oxy

95. The galvanic method of electrolosis destroys the hair by papilla:

a. Decomposition   c. Extraction

b. Disincrustation   d. Coagulation

Cách lấy lông vĩnh viễn bằng dòng điện Galvanic là hủy lông ở gốc chân lông:

a. Sự phân hủy   c. Chiết (trích) ra

b. Sự tan dầu   d. Sự đông đặc

96. The aging process is delayed by the use of herbal masks and:

a. Aromatic essences   c. Wax masks

b. Petrissage treatments   d. Musk essences

Tiến trình lão hóa được chậm lại bằng cách dùng mặt nạ thảo mộc và:

a. Hương liệu   c. Mặt nạ bằng sáp

b. Cách nhồi bóp   d. Dầu xạ hương

97. The treatment dealing with cosmetic peeling on the outermost surface of the skin is known as:

a. Deep cleansing   c. Dermabrasion

b. Epidermabrasion   d. Disincrustation

Sự chữa trị có liên quan đến mỹ phẩm lột đi lớp da ngoài bề mặt được biết là:

a. Rửa sạch sâu làn da   c. Chà mòn lớp da ngoại bì

b. Epidermabrasion   d. Sự tan dầu

98. Butter, fortified milks, fish oils are vitamin D, good sources in plants. Beans found in vitamin K and Omega-3 fatty acids are a good source in:

    a. Cold water fishes   **c. Red meats**

    b. Warm water fishes   **d. Animals**

Butter, sữa, dầu cá là vitamin D, các nguồn thực phẩm tốt trong thực vật. Hạt đậu các loại có vitamin K và chất acid béo omega-3 dồi dào có trong:

a. Loại cá nước lạnh   *c. Thịt đỏ*

b. Loại cá nước ấm   *d. Động vật*

99. The nature of most bacteria is:

    a. Animal   **c. Mineral**

    b. Vegetable   **d. Chemical**

Hầu hết các loại vi trùng trong thiên nhiên là:

a. Động vật   *c. Khoáng chất*

b. Thực vật   *d. Hóa chất*

100. Fragrances used on the body produce a profound effect on the:

    a. Skin   **c. Health**

    b. Temperature   **d. Emotions**

Mùi hương sử dụng trên thân thể tạo ra ảnh hưởng sâu sắc về:

a. Da   *c. Sức khỏe*

b. Nhiệt độ   *d. Xúc cảm*

1. **The warm electrial pulverized spray (Lucas spray) is good for mature skin, couperose skin and:**
   a. **Normal skin**   c. **Dehydrated skin**
   b. **Oily skin**   d. **All of the above**
   Dụng cụ xông xịt hơi ấm bình Lucas (nước cất pha trộn với astringent hoặc trà) dùng rất tốt cho da tuổi già, da đỏ, vỡ mạch máu thường tụ ở mũi và má (couperose) và:
   a. Da bình thường   *c. Da khô thiếu nước*
   b. Da dầu   *d. Tất cả các điều ở trên*

2. **After hair is removed, it will grow from the papilla to the surface of the skin in approximately:**
   a. **4 days**   c. **1 – 3 months**
   b. **3 weeks**   d. **4 months**
   Sau khi tẩy lông, lông sẽ mọc lại từ nang lông đến bề mặt của da trong khoảng:
   a. 4 ngày   *c. 1 – 3 tháng*
   b. 3 tuần   *d. 4 tháng*

3. **Combination skin that has dry areas and oily areas. When the skin is exeedingly oily, it should be given a thorough:**
   a. **Disincrustation**   c. **Comedone**
   b. **Nerve tissue**   d. **Lubrication treatment**
   Da tổng hợp là da có chỗ khô và có chỗ dầu. Khi da quá nhiều dầu, nên được làm:
   a. Tan dầu   *c. Mụn đầu đen*
   b. Mô thần kinh   *d. Làm trơn da*

4. **Where there are large areas of unwanted hair, such as the arms and legs, the customer may find it desirable to remove hair using:**
   a. **The galvanic method**   c. **Tweezers**
   b. **The short wave method**   d. **Shaving**
   Ở những chỗ da rộng có lông mọc lộn xộn như ở cánh tay và chân, khách có thể dùng cách lấy lông bằng:
   a. Phương pháp galvanic   *c. Nhíp nhổ lông*
   b. Phương pháp tần sóng ngắn   *d. Cạo*

5. **Disease producing pathogenic bacteria that invade plant or animal tissue for their growth are:**
   a. **Boils (furuncle)**   c. **Parasites**
   b. **Sebum**   d. **Eczema**
   Bệnh tạo ra do vi trùng có hại mà chúng tấn công vào mô thực vật hoặc mô động vật để chúng phát triển là:
   a. Nhọt dưới nang lông   *c. Ký sinh trùng*
   b. Dầu   *d. Chốc lở*

6. **The body defends itself from harmful bacteria by producing:**
   a. **Inflammation**   c. **Atrium**
   b. **Vaccines**   d. **Ventricle**
   Cơ thể tự phòng vệ từ loại vi trùng có hại bằng cách tạo ra:
   a. Sưng da   *c. Tâm nhĩ (ngăn trên, thành mỏng của quả tim)*
   b. Chủng ngừa   *d. Tâm thất (ngăn dưới, thành dày của quả tim)*

7. **Men grow thicker and coarser hair on their faces and bodies because of their higher levels of:**
   a. Oil
   b. Testosterone
   c. Estrogen
   d. Perspiration

   Lông đàn ông mọc dày hơn và cứng hơn trên mặt cũng như thân thể vì có nhiều chất gì:
   a. Dầu
   b. Kích thích tố nam
   c. Kích thích tố nữ
   d. Sự ra mồ hôi

8. **A fumigant often is used to keep sanitized implements in a:**
   a. Dry condition
   b. Wet condition
   c. Clean condition
   d. Sanitary condition

   Xông khí thường được dùng để khử trùng dụng cụ trong:
   a. Điều kiện khô
   b. Điều kiện ướt
   c. Điều kiện sạch sẽ
   d. Điều kiện vệ sinh

9. **Anabolism and catabolism are two phases of:**
   a. Metabolism
   b. Reproduction
   c. Mitosis
   d. Amitosis

   Đồng hóa (tích trữ năng lượng) và dị hóa (tiêu hao năng lượng) là hai quá trình của:
   a. Sự trao đổi chất
   b. Sinh sản
   c. Gián phân
   d. Trực phân

10. **An organ usually consists of two or more different:**
    a. Tissues
    b. Systems
    c. Cell
    d. Glands

    Một bộ phận luôn luôn gồm có hai hay nhiều điều gì khác nhau:
    a. Mô
    b. Hệ thống
    c. Tế bào
    d. Các tuyến

11. **The more movable attachment of the muscles is known as the:**
    a. Muscle tone
    b. Ligament
    c. Origin
    d. Insertion

    Phần chuyển động dính kết nối vào bắp thịt được biết là:
    a. Bắp thịt mạnh mẽ
    b. Dây chằng
    c. Gốc bắp thịt
    d. Ngọn bắp thịt

12. **The nervous system coordinates and controls all body:**
    a. Structures
    b. Functions
    c. Diseases
    d. Cleanliness

    Hệ thống thần kinh phối hợp và kiểm soát tất cả điều gì của thân thể:
    a. Cấu trúc
    b. Chức năng
    c. Bệnh
    d. Sạch sẽ

13. **Cervical nerves originate in the:**
    a. Sphenoid bone
    b. Spine
    c. Ethmoid bone
    d. Lacrimal bones

    Thần kinh cổ bắt nguồn từ:
    a. Xương bướm (nối liền tất cả xương sọ)
    b. Cột sống
    c. Xương xốp giữa hóc mắt tạo xương mũi
    d. Xương dòn nhỏ thành trong của hốc mắt

14. Other names for the dermis are cutis, derma, corium and:
   a. Epidermis   c. True skin
   b. Lucidum   d. Granulosum
   Một số tên khác cho lớp nội bì là cutis, derma, corium và:
   a. Lớp ngoại bì   *c. Lớp da thật*
   b. Lớp trong suốt của ngoại bì   *d. Lớp hạt của ngoại bì*

15. Adipose tissues protect against heat loss and stores energy in the form of fat cells and gives body:
   a. Elasticity   c. Contour
   b. Color   d. A sense of touch
   Mô mỡ để bảo vệ chống lại nhiệt và tích trữ năng lượng trong dạng các tế bào mỡ và tạo gì cho cơ thể:
   a. Độ đàn hồi   *c. Lớp bọc ngoài*
   b. Màu   *d. Cảm giác sờ đến*

16. The skin protects the body from injury and:
   a. Bacterial invasion   c. Sebaceous secretion
   b. Sudoriferous secretion   d. Melanin invasion
   Làn da bảo vệ cơ thể khi có thương tổn xảy ra và bảo vệ:
   a. Xâm nhập của vi trùng   *c. Điều tiết dầu*
   b. Điều tiết mồ hôi   *d. Xâm nhập chất màu*

17. Insect bites and hives are examples of lesions called:
   a. Macules   c. Wheals
   b. Miliaria rubra   d. Bulla
   Côn trùng cắn và chích là ví dụ của vết lở gọi là:
   a. Macules (mảng lợt màu như freckles)   *c. Wheals (mẩn đỏ, ngứa, sưng)*
   b. Rôm sởi (ngứa da tiếp xúc quá nóng)   *d. Bulla (mụn nước)*

18. A crack in the skin causing chapped hands is known as a/an:
   a. Ulcer   c. Tubercle
   b. Tumor or nodules   d. Fissure
   Vết nứt trên da nguyên nhân làm bàn tay nứt nẻ được biết là:
   a. Ulcer (vết loét có mủ)   *c. Bướu nhỏ đặc, hơi cứng*
   b. Bướu lớn   *d. Fissure*

19. The technical term for skin inflammation is:
   a. Canaties   c. Dermatitis
   b. Alopecia   d. Anidrosis
   Từ kỹ thuật dùng cho da sưng là:
   a. Lông, tóc bạc   *c. Dermatitis*
   b. Alopecia (sói tóc)   *d. Thiếu mồ hôi*

20. A ruptured follicle deep in the dermis, destroying many live cells is often the cause of a/an:
   a. Cyst   c. Seborrhea
   b. Asteatosis   d. Dyskeratosis
   Chỗ rách sâu nang lông trong nội bì hủy diệt nhiều tế bào sống thường là nguyên nhân tạo ra:
   a. U nang, bướu nhỏ   *c. Nhiều chất dầu*
   b. Thiếu chất dầu   *d. Thiếu chất sừng ở lớp ngoại bì*

www.levan900.net

21. When skin is scratched, the regeneration process begins:
a. Immediately | c. In about a week
b. In a few days | d. In about a day

Khi da bị trầy xước, tiến trình phục hồi da bắt đầu:
a. Ngay tức thì | *c. Trong khoảng 1 tuần*
b. Trong vài ngày | *d. Trong khoảng 1 ngày*

22. Matter exists in 3 forms: solids, liquids, and gases. It may be defined as anything that has mass and:
a. Contains color | c. Floats on water
b. Occupies space | d. Has a gaseous form

Vật chất tồn tại trong 3 dạng: đặc, lỏng và khí. Vật chất được định nghĩa là bất cứ vật gì có khối lượng và:
a. Chứa màu | *c. Nổi lên nước*
b. Chiếm chỗ trong không gian | *d. Có dạng khí*

23. The main ingredient in an oil-in-water emulsion is:
a. Water | c. Thickener
b. Oil | d. Baking soda

Thành phần chính của nhũ tương dầu trong nước là:
a. Nước | *c. Chất sền sệt*
b. Dầu | *d. Baking soda*

24. A substance having the ability to attract water to itself is:
a. Witch hazel | c. Boric acid
b. Phenol | d. A humectant

Một chất có khả năng tự hút nước:
a. Witch hazel | *c. Boric acid*
b. Phenol | *d. A humectant*

25. Mascara is usually available in the form of cake, cream, or:
a. Powder | c. Crayon
b. Paste | d. Liquid

Mascara thường thường ở trong các dạng bánh, cream, hoặc:
a. Bột | *c. Chì sáp*
b. Sền sệt | *d. Thể lỏng*

26. The food group considered to be the essential staff of life is:
a. Carbohydrates | c. Fats
b. Calories | d. Proteins

Nhóm thực phẩm được coi là chính yếu của cuộc sống là:
a. Carbohydrates (tinh bột, đường, carotine) | *c. Chất béo*
b. Năng lượng | *d. Chất đạm*

27. Substances capable of bringing about or speeding up body reactions are:
a. Vitamins | c. Enzymes
b. Calories | d. Fats

Chất có khả năng gây ra hoặc gia tăng phản ứng cơ thể là:
a. Chất bổ dưỡng | *c. Chất men*
b. Năng lượng | *d. Chất béo*

28. Excessively washing the skin with harsh products can result in removal of the:

a. Acne skin　　　　　　　　　　c. Seborrhea skin

b. Acid mantle　　　　　　　　　d. Follicles

Da rửa quá nhiều hóa phẩm mạnh có thể gây hậu quả là lấy đi:

a. Da mụn bọc　　　　　　　　c. Da tiết nhiều dầu

b. Màng acid　　　　　　　　　d. Nang lông

29. Broken capillaries that can be seen beneath the skin's surface are characteristic of:

a. Acne skin　　　　　　　　　　c. Seborrhea skin

b. Couperose skin　　　　　　　d. Rosasea skin

Mạch máu nhỏ vỡ có thể được thấy dưới bề mặt của da là đặc tính của:

a. Da có mụn bọc　　　　　　　c. Da tiết nhiều dầu

b. Da couperose　　　　　　　　d. Da bị đỏ ửng kinh niên ở má, mũi

30. Aftershave lotions act in the same way as a/an:

a. Caustic　　　　　　　　　　　c. Ammonia

b. Disinfectant　　　　　　　　　d. Astringent

Lotion để thoa lên da sau khi cạo có tác dụng giống như loại:

a. Chất ăn mòn da　　　　　　　c. Ammonia

b. Chất diệt trùng　　　　　　　d. Astringent

31. Cotton pads and compresses should be prepared:

a. When the client arrives　　　　c. Several days prior to use

b. Before the treatment begins　　d. During the treatment to insure freshness

Bông gòn cục (viên) và vải compresses nên được chuẩn bị:

a. Khi khách đến　　　　　　　　c. Nhiều ngày trước khi xử dụng

b. Trước khi bắt đầu chữa trị　　　d. Trong suốt thời gian điều trị để bảo đảm sạch sẽ

32. It is correct to begin a massage manipulations on the:

a. Eyelids　　　　　　　　　　　c. Forehead

b. Neck　　　　　　　　　　　　d. Cheek bones

Theo đúng phương pháp bắt đầu massage bằng tay ở trên:

a. Mí mắt　　　　　　　　　　　c. Trán

b. Cổ　　　　　　　　　　　　　d. Xương gò má

33. A substance that has a calming, soothing, and slight bleaching powder effect on the skin is:

a. Thyme　　　　　　　　　　　c. Eucalyptus

b. Camomile　　　　　　　　　　d. Fullers earth

Một dạng mà có tính lành, êm dịu và chất bột tẩy nhẹ ảnh hưởng đến da là:

a. Chất bạc hà dùng mỹ phẩm　　c. Dầu khuynh diệp

b. Cúc la mã (camomile)　　　　d. Đất mùn (chất đắp mặt nạ)

34. Immediate effects of massage are first noticed:

a. By muscular development　　　c. By increased tension

b. On the skin　　　　　　　　　d. On skin texture

Hiệu quả tức thời của massage được ghi nhận đầu tiên:

a. Do phát triển các cơ　　　　　c. Do áp huyết gia tăng

b. Trên làn da　　　　　　　　　d. Trên độ mịn của da

35. An ingredient used in masks for its toning, tightening and hydrating effects is:
   a. Oatmeal   **c. Honey**
   b. Yogurt   **d. Yeast**
   Nguyên liệu được sử dụng làm mặt nạ có hiệu quả tạo da sáng, săn chắc và tạo ẩm làn da là:
   a. Lúa mạch   *c. Mật ong*
   b. Sữa chua   *d. Men rượu*

36. An antiseptic usually used in acne treatments is a beta hydroxy acid or lactic acid and:
   a. Cinnamon extract   **c. Castor oil**
   b. Chlorophyll extract   **d. Salicylic acid**
   Chất sát trùng thường thường dùng trong việc chữa trị mụn bọc là beta hydroxy acid hoặc lactic acid và:
   a. Tinh chất quế   *c. Dầu cây thầu dầu*
   b. Tinh chất chlorophyll (dầu xanh khử mùi) *d. Salicylic acid (acid bột trắng)*

37. Pumice powder, a mild abrasive, is effective as a/an:
   a. Massage cream   **c. Removing dead surface cells**
   b. Facial mask   **d. Treating couperose skin**
   Bột đá mịn, chất bào mòn nhẹ, dùng hữu hiệu như là:
   a. Kem massage   *c. Loại bỏ lớp tế bào chết*
   b. Mặt nạ mặt   *d. Chữa trị cho da đỏ ửng*

38. Acne is the manifestation of body changes that take place usually during:
   a. Pregnancy   **c. Adolescence**
   b. Childhood   **d. Middle age**
   Mụn bọc là sự biểu lộ của cơ thể thay đổi thường xảy ra trong suốt thời kỳ:
   a. Thai nghén   *c. Trưởng thành*
   b. Niên thiếu   *d. Trung niên*

39. A home acne facial should be given at least:
   a. Once each week   **c. Twice each week**
   b. Every two weeks   **d. Twice each month**
   Làm facial cho loại mụn bọc tại nhà ít nhất là:
   a. Mỗi tuần một lần   *c. Hai lần mỗi tuần*
   b. Hai tuần một lần   *d. Hai lần mỗi tháng*

40. Substances with an agreeable odor and stimulating qualities are said to be:
   a. Astringent   **c. Unguent**
   b. Aromatic   **d. Corrosive**
   Các chất có mùi dễ chịu và có tính kích thích được kể như là:
   a. Chất đóng lỗ chân lông   *c. Thuốc mỡ đặc*
   b. Hương liệu   *d. Chất ăn mòn*

41. When using a Wood lamp, dead cells and horny layer appear white spots and normal skin appears:
   a. Blue-white   **c. Light violet**
   b. Pink   **d. Light yellow**
   Khi xử dụng đèn Wood, tế bào da chết và lớp sừng hiện màu đốm trắng và loại da bình thường hiện ra:
   a. Trắng-xanh   *c. Tím lợt*
   b. Hồng   *d. Vàng lợt*

42. The appearance of a violet ray is characteristic of using the:

a. Ionto rollers

b. Positive and negative poles

c. Galvanic machine

d. High frequency machine

Sự hiện diện của tia tím là đặc tính của việc dùng:

a. Trục lăn ion

b. Điện cực dương và âm

c. Dòng galvanic (có điện cực âm và dương)

d. Dòng điện cao tần

43. The atomizer is used in a facial treatment. It helps to clean of the skin's surface is similar to a:

a. High frequency machine

b. Galvanic machine

c. Brushing machine

d. Spray machine

Atomizer dùng chăm sóc da mặt. Giúp làm sạch bề mặt da giống như loại:

a. Dòng cao tần

b. Dòng galvanic

c. Bàn chải máy

d. Máy phun hơi

44. Having opposite poles in an electrical current is known as:

a. Polarity

b. Cataphoresis

c. Anaphoresis

d. Galvanism

Các cực điện nghịch chiều trong một dòng điện được biết là:

a. Điện cực

b. Cataphoresic (điện cực dương)

c. Anaphoresis (điện cực âm)

d. Dòng galvanic

45. In order for ionization to work properly, the cream or lotion applied must be:

a. Alcohol based

b. Oil soluble

c. Water soluble

d. Alkaline

Để cho sự ion hóa hoạt động hữu hiệu, kem hoặc lotion thoa lên phải là loại:

a. Chứa chất alcohol

b. Có thể tan trong dầu

c. Hòa tan trong nước

d. Chất kiềm

46. A substance that resists the passage of an electrical current is known as a/an:

a. Conductor

b. Insulator

c. Converter

d. Rectifier

Một chất liệu mà chống lại sự đi qua của một dòng điện được biết là:

a. Chất dẫn điện

b. Chất ngăn điện

c. Biến điện từ DC thành AC

d. Biến điện từ AC thành DC

47. Sandalwood, clove, thyme, eucalyptus, peppermint, tea tree and lavender have actions that are:

a. Soothing

b. Stimulating

c. Perfume

d. Antiseptic

Gỗ đàn hương, đinh hương, xạ hương, khuynh diệp, bạc hà, trà, và oải hương(bông hồng tím) có tác dụng:

a. Êm dịu

b. Kích thích

c. Dầu thơm

d. Sát trùng

48. A unit of electrical pressure is referred to as a/an:

a. Ampere

b. Volt

c. Ohm

d. Watt

Đơn vị sức ép của dòng điện được xem là:

a. Ampere

b. Volt

c. Ohm

d. Watt

49. The space between the eyes on the ideal oval face is equal the width of the:

a. Thumb

c. Index finger

b. Cheeks

d. Eye

Khoảng cách giữa 2 con mắt trên khuôn mặt lý tưởng hình trái xoan là bằng chiều rộng của:

a. Ngón cái

c. Ngón trỏ

b. Đôi má

d. Con mắt

50. Electrodes act in the same manner as:

a. Non- conductors of electricity

c. Conductors of electricity

b. Insulators of electricity

d. Converters of electricity

Điện cực hoạt động cùng một phương cách như:

a. Các chất không dẫn điện

c. Các chất dẫn dòng điện

b. Các chất cách điện

d. Biến điện từ D.C thành A.C

51. A facial spray is generally used following the:

a. Removal of the facial mask

c. Faradic current

b. Cleansing procedure

d. Rectifier of electricity

Bình xịt dùng cho làm da mặt (facial) thông thường được dùng:

a. Gỡ bỏ mặt nạ mặt

c. Dòng điện cơ học, co thắt bắp thịt

b. Phương cách làm sạch

d. Biến điện từ AC thành DC

52. The facial type that has greater length in proportion to its width is the:

a. Round face

c. Pear face

b. Oblong face

d. Heart face

Loại khuôn mặt có chiều dài hơn quá nhiều so với chiều rộng là:

a. Mặt tròn

c. Mặt trái lê

b. Mặt oblong

d. Mặt trái tim

53. One of the methods to achieve deep penetration of a product is:

a. Suction

c. Galvanic ionization

b. Vaporization

d. Pulverizer spray (Lucas spray)

Một trong các phương cách đạt được sự thấm sâu của một sản phẩm là:

a. Máy hút sạch da

c. Sự ion hóa của dòng galvanic

b. Máy xông hơi

d. Máy xông hơi cho da khô, đỏ, lão hóa

54. When beginning treatments on skin with a long history of acne, a first result could be:

a. Dehydrated

c. Disincrustation

b. Improvement

d. Flare-ups

Khi bắt đầu điều trị da cho khách có quá trình bị mụn bọc lâu dài, kết quả ban đầu có thể:

a. Da khô thiếu ẩm

c. Sự tan dầu cho da

b. Làm tốt cho da

d. Tăng lên

55. Wax depilatories should never be applied over warts, moles, or abrasions because they may cause:

a. Erythema

c. Irritation

b. Edema

d. Carbuncle

Sáp lấy lông sẽ không bao giờ trải lên mụn cóc, nốt ruồi, hoặc vết trầy lở vì chúng có thể gây ra:

a. Đỏ da

c. Gây ngứa, khó chịu

b. Sưng da

d. Da dày sần lên

56. Use of fiber strips is not necessary for wax removal of hair if you are performing a:

a. Hot wax treatment   c. Soft wax treatment

b. Cool wax treatment   d. Hard wax treatment

Không cần thiết dùng vải miếng cho việc lấy lông bằng sáp nếu như bạn đang:

a. Dùng sáp nóng   c. Dùng sáp mềm

b. Dùng sáp nguội   d. Dùng sáp cứng

57. When using chemical depilatories, cover the surrounding areas of skin with:

a. Vaseline   c. Astringent

b. Medicated lotion   d. Wax

Khi dùng hóa chất lấy lông, thoa lên chung quanh vùng da đó với:

a. Chất mỡ đặc (vaseline)   c. Chất đóng lỗ chân lông

b. Dung dịch chữa trị   d. Sáp

58. The most common area for hair removal in the salon is the:

a. Under arm   c. Upper lip

b. Cheeks   d. Chin

Nơi mà thông thường người thợ lấy lông ở salon là:

a. Dưới cánh tay   c. Môi trên

b. Đôi má   d. Cằm

59. Always advise clients to avoid exposure to the sun during:

a. Late afternoon   c. Early morning

b. Early evening   d. Midday

Luôn luôn khuyên khách hàng tránh tiếp xúc mặt trời lúc:

a. Quá trưa   c. Sáng sớm

b. Xế chiều   d. Giữa trưa

60. Wrinkles around the eyes are corrected by surgical procedure known as:

a. Blepharoplasty   c. Lipectomy

b. Rhytidectomy   d. Rhinoplasty

Vết nhăn vòng quanh mắt được sửa lại bằng phẫu thuật được biết là:

a. Blepharoplasty   c. Lipectomy (sửa môi)

b. Rhytidectomy (căng da mặt)   d. Rhinoplasty (sửa mũi)

61. A fragrance that is a medley of fragrances from:

a. Oriental bouquet   c. Spicy blend

b. Fruity blend   d. Floral bouquet

Dầu thơm là một sự pha trộn nhiều chất thơm từ:

a. Mùi thơm đông phương   c. Pha trộn gia vị

b. Pha trộn mùi trái cây   d. Bông hoa

62. Plunging flower petals in hot fat in order to absorb their essential oils is called:

a. Extraction   c. Calamine lotion

b. Maceration   d. Aromatic water

Nhúng cánh hoa vào trong chất mỡ nóng để thấm tinh dầu được gọi là:

a. Chiết tinh chất dầu   c. Dung dịch êm dịu cho da

b. Maceration   d. Chất nước thơm

63. An antiseptic frequently used in acne treatments is:
  a. Cinnamon extraction
  b. Chlorophyll juice
  c. Salicylic acid
  d. Corn oil
  Chất sát trùng thường sử dụng điều trị mụn bọc là:
  a. Chiết tinh chất quế
  b. Nước trái cây màu xanh để khử mùi
  c. Salicylic acid
  d. Dầu bắp

64. The use of herbs to treat disorders is called:
  a. Retin-A
  b. Phytotherapy
  c. Aromatherapy
  d. Cosmetics
  Dùng thảo mộc để điều trị các rối loạn được gọi:
  a. Retin-A (lột da nhẹ và trị mụn)
  b. Phytotherapy
  c. Hương liệu điều trị
  d. Mỹ phẩm

65. It is important avoid waxing over moles because:
  a. The moles bleed easily and contagion
  b. Hairs on moles are vellus
  c. Moles are highly sensitive and pain
  d. <u>The mole can be traumatized & future problems</u>
  Điều quan trọng cần tránh dùng sáp nhổ lông qua nốt ruồi vì:
  a. Nốt ruồi chảy máu dễ dàng và lây lan
  b. Lông trên nốt ruồi là lông tơ
  c. Nốt ruồi có tính dị ứng cao và đau
  d. Nốt ruồi có thể bị chấn thương & trở ngại về sau

66. Most lymph flow occurs from the pumping action caused by:
  a. The heart
  b. The endocrine system
  c. Muscular contractions
  d. The digestive system
  Hấu hết sự lưu thông bạch huyết xảy ra từ sự bơm đẩy bởi:
  a. Tim
  b. Hệ thống nội tiết
  c. Co thắt bắp thịt
  d. Hệ thống tiêu hóa

67. One major benefit of the salon chemical peel is that it makes the skin produce:
  a. Enzymes
  b. Collagen
  c. Biostimulants
  d. Retin-A
  Lợi ích chủ yếu của sự lột da bằng hóa chất ở tiệm là giúp cho da tạo ra:
  a. Men đạm tạo tính kích thích
  b. Chất sản xuất từ mô da có trong mỹ phẩm
  c. Biostimulants (kích thích các mô sống)
  d. Retin-A (chất lột da nhẹ và trị mụn)

68. The active agents in algaes (make mineral for skin) are also called:
  a. Herbs
  b. Lymph
  c. Phytotherapy
  d. Phytohormones
  Hoạt chất trong algaes (cây cỏ ở biển tạo chất khoáng cho da) cũng được gọi:
  a. Thuốc thảo mộc
  b. Bạch huyết
  c. Massage trị liệu với thực vật
  d. Hormone thực vật

69. The pigment that gives red blood cells their color is:
  a. Melanocytes
  b. Oxygenator
  c. Hemoglobin
  d. Carotene
  Sắc tố tạo tế bào có màu đỏ trong máu:
  a. Melanocytes (chất màu trong bầu tóc)
  b. Oxygenator (trung hòa oxy trong máu)
  c. Hemoglobin
  d. Carotene (vitamin A)

www.levan900.net

70. A person with non-productive melanocye is a/an:

    a. Stratum spinosum   c. Stratum granulosum

    b. Albino   d. Stratum germinativum

Người mà tế bào sắc tố không sinh sản là:

a. Lớp gai của ngoại bì   c. Lớp hạt của ngoại bì

b. Bệnh bạch tạng (albino)   d. Lớp mầm sống có chứa màu của ngoại bì

71. Blue, yellow, and red are primary color. Violet, orange, and green are:

    a. Warm colors   c. Secondary colors

    b. Tertiary colors   d. Complementary colors

Xanh, vàng, và đỏ là nhóm màu cấp một. Tím, cam, và xanh lá là:

a. Màu ấm   c. Nhóm màu cấp hai

b. Nhóm màu cấp ba   d. Những màu trung hòa

72. Bright colors make the area covered appear:

    a. Narrower   c. Receding

    b. Smaller   d. Larger

Các màu sáng thoa cho vùng da tạo ấn tượng:

a. Hẹp hơn   c. Lõm vào

b. Nhỏ hơn   d. Rộng hơn

73. Dark and dull colors make the area covered appear:

    a. Smaller   c. Longer

    b. Larger   d. Taller

Màu đậm và tối tạo cho vùng được thoa lên có ấn tượng:

a. Nhỏ hơn   c. Dài hơn

b. Rộng hơn   d. Cao hơn

74. It is essential that the client be advised to avoid going into direct sunlight the first month, if:

    a. Rhytidectomy (face-lift)   c. Rhinoplasty (nose surgery)

    b. Salon chemical peeling   d. Blepharoplasty (eyelid correction)

Điều căn bản mà người khách được khuyên là tránh tiếp xúc trực tiếp ánh mặt trời ở tháng đầu nếu làm:

a. Căng da mặt   c. Sửa mũi

b. Lột da bằng hóa chất tại salon   d. Cắt mắt

75. The system for waste disposal and drainage is called the:

    a. Muscular system   c. Nervous system

    b. Circulatory system   d. Lymphatic system

Hệ thống để loại đi chất độc và làm lưu thông các tuyến, mạch trong cơ thể được gọi là:

a. Hệ thống bắp thịt   c. Hệ thống thần kinh

b. Hệ thống tuần hoàn   d. Hệ thống bạch huyết

76. The water therapy that uses seawater and sea products is:

    a. Swedish massage   c. Shiatsu massage

    b. Thalassotherapy   d. Balneotherapy

Massage trị liệu bằng nước biển và các sản phẩm từ biển là:

a. Swedish massage (ép sâu vào thịt)   c. Massage giãn tay chân và ép huyệt

b. Thalassotherapy   d. Balneotherapy (massage trị liệu bằng nước ngọt)

77. Cellulite collects around the hips, thighs, but men do not have cellulite because their different are:

a. Fat distribution   c. Hormonal balance

b. Muscular contractions   d. Both a and c

Mỡ tích tụ chung quanh hông, đùi, riêng đàn ông không có mỡ tụ đó vì sự khác biệt là:

a. Phân phối mỡ   c. Cân bằng kích thích tố

b. Co thắt bắp thịt   d. Cả a và c

78. The main purpose of using face powder is to:

a. Hide blemishes   c. Set the foundation

b. Cover creases   d. Eliminate use of foundation

Mục đích chính của việc sử dụng phấn thoa mặt là:

a. Che dấu vết mụn   c. Dùng phấn tạo nền cho làn da

b. Che phủ nếp nhăn   d. Loại bỏ dùng phấn nền

79. It is advisable to give an allergy test before applying strip eyelashes and:

a. Color eyelashes   c. Individual eyelashes

b. Mascara   d. Perm eyelashes

Nên thử dị ứng chất keo trước khi gắn lông mi nguyên miếng và:

a. Color eyelashes (nhuộm màu lông mi)   c. Lông mi từng sợi

b. Màu tô lông mi   d. Perm eyelashes (uốn lông mi)

80. Applying darker cosmetics to facial features:

a. Exaggerates them   c. Emphasizes them

b. Minimizes them   d. Makes them prominent

Dùng mỹ phẩm (phấn) màu đậm hơn để tạo cho nét mặt:

a. Làm nổi bật   c. Tạo sự chú ý (nổi sáng)

b. Gọn nhỏ lại   d. Tạo nhô ra

81. Applying a lighter cosmetic to a facial feature:

a. Detracts from it   c. Emphasizes it

b. Retards it   d. Minimizes it

Dùng mỹ phẩm (phấn) màu nhạt hơn để tạo cho nét mặt được:

a. Giảm giá trị   c. Nổi sáng, tạo rộng vùng đó hơn

b. Khờ khạo   d. Giảm thiểu

82. For evening wear, eyeliner is applied to make the eyes appear more:

a. Glamorous   c. Subdued

b. Almond shaped   d. Smaller

Trang điểm vào buổi tối, vẽ đường viền mắt để làm cho mắt:

a. Lộng lẫy, quyến rũ hơn   c. Dịu dàng hơn

b. Hình dạng quả hạnh   d. Nhỏ hơn

83. Cheek color should not be applied closer to the nose than the center of the:

a. Chin   c. Forehead

b. Eye   d. Lips

Má hồng không nên thoa gần mũi hơn trung tâm của vùng:

a. Cằm   c. Trán

b. Mắt   d. Đôi môi

84. To give the eyes a more flattering look, artificial eyelashes should be:

a. Colored

b. Feathered

c. Applied before makeup

d. Lined

Để cho đôi mắt trông đẹp hơn, lông mi giả nên:

a. Nhuộm màu

b. Vuốt tỉa mịn như lông

c. Gắn trước khi trang điểm

d. Vẽ lằn nét

85. When an herb is crushed and mixed with a hot liquid to form a paste, it is called a/an:

a. Infusions

b. Tincture

c. Hydrotherapy

d. Poultice

Khi một thảo mộc nghiền ra và pha trộn với một chất lỏng ấm, nóng thành dạng sền sệt, được gọi là:

a. Xông hơi thảo mộc

b. Thảo mộc nhúng alcohol đắp lên da sưng

c. Trị liệu trong bồn nước nóng

d. Poultice (mặt nạ ẩm trị sưng da)

86. The use of herbs to treat disorders is called:

a. Algae treatments

b. Phytohormones

c. Phytotherapy

d. Poultice

Dùng thuốc thảo mộc để chữa trị bệnh được gọi là:

a. Sản phẩm biển làm sạch da

b. Kích thích tố thực vật

c. Phytotherapy

d. Poultice (đặt lên chỗ sưng)

87. A system of massage that helps to move waste matter out of the body is called:

a. Reflexology massages

b. Lymphatic drainage massages

c. Aromatherapy massage

d. Swedish massage

Hệ thống massage giúp thải độc tố ra khỏi cơ thể được gọi là:

a. Reflexology (massage tay và chân)

b. Xoa bóp thông tuyến bạch huyết

c. Massage với dầu thơm thảo mộc

d. Massage kích thích sâu vào bắp thịt

88. Lymphatic drainage massage should not be used on:

a. Diabetics

b. Dehydrated skin

c. Thick corneum layer

d. Hydrated skin

Massage thông tuyến bạch huyết không nên làm cho:

a. Bệnh tiểu đường

b. Da khô thiếu nước

c. Lớp dày chất sừng của ngoại bì

d. Da có độ ẩm

89. What treatment that stimulate perpiration and remove toxin as known as:

a. Aromatherapy massages

b. Phytotherapy

c. Reflexology

d. Sauna

Phương pháp nào điều trị để kích thích ra mồ hôi và lấy đi độc tố được biết là:

a. Aromatherapy massage (xoa bóp với hương liệu)

b. Phytotherapy (dùng thảo mộc chữa trị bệnh)

c. Massage huyệt tay và chân

d. Sauna (xông khô bằng đá nóng)

90. Treatments using fresh water and seaweed, dead sea salt are called:

a. Balneotherapy

b. Reflexology

c. Thalassotherapy

d. Lymphatic drainage massage

Điều trị bằng nước ngọt và rong biển, muối biển chết được gọi là:

a. Balneotherapy

b. Massage tay và chân

c. Thalassotherapy (bằng nước biển và sản phẩm biển)

d. Massage thông tuyến bạch huyết

91. When you soak an herb in alcohol for the active ingredient, you have a/an:

a. Tincture

b. Poultice

c. Biostimulins

d. Infusion

Khi bạn ngâm cây cỏ thảo mộc trong cồn (alcohol) để tạo hoạt chất, bạn tạo được:

a. Cồn iốt sát trùng (tincture)

b. Thảo mộc nghiền nhỏ trộn sền sệt như cao

c. Biostimulins (tạo tế bào mới)

d. Xông hơi thảo mộc

92. Since algae are rich in iodine, they should never be used on a client who is allergic to:

a. Herbs

b. Meat

c. Shellfish

d. Milk

Algae là sản phẩm của biển nhiều chất iốt, algae không nên dùng trên người khách có dị ứng tới:

a. Thảo mộc

b. Thịt

c. Động vật biển có vỏ bọc (tôm, cua, sò, hến)

d. Sữa

93. When treating couperose skin, it is important that the vaporizer be placed

a. Approximately same as for all

b. Closer for other skin types

c. Farther away than for other skin types

d. Close enough to maintain a hot temperature

Khi chữa trị da có vỡ mạch máu, điều quan trọng là máy xông hơi được đặt:

a. Cùng cỡ như nhau

b. Gần hơn các loại da khác

c. Xa hơn các loại da khác

d. Gần đủ để giữ nhiệt nóng

94. The difference between a pack for oily skin and a mask for dry skin is that the mask for dry skin:

a. Left on the patron's face for longer time

b. Usually not followed by facial manipulations

c. Applied on clean skin surface

d. Used fruit or oil mask

Sự khác biệt giữa cách thức pack là cho da dầu và mask là cho da khô, đây là loại mặt nạ:

a. Giữ trên mặt khách lâu hơn

b. Luôn luôn không kèm theo massage bằng tay

c. Dùng trên làn da sạch

d. Dùng mặt nạ trái cây hoặc dầu

95. Never give a skin exfoliation to a client using:

a. Moisturizers

b. Lip color

c. Cleansing creams

d. Retin-A

Không bao giờ chà, lột lớp da ngoại bì cho người khách đang dùng:

a. Kem ẩm da

b. Son môi

c. Kem sạch da

d. Retin-A

96. Treatment for acne is designed to normalize the production of:

a. Perspiration

b. Sebum

c. Follicles

d. Papillae

Điều trị mụn bọc là làm cho làn da được điều tiết bình thường:

a. Sự ra mồ hôi

b. Chất dầu

c. Nang lông, gốc lông

d. Bầu chân lông

97. A type of cream that is applied to the face to provide a base for make up is:

a. Foundation cream

b. Astringent cream

c. Massage cream

d. Emollient cream

Loại kem được thoa lên mặt để tạo nền cho trang điểm là:

a. Kem lót nền cho da

b. Kem đóng lỗ chân lông

c. Kem massage

d. Kem dưỡng da

98. The system that regulates the activities of the smooth muscles, glands, heart without conscious effort is:

    a. The peripheral nervous system   **c.** The sympathetic nervous system

    b. The autonomic nervous system   **d.** The central nervous system (cerebro-spinal)

Hệ thống điều hành các hoạt động của bắp thịt mịn, các tuyến, tim mà không ảnh hưởng đến ý thức là:

a. Hệ thống thần kinh ngoại biên   *c. Hệ thống thần kinh giao cảm*

b. Hệ thống thần kinh tự động   *d. Hệ thống trung khu thần kinh*

99. Cells absorb water, food and oxygen for growth, reproduce, and repair themselves during:

    a. Anabolism   **c.** Amitosis

    b. Catabolism   **d.** Mitosis

Tế bào cần hấp thụ nước, thức ăn và ôxy để phát triển, sinh sản và tự điều chỉnh trong giai đoạn:

a. Anabolism (đồng hoá, hấp thụ năng lượng)   *c. Trực phân*

b. Catabolism (dị hóa, tiêu hao năng lượng)   *d. Gián phân*

100. Use of the negative pole of galvanic current will result in:

    a. An acid reaction   **c.** An alkaline reaction

    b. Soften tissues   **d.** Both b and c

Sử dụng điện cực âm của dòng điện galvanic sẽ tạo kết quả:

a. Phản ứng acid   *c. Phản ứng alkaline*

b. Mềm các mô   *d. Cả b và c*

1. Manual lymphatic drainage massage is hands-on technique that:
   a. Restore the skin's elasticity
   b. Use a facial machine
   c. Use a body wrap method
   d. Enhanced the movement of lymph
   Kỹ thuật massage bằng tay để thông tuyến bạch huyết là:
   a. Khôi phục sự đàn hồi của da
   b. Dùng máy facial
   c. Dùng phương pháp bọc chặt cơ thể
   d. Tăng lên sự di chuyển của bạch huyết

2. Pathogenic bacteria that require living matter for growth are called:
   a. Pimples
   b. Parasites
   c. Boils
   d. Pus
   Vi trùng gây bệnh thường bám vào vật sống để sinh tồn được gọi là:
   a. Mụt nhọt
   b. Ký sinh trùng
   c. Mụn mủ
   d. Mủ

3. Which of the mask ingredient is good for acne skin:
   a. Emollient
   b. Hormone
   c. Calamine
   d. Camphor
   Thành phần mặt nạ nào tốt cho làn da mụn bọc:
   a. Chất làm trơn
   b. Kích thích tố
   c. Bột (calamin) oxide kẽm có màu hồng
   d. Long não (camphor)

4. The skin condition that characterized by dark brown, black or discolored patches on the skin may be treated by the physician is:
   a. Malignant melanoma
   b. Stains
   c. Chloasma
   d. Freckles
   Tình trạng của da mà có đốm nâu đậm, đốm đen hoặc đổi màu lốm đốm trên da cần bác sĩ điều trị là:
   a. Bướu gây ung thư da
   b. Đốm
   c. Đốm nâu đen
   d. Tàn nhang

5. Implements used by an esthetician, such as facial sponges, cloths, extraction cotton, tissues, brushes, lancets, gloves, should be:
   a. Use for at least 2 clients
   b. Disposable, 1 time used items
   c. Disinfected after used
   d. Sterilized after used
   Dụng cụ của thẩm mỹ viên, như xốp lau mặt, vải, bông gòn lau, giấy mỏng, bàn chải, dao mỗ, bao tay nên:
   a. Dùng tối thiểu cho 2 khách
   b. Vứt bỏ sau 1 lần dùng
   c. Diệt trùng sau khi dùng
   d. Tiệt trùng sau khi dùng

6. Skin condition caused by excessive secretion of the sebaceous glands or shiny condition on the skin (nose, forehead & scalp) is often a sign of:
   a. Acne vulgris (acne simplex)
   b. Comedone
   c. Acne rosacea
   d. Seborrhea
   Da nhiều tuyến dầu bài tiết quá độ hoặc dầu sáng bóng da ở (mũi, trán và da đầu) thường là dấu hiệu của:
   a. Mụn nhọt thông thường
   b. Mụn đầu đen do nghẽn dầu
   c. Mụn đỏ ửng do nghẽn máu
   d. Seborrhea

7. **Which of the following has acid:**
   a. **Cassia oil**
   c. **Lavender**
   b. **Almond**
   d. **Astringent**
   Theo sau đây chất nào có acid:
   a. Dầu tăng tuần hoàn có mùi quế
   c. Cây oải hương (hoa tím thơm có tính sát trùng)
   b. Quả hạnh nhân
   d. Chất đóng lỗ chân lông

8. **A round, thickened patch of epidermis caused by friction is called:**
   a. **Keratoma**
   c. **Lentigines**
   b. **Chloasma**
   d. **Leucoderma**
   Những mảng dày, tròn ở lớp ngoại bì gây ra do sự cọ sát gọi là:
   a. Keratoma
   c. Tàn nhang
   b. Đốm nâu đen
   d. Mảng da trắng

9. **The function of the galvanic machine is to introduce alkaline pH solution into the skin from negative pole:**
   a. **Disincrustation**
   c. **Acid & Alkaline**
   b. **Water soluble products**
   d. **Anaphoresis**
   Nhiệm vụ của dòng điện galvanic là đưa dung dịch kiềm vào trong làn da từ điện cực âm:
   a. Sự tan dầu ở lỗ chân lông
   c. Chất acid và kềm
   b. Những mỹ phẩm hòa tan trong nước
   d. Anaphoresis

10. **Unwanted hair is removed from large areas by the use of:**
    a. **Bleaching agent**
    c. **An electric tweezer**
    b. **Tweezing**
    d. **Soft wax**
    Loại bỏ những lông mọc lộn xộn ở những vùng da rộng bằng cách dùng:
    a. Thành phần thuốc tẩy
    c. Nhổ bằng nhíp điện
    b. Nhổ bằng nhíp
    d. Sáp mềm

11. **The suction machine usually is used on small sections of the face when treating:**
    a. **Dry skin**
    c. **Blemished skin**
    b. **Aging skin**
    d. **Normal skin**
    Sử dụng máy hút mụn trên những phần nhỏ của da mặt lúc chữa trị:
    a. Da khô
    c. Da có mụn lở nhỏ
    b. Da tuổi già
    d. Da bình thường

12. **How long does it take to do a predisposition test (P.D. test) in order to apply artificial eyelashes:**
    a. **24 hours**
    c. **Over 10 minutes**
    b. **7 to 10 minutes**
    d. **20 minutes**
    Thời gian bao lâu để bạn thử keo dị ứng (thử nghiệm P.D) trước khi gắn lông mi giả:
    a. 24 giờ
    c. Trên 10 phút
    b. 7 đến 10 phút
    d. 20 phút

13. **Matter is defined as anything that:**
    a. **Floats on water**
    c. **Occupies spaces**
    b. **Has gaseous form**
    d. **Contain colors**
    Vật chất được định nghĩa là bất cứ điều gì mà:
    a. Nổi trên mặt nước
    c. Chiếm chỗ trong không gian
    b. Dạng thể khí
    d. Chứa màu sắc

14. The earliest sign of developing acne that may lead to inflammatory acne is:

    a. Furuncle   **c.** Cyst

    b. Rosacea   **d.** Microcomedone

Dấu hiệu báo trước về mụn bọc phát triển có thể dẫn đến mụn bọc sưng lên là:

a. Mụn nhọt dưới lỗ chân lông   c. Bướu nhỏ

b. Mụn sưng đỏ do nghẽn máu vùng mũi và má   d. Vi khuẩn mụn đầu đen

15. The spray machine (otomizer) serves to stimulate nerve endings and:

    a. Activates cell metabolism   **c.** Harden tissues

    b. Decrease circulation   **d.** Decrease oil

Máy phun hơi làm sạch lỗ chân lông giúp kích thích thần kinh cuối và:

a. Kích thích trao đổi chất của tế bào   c. Làm cứng các mô

b. Giảm sự tuần hoàn   d. Giảm lượng dầu

16. Secondary lesions are those that develop in the skin during which stage of a disease:

    a. Primary   **c.** Early

    b. Later   **d.** Acute

Dấu vết lở giai đoạn hai của da được phát triển trong suốt thời kỳ nào của bệnh:

a. Giai đoạn đầu   c. Giai đoạn sớm

b. Giai đoạn về sau   d. Cấp tính

17. The process whereby the galvanic machine introduces acid pH astringent into the skin is known as:

    a. Anaphoresis   **c.** Cataphoresis

    b. Phoresis   **d.** Electrode

Tiến trình mà dòng điện galvanic đẩy hóa phẩm acit astringent vào làn da từ cực dương sang âm được biết là:

a. Điện âm đẩy alkaline vào da   c. Điện cực dương của galvanic

b. Phoresis (điện kết hợp đẩy vào da)   d. Điện cực

18. Pure water, with a pH of 7 is considered to be:

    a. Neutral   **c.** Alkaline

    b. Acid   **d.** Salty

Nước sạch có nồng độ hydrogen là 7 được xem là:

a. Trung hòa   c. Chất kiềm

b. Chất acid   d. Chất muối

19. The main ingredient of oil-in-water emulsion is:

    a. Colloids   **c.** Water

    b. Oil   **d.** Suspensions

Thành phần chính của một dung dịch mà dầu trong nước là:

a. Colloids (chất đa keo)   c. Nước

b. Dầu   d. Chất lơ lửng

20. The part of a cell that is vitally important to reproduction is called the:

    a. Protoplasm   **c.** Gland

    b. Nucleus   **d.** Membrane

Phần quan trọng của tế bào cho sự sanh sản được gọi là:

a. Nguyên sinh chất   c. Tuyến

b. Nhân bào   d. Màng bọc tế bào

21. Saturated steam is another method for sterilizing objects with:
    a. Chemical   c. Fumigation

    b. Baking   d. Moist heat

Hơi nước bảo hòa là một phương pháp khác của tiệt trùng dụng cụ với:
a. Hóa chất   c. Sự tỏa hơi
b. Nướng   d. Hơi nóng

22. Anaphoresis is the process forcing alkaline solution into the tissues from the negative galvanic for skin:
    a. Dehydrated   c. Oily

    b. Acne   d. Dry

Anaphoresis là tiến trình đẩy dung dịch alkaline qua da từ cực âm của dòng điện galvanic đối với loại da:
a. Da thiếu nước   c. Dầu
b. Mụn bọc   d. Khô

23. A mask ingredient that is capable of dissolving dead surface cells on the skin is:
    a. Glycerin   c. Almond oil

    b. Sulfur   d. Calmine

Thành phần của chất mặt nạ có khả năng hòa tan tế bào chết bề mặt trên da là:
a. Chất nhờn glycerin   c. Dầu quả hạnh
b. Chất lưu huynh sulfur   d. Chất êm dịu da có màu hồng

24. The esthetician can deal with a cosmetic peeling on the outermost surface of the skin is known as:
    a. Dermabration   c. Chemical peeling

    b. Epidermabrasion   d. Medication peeling

Thợ thẩm mỹ có thể dùng mỹ phẩm lột bề mặt ngoài của da được biết là:
a. Sự mài da   c. Lột bằng hóa chất
b. Epidermabrasion   d. Lột bằng dùng thuốc thường xuyên

25. The most important carbohydrates is:
    a. Protein   c. Glucose

    b. Vitamin   d. Sugars

Hầu hết sự quan trọng của carbohydrates là:
a. Chất đạm protein   c. Đường glucose
b. Vitamin   d. Đường

26. Protein have been used in cosmetics since:
    a. 1990   c. Just recently

    b. 1785   d. Ancient time

Chất đạm được dùng trong mỹ phẩm từ:
a. 1990   c. Hiện nay
b. 1785   d. Thời tổ tiên

27. Carbohydrates are composed of sugar and:
    a. Starch   c. Glucose

    b. Gum   d. All of the above

Carbohydrates là thành phần của đường và:
a. Tinh bột   c. Đường glucose
b. Nhựa dẽo kết dính   d. Tất cả các câu trên

28. One of the major sources of protein used in cosmetics is:

a. Collagen

b. Vitamin

c. Emollient

d. Essences oil

Một trong những nguồn chính yếu của chất đạm được dùng trong mỹ phẩm là:

a. Chất da collagen

b. Vitamin

c. Chất nhờn

d. Dầu hương liệu

29. A dry skin is often thin and:

a. Callous

b. Feel taut

c. Disincrusted

d. Shiny condition

Da khô thường là mỏng và:

a. Chai

b. Cảm giác hơi căng

c. Tan dầu

d. Bóng sáng

30. Once a towel has been used it must be:

a. Put in a basket

b. Washed at once

c. Placed in a closed container

d. Destroyed

Khăn đã được sử dụng một lần phải được:

a. Bỏ vào trong giỏ đựng

b. Giặt một lần

c. Bỏ vào thùng chứa có nắp đậy

d. Hủy bỏ

31. Milia, acne, rosacea, asteatosis and comedone are a disorder of the:

a. Sweat gland

b. Sudoriferous gland

c. Sebaceous gland

d. Saliva gland

Da có mụn đầu trắng, mụn bọc, mạch máu vỡ ở má, mũi, vảy khô, thiếu dầu, và mụn đầu đen là do xáo trộn:

a. Tuyến mồ hôi

b. Tuyến sudoriferous

c. Tuyến dầu

d. Tuyến nước bọt

32. A client has on her face what appears to be naevus. You should

a. Proceed as planned

b. Suggest to see doctor

c. Refuse service

d. Both b & c

Khách hàng có vết chàm trên mặt (dấu vết khi sanh ra). Bạn sẽ:

a. Tiếp tục làm

b. Đề nghị gặp bác sĩ

c. Từ chối phục vụ

d. Cả b & c

33. Ultra-violet rays are:

a. Bright red

b. Cold, invisible rays

c. Cold, visible rays

d. Hot, visible rays

Tia cực tím là:

a. Đỏ tươi

b. Tịa lạnh, không thấy được

c. Tia lạnh, có thể thấy

d. Tia nóng, có thể thấy

34. Under arm waxing is different from waxing other body parts because:

a. The hair grows in different directions

b. The hair is more coarse

c. The skin is more sensitive

d. Sweat makes it hard for wax to adhere

Dùng sáp lấy lông ở nách khác biệt với lấy lông ở những phần khác trên cơ thể vì:

a. Lông mọc khác hướng

b. Lông cứng hơn

c. Da nhiều nhạy cảm hơn

d. Mồ hôi làm cho khó dính sáp

35. In the cleansing of skin, the esthetician is allowed to use any of the following except:
a. Comedome extractor
b. Lancet
c. Vacuum
d. Steaming towels

Trong việc làm sạch làn da. thẩm mỹ viên được phép dùng bất cứ điều gì sau đây, ngoại trừ:
a. Dụng cụ lấy mụn
b. Dao trích
c. Dụng cụ hút
d. Khăn ấm xông hơi làn da

36. Oil glands, sweat glands, lymph vessels, hair follicles, and arrector pili muscles are located in:
a. Epidermis
b. Dermis
c. Sub-cutis
d. Face, neck and back

Tuyến dầu, tuyến mồ hôi, mạch bạch cầu, nang lông, và cơ dựng lông nằm ở trong:
a. Ngoại bì
b. Nội bì
c. Lớp dưới nội bì
d. Mặt, cổ và lưng

37. The sensory nerves of the skin are located in the:
a. Epidermis
b. Dermis
c. Sub- cutis
d. Brain & spinal cord

Thần kinh cảm giác của da chứa ở trong:
a. Lớp ngoại bì
b. Lớp nội bì
c. Lớp dưới nội bì
d. Bộ óc và tủy sống

38. The medical term for itching skin is:
a. Papule
b. Dermatitis
c. Pruritus
d. Excoriation

Danh từ y khoa cho da bị ngứa là:
a. Da sần
b. Sưng da
c. Pruritus
d. Da sưng và trầy xước

39. If the symptom of a disorder is itching, paining, burning. They would be described as:
a. Subjective symptom
b. Objective symptom
c. Serious
d. Excoriation

Nếu triệu chứng da bệnh là ngứa, đau, rát bỏng, được mô tả như:
a. Triệu chứng chủ quan (cảm thấy)
b. Triệu chứng khách quan (nhận thấy được)
c. Trầm trọng
d. Da sưng trầy xước

40. A small, discolored spot or patch, neither raised nor sunken would be a:
a. Pustule
b. Versicle
c. Wheal
d. Macule

Một đốm nhỏ, hoặc một mảng, không nhô lên mà cũng không lõm xuống có thể là:
a. Mụt mủ
b. Mụn nước
c. Mẫn đỏ do côn trùng cắn
d. Macule (vết như tàn nhang)

41. A swollen, itchy lesion, such as a lea bite would be a:
a. Pustule
b. Versicle
c. Wheal
d. Macule

Một vết lở sưng phồng, ngứa, như do côn trùng cắn có thể là:
a. Mụt mủ
b. Mụn nước
c. Wheal
d. Vết như tàn nhang (macule)

42. A blister with a clear fluid in it would be a:

a. Pustule

b. Vesicle

c. Wheal

d. Macule

Mụn nước có chứa chất nước trong đó là:

a. Mụn mũ

b. Vessicle

c. Vết côn trùng cắn

d. Vết như tàn nhang

43. A disorder of the sebaceous gland that forms a lump is a:

a. Seborrhea

b. Verruca

c. Cyst

d. Acanthosis

Một dạng do xáo trộn của tuyến dầu tạo thành một khối nhỏ:

a. Nhiều dầu

b. Mụn cóc

c. Cyst (bướu nhỏ)

d. Gai tế bào

44. Another name for a wart is:

a. Vitiligo

b. Verruca

c. Naevus

d. Chloasma

Một tên khác của mụn cóc là:

a. Mảng da trắng

b. Mụn cóc

c. Cái bớt (dấu sinh ra)

d. Đốm nâu đen

45. Dermatitis is imflamation produced by local action of irritation substances called:

a. Medicamentosus

b. Psoriasis

c. Venenata

d. Eczema

Dermatitis là chứng sưng da tạo ra từ chỗ ngứa da gọi là:

a. Da bị lở do thuốc

b. Vảy nến

c. Venenata

d. Chốc lở

46. When using electric mask on a thin, sensitive skin, what is placed under the mask to protect the skin?

a. A thin layer of gauze

b. Protective creame

c. A fairly thick piece of dry cotton

d. A fairly thick piece of moist cotton

Khi dùng mặt nạ điện lên làn da mỏng, da nhạy cảm nên đặt gì dưới mặt nạ để bảo vệ da:

a. Lớp gauze mỏng

b. Kem bảo vệ

c. Miếng bông gòn khô dày

d. Miếng bông gòn ẩm dày

47. If a client receives a first-degree burn from heat, you should:

a. Refer to a doctor

b. Apply a cold compress

c. Apply ointment

d. Apply dressing

Nếu người khách bị phỏng cấp một từ sức nóng bạn nên:

a. Giới thiệu đi bác sĩ

b. Đắp miếng compress lạnh

c. Thoa thuốc mỡ đặc

d. Băng bó lại

48. If agency that regulates the labeling of ingredients on cosmetics is the:

a. M.S.D.S (Material Safety Data Sheet)

b. E.P.A (Environmental Protection Agency)

c. F.D.A (Food & Drug Administration)

d. O.S.H.A (Occupational Safety & Health Administration)

Cơ quan điều hành nhãn hiệu của các thành phần mỹ phẩm là:

a. M.S.D.S (Bảng dữ kiện an toàn vật liệu)

b. E.P.A (Cơ quan bảo vệ môi trường)

c. F.D.A (Quản trị thực phẩm và thuốc)

d. O.S.H.A (Quản trị an toàn nghề nghiệp và sức khỏe)

49. **A client who smokes, takes medication, and has poor diet may have skin that has/is:**

    a. Over-active sebaceous glands   **c.** Oily

    b. Dehydrated   **d.** Over-active sudoriferous glands

    Khách hàng có hút thuốc lá, dùng thuốc chữa trị hằng ngày và ăn uống thiếu dinh dưỡng có thể làm làn da:

    a. Tuyến dầu hoạt động quá độ   *c. Dầu*

    b. Thiếu nước   *d. Tuyến mồ hôi hoạt động quá độ*

50. **When skin is described as having couperose, the problem is:**

    a. Red, swollen oil glands   **c.** Lacks moisture

    b. Broken capillaries   **d.** Sensitive

    Khi làn da được xem là có couperose, vấn đề là do:

    a. Tuyến dầu căng đỏ   *c. Thiếu độ ẩm*

    b. Vỡ các mạch máu nhỏ   *d. Nhạy cảm*

51. **Which treatment can be given skin with couperose:**

    a. Therapeutic massage   **c.** Galvanic positive

    b. Galvanic negative   **d.** Hot & cold packs

    Cách điều trị có thể làm cho loại da có couperose (mạch máu nhỏ bị vỡ)

    a. Massage chữa trị   *c. Cực dương galvanic*

    b. Cực âm galvanic   *d. Mặt nạ nóng và lạnh*

52. **All of the following would be beneficial for mature skin except:**

    a. Hydration mask   **c.** Fruit mask

    b. Clay mask   **d.** Essential oil treatment

    Tất cả những cách sau đây giúp ích cho da tuổi già ngoại trừ:

    a. Mặt nạ ẩm   *c. Mặt nạ trái cây*

    b. Mặt nạ đất sét   *d. Chữa trị dầu hương liệu*

53. **An ingredient that would benefit wrinkled skin would be:**

    a. Humectant   **c.** Collagen

    b. Vitamin E   **d.** Vitamin B

    Thành phần giúp ích cho làn da nhăn nheo là:

    a. Chất ẩm   *c. Chất collagen*

    b. Vitamin E   *b. Vitamin B*

54. **To test the skin elasticity you would:**

    a. Pinch it   **c.** Press downwards

    b. Pull gently outward   **d.** Press in

    Để thử độ đàn hồi của da bạn nên:

    a. Nhéo, ngắt   *c. Ép xuống*

    b. Kéo ra nhè nhẹ   *d. Ép vô*

55. **Over-cleansing of the skin can result in a breakdown of the:**

    a. Oil gland   **c.** Acid mantle

    b. Sweat gland   **d.** All of these

    Lau sạch làn da quá độ có thể tạo kết quả mất đi:

    a. Tuyến dầu   *c. Màng acid*

    b. Tuyến mồ hôi   *d. Tất cả các câu trên*

56. When massaging a muscle the direction of movement is from:

a. Origin to insertion
b. Insertion to origin

c. Top to bottom
d. Bottom to top

Khi xoa bóp bắp thịt chuyển động theo hướng từ:

a. Gốc đến ngọn
b. Ngọn đến gốc

c. Trên xuống dưới
d. Dưới lên trên

57. Hygiene is the branch of applied science that deals with:

a. Chemistry
b. Healthful living

c. Biology
d. Esthetics

Vệ sinh là ngành khoa học ứng dụng liên quan đến:

a. Hóa chất
b. Sức khỏe đời sống

c. Sinh vật học
d. Thẩm mỹ

58. Public hygiene refers to the practice of promoting the health of:

a. The community
b. The individual

c. The patron
d. The esthetician

Vệ sinh công cộng được xem là sự thực hành nâng cao sức khỏe của:

a. Cộng đồng
b. Cá nhân

c. Người khách
d. Thẩm mỹ viên

59. The pathogenic bacterial is:

a. Saprophytes
b. Disease producing

c. Beneficial
d. Both a & b

Vi trùng gây bệnh là:

a. Thực vật hoại sinh
b. Tạo ra bệnh

c. Có ích
d. Cả hai a và b

60. During the inactive stage, bacteria:

a. Produce disease
b. Are in a spore form

c. Reproduce
d. Die

Trong suốt thời kỳ không hoạt động, vi trùng:

a. Tạo ra bệnh
b. Ở dạng bào tử (ở trong vỏ bọc)

c. Tái sinh sản
d. Chết

61. The bacteria that have the ability to make spore form are the

a. Streptococci
b. Spririlla

c. Bacilli
d. Staphylococci

Vi trùng có khả năng tạo dạng bào tử (tạo vỏ bọc bên ngoài) là:

a. Streptococci (vi trùng tròn, kết chuỗi)
b. Spririlla (vi trùng hình xoắn)

c. Bacilli (vi trùng hình que)
d. Staphylococci (vi trùng tròn kết chùm)

62. An example of a general infection is:

a. Blood stream poisoning
b. Furuncle

c. The flu
d. Macule

Một ví dụ của nhiễm trùng toàn bộ là:

a. Nhiễm độc dòng máu
b. Mụn nhọt do nhiễm trùng lỗ chân lông

c. Cúm
d. Vết đỏ da như tàn nhang

63. Scablies is caused by a vector whose origin is:

   a. Styptic

   b. Vegetable parasite

   c. Animal parasite

   d. Chemical

Ghẽ ngứa là nguyên nhân bắt nguồn từ:

a. Styptic

b. Ký sinh thực vật

c. Ký sinh động vật

d. Hóa chất

64. A dry or cabinet sanitizer contains an active:

   a. Styptic

   b. Deodorant

   c. Fumigant

   d. Disinfectant

Khử trùng khô hoặc là tủ khử trùng chứa hoạt chất:

a. Chất cầm máu

b. Khử mùi hôi

c. Xông hơi khí diệt trùng

d. Chất diệt trùng

65. Quaternary ammonium compound are used as a/an:

   a. Antiseptic

   b. Disinfectant

   c. Anti-oxidant

   d. Antibiotic

Hỗn hợp nước Quats được dùng như là:

a. Sát trùng

b. Chất diệt trùng

c. Chống oxýt hóa

d. Thuốc kháng sinh

66. A chemical agent used to disinfect instruments must be:

   a. Bactericidal

   b. Fungicidal

   c. Virucidal

   d. All of the above

Thành phần hóa học thường dùng diệt trùng dụng cụ phải:

a. Diệt trùng

b. Diệt nấm

c. Diệt siêu vi khuẩn

d. Tất cả các câu trên

67. Healthy skin regains its former shape after being expanded and:

   a. Flexible

   b. Slightly moist, acid

   c. Smooth, pink color

   d. All of the above

Làn da khỏe mạnh là lấy lại hình dáng cũ sau khi kéo giãn ra và:

a. Uyển chuyển

b. Hơi ẩm, acid nhẹ

c. Mịn, màu hồng

d. Tất cả các câu trên

68. The outer most layer of the skin is called the epidermis, scarf skin, or:

   a. True skin

   b. Cuticle

   c. Dermis

   d. Sub-cutis

Lớp ngoài cùng của da được gọi là epidermis, da bọc ngoài hoặc:

a. Da thật

b. Cuticle

c. Nội bì

d. Dưới nội bì

69. The epidermis consists of .... layers:

   a. Four

   b. Five

   c. Six

   d. Seven

Ngoại bì chứa bao nhiêu lớp:

a. 4

b. 5

c. 6

d. 7

70. Melanin is:

   a. A layer of skin

   b. A color pigment

   c. Skin disorder

   d. Skin disease

Sắc tố là:

a. Một lớp của da

b. Lớp hạt màu

c. Da rối loạn

d. Bệnh da

71. Sudoriferous glands help regulate:

   a. Body weight

   b. Body oil

   c. Body temperature

   d. Heart pulse

Tuyến mồ hôi giúp điều hòa:

a. Trọng lượng cơ thể

b. Dầu thoa thân thể

c. Nhiệt độ cơ thể

d. Nhịp đập của tim

72. Nerves that react to heat, pressure, pain and cold are:

   a. Motor

   b. Secretory

   c. Sensory

   d. Involuntary

Dây thần kinh có phản ứng đến sức nóng, sức ép, đau đớn và lạnh là:

a. Vận động

b. Bài tiết

c. Cảm giác

d. Không tự nguyện

73. The cerebro-spinal or central nervous system controls consciousness, all mental activities and:

   a. Involuntary muscles

   b. Voluntary muscle actions

   c. Heart muscle

   d. Sensory nerves

Hệ thống thần kinh tủy sống hoặc trung khu thần kinh kiểm soát sự nhận biết, các tác động tinh thần và:

a. Bắp thịt không tự nguyện

b. Hoạt động bắp thịt tự nguyện

c. Bắp thịt tim

d. Thần kinh cảm giác

74. Afferent nerves are also called:

   a. Sensory nerves

   b. Motor nerves (efferent nerves)

   c. Reflex nerve

   d. Both a & b

Dây thần kinh hướng tâm còn được gọi:

a. Thần kinh cảm giác

b. Thần kinh vận động (thần kinh ly tâm)

c. Thần kinh phản xạ

d. Cả hai a & b

75. The chief sensory nerve of the face is the:

   a. Facial

   b. Tri-facial or fifth cranial nerve

   c. Spinal accessory

   d. Seventh cranial nerve

Thần kinh cảm giác chính của mặt là:

a. Mặt

b. Tri-facial (mặt, lưỡi, răng) hay thần kinh sọ thứ 5

c. Các dây tủy sống

d. Thần kinh sọ thứ bảy

76. The chief motor nerve of the face is the:

   a. Facial or seventh cranial nerve

   b. Tri-facial

   c. Fifth cranial nerve

   d. Spinal accessory

Thần kinh vận động chính của mặt là:

a. Mặt hay thần kinh sọ thứ bảy

b. Tri-facial

c. Thần kinh sọ thứ năm

d. Các dây tủy sống

77. Skin that has yellowish cast, is indicative of a disease called:

a. Scurvy

b. Jaundice

c. Pellagra

d. Psoriasis

Làn da có sắc vàng, là biểu hiện của một loại bệnh gọi là:

a. Thiếu vitamin C (dễ chảy máu dưới da)

b. Jaundice

c. Pellagra (sưng da và rối loạn tâm thần)

d. Vảy nến

78. Skin that has sufficient moisture and sebum is classified as:

a. Dry

b. Oily

c. Normal

d. Any of these depending on age

Làn da có đủ ẩm và đủ lượng dầu được phân loại như là:

a. Khô

b. Dầu

c. Bình thường

d. Bất kỳ loại tùy theo tuổi tác

79. Loose, crepe, wrinkle skin is an indication of:

a. Aging skin

b. Dehydrated skin

c. Poor elasticity skin

d. All of the above

Làn da bị xệ, tróc vẩy, nhăn nheo là dấu hiệu của:

a. Da tuổi già

b. Da thiếu nước

c. Da thiếu đàn hồi

d. Tất cả những câu trên

80. The skin is resorted to a normal potential hydrogen (pH) and pores temporally closed by the use of a/an:

a. Antiseptic

b. Cold cream

c. Cleansing cream

d. Astringent lotion

Làn da được tái tạo để có nồng độ pH bình thường và chân lông tạm thời đóng lại bằng cách dùng:

a. Chất sát trùng

b. Kem lạnh massage và làm sạch da

c. Kem rửa da

d. Dung dịch astringent

81. An antiseptic or disinfectant that is obtained by the fermentation of certain sugar:

a. Ammonia

b. Alum

c. Alcohol

d. Quats

Chất sát trùng hoặc dung dịch diệt trùng có được bằng sự lên men của chất đường:

a. Ammonia

b. Phèn (alum)

c. Cồn (alcohol)

d. Nước Quats

82. The pH acid mantle of skin is 5.5, and the pH of the skin range from:

a. 3.5 - 4.5

b. 4.5 - 6.5

c. 5.0 - 6.0

d. 4.5 - 6.0

Nồng độ hydrogen của acid màng da là 5.5, và độ hydrogen của da ở mức khoảng:

a. 3.5 – 4.5

b. 4.5 – 6.5

c. 5.0 – 6.0

d. 4.5 – 6.0

83. Cleaners having a pH above 7 are considered to be:

a. Acid

b. Alkaline

c. Neutral

d. Chemically charged

Kem rửa mặt có độ pH trên 7 được xem là:

a. Acid

b. Chất kiềm

c. Trung hòa

d. Hóa chất

84. A substance that has an ability to attract water to itself is a/an:

    a. Emusifier   **c. Humectant**

    b. Astringent   **d. Alkaline**

Một chất mà có khả năng tự hút nước là:

a. Nhủ tương   *c. Chất ẩm*

b. Chất đóng lỗ chân lông   *d. Chất kiềm*

85. The main ingredient in an oil in water emulsion is:

    a. Oil   **c. Acid**

    b. Water   **d. Alkaline**

Thành phần chính nhủ tương dầu trong nước là:

a. Dầu   *c. Acid*

b. Nước   *d. Chất kiềm*

86. Pure water, with a pH of 7 is considered to be:

    a. Acid   **c. Alkaline**

    b. Neutral   **d. Distilled**

Nước trong sạch, với nồng độ pH là 7 được xem như là:

a. Acid   *c. Chất kiềm*

b. Trung hòa   *d. Nước chưng cất*

87. The distance of the facial vaporizer (steamer) and Lucas spray for skin that has couperose should be:

    a. Not used at all   **c. The same as for acne**

    b. About 12 inches   **d. About 16 inches**

Khoảng cách máy phun hơi nước nóng và bình hơi xịt Lucas (pulverizer) cho da có mụn đỏ ửng nên:

a. Không nên sử dụng   *c. Giống như mụn bọc*

b. Khoảng 12 inch (3 tất)   *d. Khoảng 16 inch (4 tất)*

88. The insertion of a muscle is the:

    a. Part attach to the bone   **c. Fixed attachment**

    b. The movable portion   **d. None of the above**

Phần ngọn của bắp thịt là:

a. Phần gắn vào xương   *c. Phần dính vào*

b. Phần có thể chuyển động *d. Không có các câu trên*

89. The origin of a muscle is described as the:

    a. Fixed attachment   **c. Movable**

    b. Insertion   **d. Only part that benefit**

Gốc của bắp thịt được diễn tả như là:

a. Phần dính vào   *c. Có thể chuyển động*

b. Phần ngọn di động   *d. Chỉ phần có ích*

90. The massage movement that is most beneficial for oily skin is:

    a. Effleurage   **c. Tapotement**

    b. Petrissage   **d. Vibration**

Tác động massage có nhiều ích lợi cho da dầu là:

a. Vuốt   *c. Vỗ vỗ*

b. Nhồi bóp   *d. Rung*

www.levan900.net

91. What could the esthetician add to a mask to produce soothing effects and can close the pores is?

| a. Witch hazel | c. Camomile |
| b. Comfrey root | d. Lavender |

Thợ thẩm mỹ cần thêm chất gì vào mặt nạ để tạo tính êm dịu và có thể đóng lỗ chân lông là:

| a. Witch hazel (chất se da) | c. Cúc vàng La Mã có tính ẩm |
| b. Rễ cam thảo | d. Cây oải hương chống sưng |

92. An essential oil used for its healing, soothing and emollient quality is:

| a. Magnolia bark | c. Comfrey root |
| b. Thyme | d. Almond |

Dầu hương liệu có tính chữa lành da, êm dịu và nhờn là:

| a. Vỏ cây mộc lan có tính kích thích, se da | c. Rễ cam thảo |
| b. Bạc hà có tính sát trùng | d. Quả hạnh nhân có tính nhờn, êm dịu |

93. Almond, camomile flowers, jasmines, ginseng, lettuce and confrey root have actions that are:

| a. Cleansing | c. Stimulation |
| b. Calming / soothing | d. Astringent |

Quả hạnh nhân, hoa cúc vàng, hoa lài, sâm, rau cải và rễ cam thảo có tác động tạo nên:

| a. Làm sạch da | c. Kích thích |
| b. Êm dịu / dễ chịu | d. Đóng lỗ chân lông |

94. Sandlewood, lavender, magnolia bark, wintergreen, thyme, romary, fennel have actions that are:

| a. Cleansing | c. Stimulation |
| b. Calming/soothing | d. Astringent |

Gỗ đàn hương, oải hương, vỏ cây mộc lan, lộc đề, bạc hà, hương thảo, hoa thơm fennel có tác động tạo nên:

| a. Làm sạch da | c. Kích thích |
| b. Êm dịu / dễ chịu | d. Đóng lỗ chân lông |

95. Confrey root, sandal wood, magnolia bark, oak bark, witch hazel, radish & lemon have qualities that are:

| a. Cleansing | c. Stimulating |
| b. Calming/soothing | d. Astringent |

Rễ cam thảo, trầm hương, vỏ mộc lan, vỏ oak, witch hazel, củ cải đỏ và chanh có tính chất:

| a. Làm sạch da | c. Kích thích |
| b. Êm dịu / dễ chịu | d. Astringent (chất đóng lỗ chân lông) |

96. The active (growing) stage in the bacteria life cycle is called the:

| a. Pathogenic stage | c. Vegetative stage |
| b. Streptococci | d. Spore-forming stage |

Giai đoạn phát triển hoạt động trong chu kỳ sự sống của vi trùng được gọi là:

| a. Thời kỳ gây bệnh | c. Thời kỳ sinh sản |
| b. Vi trùng hình chuỗi | d. Giai đoạn lập bào tử |

97. Almond, comfrey root, aloe, hollyhock, olive leaves have qualities that are:

| a. Emolient | c. Cleansing |
| b. Moisturizing | d. Stimulating |

Quả hạnh, rễ cam thảo, lô hội, thúc quỳ hồng, lá dầu olive có tính:

| a. Chất nhờn | c. Làm sạch da |
| b. Chất ẩm | d. Kích thích da |

98. An essential oil that is used for moisturizing quality are camomile, orange blossom, rose leaves, white willow bark, and:

a. Rosemary

c. Rose hips

b. Aloe

d. Comfrey root

Dầu chính yếu được xử dụng tác động tạo chất ẩm là cúc vàng, hoa cam, lá hồng, vỏ liễu trắng, và:

a. Hương thảo giảm đau, nghẽn máu

c. Cành, nhành bông hồng

b. Lô hội (aloe)

d. Cây cam thảo có tính lành da, đóng lỗ chân lông

99. Anaphoresis is the process from negative toward positive pole of Gavalnic current and when the solution is:

a. Acid is pulled from the skin

c. Neutral is pushed into the skin

b. Alkaline is pushed into the skin

d. None of the above

Anaphoresis là tiến trình từ cực âm sang cực dương của dòng điện galvanic và lúc mà dung dịch:

a. Acid được kéo ra từ da

c. Trung hòa được đẩy vào trong da

b. Akaline (chất kiềm) được đẩy vào trong da

d. Không có các câu trên

100. Skin bleaching is an application of:

a. Sinusoidal current

c. High frequency current

b. Positive current

d. Galvanic current

Tẩy cho lợt da là sử dụng đến:

a. Dòng điện hình Sin

c. Dòng điện cao tần

b. Dòng điện dương

d. Dòng điện galvanic

1. **Structural tissue change causes by injury or disease is:**
   a. Diagnosis   **c. Prognosis**
   b. Lesion   **d. Subjective symptom**
   Cấu trúc mô thay đổi do bị thương hoặc bị bệnh là:
   a. Chẩn đoán   *c. Tiên đoán*
   b. Vết lở   *d. Cảm giác chủ quan*

2. **To acquaint old and new clients with the quality and cost of services, use:**
   a. Sound tracks   **c. Attractive displays**
   b. Billboards   **d. Negative sounds**
   Để tạo ra ấn tượng tốt cho khách hàng cũ và mới bằng chất lượng phục vụ và giá cả, nên xử dụng:
   a. Băng ghi âm   *c. Trang trí hấp dẫn*
   b. Bảng yết thị   *d. Âm điệu tiêu cực*

3. **The shortwave method of electrolysis destroys the hair by papilla:**
   a. Disincrustation   **c. Keratinization**
   b. Coagulation   **d. Decomposition**
   Chuyên viên lấy lông vĩnh viễn dùng phương pháp làn sóng ngắn hủy diệt phần dưới ở nang lông bằng:
   a. Sự tan dầu   *c. Sự hóa sừng*
   b. Sự đông cứng   *d. Sự phân hủy*

4. **Harmful bacteria or pathogenic produce disease to required living matter for their growth like parasites. Harmless bacteria are not produce disease, live on dead matter like saprophytes, are called:**
   a. Contagious   **c. Homogenized**
   b. Pathogenic   **d. Non- pathogenic**
   Vi trùng nguy hại hoặc vi trùng gây bệnh (pathogenic) sống trong vật sống để phát triển như ký sinh trùng. Vi trùng vô hại không tạo bệnh, sống trong vật chết như thực vật hoại sinh (tạo màu mỡ cho đất) được gọi là:
   a. Lây nhiễm   *c. Đồng nhất, thuần nhất*
   b. Pathogenic   *d. Non-pathogenic*

5. **The status of the salon and image of the entire industry are enhanced by:**
   a. Impatience   **c. Professional projection**
   b. Lack of interest   **d. Tardiness**
   Tình hình của một salon và hình ảnh của kỹ nghệ thẩm mỹ được nâng cao bằng cách:
   a. Thiếu kiên nhẫn   *c. Hoạch định chuyên nghiệp*
   b. Thiếu sự ước muốn   *d. Chậm chạp*

6. **The bridge of the nose is formed by the:**
   a. Hyoid bone   **c. Mandible bone**
   b. Lacrimal bone   **d. Nasal bones**
   Sóng mũi được tạo nên bởi:
   a. Xương cổ hình chữ U   *c. Xương hàm dưới*
   b. Xương lệ (hóc mắt)   *d. Xương mũi*

7. Distillation of aromatic essences is achieved by using:

a. Iced water   c. Grinding

b. Distillation   d. Freezing

Sự chưng cất tinh dầu hương liệu được làm bằng cách dùng:

a.   Nước đông lạnh   c. Sự nghiền

b.   Distillation   d. Sự đông cứng

8. Effleurage, a continuous slow movement applied with fingertips and palms is also:

a. Stroking   c. Circular friction

b. Kneading   d. Wringing

Động tác vuốt, tác động di chuyển chậm, liên tục bằng các ngón tay và lòng bàn tay cũng được gọi là:

a.   Stroking   c. Chà xoay xoay

b.   Nhồi bóp   d. Vặn, xoắn lại

9. Ancient Egyptians created eyebrows color from:

a. Red oxide   c. Lamp black

b. Kohl powder   d. Henna powder

Người Ai cập lúc xưa sáng tạo màu sắc cho đôi lông mày từ:

a.   Oxide đỏ   c. Màu đen khói đèn

b.   Bột Kohl (màu đậm)   d. Bột Henna

10. Facial treatments for all skin types are usually completed with application of:

a. Facial mask   c. Protective lotion

b. Cleansing cream   d. Disincrustation lotion

Phương pháp chữa trị facial cho tất cả mọi loại da thường khi hoàn tất bằng cách thoa:

a.   Làm mặt nạ   c. Chất bảo vệ da

b.   Kem làm sạch   d. Dung dịch làm tan dầu

11. A facial for normal skin, the treatment mask used in massage #2 is left on face skin for:

a. 7 minutes   c. 10 minutes

b. 15 minutes   d. 3 – 5 minutes

Làm facial cho da bình thường, mặt nạ dùng với phương pháp massage #2 nên giữ trên mặt khoảng:

a.   7 phút   c. 10 phút

b.   15 phút   d. 3 – 5 phút

12. What is ingredient in masks that has a mild antiseptic and astringent qualilty is:

a. Glycerine   c. Magnesium

b. Zinc oxide   d. Sufur

Thành phần nào trong mặt nạ có chất sát trùng nhẹ và chất se da là:

a.   Chất nhờn glycerine   c. Magnesium

b.   Oxýt kẽm   d. Lưu huỳnh (đất sét mặt nạ cho da mụn bọc)

13. Application of cleansing cream begins on the client's:

a. Forehead   c. Chin

b. Cheeks   d. Neck

Thoa kem làm sạch da bắt đầu từ nơi nào của khách:

a.   Trán   c. Cằm

b.   Đôi má   d. Cổ

14. An ampere is a unit of electrical:
   a. Resistance   c. Strength
   b. Pressure   d. Tension

   Ampere (cường độ) là gì của đơn vị điện lực:
   a. Điện trở   *c. Độ mạnh*
   b. Sức ép   *d. Căng thẳng*

15. The spray machine is also called an atomizer, its serves to stimulate nerve endings and:
   a. Activate cell metabolism   c. Decrease circulation
   b. Unbroken capillaries   d. Destroy skin coloring

   Bình xịt phun hơi nước cất trộn dung dịch se da (astringent) gọi là atomizer, giúp kích thích thần kinh cuối và:
   a. Thúc đẩy sự biến hóa của tế bào   *c. Giảm sự tuần hoàn*
   b. Mạch máu nhỏ lành lặn   *d. Hủy diệt màu da*

16. Clients use drug in large quantities adversely affect the skin because they interfere the body's intake:
   a. Liquids   c. Oxygen
   b. Air   d. Water

   Khách dùng nhiều lượng thuốc để điều trị, bệnh ảnh hưởng xấu đến da vì chúng ngăn cản vào sự hấp thụ của:
   a. Chất lỏng   *c. Oxygen*
   b. Không khí   *d. Nước*

17. Use the carbonic gas spray in treating skin that is oily and:
   a. Combination skin   c. Couperose skin
   b. Aging skin   d. Acne skin

   Dùng bình xịt khí carbonic trong việc điều trị loại da dầu và:
   a. Da tổng hợp   *c. Da mỏng đỏ ửng*
   b. Da già   *d. Da mụn bọc*

18. When giving a facial for normal skin, Massage #1 usually follows:
   a. An astringent massage   c. Towel steaming
   b. A high frequency treatment   d. Infra-Red lamp treatment

   Khi làm facial cho da bình thường, massage #1 luôn làm theo cách:
   a. Massage với chất se da   *c. Khăn nóng xông hơi*
   b. Dòng điện cao tần   *d. Trị liệu bằng đèn hồng ngoại*

19. Proteins are composed of various combination of:
   a. Starches   c. Amino acids
   b. Vitamins   d. Carbohydrates

   Chất đạm được hình thành của sự kết hợp của:
   a. Tinh bột   *c. Amino acids*
   b. Chất bổ dưỡng   *d. Hợp chất chứa bột, đường, sợi cần cho cơ thể*

20. A physician specializing in skin disorders is:
   a. Physiologist   c. Psychologist
   b. Dermatologist   d. Psychiatrist

   Bác sĩ chuyên khoa về bệnh da là:
   a. Nhà sinh lý học   *c. Nhà tâm lý học*
   b. Dermatologist   *d. Bác sĩ tâm thần*

21. Custom mask is added to magnolia bark, lemon, radish, comfrey root and vitamin C for its:
    a. Astringent qualities
    c. Heating qualities
    b. Lubricate the skin
    d. Soft the skin
    Loại mặt nạ hỗn hợp được trộn với vỏ mộc lan, chanh, củ cải đỏ, cam thảo hoặc vitamin C để có:
    a. Tính se da (đóng lỗ chân lông)
    c. Tính nóng
    b. Trơn da
    d. Mềm da

22. Massage promotes warmth as the blood supply and circulation are:
    a. Reduced
    c. Maintained
    b. Stop temporary
    d. Increased
    Massage thúc đẩy sự ấm áp cho lượng máu cung cấp và sự tuần hoàn được:
    a. Giảm bớt
    c. Duy trì
    b. Ngừng tạm thời
    d. Gia tăng

23. During the disincrustation procedure, the positive pole of the galvanic current machine is held by:
    a. The client
    c. Not held at all
    b. The esthetician
    d. Not to be connected
    Trong suốt tiến trình làm tan dầu, điện cực dương (+) của dòng galvanic được nắm giữ bởi:
    a. Khách hàng
    c. Không giữ gì cả
    b. Thẩm mỹ viên
    d. Không được nối liền với máy

24. When treating couperose skin, it is importance to place the vaporizer:
    a. Further away than for other skin type
    c. About the same as normal skin
    b. Closer than for other skin types
    d. Enough to maintain hot temperature
    Khi điều trị cho loại da đỏ ửng, điều quan trọng đặt máy xông hơi:
    a. Xa hơn các loại da khác
    c. Cùng khoảng cách như da bình thường
    b. Gần hơn các loại da khác
    d. Đủ gần để duy trì độ nóng

25. To avoid back strain when sitting on a chair:
    a. Sit well back
    c. Lean against the side
    b. Sit forward
    d. Lean on the arms
    Để tránh đau lưng lúc ngồi lên ghế:
    a. Ngồi dựa lưng thẳng vào ghế
    c. Dựa vào cạnh bên ghế
    b. Ngồi ngã về phía trước
    d. Dựa vào chỗ để tay

26. Aromatherapy is primarily used in the salon to induce:
    a. Relaxation
    c. Stimulation
    b. Invigoration
    d. Excitement
    Hương liệu ban đầu được sử dụng trong salon để tạo:
    a. Thoải mái, dễ chịu
    c. Kích thích
    b. Hăng hái
    d. Sôi động

27. Skin compositions often contain hormones produced in the body's:
    a. Skeletal system
    c. Digestive system
    b. Glandular system
    d. Circulatory system
    Thành phần của da thường chứa kích thích tố tạo ra nơi nào trong cơ thể:
    a. Hệ thống bộ xương
    c. Hệ thống tiêu hóa
    b. Hệ thống các tuyến
    d. Hệ thống tuần hoàn

28. **Electrodes may be sanitized with:**
   a. **Boiling water**
   b. **70% alcohol**
   c. **Sulfur**
   d. **Boric acid**

   Các điện cực có thể khử trùng với:
   a. *Nước sôi*
   b. *Cồn 70%*
   c. *Lưu huỳnh*
   d. *Boric acid*

29. **A career in the field of merchandising requires the ability to:**
   a. **Be sensitive**
   b. **Communicate**
   c. **Teach**
   d. **Close the sale**

   Nghề nghiệp trong lãnh vực kinh doanh đòi hỏi khả năng:
   a. *Nhạy cảm*
   b. *Tiếp chuyện, đàm thoại*
   c. *Dạy học*
   d. *Bán được hàng*

30. **All activities attracting attention to the salon and creating in the public eye are classified as:**
   a. **Business**
   b. **Public service**
   c. **Salon planning**
   d. **Advertising**

   Tất cả hoạt động gây chú ý hấp dẫn đến salon và tạo cho nhiều người biết đến dịch vụ được xem là:
   a. *Buôn bán*
   b. *Phục vụ công cộng*
   c. *Kế hoạch cho tiệm*
   d. *Quảng cáo*

31. **The Victorian age was a period noted most:**
   a. **Restrictive and austere**
   b. **Elaborate and extravagant**
   c. **Carefree and open**
   d. **Colorful and joyous**

   Thời đại Nữ hoàng Victoria là thời kỳ được đánh dấu hầu như:
   a. *Nghiêm trị và khắc khe*
   b. *Trau chuốt và hoang phí*
   c. *Không quan tâm và cởi mở*
   d. *Màu sắc và vui vẻ*

32. **Skin having sufficient moisture and sebum is classified as:**
   a. **Combination skin**
   b. **Acne skin**
   c. **Normal skin**
   d. **Couperose skin**

   Làn da đủ độ ẩm và đủ lượng dầu được phân loại là:
   a. *Da tổng hợp*
   b. *Da mụn*
   c. *Da bình thường*
   d. *Da mụn đỏ ửng*

33. **Warm, melted wax paraffin is applied to the client's face and neck with:**
   a. **A brush**
   b. **Fingertips**
   c. **Cotton pad**
   d. **Gauze strips**

   Sáp paraffin làm ấm và chảy ra được trải lên mặt và cổ cho khách với:
   a. *Bàn chải (cây cọ)*
   b. *Đầu móng tay*
   c. *Miếng bông gòn*
   d. *Miếng gauze*

34. **Pumice powder, which works as a mild abrasive, is effective:**
   a. **Couperose**
   b. **Remove dead surface cells**
   c. **Facial mask**
   d. **Massage cream**

   Bột đá dùng như một chất mài nhẹ, có hiệu quả:
   a. *Mụn đỏ ửng*
   b. *Lấy đi tế bào chết*
   c. *Mặt nạ facial*
   d. *Kem massage*

35. Over-exertion and lack of rest often drain the body of its:

    a. Nervous system   **c. Vitality**

    b. Body odors   **d. Blood supply**

Sự rán sức quá độ và thiếu nghĩ ngơi thường dẫn đến cơ thể kiệt quệ về:

a. Hệ thống thần kinh   *c. Sinh lực*

b. Mùi hôi thân thể   *d. Cung cấp máu*

36. Wild ginger (coltsfoot) and mint tea are especially beneficial to skin that is:

    a. Couperose   **c. Acne blemished**

    b. Flaky   **d. Dehydrated**

Gừng hoang (chân ngựa con) và trà bạc hà đặc biệt giúp ích cho da, đó là:

a. Da đỏ ửng   *c. Mụn lở*

b. Vảy   *d. Da khô thiếu nước*

37. The more moveable attachment of a muscle is called the:

    a. Muscle   **c. Origin**

    b. Ligament   **d. Insertion**

Phần dính vào bắp thịt có thể chuyển động được gọi là:

a. Bắp thịt   *c. Gốc bắp thịt*

b. Dây chằng   *d. Ngọn bắp thịt*

38. The positive pole of the Galvanic current machine may be used for:

    a. Stimulating nerves   **c. Softening skin tissues**

    b. Increasing blood supply   **d. Closing the pores**

Cực dương của dòng điện Galvanic có thể được dùng để:

a. Kích thích thần kinh   *c. Mềm mô da*

b. Nâng lượng cung cấp máu   *d. Đóng lỗ chân lông*

39. Clove, thyme, sandalwood, sage, eucalystus, peppermint, and lavendar have actions that are:

    a. Antiseptic   **c. Aging**

    b. Stimulating   **d. Relaxing**

Đinh hương, thyme (xạ hương), trầm, húng quế (sage), khuynh diệp, bạc hà và oải hương (hồng tím) có:

a. Sát trùng   *c. Tuổi già*

b. Kích thích   *d. Thoải mái*

40. Rest and relaxation are necessary to prevent:

    a. Mental fatigue   **c. Rough skin**

    b. Poor eating habits   **d. Body odors**

Nghĩ ngơi và sự thoải mái là cần thiết để ngăn ngừa:

a. Mệt mỏi trí óc   *c. Da sần sùi*

b. Ăn uống kém   *d. Mùi hôi thân thể*

41. The system that affects the growth, reproduction, and health of the body is the:

    a. Endocrine system   **c. Nervous system**

    b. Digestive system   **d. None of the above**

Hệ thống ảnh hưởng đến sự phát triển, sinh sản, và sức khỏe của cơ thể là:

a. Hệ thống nội tiết   *c. Hệ thống thần kinh*

b. Hệ thống tiêu hóa   *d. Không có các câu trên*

42. An over-abundance of sebum produces and the follicle size in larger what type of skin:

a. Couperose

b. Oily

c. Dry

d. Normal

Chất dầu tiết ra quá độ, và cỡ lỗ chân lông lớn có ở loại da nào:

a. Da mụn đỏ ửng

b. Dầu

c. Khô

d. Bình thường

43. Normal skin can usually be kept in excellent condition if treatments are given:

a. Twice a year

b. Bi-weekly

c. Bi-monthly

d. Every three months

Loại da bình thường luôn giữ trong tình trạng tốt nếu điều kiện chữa trị được làm:

a. Hai lần trong 1 năm

b. Hai tuần 1 lần

c. Hai tháng 1 lần

d. Mỗi 3 tháng 1 lần

44. "Bloom" and "Slip" are terms used to decribe qualities found in:

a. Moiturizing cream

b. Cleansing cream

c. Face powder

d. Lipstick

"Rực rỡ" và "Trơn mịn" là từ ngữ dùng để diễn tả thành phần tìm thấy trong:

a. Kem ẩm da

b. Kem sạch da

c. Phấn bột cho da mặt

d. Thỏi son môi

45. When walking or standing, flexed knees:

a. Correct flat feet

b. Prevent ingrown toenails

c. Prevent headaches

d. Act as shock absorbers

Lúc đang đi hoặc đứng, đầu gối uyển chuyển:

a. Giữ bàn chân phẳng

b. Đề phòng móng chân đâm khóe

c. Ngăn ngừa đau đầu

d. Hoạt động như một lò xo nhún

46. The jelly like substance called protoplasm is:

a. Tan in color

b. Yellow in color

c. White in color

d. Colorless

Một dạng như jelly (chất dẽo trong suốt) được gọi nguyên sinh chất là:

a. Màu rám da

b. Màu vàng vàng

c. Màu trăng trắng

d. Không màu

47. The central nervous system is composed of the brain and:

a. Sensory nerves

b. Muscles

c. Spinal cord

d. Heart

Hệ thống trung khu thần kinh do sự phối hợp của não bộ và:

a. Thần kinh cảm giác

b. Bắp thịt

c. Tủy sống

d. Quả tim

48. Facial treatments for mature or aging skin are similar to treatment for:

a. Couperose skin

b. Oily skin

c. Dry skin

d. Acne skin

Cách điều trị cho da lão hóa hoặc da tuổi già là giống như điều trị cho loại:

a. Da mụn đỏ ửng

b. Da dầu

c. Da khô

d. Da mụn bọc

www.levan900.net

49. To insure success, each client should be served as a/as:

a. Young woman

c. Complainer

b. Very Important Person (VIP)

d. Inferior

Để tạo sự thành công trong nghề nghiệp, mỗi người khách nên được phục vụ họ như là:

a. Người phụ nữ trẻ

c. Người than phiền

b. Người rất quan trọng

d. Người thấp kém, kẻ dưới

50. Disincrustation is not done on:

a. Normal skin

c. Protein skin

b. Oily skin

d. Dry skin

Cách làm tan dầu là không được thực hiện trên:

a. Da bình thường

c. Da có chất đạm (protein)

b. Da dầu

d. Da khô

51. A coating of crust or greasy scales on the skin is associated with:

a. Milia

c. Comedone

b. Seborrhea sicca

d. Cyst

Màng vảy cứng hoặc vảy dầu của da bị kết tụ do:

a. Mụn đầu trắng

c. Mụn đầu đen

b. Seborrhea sicca (tiết nhiều dầu)

d. Bướu nhỏ hơi đặc

52. The first step in successful selling in the salon is to:

a. Be aggressive

c. Discourage competition

b. Break down resistance

d. Sell yourself

Bước đầu tiên để thành công trong thương mãi ở tiệm là:

a. Mạnh dạn

c. Cạnh tranh yếu thế

b. Chế ngự sự khó khăn

d. Biểu lộ nét hay đẹp của chính mình

53. Color expert believe that colors used to decorate homes indicates occupants:

a. Financial status

c. Age bracket

b. Personality

d. Health

Chuyên gia về màu sắc tin rằng, màu thường để trang trí nhà cửa biểu lộ điều gì của nghề nghiệp:

a. Tình trạng tài chánh

c. Xếp hạng tuổi tác

b. Cá tính

d. Sức khõe

54. The reproduction of a human cell is a complex process called:

a. Direct division

c. Metabolism

b. Indirect division

d. Cellular repair

Sự tái sản xuất tế bào con người là một tiến trình phức tạp được gọi:

a. Phân chia trực tiếp (trực phân)

c. Biến hóa tế bào

b. Phân chia gián tiếp (gián phân)

d. Phục hồi tế bào

55. The massage best suited to acne skin is called:

a. Massage #1

c. Standard massage

b. Massage #2

d. Dr. Jacquet massage

Phương thức massage tốt nhất thích hợp cho loại da mụn bọc được gọi là:

a. Massage #1 (massage sạch da)

c. Massage theo tiêu chuẩn

b. Massage #2 (massage đẩy dung dịch vào da)

d. Massage của Dr. Jacquet

56. Saying or doing the right thing at the right time, in the right place without any offense is:

a. Inquisitiveness

b. Tactful

c. Assertiveness

d. Impatience

Nói hoặc làm điều đúng vào đúng thời điểm, đúng nơi mà không xúc phạm bất cứ điều gì là:

a. Tò mò

b. Tế nhị

c. Cương quyết

d. Thiếu kiên nhẫn

57. Use of good speech is vital to the art of:

a. Literature

b. Conversation

c. Fashion

d. Grooming

Dùng cách diễn đạt hay là sự sinh động liên hệ đến nghệ thuật:

a. Văn chương

b. Đàm thoại

c. Thời trang

d. Gọn gàng

58. The trifacial nerve (trigeminal) is the chief sensory nerve of the tongue, teeth, and:

a. Hand

b. Face

c. Chest

d. Arm

Giây thần kinh cảm giác và vận động điều khiển thần kinh cảm giác chính yếu của lưỡi, răng và:

a. Bàn tay

b. Mặt

c. Ngực

d. Cánh tay

59. When using cotton compresses with the infra-red lamp, place the lamp at a distance that will:

a. Slowly dry the compresses

b. Keep the compresses warm but moist

c. Quickly dry the compresses

d. Keep the compresses hot at all times

Khi dùng vải compresses đắp mặt và đèn hồng ngoại, đặt đèn ở một khoảng cách để:

a. Chậm khô compresses

b. Giữ cho compresses có độ ấm và ẩm

c. Nhanh khô compresses

d. Giữ compresses luôn luôn nóng

60. Removal of hair by the roots is called:

a. Epilation

b. Diathermy

c. Hypertrichosis

d. Hirsuties

Cách lấy lông tận gốc nang lông được gọi là:

a. Epilation

b. Cách thấu nhiệt

c. Bệnh nhiều lông

d. Lông mọc dày, nhiều ở mặt, cánh tay và chân

61. The thickest skin on the human body can be found on the soles of the feet and thinnest skin on:

a. Cheeks

b. Arms

c. Eyelids

d. Forehead

Chỗ da dày nhất của trên thân thể con người được tìm thấy ở gót chân và da mỏng nhất trên:

a. Đôi má

b. Cánh tay

c. Mí mắt

d. Trán

62. Pads, sponges and compresses must be at a comfortable temperature to avoid:

a. Deterioration

b. Shocking the client

c. Stretching

d. Body rejection

Miếng lau, xốp lau, và vải compresses đắp mặt nên giữ ở nhiệt độ thích hợp để tránh:

a. Sự hư hại

b. Người khách giật mình

c. Duỗi ra

d. Phản ứng của cơ thể

63. The pigment that gives red blood cells their color is:

a. Melanocytes

b. Oxygenation

c. Hemoglobin

d. Carotene

Sắc tố để tế bào máu có màu đỏ là:

a. Chất màu có trong chân tóc

b. Trung hòa oxygen

c. Hemoglobin

d. Chất vitamin A

64. Electrodes act in the same manner as:

a. Rectifier

b. Insulators of electricity

c. Conductors of electricity

d. Converters of electricity

Điện cực hoạt động trong cùng một phương cách như:

a. Bộ đổi điện từ AC sang DC

b. Chất cách điện

c. Chất dẫn điện

d. Bộ đổi điện từ D.C sang A.C

65. Organic chemistry is the study of all substances containing:

a. Carbon

b. Water

c. Air

d. Lead

Hóa học hữu cơ là môn học của tất cả các chất chứa:

a. Than

b. Nước

c. Không khí

d. Chì

66. Massage sometimes relieves pain by promoting muscles:

a. Tension

b. Relaxation

c. Stimulation

d. Tightness

Đôi khi massage làm giảm đau do cách làm tăng tiến bắp thịt:

a. Căng thẳng

b. Thoải mái

c. Sự kích thích

d. Chặt chẽ

67. Which electrode is used first on client's skin when using galvanic current:

a. Positive electrode

b. Faradic electrode

c. Negative electrode

d. It does not matter

Điện cực nào được sử dụng đầu tiên trên da khách với dòng điện galvanic:

a. Điện cực dương

b. Điện cực Faradic

c. Điện cực âm

d. Không liên quan gì

68. An astringent lotion is applied after tweezing the eyebrows in order to:

a. Relax the skin

b. Expand the skin

c. Contract the skin

d. Stimulate the skin

Dung dịch làm se da được thoa lên sau khi dùng nhíp nhổ lông mày để:

a. Cho da thư giãn

b. Trãi rộng da

c. Co da lại

d. Kích thích da

69. A client will show loyalty and respect to an esthetician who is:

a. Depressed

b. Dependable

c. Loud

d. Overly familiar

Khách hàng biểu lộ sự trung thành và kính trọng với thẩm mỹ viên, là người thợ:

a. Chán nản

b. Đáng tin cậy

c. Ồn ào

d. Quá thân mật

70. **Keratin provides resiliency and protection to the skin, it contains:**
   a. Protein   **c. Muscles**
   b. Bone   **d. Nerves**
   Chất sừng cung cấp sự bền bỉ và bảo vệ da, chứa:
   a. Chất đạm   *c. Bắp thịt*
   b. Xương   *d. Thần kinh*

71. **The substance dissolved in the making of a solution is called:**
   a. Solvent   **c. Element**
   b. Compound   **d. Ointment**
   Chất liệu hòa tan để tạo thành một dung dịch được gọi:
   a. Dung môi   *c. Nguyên tố*
   b. Hợp tố   *d. Chất mỡ đặc*

72. **Removal of a client's lip color starts at:**
   a. Inside corner   **c. Center**
   b. Thickest part   **d. Outside corner**
   Lau sạch son môi cho khách hàng bắt đầu từ:
   a. Góc trong đi ra   *c. Giữa*
   b. Vùng dày nhất   *d. Góc ngoài đi vào*

73. **The infra-red lamp and ice cube should never be used on skin that has:**
   a. Acne blemishes   **c. Broken capillaries**
   b. Oil dry skin   **d. Combination skin**
   Đèn hồng ngoại và đá cục nhỏ không bao giờ sử dụng trên da có:
   a. Da có mụn bị lở   *c. Da mỏng có mạch máu vỡ*
   b. Da dầu hơi khô   *d. Da tổng hợp*

74. **An ingredient used in masks having mild antiseptic and astringent properties is:**
   a. Sulfur   **c. Zinc oxide**
   b. Magnesium   **d. Glycerine**
   Nguyên liệu sử dụng trong mặt nạ có chất sát trùng nhẹ và có đặc tính se da là:
   a. Lưu huỳnh cho mặt nạ da mụn bọc *c. Oxýt kẽm*
   b. Magnesium   *d. Chất dầu nhờn*

75. **Pigment that give a yellow tone to the skin are:**
   a. Hemoglobin   **c. Carotene**
   b. Melanin   **d. Melanocytes**
   Sắc tố làm cho da có màu vàng là:
   a. Tuyến giáp trạng tạo sắc đỏ trong máu   *c. Chất carotene chứa vitamin A*
   b. Chất màu   *d. Chất màu dưới chân lông*

76. **The suction machine is usually used on small sections of the face to treat:**
   a. Oily skin   **c. Regular skin**
   b. Blemished skin   **d. Combination skin**
   Máy hút sạch lỗ chân lông thường thường dùng trên những vùng nhỏ của da mặt để chữa trị:
   a. Da dầu   *c. Da bình thường*
   b. Da có mụn lở   *d. Da tổng hợp*

77. The layer of epidermis constantly shedding and replacing itself is the:

a. Clear layer   c. Inner layer

b. Horny layer   d. Granular layer

Lớp da ngoài bong rụng ra thường xuyên và được tự thay thế là:

a. *Lớp trong suốt*   c. *Lớp bên trong*

b. *Lớp sừng*   d. *Lớp hạt*

78. Solvent that readily mix are considered to be:

a. Immiscible   c. Incompatible

b. Miscible   d. Volatile substance

Chất dung môi mà dễ dàng pha trộn được xem là:

a. *Chất không thể trộn lẫn*   c. *Không thích hợp*

b. *Miscible (có thể trộn lẫn)*   d. *Chất dễ bay hơi*

79. The most common pollutants in the air. It contains carbon dioxide, ammonia called:

a. Sulfur   c. Nitrogen

b. Oxygen   d. Hydrogen

Hầu hết các chất ô nhiễm trong không khí có chứa khí độc carbon, mùi ammonia là:

a. *Lưu huỳnh*   c. *Nitrogen*

b. *Oxygen*   d. *Hydrogen*

80. The Wood's lamp uses:

a. Tesla rays   c. Violet rays

b. Heat rays   d. Infra-red rays

Đèn Wood xử dụng:

a. *Tia Tesla*   c. *Tia Tím*

b. *Tia nhiệt*   d. *Tia hồng ngoại*

81. Use of the negative pole of the galvanic current will result in:

a. Acid reaction   c. Harden tissues

b. Akaline reaction   d. All of the above

Xử dụng cực âm của dòng galvanic tạo kết quả:

a. *Phản ứng acid*   c. *Co chặt các mô*

b. *Phản ứng kiềm (akaline)*   d. *Tất cả các câu trên*

82. Couperose skin is particularly sensitive to:

a. Kaolin powder   c. Mint tea

b. Coltsfoot   d. Extreme temperatures

Loại da mỏng đỏ ửng đặc biệt nhạy cảm với:

a. *Bột đất sét trắng*   c. *Trà bạc hà*

b. *Coltsfoot (gừng hoang có bông vàng)*   d. *Nhiệt độ quá nóng*

83. The width of the ideal oval face measures approximately:

a. 1/2 the length of the face   c. The length of the face

b. 3/4 the length of the face   d. 3/8 the length of the face

Chiều ngang thích hợp của khuôn mặt trái xoan lý tưởng bằng:

a. *1/2 chiều dài khuôn mặt*   c. *Chiều dài của khuôn mặt*

b. *3/4 chiều dài của khuôn mặt*   d. *3/8 chiều dài của khuôn mặt*

84. **When cleansing the skin, it is advisable to use gentle:**
   a. **Upward movement**
   c. **Downward movement**
   b. **Rotary movement**
   d. **Petrissage movement**
   Khi làm sạch da mặt, được khuyên dùng tác động nhẹ nhàng:
   a. Chuyển động hướng đi lên
   c. Chuyển động kéo xuống
   b. Chuyển động xoay xoay
   d. Chuyển động nhồi bóp

85. **Mask application usually begins on the client's:**
   a. **Forehead**
   c. **Chin**
   b. **Cheeks**
   d. **Neck**
   Đắp mặt nạ thường thường bắt đầu chỗ nào trên người khách:
   a. Trán
   c. Cằm
   b. Đôi má
   d. Cổ

86. **Eyepads are made by using a piece of cotton which its size is:**
   a. **3 ½ inches by 3 ½ inches**
   c. **2 ½ inches by 2 ½ inches**
   b. **2 ½ inches by 4 ½ inches**
   d. **4 inches by 4 inches**
   Miếng bông gòn được làm để che bảo vệ mắt cỡ khoảng:
   a. Cạnh 3 ½ x 3 ½ inches
   c. Cạnh 2 ½ x 2 ½ inches
   b. Cạnh 3 ½ x 4 ½ inches
   d. Cạnh 4 x 4 inches

87. **When using the Wood's lamp, pigmentation and dark spots on the skin will be visible as:**
   a. **Green areas**
   c. **Brown areas**
   b. **White spots**
   d. **Blue areas**
   Khi dùng đèn Wood, chất màu ở da và đốm đậm trên da có thể thấy được là:
   a. Mảng da màu xanh lá
   c. Mảng da màu nâu
   b. Đốm trắng
   d. Mảng da màu xanh biển

88. **When using the Wood's lamp, normal skin appears blue-white and dehydrated skin appears:**
   a. **Brown**
   c. **Green areas**
   b. **Pink**
   d. **Light violet**
   Khi xử dụng đèn Wood, da bình thường hiện lên màu xanh-trắng và da khô thiếu nước hiện lên:
   a. Màu nâu
   c. Những vùng màu xanh lá
   b. Màu hồng
   d. Tím nhạt

89. **Vaccination is effective against whooping cough, tephoid fever, tetanus, and:**
   a. **Measles**
   c. **Scabies**
   b. **Common colds**
   d. **Ringworms**
   Tiêm chủng ngừa có hiệu quả chống lại bệnh ho gà, bệnh thương hàn, phong đòn gánh và:
   a. Bệnh sởi
   c. Ghẻ ngứa
   b. Cảm lạnh
   d. Nấm vòng tròn

90. **The recognition of disease from its symptoms is:**
   a. **Etiology**
   c. **Diagnosis**
   b. **Prognosis**
   d. **Subjective**
   Nhận ra căn bệnh từ triệu chứng là:
   a. Nguyên nhân bệnh
   c. Chẩn đoán
   b. Tiên đoán
   d. Chủ quan

91. Salon temperature should be kept at about:

a. 60 degrees F

b. 65 degrees F

c. 70 degrees F

d. 75 degrees F

Nhiệt độ ở tiệm nên được giữ điều hòa khoảng:

a. 60 độ F

b. 65 độ F

c. 70 độ F

d. 75 độ F

92. The process by which water-soluble products are forced into the unbroken skin using a galvanic is called:

a. Cataphoresis

b. Anaphoresis

c. Disincrustation

d. Iontophoresis

Tiến trình đẩy chất kem hòa tan vào làn da lành lặn bằng cách dùng dòng điện galvanic được gọi là:

a. Điện cực dương

b. Điện cực âm

c. Tan dầu

d. Iontophoresis

93. The horseshoe-shaped electrode is:

a. Mushroom-shaped electrode

b. Held by the client

c. Held by the esthetician

d. All of the above

Điện cực hình móng ngựa là:

a. Điện cực hình nấm

b. Giữ trong tay khách

c. Cầm giữ trong tay thợ

d. Tất cả các câu trên

94. Gauze is used primarily to fruit mask and hot oil facial mask:

a. Hold the facial mask together

b. Allow the skin to breathe

c Keep the mask sterile

d. Permit the client to see better

Miếng gauze (vải mỏng thưa) trước tiên được dùng để cho mặt nạ trái cây và cho mask dầu ấm:

a. Giữ cho chất liệu của mặt nạ kết dính nhau

b. Giúp cho làn da thở được

c. Giữ cho mặt nạ vô trùng

d. Giúp cho khách nhìn thấy dễ hơn

95. A child's growth can be retarded, and an adult can loose weight as a result of a lack of:

a. Fats

b. Proteins

c. Ascorbic acid

d. Alkaline

Sự tăng trưởng của trẻ em bị chậm lại và người lớn mất trọng lượng là kết quả thiếu chất:

a. Chất béo

b. Chất đạm

c. Dạng vitamin C có trong trái cây và rau

d. Alkaline (kiềm)

96. The positive pole of the galvanic current may be used to:

a. Close the pores

b. Soften tissues

c. Increases the blood supply

d. Stimulates the nerves

Điện cực dương của dòng điện galvanic có thể được dùng:

a. Đóng lỗ chân lông

b. Làm mềm các mô

c. Tăng lượng cung cấp máu

d. Kích thích thần kinh

97. A substance that resists the passage of an electrical current is known as:

a. Conductor

b. Insulator

c. Converter

d. Rectifier

Một chất liệu chống lại đi qua của một dòng điện được biết là:

a. Chất dẫn điện

b. Chất ngăn điện

c. Biến điện từ DC sang AC

d. Biến điện từ AC sang DC

98. The infra-red lamp may be left on during the massge #2 for normal skin facials after that treatment mask such as wax mask can left on for:

a. 5 minutes

b. 5 – 7 minutes

c. 10 minutes

d. 15 minutes

Đèn hồng ngoại có thể rọi trong lúc làm massge #2 cho da loại da bình thường sau đó đắp mặt nạ như loại mặt nạ sáp có thể giữ trên da mặt khoảng:

a. 5 phút

b. 5 – 7 phút

c. 10 phút

d. 15 phút

99. The process of forcing acidic substances into deeper tissues using galvanic current from the positive toward the negative pole is called:

a. Anaphoresis

b. Cataphoresis

c. Ionization (iontophoresis)

d. Tesla current

Tiến trình đẩy dung dịch acid vào mô da sâu hơn bằng cách dùng dòng điện galvanic từ cực dương tiến về cực âm gọi là:

a. Anaphoresis (cực âm đẩy chất kiềm vào da)

b. Cataphoresis

c. Ionization (iontophoresis) đẩy kem hòa tan vào da

d. Dòng cao tần Tesla

100. The process of forcing liquid into the tissues from the negative toward the positive pole is called:

a. Fadaric current

b. Sinusoidal current

c. Anaphoresis

d. Cataphoresis

Tiến trình đẩy dung dịch trong mô da từ cực âm tiến về cực dương được gọi là:

a. Dòng điện fadaric (điện kích thích các tuyến, cực tăng tuần hoàn, thải độc tố.

b. Dòng điện sinusoidal (điện co thắt các cơ, sâu hơn, ít ngứa thích hợp người nhút nhác)

c. Anaphoresis (đẩy dung dịch kiềm vào mô da)

d. Cataphoresis (cực dương đẩy acid vào mô da)

ESTHETICIAN EXAMINATION 8

1. **All the following are known for their emollient qualities except:**
   - a. Comfrey root
   - b. Hollyhock, aloe
   - c. Almond, olive leaves
   - d. Ginseng, eucalyptus

   Những chất sau đây được biết có chất nhờn ngoại trừ:
   - *a. Rễ cam thảo*
   - *b. Cây thúc quỳ hồng, lô hội*
   - *c. Quả hạnh, lá cây olive*
   - *d. Sâm, khuynh diệp*

2. **Which mask would be least likely to produce a claustrophobia reaction:**
   - a. Clay
   - b. Wax
   - c. Jelly
   - d. Paste

   Mặt nạ nào ít tạo ra phản ứng khó chịu, ngột ngạt:
   - *a. Đất sét*
   - *b. Sáp*
   - *c. Chất dẽo jelly*
   - *d. Sền sệt*

3. **Which of the following is a good reason to recommend products for home use:**
   - a. Supply client with proper product
   - b. Increase productivity and income
   - c. Teach client to use products correctly
   - d. All of the above

   Một trong những lý do chính để khuyến khích dùng sản phẩm ở nhà:
   - *a. Cung cấp khách hàng đúng sản phẩm*
   - *b. Tăng sản phẩm và tăng thu nhập*
   - *c. Hướng dẫn khách dùng sản phẩm đúng cách*
   - *d. Tất cả các câu trên*

4. **On which skin condition would you not use the electric brushes:**
   - a. Acne
   - b. Couperose
   - c. Rosacea
   - d. All of these

   Loại da nào không nên sử dụng bàn chãi điện:
   - *a. Mụn bọc*
   - *b. Da vỡ mạch máu*
   - *c. Nghẽn máu ở má và mũi*
   - *d. Tất cả các câu trên*

5. **Rhinoplasty is surgery involving the:**
   - a. Mouth
   - b. Nose
   - c. Eyes
   - d. Complete face lift

   Rhinoplasty là cách giải phẫu liên quan đến:
   - *a. Miệng*
   - *b. Mũi*
   - *c. Mắt*
   - *d. Căng da mặt*

6. **The disinfectant solution used in the salon must be:**
   - a. F.D.A approved
   - b. M.S.D.S registered
   - c. E.P.A. registered
   - d. All of the above

   Dung dịch diệt trùng ở tiệm phải:
   - *a. Chấp thuận của F.D.A*
   - *b. Chuẩn nhận M.S.D.S (dữ kiện an toàn vật liệu)*
   - *c. Chuẩn nhận cơ quan bảo vệ môi trường (E.P.A)*
   - *d. Tất cả câu trên*

7. The disinfectant container must:
   a. **Hold enough solution to immerse tools**
   b. **Be plastic or glass**
   c. **Be covered**
   d. **All of the above**

   Hộp chứa dung dịch diệt trùng phải:
   a. Chứa đủ dung dịch nhúng chìm dụng cụ
   b. Nhựa hoặc thủy tinh
   c. Đậy kín lại
   d. Tất cả các câu trên

8. Disinfectant solutions may be any of these except:
   a. **EPA registered disinfectant**
   b. **Soap & water**
   c. **Alcohol**
   d. **Quats**

   Dung dịch diệt trùng có thể có bất cứ những điều sau đây ngoại trừ:
   a. Chất diệt trùng được chuẩn nhận EPA
   b. Xà phòng và nước
   c. Cồn
   d. Quats

9. To dispose alcohol you should:
   a. **Pour it down the drain**
   b. **Let it evaporate**
   c. **Treat as a hazardous waste**
   d. **Double seal in plastic bag and place in trash can**

   Cồn vứt bỏ bạn nên:
   a. Đổ xuống ống rút nước
   b. Để cho nó bay hơi
   c. Xử lý như là chất thải độc hại
   d. Bọc 2 lớp bao nhựa và đặt vào thùng rác

10. The disinfectant use must have .... capabilities:
    a. **Fungicidal**
    b. **Bactericidal**
    c. **Virucidal**
    d. **All of the above**

    Chất diệt trùng phải có khả năng:
    a. Diệt nấm
    b. Diệt vi trùng
    c. Diệt siêu vi khuẩn
    d. Tất cả các câu trên

11. The purpose of having a lid on the disinfectant container is to:
    a. **Keep it from evaporating**
    b. **Keep it free from contamination**
    c. **Both a and b**
    d. **None of above**

    Mục đích dùng nắp đậy hộp diệt trùng là:
    a. Giữ khỏi bay khơi
    b. Giữ tránh nhiễm bẩn
    c. Cả hai câu a và b
    d. Không có câu nào ở trên

12. After a client has had a chemical depilatory, there should be a .... wait to wax:
    a. **One week**
    b. **Two/three weeks**
    c. **Until skin hardens**
    d. **Both a and b**

    Sau khi khách hàng dùng hóa chất lấy lông, cần nên đợi bao lâu mới dùng sáp (wax):
    a. Một tuần
    b. Hai/ ba tuần
    c. Cho đến khi da cứng lại
    d. Cả hai a và b

13. When preparing to tweeze the eyebrows, it is correct to:
    a. **Apply heat to brow**
    b. **Clean with cleanser**
    c. **Pull against direction of the hair growth**
    d. **Both a and b**

    Khi chuẩn bị nhổ lông mày bằng nhíp, cách đúng nhất là:
    a. Đắp ấm chân mày
    b. Chất thuốc rữa làm sạch
    c. Nhổ ngược hướng lông mọc
    d. Cả hai a và b

14. The correct techniques to employ when tweezing include all EXCEPT:

    a. Hold the skin tight

    b. Place tweezers at the base of the hair

    c. Pull against the growth of the hair

    d. Use antiseptic when finished

Các phương pháp dùng nhíp nhổ đều đúng ngoại trừ:

a. Giữ da chặc

b. Đặt nhíp ở chân lông

c. Kéo ngược chiều lông mọc

d. Dùng sát trùng khi nhổ xong

15. All of the following statements are true EXCEPT:

    a. Use a pointed tweezers

    b. Used tweezer that has been disinfected

    c. When tweezing pull quickly

    d. Cover the eye with eye pads

Tất cả những câu đây là đúng ngoại trừ:

a. Dùng nhíp nhọn

b. Dùng nhíp phải được diệt trùng

c. Lúc nhổ giật nhanh

d. Dùng miếng che phủ mắt

16. When using a hot wax to remove unwanted hair, wax that is tested:

    a. As hot as client can suffer

    b. Warm to the wrist

    c. Spread evenly

    d. Cool

Khi dùng sáp nóng để lấy lông lộn xộn, sáp dùng phải được thử:

a. Người khách chịu nóng được

b. Ấm ở cổ tay

c. Trãi đều

d. Mát

17. The esthetician will use the carbonic gas spray in treating skin that is oily and:

    a. Combination

    b. Aging

    c. Acne

    d. Couperose

Thợ thẩm mỹ dùng bình xịt khí carbonic để chữa trị da dầu và:

a. Da tổng hợp

b. Da tuổi già

c. Mụn bọc

d. Da vỡ mạch máu

18. The purpose of applying an antiseptic to the tweezed/waxed is to:

    a. Prevent infection

    b. Close the pores

    c. Sooth the skin

    d. All of these

Mục đích thoa chất sát trùng lên chỗ nhổ lông bằng nhíp hoặc bằng sáp là:

a. Ngăn ngừa nhiễm trùng

b. Đóng lỗ chân lông

c. Êm dịu da

d. Tất cả các câu trên

19. To cleanse the skin prior to waxing use:

    a. Soap cleanser

    b. Soapless cleanser

    c. Lanolin

    d. Emollient cream

Để làm sạch da trước khi giật (tẩy) lông bằng sáp:

a. Xà phòng làm sạch

b. Chất làm sạch xà phòng không bọt

c. Chất nhờn

d. Kem mềm da

20. An esthetician may do all these services except:

    a. Apply glycolic acid 20%

    b. Apply eyelash and eyebrow tint

    c. Dermal light, heat ray

    d. Tesla current (high frequency)

Thợ thẩm mỹ có thể làm tất cả những việc ngoại trừ:

a. Thoa thuốc lột da glycolic acid 20%

b. Nhuộm lông mi và lông mày

c. Đèn dermal, tia nhiệt

d. Dòng điện Tesla (cao tần)

21. **Esthetician licenses are to be renewed:**
   a. **Every two years from date issued**
   b. **Every year from date issued**
   c. **When the establishment license is renewed**
   d. **When the notice is received**

   Giấy phép thợ thẩm mỹ được tái cấp phát:
   a. Cứ mỗi hai năm từ ngày được cấp
   b. Mỗi năm từ ngày được cấp
   c. Lúc giấy phép tiệm gia hạn
   d. Khi thông báo được nhận

22. **The sanitary maintenance area for esthetician is to be cleaned:**
   a. **At the end of the day**
   b. **When visibly dirty**
   c. **After each client**
   d. **As needed**

   Bảo quản vệ sinh chỗ làm việc của thợ thẩm mỹ phải giữ sạch sẽ:
   a. Lúc cuối ngày
   b. Khi thấy dơ
   c. Sau mỗi người khách
   d. Lúc cần thiết

23. **Client record card are used to:**
   a. **Record first service for customer**
   b. **Products sold to customer**
   c. **Reaction to services**
   d. **All of the above**

   Lập hồ sơ (lập tu) cho khách được dùng để:
   a. Ghi hồ sơ phục vụ khách từ lần đầu tiên
   b. Sản phẩm đã bán cho khách
   c. Những phản ứng về việc phục vụ
   d. Tất cả các câu trên

24. **The gas produced by the tesla current (high-frequency) is:**
   a. **Odorless**
   b. **Ozone**
   c. **Thermal**
   d. **All of the above**

   Chất khí tạo ra từ dòng điện Tesla (dòng cao tần) là:
   a. Không mùi
   b. Màng khí quyển
   c. Nhiệt
   d. Tất cả các câu trên

25. **The dermal light are used for:**
   a. **Therapeutic treatments**
   b. **Specific treatments**
   c. **All skin types**
   d. **Only for oily skin**

   Đèn dermal được dùng cho:
   a. Chữa trị tổng quát
   b. Điều trị đặt biệt
   c. Tất cả các loại da
   d. Chỉ cho da dầu

26. **When using the dermal lights you must always do all of these except:**
   a. **Use eye pads**
   b. **Use a skin creame or tonic**
   c. **Use correct distance**
   d. **Use correct time**

   Khi dùng đèn dermal bạn phải luôn luôn làm tất cả các việc sau đây, ngoại trừ:
   a. Dùng miếng che mắt
   b. Dùng kem thoa da hoặc chất dưỡng da
   c. Giữ đúng khoảng cách
   d. Dùng đúng thời lượng

27. **The ultra violet rays of the sun are called cold invisible rays:**
   a. **Solar spectrum (visible rays)**
   b. **Invisible heat rays**
   c. **Infra-red rays**
   d. **Tonic & germicidal**

   Tia cực tím của mặt trời được gọi là tia lạnh không thấy được:
   a. Quang phổ mặt trời (tia thấy được)
   b. Tia nhiệt không thấy được
   c. Tia hồng ngoại
   d. Tia bổ ích và diệt trùng

28. The light ray beyond the violet, also known as actinic rays (shortest and least penetrating rays) is the:
a. Red
c. Green
b. White
d. Ultra-violet

Tia sáng ở bên kia tia tím, được biết là tia actinic (tia ngắn và ít xâm nhập) là:
a. Đỏ
c. Xanh lá cây
b. Trắng
d. Cực tím

29. The metal name of the bulb that produces the visible light is the:
a. Sylvania electric
c. Tungsten
b. General electric
d. All of the above

Tên kim loại của bóng đèn tạo nguồn sáng thấy được là:
a. Điện Sylvania
c. Tungsten
b. Điện General
d. Tất cả các câu trên

30. Which one of the following is 'pinkeyes':
a. Pertussis
c. Purulent conjunctivitis
b. Pediculosis
d. Pharyngitis

Điều nào theo sau đây diễn tả bệnh 'pinkeyes':
a. Ho gà
c. Viêm mắt cấp tính lây lan có mủ
b. Chí rận
d. Viêm ống thực quản

31. Erogonomic is the term used to describe:
a. Correct posture in the work place
c. Economics in the work place
b. How to make money
d. None of these

Erogonomic là từ dùng để diễn tả:
a. Tư thế đứng, ngồi đúng cách trong công việc
c. Kinh tế học trong công việc
b. Làm thế nào để kiếm tiền
d. Không có các câu trên

32. One of these is an air borne virus:
a. Scabies
c. Varicella
b. Pinkeyes
d. Impetigo

Một trong số các loại dưới đây có siêu vi khuẩn sống trong không khí:
a. Ghẻ ngứa
c. Thủy đậu
b. Pinkeyes (viêm mắt cấp tính)
d. Ghẻ lở

33. All of the following are viruses except:
a. Common cold
c. Herpes simplex
b. Hepatitis A
d. Impetigo

Tất cả những loại sau đây là siêu vi khuẩn ngoại trừ:
a. Cảm lạnh
c. Nóng nổi mụt
b. Viêm gan A
d. Ghẻ lở

34. One of the following is classified as a vector:
a. Lice
c. Impetigo
b. Ringworm
d. Herpes

Một trong các loại sau đây được xem như là vật trung gian:
a. Chí
c. Ghẻ lở
b. Nấm vòng mụn nước
d. Nóng nổi mụt do virus

35. One of these is classified as bacteria:

   a. Lice
   b. Ringworm

   c. Impetigo
   d. Herpes

Một trong số sau đây được phân loại như là vi trùng:
a. Chí
b. Nấm vòng, mụn nước

c. Ghẻ lở (impetigo)
d. Nóng nổi mụt do virus

36. One of these is classified as fungus:

   a. Lice
   b. Ringworm

   c. Impetigo
   d. Herpes

Một trong các loại sau đây được phân loại như là nấm:
a. Chí
b. Ringworm

c. Ghẻ lở
d. Nóng nổi mụt

37. You can transfer AIDS disease by contact with infected person:

   a. Sex or contact with body fluids
   b. Breathing in the same air

   c. Sharing equipment at work place
   d. All of the above

Bạn có thể lan truyền bệnh AIDS do tiếp xúc với người có bệnh qua:
a. Sex hoặc tiếp xúc qua chất dịch cơ thể
b. Thở trong cùng không khí

c. Dùng chung dụng cụ ở nơi làm việc
d. Tất cả các câu trên

38. Which agency is responsible for making sure the workplace is safe:

   a. EPA (Environment Protection Agency)
   b. FDA (Food and Drug Administration)

   c. OSHA (Occupational Safety & Health Administration)
   d. Board of Barbering and Cosmetology

Cơ quan nào có trách nhiệm xem xét về những nơi làm việc được an toàn:
a. EPA (Cơ quan bảo vệ môi trường)
b. FDA (Quản trị thực phẩm và thuốc)

c. OSHA (Quản trị an toàn nghề nghiệp và sức khỏe)
d. Hội đồng thẩm mỹ

39. Chemical effects are also produced and electric is passed through the tissues and fluid of the body:

   a. Faradic (muscle contraction)
   b. Sinusoidal (tone the muscle)

   c. Galvanic
   d. Tesla

Ảnh hưởng hóa học tạo ra và dòng điện được truyền qua các mô và chất dịch của cơ thể:
a. Faradic (co thắt bắp thịt)
b. Sinusoidal (săn chắc bắp thịt)

c. Dòng điện Galvanic (cực âm và dương)
d. Dòng điện cao tần Tesla (high- frequency)

40. The thermal current (produce heat) is the:

   a. Faradic
   b. Sinusoidal

   c. Galvanic
   d. Tesla (high frequency)

Dòng điện nóng (tạo nhiệt) là:
a. Faradic
b. Sinusoidal

c. Galvanic
d. Dòng tesla (dòng điện cao tần)

41. Another name for the high frequency current is the:

   a. Faradic
   b. Sinusoidal

   c. Galvanic
   d. Tesla

Một tên khác của dòng điện cao tần là:
a. Faradic (co thắt bắp thịt)
b. Sinusoidal (săn chắc bắp thịt)

c. Dòng điện galvanic
d. Tesla

42. Fadaric and sinusoidal current that produces mechanical contractions in muscles and :

a. Thermal in reaction

b. Soothes and stimulates the nerves

c. Chemical in reaction

d. Decreases glandular activity

Dòng điện fadaric và sinusoidal có tính cơ học tạo co thắt trong bắp thịt và:

a. Phản ứng nhiệt

b. Êm dịu và kích thích thần kinh

c. Phản ứng hóa học

d. Giảm hoạt động các tuyến

43. If a client has had cosmetic surgery how long should you wait to give facial treatment?

a. Two weeks

b. Four weeks

c. Six weeks

d. With doctor's clearance

Nếu người khách vừa giải phẩu thẩm mỹ bạn cần phải đợi bao lâu để điều trị da mặt:

a. Hai tuần

b. Bốn tuần

c. Sáu tuần

d. Cho phép của bác sĩ

44. Tinea is the medical term for:

a. Warts

b. Freckles

c. Itching

d. Ringworm

Tinea là từ y khoa của:

a. Mụn cóc

b. Tàn nhang

c. Ngứa

d. Mụn nước vòng tròn

45. The minimum distance for the red dermal light is:

a. 10 inches

b. 15 inches

c. 24 inches

d. 30 inches

Khoảng cách tối thiểu đối với đèn đỏ dermal là:

a. 10 inch

b. 15 inch

c. 24 inch

d. 30 inch

46. While working on a client you notice the client has leucoderma on skin, you should:

a. Stop the service

b. Recommend client to see a doctor

c. Continue the service

d. Conceal with face powder

Trong khi làm cho khách bạn nên lưu ý, nếu khách có mảng trắng trên da, nên:

a. Ngưng phục vụ

b. Khuyên khách gặp bác sĩ

c. Tiếp tục phục vụ

d. Che phủ với phấn mặt

47. While doing extractions, what would you do to protect yourself from infection:

a. Wrap you fingers in tissue

b. Wear gloves

c. Both a and b

d. Apply alcohol 70%

Trong khi lấy mụn, bạn phải làm gì để bảo vệ nhiễm trùng cho chinh bạn:

a. Lấy tissue bọc ngón tay

b. Mang bao tay

c. Cả a và b

d. Thoa cồn 70%

48. When using a hard wax to remove hair, you would not need:

a. To test for heat

b. Muslin strips

c. Apply antiseptic lotion

d. To pre-clean

Khi dùng loại sáp cứng để lấy lông, bạn không cần:

a. Thử độ nóng

b. Vải mỏng muslin

c. Thoa dung dịch sát trùng

d. Làm sạch trước

49. The vapor mist from the steamer should be placed approximately_____from the face:

    a. **10 inches**   c. **24 inches**

    b. **16 inches**   d. **30 inches**

Luồng hơi nhiệt từ máy xông nên đặt khoảng cách thích hợp từ mặt là ....:

    a. 10 inch   *c. 24 inch*

    b. 16 inch   *d. 30 inch*

50. For a client with couperose, the steamer should be placed farther away so the mist is:

    a. **Less strong**   c. **Dispersed slower**

    b. **Cooler**   d. **More gentle**

Đối với khách có da vỡ mạch máu (couperose) máy xông hơi nên đặt xa hơn và luồng hơi xông:

    a. Yếu   *c. Chậm hơn*

    b. Mát hơn   *d. Nhẹ nhàng hơn*

51. If the steamer makes a gurgling sound or spurting water, this may indicate:

    a. **A malfunction**   c. **Over filling of the reservoir**

    b. **The wrong type water was used**   d. **Very old steamer machine**

Nếu máy xông hơi có tiếng động ồn ào, hoặc nước văng tung toé, đây là dấu hiệu:

    a. Sai tác dụng   *c. Nước quá đầy bình*

    b. Nước dùng không đúng   *d. Máy quá cũ*

52. The Wood's lamp uses a/an .... for its light source:

    a. **Tungsten**   c. **Light fluorescent bulb**

    b. **Ultra violet rays**   d. **Halogen light**

Đèn Wood dùng nguồn ánh sáng nào:

    a. Dây tungsten trong bóng   *c. Bóng đèn sáng trắng*

    b. Tia cực tím   *d. Đèn xe hơi*

53. When using the wood's lamp, dead cells, horny layer appear white spots and normal skin will appear:

    a. **Blue-white**   c. **Purple fluorescent**

    b. **Light violet**   d. **White fluorescent**

Khi dùng đèn Wood tế bào da chết, lớp da sừng hiện lên những đốm trắng và da bình thường sẽ hiện ra:

    a. Xanh- trắng   *c. Tím sậm*

    b. Tím nhạt   *d. Sáng trắng*

54. When using the wood's lamp, oily skin appear yellow or pink and thin dehydrated skin will appear:

    a. **White fluorescent**   c. **Bright fluorescent**

    b. **Purple fluorescent**   d. **Light violet**

Khi dùng đèn Wood, da dầu hiện màu vàng hoặc hồng và cho da mỏng thiếu nước sẽ hiện ra:

    a. Sáng trắng   *c. Sáng trắng mạnh*

    b. Tím sậm   *d. Tím nhạt*

55. When using the wood's lamp you need to be sure:

    a. **Not to touch the bulb**   c. **Not to allow it to get over heat**

    b. **To use eye pads**   d. **All of the above**

Khi dùng đèn Wood bạn cần phải xem xét chắc rằng:

    a. Không đụng bóng đèn   *c. Không để qua nóng*

    b. Dùng miếng che mắt   *d. Tất cả các câu trên*

56. The system of massage that balances the inner organs of the body is called:
- a. Phytotherapy
- b. Aromatherapy
- c. Reflexology
- d. Massage therapy

Sự xoa bóp có hệ thống làm cân bằng chức năng bên trong của cơ thể được gọi là:
- *a. Thảo mộc trị liệu*
- *b. Xoa bóp hương liệu*
- *c. Xoa bóp huyệt tay chân*
- *d. Xoa bóp trị liệu*

57. When using the system of reflexology it should not be done on clients with:
- a. Diabetes
- b. Couperose
- c. Heart & Circulatory problem
- d. Both a & c

Khi dùng phương pháp bấm huyệt tay chân, không nên làm trên người khách có:
- *a. Bệnh tiểu đường*
- *b. Da vỡ mạch máu*
- *c. Bệnh tim và tuần hoàn*
- *d. Cả a va`c*

58. The system of massage that helps move wasted and detoxifies the body is:
- a. Phytotherapy
- b. Aromatherapy
- c. Reflexology
- d. Lymphatic drainage massage

Phương thức massage giúp đẩy chất thải và loại độc tố cơ thể là:
- *a. Thảo mộc trị liệu*
- *b. Aromatheraphy (hương liệu điều trị)*
- *c. Xoa bóp huyệt tay chân*
- *d. Massage thông tuyến bạch huyết*

59. The flow of lymph comes from the pumping action of:
- a. The heart
- b. Muscular contraction
- c. Manual massage
- d. Machines

Dòng bạch huyết chạy đến từ tác dụng sức đẩy của:
- *a. Tim*
- *b. Co thắt bắp thịt*
- *c. Massage bằng tay*
- *d. Massage bằng máy*

60. When doing a lymph drainage massage the pressure of movement is:
- a. From insertion to origin
- b. Up and out
- c. Direction of lymph flow
- d. Hard effleurage

Khi massage thông tuyến bạch cầu sức ép chuyển động:
- *a. Từ ngọn đến gốc*
- *b. Hướng đi lên và ra ngoài*
- *c. Hướng của dòng bạch huyết*
- *d. Vuốt mạnh*

61. The amount of pressure used during a lymph drainage massage is:
- a. Light effeurage
- b. Medium petrissage
- c. Firm friction
- d. Heavy roll

Dùng sức ép thế nào trong lúc massage thông tuyến bạch huyết:
- *a. Động tác vuốt nhẹ*
- *b. Nhồi bóp vừa tay*
- *c. Chà sâu mạnh*
- *d. Lăn mạnh*

62. If a client feels nauseous or increases of urine flow during a lymth drainage massage, these are signs that:
- a. You need to quit
- b. Toxins are being removed
- c. The client should see a doctor
- d. The blood is flowing

Nếu người khách cảm thấy buồn nôn hoặc tăng lượng nước tiểu, đây là dấu hiệu mà:
- *a. Bạn cần phải ngưng*
- *b. Độc tố đang được lấy đi (đẩy ra)*
- *c. Khách cần gặp bác sĩ*
- *d. Máu đang di chuyển*

www.levan900.net

63. The lymph drainage massage should not be done on:

   a. **Pregnant**

   b. **Diabetics**

   c. **Heart disease and circulatory problem**

   d. **All of the above**

Massage thông tuyến bạch huyết sẽ không được làm trên:

   a. Người mang thai

   b. Bệnh tiểu đường

   c. Bệnh tim và trở ngại tuần hoàn

   d. Tất cả các câu trên

64. Which agent is used for lightening the skin:

   a. **Lemon juice**

   b. **Orange juice**

   c. **Hydrogen peroxide**

   d. **Astringent lotion**

Thành phần nào được dùng để tẩy lợt da:

   a. Nước chanh

   b. Nước cam

   c. Ôxy già (H_2O_2) hydrogen peroxide

   d. Chất đóng lỗ chân lông

65. To make thin or small facial areas appear larger or fuller, should be treated with a:

   a. **Lighter foundation**

   b. **Color foundation**

   c. **Darker foundation**

   d. **Deeper foundation**

Để tạo những vùng da mặt hơi mỏng và nhỏ trông có vẻ lớn hơn và đầy đặn hơn, nên dùng với:

   a. Phấn nền lợt hơn

   b. Màu phấn nền

   c. Phấn nền đậm hơn

   d. Phấn nền dày hơn

66. When a ray of sunshine passes through a prism it is known as a rainbow or the:

   a. **Invisible heat rays**

   b. **Actinic rays**

   c. **Spectrum**

   d. **Chemical rays**

Khi một tia mặt trời đi qua một lăng kính được biết là ánh sáng cầu vòng hoặc:

   a. Tia nhiệt không thấy

   b. Tia actinic (UV)

   c. Quang phổ

   d. Tia hóa chất

67. The solar spectrum is known as the:

   a. **Visible rays**

   b. **Actinic rays (U.V rays)**

   c. **Chemical rays**

   d. **Heat rays**

Quang phổ mặt trời được biết là:

   a. Tia thấy được

   b. Tia cực tím

   c. Tia hóa chất

   d. Tia nhiệt

68. Forcing acid solutions through the skin from the positive galvanic pole is called:

   a. **Anaphoresis**

   b. **Cataphoresis**

   c. **Anode (positive pole)**

   d. **Cathode (negative pole)**

Đẩy dung dịch acid qua da từ cực dương galvanic được gọi là:

   a. Anaphoresis

   b. Cataphoresis

   c. Cực dương

   d. Cực âm

69. Forcing alkaline solution through the skin from the negative galvanic pole is called:

   a. **Anaphoresis**

   b. **Cataphoresis**

   c. **Anode**

   d. **Cathode**

Đẩy dung dịch kiềm qua da từ điện cực âm galvanic được gọi là:

   a. Anaphoresis

   b. Cataphoresis

   c. Anode

   d. Cathode

0. The best modality on acne after folicles are cleansed, which destroys germs and aid healing of skin:

a. **Faradic**
c. **High frequency**
b. **Galvanic**
d. **Simusoidal**

Điện cực tốt nhất dùng cho mụn bọc sau khi làm sạch chân lông, hủy diệt vi trùng và giúp làm lành da:

a. Faradic (co thắt bắp thịt)
c. High frequency (cao tần)
b. Galvanic (dòng điện trực tiếp D.C)
d. Simusoidal (dòng điện Sin săn chắc bắp thịt)

1. When using the high frequency, the esthetician should not work on client:

a. **Pacemaker**
c. **Acne skin**
b. **Epileptic**
d. **Both a & b**

Khi dùng dòng điện cao tần, thợ thẩm mỹ không nên làm trên khách:

a. Mang máy trợ tim
c. Mụn bọc
b. Bệnh động kinh
d. Cả hai a & b

2. When using the Galvanic negative, the result is:

a. **Acid**
c. **Thermal**
b. **Alkaline**
d. **Mechanical**

Khi dùng cực âm dòng điện Galvanic, kết quả là:

a. Acid
c. Nhiệt
b. Alkaline (chất kiềm)
d. Cơ học

3. The Galvanic current should not be used if:

a. **Pregnant**
c. **Over broken capillaries area**
b. **Metal implants, teeth metal braces**
d. **All of the above**

Dòng điện Galvanic không nên dùng nếu:

a. Mang thai
c. Trên chỗ vỡ mạch máu
b. Kim loại trong người, niềng răng kim loại
d. Tất cả các câu trên

4. To close the pores, reduce redness, and force acid into the skin, you would use the:

a. **Galvanic positive**
c. **Tesla high frequency**
b. **Galvanic negative**
d. **Red dermal lights**

Đóng lỗ chân lông, giảm bớt đỏ, và đẩy acid vào trong da, bạn nên dùng:

a. Cực dương Galvanic
c. Dòng điện cao tần (Tesla)
b. Cực âm Galvanic
d. Đèn đỏ dermal

5. The soften tissues and force disincrustation into the skin, you would use the:

a. **Infra-red rays**
c. **Tesla current**
b. **Galvanic negative**
d. **Blue dermal light**

Để làm mềm các mô da và tạo sự tan dầu bên trong da, bạn nên dùng:

a. Tia hồng ngoại
c. Dòng cao tần Tesla
b. Cực âm Galvanic
d. Đèn xanh dermal

76. What current electric produces heat called violet ray is used for both scalp and facial treatments:

a. **Galvanic (D.C)**
c. **High frequency or Tesla current**
b. **Faradic (muscle contraction)**
d. **Sinusoidal (muscle tone)**

Dòng điện nào tạo nhiệt gọi là tia tím được dùng cho chữa trị cho da đầu và mặt:

a. Galvanic (D.C) dòng điện một chiều
c. Dòng cao tần hoặc dòng Tesla
b. Faradic (co thắt bắp thịt)
d. Sinusoidal (săn chắc bắp thịt)

77. The direct application for high frequency mean that the:

    a. **Client holds the negative electrode**
    c. **Client holds positive electrode**

    b. **Electrode is on the skin**
    d. **Electrode is over the gauze**

Dùng trực tiếp dòng điện cao tần có nghĩa là:

a. Khách giữ điện cực âm
    c. Khách giữ điện cực dương

b. Điện cực đặt trên da
    d. Điện cực trên miếng vải thưa (gauze)

78. The term that means "forcing liquids through the skin" or water-soluble product into the skin is:

    a. **Galvanism**
    c. **Humectant**

    b. **Iontophoresis or Ionization**
    d. **High frequency**

Từ ngữ diễn tả "đẩy một chất lỏng qua làn da" hoặc chất hòa tan dạng nước vào trong da là:

a. Galvanism
    c. Hút ẩm

b. Iontophoresis or Ionization
    d. Dòng điện cao tần

79. A mask treatment can draw impurities from the pores but clay masks are not beneficial for:

    a. **Exfoliation**
    c. **Pore contraction**

    b. **Acne inducement**
    d. **Inflammation skin**

Dùng mặt nạ có thể lấy đi chất dơ ở lỗ chân lông nhưng loại mặt nạ đất sét không thích hợp cho

a. Lột da nhẹ
    c. Co chặt lỗ chân lông

b. Mụn bọc đang phát triển
    d. Sưng da

80. The massage that will promote elastic tissue is:

    a. **Effleurage (stroking movement)**
    c. **Petrissage (kneading movement)**

    b. **Tapotement (percusion movement)**
    d. **Friction (deep rubbing movement)**

Massage sẽ tạo đàn hồi cho các mô là:

a. Động tác vuốt
    c. Động tác nhồi bóp

b. Động tác vỗ vỗ
    d. Động tác chà xoay xoay

81. Epidermabration is called cosmetic peeling or skin thining, which will be most beneficial to:

    a. **Oily**
    c. **Dry skin**

    b. **Aging skin**
    d. **Moisturizing**

Epidermabration được gọi là dùng mỹ phẩm lột da, hoặc làm mỏng da rất tiện lợi cho:

a. Da dầu
    c. Da khô

b. Da lão hóa
    d. Da ẩm

82. What is the safety for antiseptic of hydrogen peroxide:

    a. **3%**
    c. **6% - 9%**

    b. **5%**
    d. **10%**

Nồng độ an toàn dùng chất hydrogen peroxide (H_2O_2) để sát trùng:

a. 3%
    c. 6% - 9%

b. 5%
    d. 10%

83. The spongy bone parts between the eye sockets are:

    a. **Occipital**
    c. **Sphenoid**

    b. **Frontal**
    d. **Ethmoid**

Phần xương sụn xốp giữa hóc mắt là:

a. Xương ót
    c. Xương cánh bướm

b. Xương trán
    d. Ethmoid

84. An esthetician places the index finger on the stem of the mushroom glass electrode to:
- **a. Keep the low voltage**
- **b. Increase the ampere**
- **c. Decrease sparks and ground current**
- **d. Decrease the current resistance**

Thợ thẩm mỹ đặt ngón tay trỏ lên thanh điện cực thủy tinh có dạng hình nấm để:
- *a. Giữ cho điện thế thấp*
- *b. Nâng cường độ*
- *c. Giảm tia xoẹt điện và tránh điện giật*
- *d. Giảm sức kháng cự điện*

85. Turn the hand outward and the palm upward is the ability of the:
- **a. Pronator**
- **b. Flexor**
- **c. Supinator**
- **d. Extensor**

Trở bàn tay ra ngoài và lòng bàn ngửa lên là sự hoạt động của:
- *a. Pronator (lòng bàn tay úp xuống)*
- *b. Flexor (chuyển động cổ tay)*
- *c. Supinator (bắp thịt của cánh tay trước)*
- *d. Extensor (thẳng cổ tay, bàn tay và ngón tay)*

86. To bend the wrist draw the hand up, and move the finger toward the forearm:
- **a. Pronator**
- **b. Supinator**
- **c. Flexor**
- **d. Extensor**

Bẻ cổ tay kéo bàn tay lên và đưa ngón tay tiến về cánh tay trước:
- *a. Pronator (lòng bàn tay úp xuống)*
- *b. Supinator (bàn tay ngửa lên)*
- *c. Flexor*
- *d. Extensor (bắp thịt thẳng cổ tay, bàn tay, và ngón tay)*

87. Anaphoresis is when the solution is:
- **a. Alkaline and is pushed into the skin**
- **b. Acid and is pulled from the skin**
- **c. Neutral and is pushed into the skin**
- **d. Anode**

Anaphoresis (dùng điện âm galvanic) là lúc dung dịch:
- *a. Alkaline (chất kiềm (và được đẩy vô da*
- *b. Acid và được thoát khỏi da*
- *c. Trung hòa và được đẩy vô da*
- *d. Điện cực dương*

88. A sensory-motor nerve that serves the little finger side of the arm and palm of the hand is:
- **a. Radial nerves**
- **b. Sensory nerves**
- **c. Ulna nerves**
- **d. Motor nerves**

Dây thần kinh cảm giác - vận động cho ngón út dọc theo cánh ta và lòng bàn tay là:
- *a. Thần kinh quay bên ngón cái và lưng bàn tay*
- *b. Thần kinh cảm giác*
- *c. Thần kinh trụ*
- *d. Thần kinh vận động*

89. Which nerve carries impulse or message from sensory organ to the brain:
- **a. Sensory or afferent nerves**
- **b. Motor**
- **c. Reflex**
- **d. Lymphatic**

Thần kinh nào đem nhịp đập và tín hiệu từ chức năng cảm giác đến bộ óc:
- *a. Sensory hoặc afferent nerves*
- *b. Thần kinh vận động (motor)*
- *c. Phản xạ*
- *d. Bạch huyết*

90. Which are not the connective tissues:
- **a. Bone and cartilage**
- **b. Ligament and tissue**
- **c. Tendons**
- **d. Hormones, skin, and mucous membranes**

Điều nào không phải là mô liên kết:
- *a. Xương và sụn*
- *b. Dây chẳng và mô mỡ*
- *c. Sợi gân*
- *d. Kích thích tố, da, và màng nhầy*

www.levan900.net

91. The process, which cells absorb water, food, oxygen for growth and build up cellular tissues is:
   a. Metabolism
   c. Anabolism
   b. Catabolism
   d. Cytoplasm

   Tiến trình mà tế bào hấp thụ nước, thức ăn, oxy để phát triển và tạo mô tế bào là:
   a. Sự trao đổi chất
   c. Đồng hóa (anabolism)
   b. Dị hóa (tiêu hao năng lượng)
   d. Tế bào chất

92. The process which cells consume what they absorbed and break down cellular tissues is:
   a. Catabolism
   c. Anabolism
   b. Metabolism
   d. Cytoplasm

   Tiến trình mà tế bào tiêu thụ những gì mà chúng được hấp thụ và tiêu hao các mô tế bào là:
   a. Catabolism
   c. Anabolism (hấp thụ năng lượng)
   b. Metabolism
   d. Cytoplasm

93. The basic unit of all living things is:
   a. Cell
   c. Nerve
   b. Blood
   d. Food

   Đơn vị căn bản của tất cả sự sống là:
   a. Tế bào
   c. Thần kinh
   b. Máu
   d. Thực phẩm

94. Which gland excretes hormones:
   a. Sebaceous glands
   c. Sudoriferous glands
   b. Salivary glands
   d. Endocrine glands

   Tuyến nào tiết ra kích thích tố:
   a. Tuyến dầu
   c. Tuyến mồ hôi
   b. Tuyến nước bọt
   d. Tuyến nội tiết

95. The largest system of our body is:
   a. Skeletal system
   c. Integumentary system
   b. Muscular system
   d. Circulatory system

   Hệ thống lớn nhất của cơ thể chúng ta là:
   a. Hệ thống bộ xương
   c. Hệ thống vỏ bọc (da)
   b. Hệ thông bắp thịt
   d. Hệ thống tuần hoàn

96. Fat cells, arrector pili muscles, hair follicles, oil glands, sweat glands, and blood vessels are laid within:
   a. Epidermis
   c. Papillary layer
   b. True-skin
   d. Reticular layer

   Tế bào mỡ, cơ dựng lông, nang lông, tuyến dầu, tuyến mồ hôi, và mạch máu nằm trong:
   a. Ngoại bì
   c. Lớp nhủ nằm dưới cùng của ngoại bì
   b. Da thật
   d. Lớp reticular của nội bì

97. When treating oily skin, the suction machine is used following the:
   a. Removal of treatment mask
   c. Galvanic current
   b. Disincrustation
   d. Paraffin wax mask

   Khi chữa trị da dầu, máy hút sạch da được dùng theo sau:
   a. Lúc gỡ bỏ mặt nạ
   c. Dòng điện galvanic
   b. Tan dầu
   d. Mặt nạ sáp paraffin

98. What type of current is it if the client holds the positive electrode during disincrustation treatment:
   a. Sinusoidal
   b. High frequency
   c. Faradic
   d. Galvanic

Loại dòng điện nào nếu người khách giữ cực dương để chữa trị tan dầu cho da:
   a. Dòng điện SIN
   b. Cao tần
   c. Faradic (co thắt bắp thịt)
   d. Galvanic

99. Ultra-violet rays increase the iron and vitamin D, resistance to disease, increase elimination of waste products, stimulate the circulation, as known as:
   a. Heat rays
   b. Visible rays
   c. Invisible heat rays
   d. Cold invisible rays

Tia cực tím tăng chất sắt và vitamin D, chống bệnh, tăng khả năng loại thải chất độc, kích thích tuần hoàn, được biết là:
   a. Tia nhiệt
   b. Tia thấy được
   c. Tia nhiệt không thấy được
   d. Tia lạnh không thấy được

100. A substance that has a calming, soothing, healing, moisturizing, and slight bleaching powder effect on the skin is:
   a. Camomile
   b. Eucalyptus, peppermint, thyme
   c. Sandal wood, magnolia bark, rosemary
   d. Fennel, ginseng, ginger, orange

Một chất mà có tính êm dịu, dễ chịu, lành da, ẩm da, và là chất bột tẩy nhẹ ảnh hưởng trên làn da là:
   a. Hoa cúc La mã
   b. Khuynh diệp, bạc hà, xạ hương (sát trùng)
   c. Gỗ trầm hương, vỏ mộc lan, hương thảo (kích thích)
   d. Hoa thơm nhiệt đới, sâm, gừng, cam (chất thơm)

1. **The oil glands secrete sebum which lubriates the skin. The sebum becomes hardened and the blocked follicle is formed:**
   a. **Milia**   c. **Disincrustation**
   b. **Blackhead**   d. **Oily skin**
   Tuyến dầu tiết chất dầu làm trơn da. Chất dầu trong tuyến dầu đóng cứng và làm nghẹt lỗ chân lông tạo ra:
   a. Mụn đầu trắng   *c. Tan dầu*
   b. Mụn đầu đen   *d. Da dầu*

2. **People who have abnormal white patches on the skin is known as:**
   a. **Naevus**   c. **Stain**
   b. **Lentigines**   d. **Leucoderma**
   Người có những mảng trắng bất thường trên da được biết là:
   a. Dấu vết khi sinh ra   *c. Đốm*
   b. Tàn nhang   *d. Leucoderma*

3. **The technical name for liver spot on the skin is:**
   a. **Albinism**   c. **Lentigines**
   b. **Chloasma**   d. **Verruca**
   Tên khoa học của những đốm gan trên da là:
   a. Bạch tạng   *c. Tàn nhang*
   b. Đốm nâu đen   *d. Mụn cóc*

4. **The removal of client's lip color should start at:**
   a. **The outside corner of the lip** c. **On the upper lip**
   b. **In the middle of the lip**   d. **On the lower lip**
   Lau môi son cho khách nên bắt đầu ở:
   a. Góc ngoài của môi   *c. Môi trên*
   b. Giữa môi   *d. Môi dưới*

5. **A movement used mainly on client's arm is a form of petrissage, or is known as:**
   a. **Vibration**   c. **Fulling**
   b. **Hacking**   d. **Friction**
   Động tác chính yếu trên cánh tay khách là sự nhồi bóp, được biết là:
   a. Rung   *c. Kéo*
   b. Chặt   *d. Chà xát*

6. **Two types of sweat glands are the apocrine and the eccrine. The apocrine glands found under arms, genital area, nipples and the eccrine glands are found over the palms and soles, forehead and:**
   a. **The neck**   c. **Chest area**
   b. **Entire body**   d. **Arms**
   Hai loại tuyến mồ hôi là apocrine và eccrine. Tuyến apocrine tìm thấy ở dưới cánh tay, vùng sinh dục, núm vú và tuyến eccrine được tìm thấy ở lòng bàn tay, lòng bàn chân, trán và:
   a. Cổ   *c. Vùng ngực*
   b. Khắp cơ thể   *d. Cánh tay*

7. When consulting clients, why do you have to talk about the results of a product:
- a. Because it will be beneficial to the clients
- b. To sell products easier
- c. To make the clients happy
- d. To push the client's coming back

Khi tham khảo với khách, tại sao bạn phải nói về hiệu quả của một sản phẩm:
- *a. Vì sản phẩm tạo ích lợi cho khách*
- *b. Bán sản phẩm dễ dàng hơn*
- *c. Làm cho khách vui*
- *d. Thúc đẩy khách trở lại*

8. One disadvantage after acne treatment is:
- a. Treatment at home
- b. Flare-ups
- c. Break-outs
- d. Redness

Một điều bất tiện (không vừa ý) là sau lúc vừa chữa mụn bọc là:
- *a. Chữa trị ở nhà*
- *b. Sưng nhô lên*
- *c. Vỡ ra*
- *d. Sưng đỏ*

9. Disincrustation is used for what type of skin:
- a. Oily skin
- b. Dehydrated skin
- c. Couperose skin
- d. Mature skin

Phương thức làm tan dầu được dùng cho loại da gì:
- *a. Da dầu*
- *b. Da khô thiếu nước*
- *c. Da sưng đỏ*
- *d. Da người lớn*

10. When doing massages for couperose skin, use:
- a. Gentle movements
- b. Kneading movements
- c. Friction movements
- d. Percussion movements

Khi massage cho loại da vỡ mạch máu nhỏ, nên dùng:
- *a. Động tác nhẹ nhàng*
- *b. Động tác nhồi bóp*
- *c. Động tác chà ma sát*
- *d. Động tác vỗ nhẹ*

11. Apply bee wax in which direction:
- a. The direction of hair growth
- b. The opposite direction of hair growth
- c. Any direction, as the client feel comfortable
- d. In a vertical direction

Thoa sáp ong để giật lông theo hướng:
- *a. Hướng lông mọc*
- *b. Ngược hướng lông mọc*
- *c. Bất cứ hướng nào, mà người khách dễ chịu*
- *d. Theo hướng thẳng đứng*

12. An accumulation of dead keratinized cell and a mass of hardened sebum in the folicle are:
- a. Acne
- b. Comedones
- c. White heads
- d. Pustules

Lớp tế bào chất sừng chết chồng chất và dầu đóng cục cứng lại trong nang lông là:
- *a. Mụn bọc*
- *b. Mụn đầu đen*
- *c. Mụn đầu trắng*
- *d. Mụn mủ*

13. Small grains of sand is:
- a. Rosacea
- b. Acne
- c. Pimples
- d. Milia

Loại mụn có hạt mịn là:
- *a. Mụn đỏ ửng*
- *b. Mụn bọc*
- *c. Mụn nhọt*
- *d. Mụn đầu trắng (mụn cám)*

14. When extracting a pimple, it is best to use:

a. Tissue

c. Extraction

b. Cotton

d. Fingernail

Khi lấy, nặn mụn nhọt, tốt nhất là dùng:

a. Giấy mịn

c. Nặn, lấy mụn

b. Bông gòn

d. Móng tay

15. When the customer has nevus, you should:

a. Give a facial treatment

c. Conceal it with make-up

b. Leave it alone

d. Tattooing

Khi khách có dấu vết riêng vừa mới sinh ra (cái bớt), bạn nên:

a. Làm da mặt

c. Che phủ bằng phấn trang điểm

b. Không đụng đến

d. Xâm

16. The sign of broken capillaries is:

a. Red

c. Dilute

b. Swelling

d. Split

Dấu hiệu của các vỡ mạch máu nhỏ bị vỡ là:

a. Đỏ

c. Tan loãng

b. Sưng

d. Nứt nẻ

17. When giving massages at the neck, what nerve is important:

a. Cervical nerve

c. Buccal nerve

b. Zygomatic nerve

d. Temporal nerve

Lúc làm massage cổ, dây thần kinh nào là quan trọng:

a. Thần kinh cổ

c. Thần kinh miệng

b. Thần kinh gò má

d. Thần kinh thái dương

18. When doing facial treatments, the esthetician discovers that the client has a wheal, he/she should:

a. Stop the service

c. Continue to work

b. Use antiseptic for that area

d. Leave it alone

Khi điều trị da, chuyên viên thẩm mỹ khám phá khách có vết đỏ do côn trùng cắn, bạn nên:

a. Ngừng phục vụ

c. Tiếp tục phục vu

b. Sát trùng vào chỗ đó

d. Đừng đụng đến chỗ đó

19. Dermatitis venenata has this sign on the skin:

a. Epidermis

c. Swelling redness

b. Dry patches flakes

d. Oily

Dị ứng da do mỹ phẩm có dấu hiệu trên da là:

a. Ngoại bì

c. Sưng đỏ

b. Những vảy khô

d. dầu

20. On which should you use the steel extractor:

a. Milia

c. Acne

b. Comedone

d. Pimple

Trường hợp nào bạn dùng cây nặn mụn bằng thép:

a. Mụn đầu trắng

c. Mụn bọc

b. Mụn đầu đen

d. Mụn nhọt

21. **When giving a massage, if you do it too strongly or excessively, the muscle of the face would:**
    a. Tone
    b. Invigorated
    c. Stretched
    d. Firm

    Khi đang làm massage, nếu bạn làm quá mạnh hoặc quá lâu, bắp thịt của mặt sẽ:
    a. Tươi sắc
    b. Khỏe mạnh
    c. Giãn ra
    d. Rắn chắc

22. **A movement that has a soothing or relaxing effect is:**
    a. Friction
    b. Kneading
    c. Effleurage
    d. Percussion

    Sự tác động làm êm dịu hoặc tạo sự thư giãn là:
    a. Ma sát (chà xoay xoay)
    b. Nhồi bóp
    c. Vuốt nhẹ
    d. Vỗ nhẹ

23. **A movement that gives a deeper stimulation, improve circulation & invigorate the muscle is:**
    a. Effeurage
    b. Petrissage
    c. Friction
    d. Vibration

    Sự chuyển động có tính kích thích sâu, tăng sự tuần hoàn và tác động mạnh đến bắp thịt là:
    a. Vuốt nhẹ
    b. Nhồi bóp
    c. Chà xoay xoay
    d. Rung

24. **When working on a clients, you accidentally burn client's skin, what should you apply:**
    a. Astringent
    b. Boric acid
    c. Alcohol
    d. Antiseptic

    Khi đang phục vụ, bạn lỡ tay làm phỏng da khách, bạn thoa chất gì:
    a. Chất đóng lỗ chân lông
    b. Thuốc rửa boric acid
    c. Cồn
    d. Sát trùng

25. **Which substance makes the skin burn more during an acne treatment:**
    a. Camomile
    b. Alcohol
    c. Astringent
    d. Boric acid

    Chất nào làm cho da bị phỏng nặng thêm lúc bạn chữa trị mun bọc:
    a. Cúc vàng La Mã (có tính ẩm và lành da)
    b. Cồn
    c. Chất đóng lỗ chân lông
    d. Chất rửa sạch da

26. **When sanitizing implements, which kind of solution should you use:**
    a. Quats 1,000 p.p.m (part per million)
    b. Formalin
    c. 60% alcohol
    d. Antiseptic

    Khi khử trùng dụng cụ bạn nên dùng loại dung dịch nào:
    a. Quats 1.000 p.p.m (ngàn phần triệu)
    b. Formalin
    c. 60% cồn
    d. Thuốc sát trùng

27. **Which of the following influences the fine texture of the skin:**
    a. Collagen
    b. Elastin
    c. Protein
    d. Moisture

    Chất nào tạo ảnh hưởng cho làn da mịn:
    a. Chất đạm căng da
    b. Chất co lại
    c. Chất đạm
    d. Ẩm

28. What layer of the skin has nerve senses?

a. **Papillary layer**

b. **Epidermis**

c. **Dermis**

d. **Reticular**

Lớp da nào có hệ thần kinh cảm giác:

a. Lớp nhũ có tính đàn hồi

b. Ngoại bì

c. Nội bì

d. Lớp dưới nội bì (cung cấp ôxy, dinh dưỡng)

29. Most of the nerve's ending is in the:

a. **Dermis**

b. **Epidermis**

c. **Stratum corneum**

d. **Scarf's skin**

Hầu hết giây thần kinh cuối ở trong lớp:

a. Nội bì

b. Ngoại bì

c. Lớp sừng thuộc ngoại bì

d. Lớp ngoài cùng của da

30. An ingredient used in masks, for capillary skin and irritated skin that has a soothing action is:

a. **Magnolia bark**

b. **Pectin**

c. **Sulfur**

d. **Calamine**

Chất đắp mặt nạ, cho lớp da có mạch máu nhỏ bị vỡ và da bị ngứa, mà có tác dụng êm dịu là:

a. Vỏ cây hoa mộc lan dùng đóng lỗ chân lông

b. Chất nhựa acid trong trái cây

c. Lưu huỳnh

d. Calamine (chất kẽm có trong quặng mỏ)

31. The mask which is beneficial to dry skin, dehydrated skin & aging skin is:

a. **Clay mask**

b. **Wax mask**

c. **Gel mask**

d. **Herbal jelly mask**

Loại mặt nạ giúp cho da khô, da thiếu nước, và da tuổi già là:

a. Mặt nạ đất sét

b. Mặt nạ bằng sáp

c. Mặt nạ bằng gel

d. Mặt nạ bằng jelly thảo mộc

32. If the client has acne skin, which of the following should the esthetician not perform:

a. **Brushing machine**

b. **Suction machine**

c. **Electric heating mask**

d. **High frequency current**

Nếu người khách có mụn, điều gì thợ thẩm mỹ không nên làm:

a. Bàn chải của máy facial làm da mặt

b. Dụng cụ hút sạch da mặt

c. Mặt nạ nóng dùng điện

d. Dòng điện cao tầng

33. When the esthetician has a minor cut, what do you use for antiseptic on skin:

a. **Mint, orange**

b. **Lavender, sage, peppermint**

c. **Witch hazel, radish**

d. **Camomile, comfrey root**

Khi thợ thẩm mỹ bị vết cắt nhẹ, bạn dùng gì:

a. Bạc hà, cam có tính thơm

b. Oải hương, rau thơm, bạc hà cay.

c. Chất sát trùng nhẹ, củ cải có tính đóng lỗ chân lông

d. Hoa cúc La Mã, rễ cam thảo có tính lành da

34. A chemical use for disinfection has to:

a. **Bactericidal, fungicidal, and virucidal**

b. **Germicidal, antiseptics, disinfectant**

c. **Fungicidal, bactericidal, disinfectant**

d. **Antiseptic, disinfectant, bactericidal**

Chất hóa học dùng cho diệt trùng phải có:

a. Diệt vi trùng, nấm, vi khuẩn

b. Diệt vi trùng, sát trùng, diệt trùng

c. Diệt nấm, vi trùng, chất sát trùng

d. Sát trùng, chất diệt trùng, diệt vi trùng

35. The warm water for towel laundered is about:
 a. 50 ⁰F - 80 ⁰F
 c. 120 ⁰F - 130 ⁰F
 b. 100 ⁰F - 110 ⁰F
 d. 140 ⁰F - 160 ⁰F
Nước ấm để giặt cho khăn khoảng:
 a. 50 ⁰F - 80 ⁰F
 c. 120 ⁰F - 130 ⁰F
 b. 100 ⁰F - 110 ⁰F
 d. 140 ⁰F - 160 ⁰F

36. When giving a treatment for oily skin, which solution should you apply:
 a. Alkaline
 c. Glycerin
 b. Camomile
 d. Lemon juice
Khi chữa trị cho loại da dầu, loại dung dịch nào bạn sẽ thoa lên:
 a. Chất kềm (alkaline)
 c. Chất nhờn
 b. Hoa cúc La mã (êm dịu, lành da)
 d. Nước chanh

37. When giving a lymphatic drainage massage, what way should you do:
 a. Gentle pressure along the lymphatic
 c. Use light pressure over the motor points
 b. Press and pause on motor points
 d. Use light vibration over the lymphatic system
Khi massages thông ống dẫn bạch cầu, bạn nên dùng cách nào:
 a. Ép nhẹ dọc theo hệ thống bạch cầu
 c. Ép nhẹ trên huyệt vận động
 b. Ép và dừng trên huyệt vận động
 d. Rung nhẹ trên hệ thống bạch cầu

38. When you use infrared rays, how far should it be from the face:
 a. No more than 24 inches
 c. 32 inches
 b. At least 20 inches
 d. At least 30 inches
Lúc bạn dùng đèn hồng ngoại (infrared), khoảng cách đèn đến mặt là:
 a. Không hơn 24 inch
 c. 32 inch
 b. Tối thiểu 20 inch
 d. Tối thiểu là 30 inch

39. What products are in oil masks:
 a. Products used for penetration
 c. Both a & b
 b. Products used for disincrustation
 d. None
Chất nào có trong mặt nạ trị dầu:
 a. Chất có tính thấm vào
 c. Cả hai câu a và b
 b. Chất làm tan dầu
 d. Không có câu nào

40. After using a chemical depilatory, how long should the client wait for the wax treatment:
 a. 2-3 Weeks
 c. 1 week
 b. 10 Days
 d. 4 days
Sau khi dùng hóa chất tẩy lông, khách phải đợi bao lâu để loại bỏ lông bằng sáp:
 a. 2 – 3 tuần
 c. 1 tuần
 b. 10 ngày
 d. 4 ngày

41. When using depilatories, how long should you usually leave it on the client's skin:
 a. 5 - 7 minutes
 c. 3 - 5 minutes
 b. 10 - 15 minutes
 d. 7 - 10 minutes
Khi dùng hóa chất rụng lông, thông thường bạn nên thoa lên da khách thời gian bao lâu:
 a. 5 - 7 phút
 c. 3 - 5 phút
 b. 10 - 15 phút
 d. 7 - 10 phút

42. **Clients with fair skin, fine creases in & only slightly sagging skin are ideal candidates for:**
   a. **Epidermabrasion**   c. **Chemical peel**
   b. **Dermabrasion**   d. **Face-lift**
   Người khách có làn da bình thường, mịn, và làn da hơi xệ thích hợp cho việc:
   a. Chà lớp ngoại bì   *c. Lột da bằng hóa chất*
   b. Chà lớp nội bì   *d. Căng da mặt*

43. **When giving facial treatments for clients who have AIDS, what should you do to protect yourself:**
   a. **Wear gloves**   c. **Refer to physician**
   b. **Stop working**   d. **It's up to the discretion of the esthetician**
   Khi làm facial cho khách bị bệnh AIDS, bạn làm gì để bảo vệ cho chính bạn:
   a. Mang găng (bao) tay   *c. Giới thiệu tới bác sĩ*
   b. Chấm dứt làm việc   *d. Tùy theo ý định của người thẩm mỹ viên*

44. **One of the following is not the same as broken blood vessels:**
   a. **Broken capillaries**   c. **Vein dilated**
   b. **Couperose**   d. **Pigment changes**
   Một trong những câu sau không giống hình thức bị bệnh vỡ mạch máu:
   a. Vỡ những mao quản   *c. Giãn động mạch*
   b. Mụn đỏ ửng trên mặt   *d. Biến đổi sắc tố*

45. **When a client has first degree burns what should you apply:**
   a. **Topical antibiotic**   c. **Ointment cream**
   b. **Remedial lotion**   d. **Tincture of iodine**
   Khi khách hàng bị phỏng nhẹ, bạn nên thoa thuốc gì:
   a. Kem kháng sinh chống nhiễm trùng   *c. Kem mỡ đặc*
   b. Chất giảm đau   *d. Chất iodine sát trùng*

46. **For a facial treatment consultation, which of the following would the esthetician ask the client:**
   a. **What products does the client use**   c. **What treatment does the client want**
   b. **What problems does the client have**   d. **How many ounces per day of water do you drink**
   Để tham khảo cách chữa trị da, điều nào theo sau đây mà người thợ cần hỏi:
   a. Khách dùng sản phẩm gì ở da   *c. Khách muốn chữa trị như thế nào*
   b. Khách có vấn đề trở ngại gì   *d. Bạn uống bao nhiêu ounces nước mỗi ngày*

47. **After shaving, men's faces are often irritated & has redness, what is the cause:**
   a. **Brushless shaving cream**   c. **Warm water**
   b. **Alkaline product**   d. **Witch hazel**
   Sau khi cạo râu, da mặt đàn ông thường bị ngứa và đỏ, nguyên nhân do:
   a. Chất kem cạo râu   *c. Nước ấm*
   b. Chất kem akaline (kiềm)   *d. Chất đóng lỗ chân lông*

48. **When immersing implements in Quats solution, the amount of time is:**
   a. **10 minutes**   c. **10 - 15 minutes**
   b. **15 minutes**   d. **15 - 20 minutes**
   Khi nhúng chìm dụng cụ vào dung dịch Quats diệt trùng, thời gian cần thiết là:
   a. 10 phút   *c. 10 - 15 phút*
   b. 15 phút   *d. 15 - 20 phút*

www.levan900.net

49. The sheet of health & regulation should be displayed at the:
a. Consultation room
b. Treatment room
c. Reception area
d. Work station

Bảng sức khỏe và điều lệ được trưng bày ở:
a. Phòng tham khảo
b. Phòng chữa trị
c. Nơi tiếp khách
d. Bàn làm việc

50. When using Tesla high frequency current, the esthetician should not use:
a. Moisturizer
b. Hydrating lotion
c. Mild skin lotion
d. Alcohol

Khi sử dụng dòng Tesla cao tần (tia cực tím), thợ thẩm mỹ không nên dùng:
a. Chất làm ẩm da
b. Kem thoa khô da
c. Kem cho da mịn
d. Cồn

51. What is an unnecessary procedure when using a hard wax to remove hair:
a. Talcum powder
b. Muslin strips
c. Emollient cream
d. Antiseptic cream

Phương pháp nào không cần thiết khi dùng loại sáp cứng để lấy lông:
a. Bột phấn
b. Vải muslin
c. Kem mềm da
d. Kem sát trùng

52. What document should the esthetician display at the work station:
a. The Health & Regulation
b. Diplomas & Certificates
c. The esthetician's credentials
d. Operator's license

Bản chứng nhận nào mà người thợ trưng bày nơi làm việc:
a. Bản sức khỏe và điều lệ
b. Bằng cấp và các giấy chứng nhận
c. Bằng sư phạm chuyên môn thẩm mỹ viên
d. Giấy phép hành nghề

53. Which mask would least produce a claustrophobia reaction:
a. Wax mask
b. Electric mask
c. Clay mask
d. Jelly mask

Loại mặt nạ nào ít tạo phản ứng cho da:
a. Mặt nạ sáp ong
b. Mặt nạ điện
c. Mặt nạ đất sét
d. Mặt nạ keo trong (jelly)

54. How long should you immerse tweezers and extraction implements in the disinfectant solution:
a. Usually 10 minutes
b. Depend on metal
c. Depend on solution
d. Depend on what type of implement

Cần thời gian bao lâu để bạn nhúng chìm nhíp nhổ lông và các dụng cụ lấy mụn trong dung dịch diệt trùng:
a. Thường 10 phút
b. Tùy chất kim loại
c. Tùy thuộc dung dịch
d. Tùy theo loại dụng cụ gì

55. All of the following are not recommended for couperose skin except:
a. Infra-red lamp
b. Astringent
c. Mild skin lotion
d. Petrissage massage

Tất cả những điều dưới đây không nên làm cho loại da đỏ ửng ngoại trừ:
a. Đèn hồng ngoại
b. Chất đóng lỗ chân lông
c. Dung dịch nhẹ
d. Xoa bóp nhồi mạnh

56. Each M.S.D.S. must contain basic information on all except:

a. **First aid**

b. **Health hazards**

c. **Physical & chemical characteristics**

d. **Chemical hazards**

Bảng M.S.D.S (an toàn vật liệu) gồm những điều căn bản sau, ngoại trừ:

a. Dụng cụ cấp cứu

b. Nguy hại cho sức khõe

c. Đặc tính về thể lý và hóa học

d. Hóa chất độc hại

57. What ingredients in product does the esthetician use to treat clients with dry skin:

a. **Petroleum jelly**

b. **Essential oil**

c. **Alcohol**

d. **Witch hazel or astringent**

Thành phần nào có trong mỹ phẩm mà người thợ chữa trị cho khách có da khô:

a. Chất jelly trong dầu hỏa

b. Tinh dầu hương liệu

c. Cồn

d. Chất se da witch hazel và astringent

58. When doing facial treatments, the esthetician should be cautious of the product's ingredient, because:

a. **They help the correct treatment**

b. **They work directly on the skin**

c. **They will be beneficial to the skin**

d. **All of the above**

Khi làm facial, người thợ cần lưu ý về các thành phần trong mỹ phẩm, bởi vì:

a. Giúp chữa trị đúng cách

b. Mỹ phẩm trực tiếp dùng trên da

c. Giúp cho làn da được tốt

d. Tất cả các câu trên

59. The dermis is the live layer of connective tissues below the epidermis, made largely 70% from:

a. **Protein**

b. **Cells**

c. **Collagen**

d. **Tissues**

Lớp da nội bì là lớp da sống của mô liên kết dưới ngoại bì, được cấu tạo chiếm đến 70% từ:

a. Chất đạm

b. Tế bào

c. Collagen

d. Các mô

60. After undergoing a cosmetic peeling, how long should the client wait for wax treatment:

a. **5 - 7 weeks**

b. **2 - 3 weeks**

c. **4 weeks**

d. **After 4 weeks**

Sau khi vừa lột da mặt, muốn lấy lông bằng sáp sẽ đợi bao lâu:

a. 5 - 7 tuần

b. 2 - 3 tuần

c. 4 tuần

d. Sau 4 tuần

61. Dermatitis caused by an occupational disease from ingredients in cosmetic & chemical solution is called:

a. **Eczema (dematitis venenata)**

b. **Psoriasis**

c. **Anhidrosis**

d. **Lentigines**

Bệnh viêm da gây ra do ảnh hưởng nghề nghiệp từ những chất trong mỹ phẩm và hóa chất được gọi là:

a. Lở da (ngứa và sưng)

b. Bệnh vẩy nến

c. Bệnh thiếu mồ hôi

d. Tàn nhang

62. Which skin condition progresses when the body consumes hot liquids, spicy foods, or alcohol:

a. **Seborrhea**

b. **Steatoma**

c. **Rosacea**

d. **Acne**

Điều nào sau đây làm cho da thêm trầm trọng khi cơ thể hấp thụ chất nóng, thực phẩm cay và rượu:

a. Da tiết nhiều dầu

b. Bướu mỡ (dầu)

c. Mụn đỏ ửng (do trương nở mạch máu)

d. Mụn bọc

63. What is the lemon juice's function in a mask:

a. Close the pores

b. Bleach

c. Clean deep pores

d. Slightly exfoliate

Công dụng của nước chanh có trong mặt nạ để:

a. Đóng lỗ chân lông

b. Tẩy da

c. Làm sạch sâu lỗ chân lông

d. Lột da nhẹ

64. The following treatment should not be used on a client with high blood pressure:

a. Clay mask

b. Gel mask

c. Epidermabrasion

d. High-frequency current

Cách chữa trị sau đây không nên dùng cho khách có áp suất máu cao:

a. Mặt nạ bằng đất sét

b. Mặt nạ bằng gel

c. Mài lớp da ngoài

d. Dòng điện cao tần

65. When extracting debris in the pores, to protect the client, the esthetician's fingers should:

a. Wear gloves

b. Use astringent-saturated cotton strips

c. Apply antiseptic

d. Apply medicated lotion

Khi lấy sạch mụn trong lỗ chân lông, để bảo vệ khách, các ngón tay người thợ nên:

a. Mang bao tay

b. Bọc miếng bông gòn thấm astringent

c. Thoa chất sát trùng

d. Thoa thuốc chữa trị

66. If the client has diabetes or circulatory problems, which of the following should the esthetician not do:

a. Reflexology

b. Lymphatic drainage massage

c. Both a & b

d. None of the above

Khi người khách bị bệnh tiểu đường hoặc trở ngại tuần hoàn, người thợ không nên làm:

a. Ấn huyệt tay chân

b. Massage thông tuyến bạch huyết

c. Cả a và b

d. Không có câu nào ở trên

67. What is the active ingredient in astringent lotion:

a. Witch hazel

b. Camphor

c. Boric acid

d. Benzoin

Thành phần có tác dụng trong dung dịch astringent:

a. Chất se da có tính êm dịu (witch hazel)

b. Chất long não thơm

c. Chất thuốc rửa

d. Nhựa cây làm thuốc hoặc dầu thơm

68. Used towels should be laundered in what minimum temperature:

a. 90 Fahrenheit degrees

b. 100 Fahrenheit degrees

c. 120 Fahrenheit degrees

d. 140 Fahrenheit degrees

Khăn dơ sẽ được giặt trong nhiệt độ tối thiểu là:

a. 90 độ F

b. 100 độ F

c. 120 độ F

d. 140 độ F

69. When the client has a chemical face peeling, what products can burn the client's skin:

a. Retin A

b. Astringent

c. Witch hazel

d. Boric acid

Khi người khách lột da mặt bằng hóa chất, mỹ phẩm nào có thể làm cho khách bị phỏng:

a. Thuốc trị mụn có tính lột da nhẹ

b. Chất đóng lỗ chân lông astringent

c. Witch hazel

d. Chất thuốc rửa

70. Where should you test the temperature of the wax:

a. On the fingers   c. Inner of your wrist

b. Anywhere   d. Inner arm

Nơi nào bạn thử nhiệt độ của sáp:

a. Trên ngón tay   *c. Mặt trong của cổ tay*

b. Bất cứ chỗ nào   *d. Bên trong cánh tay*

71. A firm kneading massage movement that usually produces sensation to body tissues is:

a. Stimulating   c. Muscular contraction

b. Relaxing   d. Preventing fatigue

Tác động (kneading) massage nhồi bóp thường tạo cảm giác đến các mô của cơ thể là:

a. Kích thích   *c. Co thắt bắp thịt*

b. Thoải mái   *d. Ngăn ngừa mệt mỏi*

72. The reason that a warm-heated cotton is placed on the eyebrows before tweezing is to:

a. Reduce pain   c. Open the pore

b. Soften the hair   d. Enable the hair to stand-up

Lý do dùng bông gòn hơi nóng đặt trên lông mày trước khi nhỗ lông bằng nhíp là:

a. Giảm bớt đau   *c. Mở lỗ chân lông*

b. Làm mềm sợi lông   *d. Làm cho lông dựng đứng*

73. During the analyzing of the skin, you realize the customer has a wheal, how you should do:

a. Refer to physician   c. Avoid that area & continue

b. Stop the service   d. Apply protective cream to cover it

Lúc phân tích da, bạn thấy khách có nốt đỏ do côn trùng cắn, bạn nên làm gì:

a. Giới thiệu đi bác sĩ   *c. Tránh chỗ đó và tiếp tục*

b. Ngưng phục vụ   *d. Thoa kem bảo vệ phủ lên*

74. One of the following can be performed by the esthetician:

a. Dermatitis   c. Communicable disease

b. Bulla   d. Pustule

Một trong những điều sau đây người thợ có thể làm:

a. Bệnh sưng da   *c. Bệnh truyền nhiễm*

b. Mụt nước nhỏ   *d. Mụt có mủ*

75. The esthetician should refer a client to the physician if she or he observes:

a. Lentigines   c. Neavus

b. Chloasma   d. Furuncle

Thợ thẩm mỹ giới thiệu khách đến bác sĩ nếu khách hàng xem thấy có:

a. Tàn nhang   *c. Cái bớt (dấu vết khi sanh ra)*

b. Đốm nâu (đốm bệnh gan)   *d. Mụt nhọt*

76. What looks like small beads of sand underneath the surface of the skin:

a. Milia   c. Comedone

b. Acne   d. Pimples

Những hạt nhỏ giống như cát mịn dưới bề mặt của da:

a. Milia (mụn đầu trắng)   *c. Mụn đầu đen*

b. Mụn bọc   *d. Mụt nhỏ*

77. The technicial name for a grain sand under epidermis or disorder of sebum is:

    a. Cyst
    c. Whitehead (milia)
    b. Blackhead (comedone)
    d. Rosacea

Tên kỹ thuật của loại mụn mịn như cát dưới làn da do xáo trộn của tuyến dầu là:

    a. Bướu nhỏ
    c. Mụn đầu trắng (milia)
    b. Mụn đầu đen (comedone)
    d. Mụn ửng đỏ

78. The correct procedure for sanitizing the metal instruments should include:

    a. Wipe with 70% alcohol
    c. Puting the instruments in Quats 25 minutes
    b. Wash with soap, immerse in disinfectant
    d. Washing with soap & water

Phương cách khử trùng dụng cụ kim loại đúng tiêu chuẩn là:

    a. Lau với cồn 70%
    c. Đặt dụng cụ trong nước Quats 25 phút
    b. Rửa với xà phòng, nhúng vào chất diệt trùng.
    d. Rửa với xà phòng và nước

79. The individual who are liable for implementing & maintaining the sanitation in a salon is:

    a. The holder of the business license
    c. The esthetician working in the salon
    b. The operator on charge of the salon
    d. All of the above

Ai chịu trách nhiệm thi hành và bảo quản về vệ sinh ở tiệm:

    a. Người chủ tiệm
    c. Người thợ facial làm ở tiệm
    b. Những người thợ làm ở tiệm
    d. Tất cả các câu trên

80. Chronic inflammatory congestion of the cheek & nose, dilation of blood vessels with formation pustule is:

    a. Acne
    c. Seborrhea
    b. Rosacea
    d. Cyst

Chứng sưng da kinh niên, nghẽn máu ở má và mũi, trương nở mạch máu tạo ra mủ là:

    a. Mụn bọc
    c. Tiết nhiều dầu
    b. Mụn ửng đỏ
    d. Bướu nhỏ

81. In order for wet sanitizers to be effective, it should contain:

    a. Antiseptic
    c. Disinfectant solution with E.P.A registered
    b. 6 % hydrogen peroxide
    d. 60% alcohol

Để dung dịch khử trùng có hiệu quả, phải chứa:

    a. Chất sát trùng
    c. Dung dịch diệt trùng được E.P.A chuẩn nhận
    b. Chất tẩy móng 6% peroxide
    d. 60% cồn

82. The chemical agents of a disinfectant solution having a power to destroy bacteria should:

    a. Germicide, fungicide, virucide
    c. Bactericide, germicide, antiseptic
    b. Disinfectant, antiseptic, fungicide
    d. QUAT, alcohol, hydrogen peroxide

Thành phần hóa học của dung dịch diệt trùng có khả năng tiêu diệt vi trùng nên:

    a. Diệt vi khuẩn, diệt nấm, diệt siêu vi khuẩn
    c. Diệt vi trùng, vi khuẩn, sát trùng
    b. Chất diệt trùng, sát trùng, diệt nấm
    d. Nước QUAT, cồn, chất H_2O_2

83. The best modality to use on acne skin is:

    a. Faradic current
    c. Sinusoidal current
    b. Galvanic current
    d. Tesla high frequency current

Cách tốt nhất sử dụng dòng điện trên da có mụn bọc là:

    a. Dòng điện A.C Faradic (tính cơ học)
    c. Dòng điện sóng hình Sin co thắt bắp thịt
    b. Dòng điện D.C galvanic (tính hóa học)
    d. Dòng diện cao tần (Tesla)

84. A client who smokes, or takes medication, or has poor diet and lack of fluid intake may has skin that is:
- a. Hydrated
- b. Dehydrated
- c. Couperose (broken capillaries)
- d. Oil and dry

Khách hút thuốc lá hoặc dùng thuốc điều trị, hoặc ăn uống thiếu thốn và thiếu nước có thể làm làn da:
- *a. Hydrated (có độ ẩm)*
- *b. Dehydrated (khô thiếu nước)*
- *c. Da ửng đỏ (trương nở mạch máu)*
- *d. Khô và dầu*

85. When should the vaporizer be turned to the client's face:
- a. Gurgling sound
- b. Vapor mist
- c. Steady mist flowing (or even flowing)
- d. Spurting water

Khi nào nên đưa ống xông hơi hướng về mặt khách hàng:
- *a. Âm thanh ồn ào*
- *b. Bụi hơi*
- *c. Luồng hơi ổn định (hoặc luồng hơi phun đều)*
- *d. Nước tóe lên*

86. A soap that is used in treating an acne infection is:
- a. Carbolic soap
- b. Medicated soap
- c. Castile soap (Spanish)
- d. Naphtha soap

Xà phòng được xử dụng trong việc chữa trị mụn bọc bị nhiễm trùng là:
- *a. Xà phòng carbolic có tính sát trùng*
- *b. Xà phòng trị bệnh*
- *c. Xà phòng cứng, trắng chứa dầu (Tây ban nha)*
- *d. Xà phòng dầu có tính mạnh naphtha*

87. The Federal agency responsible for enforcing the regulation about the cosmetic products is called:
- a. Federal Trade Commission (F.T.C.)
- b. Food & Drug Administration (F.D.A)
- c. Cosmetics, Toiletry & Fragrance Associates
- d. Food, Drug, & Cosmetics Act (F.D.C.)

Cơ quan liên bang có bổn phận theo dõi luật & điều lệ về các mỹ phẩm được gọi là:
- *a. Ủy ban trao đổi cấp liên bang*
- *b. Cơ quan quản trị thực phẩm và thuốc*
- *c. Hiệp hội mỹ phẩm, giấy vệ sinh & dầu thơm*
- *d. Đạo luật về thực phẩm, thuốc & mỹ phẩm*

88. Wax mask is beneficial for what skin condition:
- a. Dehydrated
- b. Couperose
- c. Combination
- d. Oily skin

Loại mặt nạ sáp thích hợp cho điều kiện của da:
- *a. Dehydrated (da khô thiếu nước)*
- *b. Da đỏ ửng*
- *c. Da tổng hợp*
- *d. Da dầu*

89. A substance that can destroy the growth of pathogenic bacteria is:
- a. Magnolia bark
- b. Peppermint
- c. Witch hazel
- d. Mint

Một chất có thể hủy diệt sự phát triển của vi trùng gây bệnh:
- *a. Vỏ cây hoa mộc lan (đóng lỗ chân lông)*
- *b. Cây bạc hà (diệt trùng và lành da)*
- *c. Chất làm dịu da*
- *d. Hương liệu pha chế thuốc*

90. One of the following skin conditions that the esthetician should not perform treatment is:
- a. Naevus
- b. Chloasma
- c. Abrasion
- d. Polyopia

Một trong những điều kiện nào của da mà người thợ không nên chữa trị:
- *a. Cái bớt (dấu vết khi sanh ra)*
- *b. Đốm nâu đen*
- *c. Vết lở*
- *d. Bệnh hoa mắt*

91. A good face powder should possess the following qualities:
    a. Slip & bloom
    b. Clear
    c. Moisture
    d. Stability
Một loại bột phấn tốt thoa mặt nên có những đặc điểm sau đây:
a. Mịn & tươi
b. Trong sáng
c. Ẩm
d. Có tính ổn định

92. The Federal agency responsible for cosmetic advertising is:
    a. Food & Drug Administration (F.D.A.)
    b. Food, Drug & Cosmetics Act (F.D.C.A.)
    c. Federal Food & Drug Administration (F.F.D.A.)
    d. Federal Trade Commission (F.T.C.)
Cơ quan liên bang có trách nhiệm về quãng cáo mỹ phẩm là:
a. Quản trị thực phẩm và thuốc
b. Đạo luật thực phẩm, thuốc & mỹ phẩm
c. Liên bang quản trị thực phẩm và thuốc
d. Ủy ban giao dịch liên bang (F.T.C)

93. Which skin disease is caused by animal parasites?
    a. Tuberculosis
    b. Pediculosis
    c. Fungi
    d. Diptheria
Bệnh gì ở da gây ra bởi ký sinh trùng động vật?
a. Bệnh lao
b. Bệnh chí rận
c. Nấm do ký sinh trùng
d. Bệnh bạch hầu

94. When massaging on the client's neck, careful the bone from the top part of the spinal column called:
    a. Cranial
    b. Clavical
    c. Cervical
    d. Scapula
Khi bạn massage ở cổ khách, phải cẩn thận khúc xương phần trên ở cột sống gọi là:
a. Xương sọ
b. Xương đòn gánh (clavical)
c. Xương cervical
d. Xương bả vai

95. The medical term for ringworm is:
    a. Head lice
    b. Tinea
    c. Scabies
    d. Pediculosis
Danh từ y khoa đối với bệnh nấm ringworm (vòng mụn nước có tính ngứa) là:
a. Chí trên da đầu
b. Tinea
c. Ghẻ ngứa
d. Chí

96. When doing a lymphatic drainage massage, the light pressure of movement is:
    a. Friction
    b. Against the lymph flows
    c. Pause & use light pressure over lymph nodes
    d. Effleurage
Khi massage để lưu thông hệ thống bạch huyết, động tác ép nhẹ là:
a. Chà xoay xoay (friction)
b. Ngược dòng bạch huyết
c. Ngừng và ấn nhẹ trên huyệt bạch huyết
d. Vuốt (stroking)

97. During consultation, if the esthetician notices leucoderma on the client's skin, she or he should:
    a. Continue the service
    b. Refer to laser treatment
    c. Refer to skin cancer specialist
    d. Wear gloves & continue
Trong lúc tham khảo, thợ thẩm mỹ nhận thấy da khách có đốm trắng, người ấy nên:
a. Tiếp tục làm việc
b. Giới thiệu điều trị bằng tia laser
c. Giới thiệu đến bác sĩ ung thư da
d. Mang bao tay và tiếp tục làm

98. Ultra-Violet ray is called cold ray or actinic ray produces chemical effects, produces vitamin D in the skin, to treat rickets, psoriasis, acne and:

a. **Treats tuberculosis** c. **Treats lentigines**

b. **Kills germs** d. **Treats anhidrosis**

Tia Ultra-Violet (cực tím) được gọi là tia lạnh hoặc tia actinic có ảnh hưởng hóa tính, tạo vitamin D cho da, chữa trị bệnh còi xương, vảy nến, mụn bọc và:

a. *Trị bệnh lao* c. *Trị tàn nhang*

b. *Diệt vi trùng* d. *Trị bệnh thiếu mồ hôi*

99. When sanitizing the electric equipments, what solution of organic matter you should use:

a. **Alcohol** c. **Antiseptic**

b. **Quats** d. **Disinfectant**

Khi khử trùng dụng cụ bằng điện, dung dịch hữu cơ nào bạn cần dùng:

a. *Cồn* c. *Sát trùng*

b. *Nước Quats diệt trùng* d. *Chất diệt trùng*

100. When you have a minor cut or a bruise, what should you apply for safely:

a. **Tincture of phenol** c. **Lump alum**

b. **Styptic pencil** d. **Tincture of iodine**

Lúc bạn bị vết cắt nhẹ hoặc bầm, bạn thoa gì để được an toàn:

a. *Chất phenol diệt trùng* c. *Cục phèn cầm máu*

b. *Viết chì cầm máu* d. *Chất iốt sát trùng*

WAX TECHNICIAN EXAMINATION (CÂU HỎI THI BẰNG WAX)
(Answer: <u>underline</u> - Trả lời: <u>gạch dưới câu</u>)

1. To achieve balance, which habits should you avoid?
   a. taking drugs
   b. smoking

   c. drinking excessively
   d. <u>all of the above are correct</u>

   Để đạt được sự cân bằng, thói quen nào bạn phải tránh?
   a) dùng thuốc gây nghiện
   b) hút thuốc

   c) uống chất lên men quá mức
   d) tất cả các bên trên là chính xác

2. How does thermolysis destroy hair follicles?
   a. shattering them with sound
   b. clogging them with sebum

   c. <u>burning them with heat</u>
   d. sealing them with light

   Làm thế nào nhiệt phá hủy nang lông?
   a. vỡ tung chúng với âm thanh
   b. tắc nghẽn chúng với dầu (bã nhờn)

   c. đốt chúng với nhiệt
   d. phủ chúng với ánh sáng

3. What is another name for threading?
   a. stitching
   b. attaching

   c. weaving
   d. <u>banding</u>

   Một tên khác cho se lông là gì?
   a. khâu
   b. gắn

   c. dệt
   d. dải, nẹp

4. What is trichology?
   a. scientific study of hair-removal techniques
   b. <u>scientific study of hair and its diseases</u>

   c. technical term for mechanically removing hair
   d. technical term for artificially coloring hair

   Trichology là gì?
   a. ngành khoa học của lấy tóc
   b. ngành khoa học của tóc và các bệnh của tóc

   c. từ kỹ thuật cho cơ học lấy tóc
   d. từ kỹ thuật cho màu tóc nhân tạo

5. What is vellus hair?
   a. <u>fine, soft, downy hair</u>
   b. short, coarse, shaved hair

   c. heavy, thick, strong hair
   d. hair found on the back and shoulders

   Vellus là gì?
   a. tóc mịn, mềm mại, lông tơ
   b. tóc ngắn, thô, tóc bị cạo

   c. tóc nặng, dày, mạnh
   d. tóc được tìm thấy trên lưng và vai

6. What is oily skin and contraindication for?
   a. hair removal
   b. acne treatments

   c. <u>waxing</u>
   d. extractions

   Điều gì da dầu (nhờn) và chống chỉ định đối với?
   a. tẩy lông
   b. phương pháp điều trị mụn

   c. lấy lông bằng sáp
   d. hút, nặn

7. What is hirsutism?
   a. outgrowths of downy hair on body parts usually bearing terminal hair
   b. outgrowths of ingrown downy hairs causing skin irritation
   c. unusual hair loss on body parts normally bearing downy hair
   d. <u>unusual hair growth on body parts normally bearing downy hair</u>
   Hirsutism (lông mọc quá nhiều, rậm lông) là gì?
   a. lông tơ mọc nhanh trên các phần của cơ thể lu ôn lu ôn có lông giới hạn
   b. lông tơ mọc ngược phát triển nhanh gây ngứa da
   c. lông rụng bất thường trên các phần cơ thể bình thường với lông tơ
   d. lông mọc nhiều bất thường, trên các phần cơ thể bình thường mang lông tơ

8. How long must hair be in order to remove it with waxing?
   a. 1/4 inch
   b. 1/2 inch
   c. 3/4 inch
   d. 2/3 inch

   Lông cần dài bao nhiêu khi dùng sáp tẩy (nhổ) lông ?
   a. 1/4 inch
   b. 1/2 inch.
   c. 3/4 inch.
   d. 2/3 inch

9. What should clients avoid for at least 24 to 48 hours after waxing?
   a. moisture
   b. exercise
   c. salty foods
   d. excessive heat

   Khách hàng nên tránh điều gì các ít nhất là 24 đến 48 giờ sau khi tẩy lông?
   a. ẩm
   b. tập thể dục
   c. thức ăn mặn
   d. nhiệt độ quá cao

10. For what type of skin is tweezing often a better alternative to shaving?
    a. oily
    b. dry
    c. normal
    d. sensitive

    Đối với loại da nào dùng cách nhổ lông bằng nhíp (tweezing) thường là cách tốt hơn cạo?
    a. dầu
    b khô
    c. bình thường.
    d. nhạy cảm

11. What happens to lanugo hair shortly after birth?
    a. replaced exclusively by vellus hairs
    b. replaced either by vellus hairs or by terminal hairs
    c. replaced exclusively by terminal hairs
    d. falls off, heaving those parts of the smooth skin

    Điều gì xảy ra với lông măng (tơ) ngay sau khi sinh?
    a. thay thế hoàn toàn bởi lông tơ
    b. thay thế vừa bằng lông tơ hoặc lông mọc giới hạn
    c. thay thế hoàn toàn bằng sợi lông giới hạn
    d. rụng, mọc nhấp nhô ở phần da trơn mịn

12. What happens during puberty?
    a. lanugo hairs are lost by the body
    b. follicles switch from producing vellus hairs to terminal hairs
    c. lanugo hairs emerge on the body
    d. follicles switch from producing terminal hairs to vellus hairs

    Điều gì sẽ xảy ra trong suốt tuổi dậy thì?
    a. lông tơ bị mất bởi cơ thể
    b. nang lông chuyển từ lông tơ đến lông giới hạn
    c. lông tơ xuất hiện trên cơ thể
    d. nang lông chuyển từ lông giới hạn đến lông tơ

13. What is acronym ACT used to help estheticians remember?
    a. procedural steps for a basic facial
    b. safety steps for mechanical hair removal
    c. layers of the skin from outermost to innermost
    d. stages of hair growth

    Viết tắc những chữ đầu của ACT thường giúp chuyên viên thẩm mỹ về da (esthetician) nhớ điều gì?
    a. từng bước chăm sóc da mặt căn bản.
    b. các bước an toàn cách tẩy (lấy) lông
    c. lớp da từ ngoài cùng đến lớp da trong
    d. các giai đoạn tóc mọc (Anagen; Catagen; Tolegen)

14. What is anagen?
    a. first stage of hair growth
    b. second stage of hair growth
    c. third stage of hair growth
    d. fourth stage of hair growth

    Anagen là gì?
    a. giai đoạn đầu của tóc mọc
    b. giai đoạn thứ hai của tóc mọc
    c. giai đoạn thứ ba của tóc mọc
    d. giai đoạn thứ tư của tóc mọc

15. What describes the arrector pili muscle?
    a. muscle that moves the nostrils
    b. muscle that moves the lip
    c. appendage of the hair follicles
    d. appendage of the sweat glands

    Diễn tả cơ dựng lông là gì?
    a. cơ mà di chuyển mũi
    b. cơ chuyển động môi
    c. phần phụ thuộc của nang lông
    d. phần phụ thuc các tuyến mồ hôi

16. What is infected inflammation of the hair follicles?
    a. benign follicutosis
    b. barbae folliculitis
    c. tinea folliculosis
    d. acute folliculastis

Điều gì là sự viêm nhiễm trùng nang lông?
a. bên dưới nang lông
b. lông mọc ngược vào trong (ingrown hair)
c. nấm nang lông
d. nang lông cấp tính

17. What is the second stage of hair growth?
    a. catagen
    b. anagen
    c. latent
    d. telogen

Giai đoạn thứ hai của tóc mọc là gì?
a. chuyển tiếp
b. phát triển
c. làm chậm.
d. giai đoạn tóc nghỉ (tóc mới mọc ra)

18. How thickly should hard wax be applied?
    a. Thick as a nickel with a thinner end
    b. Thick as a dime with a thinner end
    c. **Thick as a nickel with a thicker end for pulling**
    d. Thick as a dime with a thicker end for pulling

Độ dày cỡ bao nhiêu khi trãi loại sáp cứng (sáp không cần vải để giật lông)?
a. dày cỡ 5 xu và mỏng dần ở phần cuối
b. dày cỡ 10 xu và mỏng dần phần cuối
c. dày cỡ đồng 5 xu và dày hơn phần cuối để giật
d. dày cỡ đồng 10 xu và dày hơn phần cuối để giật

19. What is the removal of hair by means of an electric current that destroys the hair root?
    a. anagen
    b. catagen
    c. electrolysis
    d. epilation

Phương pháp gì loại bỏ lông bằng một dòng điện phân hủy gốc tóc ?
a. phát triển
b. chuyển tiếp
c. điện hủy chân lông
d. nhổ lông

20. What is removing hair from the follicles by tweezing or waxing?
    a. electrolysis
    b. epilation
    c. anagen
    d. catagen

Những gì là cách loại bỏ lông từ các nang lông bằng nhíp nhổ hoặc dùng sáp?
a. điện
c. cách lấy lông tạm thời
b. phát triển.
d. chuyển tiếp

21. Where is the hair bulb located?
    a. interior shaft of follicle
    b. exterior shaft of the follicle
    c. outermost tip of the follicle
    d. base of the follicle

Vị trí của bầu tóc ở đâu?
a. đoạn tóc bên trong nang lông
b. đoạn tóc bên ngoài của nang lông
c. lớp ngoài cùng của nang lông
d. nền của nang lông

22. What shape does a hair follicle take?
    a. perfect square
    b. enlongated triangle
    c. small sphere
    d. small tube

Hình dạng nang tóc thế nào ?
a. rất vuông
b. tam giác dài
c. hình cầu nhỏ
d. ống nhỏ

23. Why is it beneficial that each thread is discarded after use during the threading process?
    a. allow you to change clients more for additional thread
    b. makes threading more sanitary than waxing
    c. ensures more direct contact than with waxing
    d. reduces the amount of motions of threading

Tại sao cách se lông tốt hơn và mỗi lần dùng sợi chỉ se lông được vứt bỏ sau khi se?
a. cho phép bạn thay đổi nhiều khách se lông hơn
b. se lông vệ sinh hơn waxing
c. đảm bảo tiếp xúc trực tiếp hơn so với waxing
d. giảm sự chuyển động khi se lông

24. What type of skin might benefit from sugaring as an alternative form of epilation?

a. oily

c. pale

b. <u>sensitive</u>

d. dark

Những loại da nàodùng loại nhựa dẻo của đường (sugaring) có thể được tốt hơn như là một dạng thức lấy lông khác?

a. dầu

c nhạt. .

b, nhạy cảm

d. đậm

25. What direction is product applied during the hand method of sugaring?

a. toward the center of the torso

c. with the hair growth

b. away from the center of the torso

d. <u>against the hair growth</u>

Hướng nào được làm khi dùng bàn tay cho phương pháp sugaring (chất dẻo đường)?

a. tiến về trung tâm của thân

c. theo hướng lông mọc

b. cách xa trung tâm của thân

d. ngược hướng lông mc

26. What direction is product applied during the spatula method of sugaring?

a. toward the center of the torso

c. <u>with the hair growth</u>

b. away from the center of the torso

d. against the hair growth

hướng nào dùng miếng gỗ mỏng (spatula) để trãi chất đường dẻo trong phương pháp sugaring?

a. tiến về trung tâm của thân

c. theo chiều lông mọc

b. cách xa trung tâm của thân

d. ngược chiều lông mc

27. What epilation technique is associated with the dangers of burns servere enough for blisters, failure to remove hair, and the removal of actual skin?

a. <u>waxing</u>

c. spatula-method sugaring

b. threading

d. hand-method sugaring

Cách lấy lông bị xem bỏng da trầm trọng, nổi phỏng, không hoàn toàn loại lông và cũng thường làm tróc da?

a. dùng sáp

c. dùng que gỗ- cách lấy lông bằng đường (sugaring)

b. se lông

d. dùng tay của cách lấy lông bằng đường (sugaring)

28. What is NOT a form in which hard waxes are available?

a. blocks

c. beads

b. pellets

d. <u>strips</u>

Một dạng gì không cần đến trong việc dùng loại sáp cứng?

a. khối

c. hạt

b. viên

d. miếng (giải) vải

29. What is true of soft wax?

a. <u>has a lower melting point than hard wax</u>

c. available on in tins

b. has a higher melting point than hard wax

d. must always be applied thickly

Điều gì là đúng về sáp mềm?

a. có độ nóng tan chảy thấp hơn sáp cứng

c. sẵn trong hộp thiếc

b. có độ nóng chảy cao hơn sáp cứng

d. phải luôn luôn trãi dày

30. What is true stainless steel slant-tipped tweezers?

a. <u>they are best for general tweezing</u>

c. they will corrode when disinfected in solution

b. they are best for removing ingrown hairs

d. they break down easily

Điều nào là đúng với dụng cụ nhổ lông bằng loại thép không rỉ có đầu nhíp nghiêng nghiêng?

a. là loại nhíp thông dụng tốt nhất

c. nhíp sẽ bị ăn mòn khi ngâm trong chất diệt trùng

b. loại tốt nhất để nhổ những sợi lông mọc đâm ngược

d. nhíp gãy một cách dễ dàng

31. What is pellon used to make?

a. dermal fillers

c. enzyme peel ingredients

b. paraffin masks

d. <u>wax strips</u>

Pellon (vải giựt lông) thường làm gì?

a. chất độn da

c. enzyme thành phần chất men lột da

b. mặt nạ sáp paraffin

d. vải (dãi) giựt sáp dẻo

32. What is the shape of the hair papilla?
   a. box
   b. tube
   c. <u>cone</u>
   d. triangle

   Hình nhủ của chân tóc (papilla) là gì?
   a. hộp
   b. ống
   c. chóp nón
   d. tam giác

33. What function does the hair root perform?
   a. infusion color into the hair
   b. connecting hair to the bones
   c. feeding nutrients to the hair
   d. <u>anchoring the hair to the skin</u>

   Gốc tóc có chức năng gì?
   a. đưa màu vào trong sợi tóc
   b. nối liền tóc đến xương
   c. dinh dưỡng cho tóc
   d. neo dính tóc vào da

34. What is the term for excessive hair growth where hair does not normally grow?
   a. <u>hypertrichosis</u>
   b. hypopigmentation
   c. epilation
   d. lanugo

   Từ ngữ nào cho lông mọc quá mức nơi mà lông không mọc bình thường ?
   a. rậm lông
   b. da đốm màu đậm
   c. nhổ lông.
   d. lông măng tơ

35. What can be corrected by changing the direction of shaving?
   a. <u>prevalence of ingrown hairs</u>
   b. need for frequent shaving
   c. speed of hair growth
   d. density of hair growth

   Điều gì cần làm đúng lại cách thay đổi hướng của cạo râu?
   a. thường xảy ra việc lông mọc ngược
   b. cần thường xuyên cạo râu
   c. tốc độ tóc mọc
   d. độ dày tóc mọc

36. What does the acronym IPL stands for?
   a. intermittent phased light
   b. intermediate power light
   c. <u>intense pulsed light</u>
   d. integumentary patterned lesions

   Những từ viết tắt chữ đầu IPL tượng trưng cho?
   a. từng hồi giai đoạn ánh sáng
   b. trung gian lực ánh sáng
   c. cường độ nhịp ánh sáng
   d. vỏ bọc mô vết lở

37. When in life does the human body grow lanugo hair?
   a. old age
   b. middle age
   c. puberty
   d. <u>gestation</u>

   Trong khoảng thời gian nào cơ thể con người mọc lông tơ?
   a. tuổi già
   b. tuổi trung niên.
   c. tuổi dậy thì
   d. thời kỳ mang thai

38. What is NOT true of laser hair removal?
   a. it is a type of photo-epilation
   b. it involves pulsing a laser on skin
   c. hair removed by this method tends to grow back quickly
   d. <u>several wavelengths are used at a time</u>

   Điều gì là không đúng của tẩy lông bằng tia laser?
   a. là phương pháp tia sáng diệt chân lông
   b. liên quan đến nhịp tia laser trên da
   c. tẩy lông cách này mọc nhanh hơn
   d. nhiều tầng sóng được sử dụng cùng lúc

39. What does photo-epilation use to remove hair?
   a. galvanic current and shaving
   b. <u>IPL and laser hair removal</u>
   c. IPL and shaving
   d. galvanic current and laser hair removal

   Photo-epilation (phương pháp lóa sáng diệt chân lông) là gì để loại bỏ lông?
   a. dòng điện galvanic và cạo
   b. IPL (cường độ nhịp ánh sáng) và laser tẩy lông
   c. cường độ nhịp ánh sáng (IPL) và cạo
   d. dòng điện 2 chiều (galvanic) và laser lấy lông

40. What is NOT contained within the pilosebaceous unit?

a. hair root

b. bulb

c. dermal papilla

d. sebaceous gland

Điều gì là không có chứa trong đơn vị bã nhầy lông (pilosebaceous)?

a. chân lông

b. bầu lông tóc

c. da nhủ

d. tuyến bã nhờn (tuyến dầu)

41. What is an ancient method of hair removal?

a. sweetening

b. shortening

c. sharpening

d. sugaring

Một phương pháp cổ xưa để tẩy lông là gì?

a ngọt

b. rút ngắn

c. mài bén

d. chất dẻo đường

42. How long does a hair located on the scalp grow each month, on average?

a. one-half inch

b. one inch

c. two inches

d. three inches

Trung bình tóc mọc trên da đầu mỗi tháng dài bao nhiêu?

a. nửa inch

b. một inch

c. hai inches

d. ba inches

43. When does the latent phase of hair growth occur?

a. between catagen and telogen

b. between anagen and before telogen

c. after anagen and before telogen

d. after telogan and before anagen

Khi nào là giai đoạn làm chậm lại (tiềm ẩn) của tiến trình tóc mọc?

a. giữa giai đoạn chuyển tiếp và tóc nghi

b. giữa giai đoạn phát triển và trước khi tóc nghi

c. sau giai đoạn phát triển và trước khi tócnghi

d. sau giai đoạn tóc nghi và trước khi tóc phát triển

44. What is considered to be the only true method of permanent hair removal?

a. IPL

b. laser hair removal

c. depilation

d. electrolysis

Những gì được coi là phương pháp đúng cách tẩy lông vĩnh viễn?

a. cường độ nhịp ánh sáng

b. tẩy lông bằng tia laser

c. tẩy lông tạm thời

d. dùng kim điện diệt gốc lông, tóc

45. What hair-removal procedure is performed by inserting small needles into the hair follicles?

a. sugaring

b. electrolysis

c. threading

d. waxing

Phương pháp nào lấy lông/tóc được thực hiện bằng cách đưa những kim nhỏ vào các nang lông/tóc?

a. chất dẻo đường

b. điện hủy chân lông

c. se lông

d. tẩy lông bằng sáp

46. What effect does galvanic electrolysis have?

a. sealing the hair follicle shut through severe burning

b. quickly yanking the entire hair shaft out by the root

c. chemical alteration of the skin pH near the follicle

d. chemical decomposition of the hair follicle

Tác dụng nào mà phương pháp hủy diệt chân lông bằng dòng điện âm dương (galvanic) có được?

a. che phủ nang lông lúc phỏng nặng

b giật mạnh toàn thân tóc ra ngoài gốc tóc

c. thay đổi hóa học của pH da ở khu vực gần nang

d. phân hủy hóa học của các nang lông/tóc

47. Salon owners purchase insurance policies to protect themselves against suits for:

a. Malpratice

b. Disease in client

c. Increase in rent

d. Loss of employees

Chủ salon mua chương trình bảo hiểm để bảo vệ họ chống lại việc kiện tụng về:

a. Tai nạn nghề nghiệp

b. Bệnh trạng của khách

c. Nâng lên tiền thuê

d. Mất nhân viên làm việc

48. The symptoms in the diseases of the skin are divided into two groups:

    a. Diagnosis/prognosis   **c. Physical/mental**

    b. Inflamation/ itching   **d. <u>Subjective/objective</u>**

    Triệu chứng về bệnh của da được chia làm hai nhóm:

    a. Chẩn đoán/tiên đoán   *c. Thể lý/tinh thần*

    b. Sưng/ngứa   *d. Cảm thấy/thấy được*

49. The underlying or inner layer of the skin, it is also called the corium or:

    a. Cutis   **c. Derma**

    b. True skin   **d. <u>All of the above</u>**

    Lớp dưới hoặc lớp bên trong của da, cũng được gọi là corium hoặc:

    a. Cutis   *c. Derma*

    b. True skin   *d. Tất cả các chữ ở trên*

50. A chemical depilatory is generally used on the:

    a. Upper lip   **c. Underarms**

    b. Eyebrows   **d. <u>Legs</u>**

    Loại hóa chất dùng để lấy lông thường được dùng trên:

    a. Môi trên   *c. Dưới nách*

    b. Chân mày   *d. Chân*

51. What is the most commonly used method of controlling micro-organisms in the salon?

    a. Disposables   **c. Disinfection**

    b. <u>Sanitation</u>   **d. Sterilization**

    Phương cách nào thường được sử dụng để kiểm soát vi khuẩn ở salon?

    a. Vứt bỏ   *c. Diệt trùng*

    b. Vệ sinh   *d. Tiệt trùng*

52. Estheticians should avoid working on clients with contagious disease such as:

    a. Herpes simplex virus   **c. Warts**

    b. Tinea corporis   **d. <u>All of the above</u>**

    Thợ thẩm mỹ nên tránh làm cho khách với các loại bệnh lây lan như:

    a. Vi khuẩn tạo nổi mụn nước quanh miệng   *c. Mụn cóc*

    b. Nấm vàng, đỏ   *d. Tất cả các điều trên*

53. Secondary lesion that are the result of injury or lesion of the skin has healed. It is called:

    a. <u>Scar</u>   **c. Erosion**

    b. Nerve   **d. Acne**

    Vết lở cấp hai là kết quả của tổn thương hoặc vết lở da đã lành. Được gọi là:

    a. Thẹo   *c. Ăn mòn các mô*

    b. Thần kinh   *d. Mụn bọc*

54. Any chemical that is used in the workplace must have a/an:

    a. F M D (follow manufacture direction)   **c. O S H A (occupationa safety hazard administration)**

    b. Label   **d. <u>M S D S</u> (material safety data sheet)**

    Bất kỳ loại hóa chất nào được sử dụng ở nơi làm việc phải có:

    a. F M D (theo hướng dẫn của nhà chế tạo)   *c. O S H A (quản trị sự độc hại tạo an toàn nghề nghiệp)*

    b. Nhãn hiệu   *d. M S D S (bản dữ kiện an toàn vật liệu)*

55. Excessive hair growth on face, arms and legs especially in women is known as:

    a. Normal   **c. <u>Hisutism</u>**

    b. Acquired   **d. Hypertrichosis**

    Lông mọc quá nhiều trên mặt, cánh tay và chân ở phụ nữ được biết là:

    a. Bình thường   *c. Hisutism*

    b. Tự tạo   *d. Lông mọc nhiều bất thường (hypertrichosis)*

56. Hair is a hard protein, contain sulfur from 4 % to 8 %, lower moisture. It is called:

    a. Special protein

    b. <u>Hard karetin</u>

    c. Hair follicle

    d. Hair papilla

Lông, tóc là loại chất đạm cứng, chứa 4% đến 8% lưu huỳnh (sulfur), hơi ẩm. Được gọi là:

a. Chất đạm đặc biệt

b. Chất sừng cứng

c. Nang lông

d. Đáy chân lông (papilla)

57. During a skin test, a depilatory must remain on the skin:

    a. 1 – 3 min

    b. 2 – 5 min

    c. 4 – 6 min

    d. <u>7 – 10 min</u>

Trong lúc thử da, dùng hóa chất lấy lông (depilatory) phải trải trên da:

a. 1 – 3 phút

b. 2 – 5 phút

c. 4 – 6 phút

d. 7 – 10 phút

58. All methods of epilating are the process removing hair by breaking contact between the bulb and the papilla, except for:

    a. Sugaring

    b. <u>Shaving</u>

    c. Tweezing

    d. Wax depilatories

Các cách lấy lông tạm thời là tiến trình lấy lông tách rời lông giữa bầu lông và đáy chân lông, ngoại trừ:

a. Sugaring

b. Cạo

c. Nhổ bằng nhíp

d. Dùng sáp

59. After using a chemical depilatory, how long should the client wait for wax treatment:

    a. 1 week

    b. 1 month

    c. 2 - 3 weeks

    d. 2 months

Sau khi dùng hóa chất tẩy lông, khách sẽ đợi bao lâu để giặt lông bằng sáp:

a. 1 tuần

b. 1 tháng

c. 2 - 3 tuần

d. 2 tháng

60. Soft wax is also known as:

    a. <u>Strip wax</u>

    b. Paraffin wax

    c. Carnaviba wax

    d. Candle wax

Sáp mềm (sáp dùng với vải linen) được biết là:

a. Strip wax

b. Sáp paraffin (sáp trong mỏ dầu hỏa)

c. Sáp carnaviba

d. Sáp đèn cầy

61. Which system includes skin, oil and sweat glands, sensory receptors, hair and nails:

    a. The excretory system

    b. <u>The integumentary system</u>

    c. The circulalory system

    d. The skeletal system

Hệ thống nào bao gồm da, tuyến dầu và tuyến mồ hôi, thần kinh cảm giác, lông, tóc và móng:

a. Hệ thống bài tiết

b. Hệ thống bao bọc

c. Hệ thống tuần hoàn

d. Hệ thống bộ xương

62. The short wave method of electrolysis uses decomposition to destroy the papilla employs a:

    a. <u>Single needle</u>

    b. Triple needle

    c. Double needle

    d. Multiple needle

Lấy lông vĩnh viễn bằng phương pháp tầng sóng ngắn dùng phân hủy để diệt bầu chân lông được làm:

a. Một kim

b. Ba kim

c. Hai kim

d. Nhiều kim

63. The most commonly request wax service is?

    a. Waxing the leg

    b. Waxing the back

    c. Waxing the ear

    d. <u>Eyebrow arching</u>

Dịch vụ dùng sáp lấy lông hầu hết thường dùng cho:

a. Wax lông chân

b. Wax lông lưng

c. Wax lông tai

d. Wax chân mày

64. How long does leg waxing last?

   a. 2 – 3 weeks   **c.** 6 – 8 weeks

   b. <u>4 – 6 weeks</u>   **d.** 2 – 3 months

Lấy lông chân bằng wax kéo dài được bao lâu?

   a. 2 – 3 tuần   *c. 6 – 8 tuần*

   b. 4 – 6 tuần   *d. 2 – 3 tháng*

65. After facial services the most popular hair removal service is waxing the:

   a. Eyebrows   **c.** <u>Legs</u>

   b. Hands   **d.** Underarms

Sau khi làm facial, thường là dùng sáp lấy lông:

   a. Chân mày   *c. Chân*

   b. Tay   *d. Nách*

66. Softwax or the strip wax method is used for:

   a. Lip waxing   **c.** Chin waxing

   b. Cheek waxing   **d.** <u>Brow waxing</u>

Loại sáp mềm hoặc wax dùng vải giật được dùng cho:

   a. Wax cho môi   *c. Wax ở cằm*

   b. Wax ở má   *d. Wax chân mày*

67. What is the appropriate method for removing hair inside the ear cavity?

   a. <u>Clipping with cuticle scissors</u>   **c.** Applying a depilatory cream

   b. Waxing   **d.** Pulling out the hair with tweezers

Phương pháp nào thích hợp để lấy lông trong hóc lỗ tai:

   a. Dùng kéo tỉa da để cắt   *c. Thoa kem lấy lông*

   b. Sáp   *d. Dùng nhíp kéo lông ra*

68. The space between the eyes should be equal to:

   a. The width of the nose   **c.** <u>The width of one eye</u>

   b. The width of one brow   **d.** The width of the mouth

Khoảng cách giữa hai con mắt nên bằng so với:

   a. Chiều rộng của mũi   *c. Chiều rộng một con mắt*

   b. Chiều rộng của một chân mày   *d. Chiều rộng của miệng*

69. Why is shaving an unsatisfactory way to remove hair from the upper torso?

   a. Shaving costs too much   **c.** Applying a depilatory

   b. Shaving is painful   **d.** <u>Shaving caused the hair to grow back quickly</u>

Tại sao cạo là cách không thích hợp lấy lông phần bên trên?

   a. Phí tổn cạo nhiều quá   *c. Dùng hóa chất làm rụng lông*

   b. Cạo bị đau   *d. Cạo là nguyên nhân lông mọc lại nhanh hơn*

70. What can be used to soothe irritated areas on the skin?

   a. Witch hazel lotion   **c.** <u>Cool tea bags</u>

   b. Astringent lotion   **d.** Baby oil

Có thể dùng loại gì để làm êm dịu những vùng bị ngứa, khó chịu trên da?

   a. Chất đóng chân lông nhẹ witch hazel   *c. Túi trà mát*

   b. Chất đóng chân lông astringent   *d. Dầu thoa da em bé*

71. How would you schedule a client with a major ingrown hairs problem?

   a. <u>Extra 30 minutes appointment</u>   **c.** One day before

   b. Extra one hour appointment   **d.** No special scheduling is needed

Bạn làm hẹn thế nào cho người khách đến chủ yếu có lông mọc đâm vào da (ingrown hairs)

   a. Thêm 30 phút của cuộc hẹn   *c. Một ngày trước*

   b. Thêm 1 giờ của cuộc hẹn   *d. Không cần làm hẹn đặc biệt nào*

72. **To help prevention ingrown hairs (barbae folliculitis), sugguest that the client:**
   a. Apply a cool tea bag on the skin
   b. <u>Use a loofa sponge</u>
   c. Ingrown hairs can not be prevented
   d. Soak that area in baking soda at least 24 hours before

   Để giúp ngăn ngừa lông mọc đâm vào da (barbae folliculitis), gợi ý cho người khách:
   a. Đắp túi trà mát lên da
   b. Dùng xốp để kỳ cọ da
   c. Lông mọc đâm vào không thể ngăn ngừa được
   d. Nhúng vùng đó vào baking soda trước 24 giờ

73. **Which of the following methods is of removing ingrown hairs is not allowed in some states?**
   a. Electrolysis
   b. Sugaring
   c. Waxing
   d. <u>Use of a lancet</u>

   Phương pháp nào bị cấm dùng ở một vài tiểu bang dùng để lấy loại lông mọc đâm vào da?
   a. Lấy lông vĩnh viễn (electrolysis)
   b. Chất đường (sugaring)
   c. Sáp
   d. Dùng dao trích (lancet)

74. **What is the correct way to hold the spatula when applying warm liquid wax to the skin for the removal of hair?**
   a. <u>At an angle with 45 degrees</u>
   b. Facing down
   c. Facing up
   d. Moving back and forth

   Phương pháp nào đúng khi giữ cây que gỗ trãi sáp ấm lên da để lấy lông?
   a. Nghiêng que gỗ góc 45 độ
   b. Mặt que gỗ úp xuống
   c. Mặt que ngữa lên
   d. Đưa qua đưa lại

75. **When would you recommend electrolysis?**
   a. For removal of nasal hair
   b. Never recommend electrolysis technique
   c. <u>For the removal of deep rooted, coarse facial hair</u>
   d. For removal of hair in the ear

   Khi nào bạn cần khuyên cho phương pháp lấy lông vĩnh viễn (electrolysis)?
   a. Lấy lông mũi
   b. Không bao giờ khuyên electrolysis
   c. Lấy lông có gốc sâu, lông cứng ở mặt
   d. Lấy lông trong tai

76. **Shaving underarm can cause:**
   a. Make strong odor
   b. <u>Ingrown hairs</u>
   c. Development of deep rooted hair
   d. Permanent loss of hair

   Cạo lông dưới nách có thể gây nguyên nhân:
   a. Tạo mùi nồng khó chịu
   b. Lông mọc đâm vô da
   c. Giúp chân lông sâu
   d. Mất lông vĩnh viễn

77. **Epilation for hair on the arm presents a special challenge because:**
   a. Arm hair tends to be deep rooted
   b. The arm is a sensitive area
   c. Remove arm hair requires several appointments
   d. <u>Arm hair tends to grow in different directions</u>

   Lấy lông tạm thời trên cánh tay được làm cách đặc biệt bởi vì:
   a. Lông cánh tay có gốc sâu
   b. Cánh tay là vùng lông nhạy cảm
   c. Lấy lông cánh tay cần nhiều lần hẹn
   d. Lông cánh tay có nhiều hướng mọc khác nhau

78. **What is the final step in the procedure for waxing the underarm?**
   a. Wear booties
   b. Trim any remaining hairs with scissor
   c. Wipe the area, to make sure no wax residue is lelf
   d. <u>Apply a few drops of wax soothing lotion on the area</u>

   Động tác sau cùng trong cách dùng sáp lấy lông dưới nách là?
   a. Mang tất
   b. Tỉa lông còn sót lại bằng kéo
   c. Lau chỗ da để chắc là sáp không còn dính lại
   d. Thoa vài giọt dung dịch làm êm dịu lên da

79. **Which of the following items should you use to check out your work after a waxing procedure?**
   a. <u>Magnifying lamp</u>
   b. Camera
   c. Mirror
   d. Microscope

   Dụng cụ nào sau đây nên dùng để kiểm soát lại việc làm sau khi dùng phương pháp lấy lông bằng sáp?
   a. Đèn phóng đại
   b. Máy chụp hình
   c. Kính
   d. Kính hiển vi

80. Which of the following areas has hair that typically grown in many different directions?

a. Face   c. Upper lip

b. Lower lip   d. <u>Underarm</u>

Theo sau đây vùng nào có lông mọc nhiều hướng khác nhau?

a. Mặt   c. Môi trên

b. Môi dưới   d. Nách

81. Which of the folowing is not used for wax removal?

a. Cotton   c. <u>Linen</u>

b. Pellon   d. Muslin

Theo sau đây vật liệu nào không xử dụng trong việc dùng sáp lấy lông?

a. Vải cotton   c. Vải dày

b. Pellon (vải không rụng, không giãn)   d. Vải mỏng

82. Which of the following steps should you take before applying wax to a client't skin?

a. Watch a heater at low temperature   c. Stir the wax

b. Blow air to the wax from your mouth   d. <u>Test the temperature of the wax at wrist</u>

Cách nào theo sau đây cần làm trước khi trãi sáp lên da khách?

a. Nhìn lò wax ở nhiệt độ thấp   c. Khuấy sáp

b. Dùng miệng thổi hơi vào sáp   d. Thử nhiệt độ sáp ở cổ tay

83. All of the following things are not recommended for couperose skin except one:

a. Infra-red lamp   c. <u>Mild skin lotion</u>

b. Astringent   d. Petrissage massage

Tất cả những điều dưới đây không nên làm cho loại da đỏ ửng ngoại trừ:

a. Đèn hồng ngoại   c. Dung dịch nhẹ

b. Chất đóng lỗ chân lông   d. Xoa bóp nhồi mạnh

84. Characteristics of hard wax includes all except:

a. Must be applied thin   c. Available in block, dish, bead, pellet

b. No strip wax   d. <u>Must be liquefied before they can be used</u>

Đặc tính của loại sáp cứng bao gồm tất cả mọi điều ngoại trừ:

a. Phải được trãi mỏng   c. Trong từng khối, bánh tròn, viên, miếng

b. Không dùng vải giựt   d. Phải được làm tan ra trước khi dùng

85. How do you find the high point of arch brow?

a. Use a ruler to measure   c. <u>Line up the pencil to the outside edge of the iris</u>

b. Ask your client to show you where it is   d. You should avoid the arch area

Bạn tìm điểm cao của chân mày bằng cách nào?

a. Dùng thước kẻ để đo   c. Đặt đứng cây viết chì bên ngoài con ngươi

b. Hỏi người khách chỉ cho bạn chỗ nào   d. Bạn nên tránh xa chỗ vòng cong

86. When waxing the underarm, why do you place a towel over the client's chest?

a. To remove wax from spatula   c. <u>To protect the chest for spills and drips</u>

b. For perspiration   d. To cover client's breast

Khi dùng sáp lấy lông dưới nách, tại sao bạn đặt khăn phủ lên ngực khách?

a. Lấy sáp trên que gỗ   c. Bảo vệ ngực khách khi bị sáp đổ và nhiễu lên

b. Ra mồ hôi   d. Phủ lên vùng ngực khách

87. What is the step after examining the brow and determining the shape?

a. Remove excess hairs   c. Hand the client a mirror

b. <u>Brush the brows into a smooth line</u>   d. Rinse the area thoroughly

Giai đoạn nào sau khi đánh giá chân mày và chọn đường cong chân mày?

a. Lấy quá nhiều lông   c. Người khách nắm gương soi

b. Chãi chân mày theo đường cong   d. Lau rửa hoàn toàn vùng đó

88. **The fiber strips or muslin that are used for wax removal of hair come in sizes that are approximately:**

   a. 1 inch by 3 inches   c. <u>3 inches by 6 inches</u>

   b. 2 inches by 4 inches   d. 5 inches by 8 inches

   Vải giặt hoặc vải muslin được dùng để lấy lông với sáp theo cở kích thích hợp:

   a. Cở 1 X 3 inch   *c. Cở 3 X 6 inch*

   b. Cở 2 X 4 inch   *d. Cở 5 X 8 inch*

89. **What should you do with brows over close-set eyes?**

   a. Extend the brows to equal the distance between the eyes

   b. <u>Remove the brow hairs just beyond the inner corner of the eye</u>

   c. Remove the brow hairs just beyond the outer corner of the eye

   d. None of the above is correct

   Bạn nên làm trên chân mày khi hai con mắt gần nhau?

   a.   Nối dài chân mày bằng khoảng cách giữa hai mắt

   b.   Lấy bớt lông chân mày bên góc trong của mắt

   c.   Lấy bớt chân mày ở góc ngoài của mắt

   d.   Không có câu nào đúng

90. **What is the best way to determine the direction of hair growth on the arm?**

   a. Comb the hair   c. Look the hair direction

   b. Ask the client to determine the direction   d. <u>Feel the skin with your hand</u>

   Cách nào tốt nhất để đánh giá hướng lông mọc ở cánh tay?

   a. Chãi lông   *c. Nhìn hướng lông*

   b. Hỏi khách để xác định hướng lông   *d. Cảm nhận qua làn da ở tay*

91. **An electrologist should not treat clients suffering with:**

   a. Comedone   c. Milia

   b. High cholestorol   d. <u>Diabetes</u>

   Chuyên viên diệt lông vĩnh viễn không nên làm cho khách hàng đang có:

   a. Mụn đầu đen   *c. Mụn đầu trắng*

   b. Cao mỡ   *d. Tiểu đường*

92. **The time between waxing is generally:**

   a. 5 – 10 days   c. 2 – 3 weeks

   b. <u>4 – 6 weeks</u>   d. 2 – 3 months

   Thời gian giữa những lần lấy lông bằng sáp:

   a. 5 đến 10 ngày   *c. 2 đến 3 tuần*

   b. 4 đến 6 tuần   *d. 2 đến 3 tháng*

93. **Following a waxing procedure, for how many hours should the client refrain from exposing the waxed to sun or a tanning bed:**

   a. 12 hours   c. 24 hours

   b. 36 hours   d. <u>48 hours</u>

   Theo như cách dùng sáp lấy lông, bao nhiêu giờ người khách hạn chế việc tiếp xúc chỗ wax đến mặt trời hoặc giường nằm có tia làm sậm da:

   a. 12 giờ   *c. 24 giờ*

   b. 36 giờ   *d. 48 giờ*

94. **Where there are large areas of unwanted hair, such as the arms and legs, the client may find it desirab to remove hair using:**

   a. <u>Shaving</u>   c. Tweezers

   b. Electric tweezer   d. Chemical depilatories

   Nơi nào có những vùng rộng có lông mọc nhiều, như ở cánh tay và chân, người khách có thể lấy lông theo ý mình bằng cách:

   a. Cạo   *c. Nhíp nhổ*

   b. Nhíp điện   *d. Hóa chất lấy lông*

95. After hair is removed, it will grown from the papilla to the surface of the skin in approximately:

a. 1 – 2 weeks   c. 2 – 3 weeks

b. **1 – 3 months**   d. 3 – 4 months

Sau khi lông được lấy đi, lông sẽ mọc lại từ chân lông đến bề mặt da cở:

a. 1 – 2 tuần   c. 2 – 3 tuần

b. 1 – 3 tháng   d. 3 – 4 tháng

96. During the use of chemical depilatories, besure to cover the surrounding areas of the skin with:

a. Medicated lotion   c. **Vaseline**

b. Moisturizer cream   d. Toner lotion

Trong lúc dùng hóa chất lấy lông, chắc rằng phủ chung quanh vùng da đó với:

a. Chất thuốc chữa trị   c. Kem bảo vệ (vaseline)

b. Kem ẩm da   d. Dung dịch toner đóng lỗ chân lông

97. What should you do if a drop of wax accidenlly falls into your client's eyelashes?

a. Ask the client to squeeze eyes tight, then apply witch hazel

b. Ignore it

c. **Ask the client to close eyes gently, then apply petroleum jelly**

d. Wash with cool water

Bạn nên làm gì rủi một giọt sáp rơi nhiễu vào lông mi của khách?

a. Bảo người khách nhắm chặt, rồi thoa chất đóng lỗ chân lông (witch hazel)

b. Đừng để ý đến

c. Bảo người khách khép mắt nhè nhẹ, rồi thoa kem bảo vệ da (petroleum jelly)

d. Rửa với nước mát

98. Universal precautions established by the Centers for Disease Control sugguests the one should:

a. **Treat the blood and all bodily fluids of client as it is infected**

b. Make sure clients have been tested for HIV, hepatitis, and other blood borne diseases

c. Ask clients if they are HIV positive before treatment

d. Remind clients that they might have an infection even if they have no symptoms

Những sự lưu ý tổng quát được thiết lập bởi cơ quan kiểm soát bệnh (CDC), gợi ý một điều nên:

a. Xem máu và những chất dịch từ người khách là nguồn nhiễm trùng

b. Xem người khách đã thử nghiệm HIV, viên gan, và một số bệnh nhiễm trùng máu

c. Hỏi khách nếu có dương tính vi khuẩn HIV trước khi điều trị

d. Nhắc nhở khách, họ có thể bị nhiễm trùng ngay cả không có triệu chứng

99. What is the proper way of removing wax?

a. **Pull the wax off in the direction against the hair growth**

b. Pull the wax from both ends until it meets in the middle

c. Dissolve the wax gently with warm water

d. Pull the wax off in the direction of the hair growth

Phương cách nào là đúng đắn khi dùng sáp lấy lông?

a. Kéo sáp theo hướng ngược lại của lông mọc

b. Kéo sáp ở 2 đầu vải gặp nhau ở phần giữa

c. Hòa tan sáp từ từ với nước ấm

d. Kép sáp theo chiều lông mọc

100. What is sign of sensitive skin?

a. **Redness**   c. Dryness

b. Stain   d. Small pores

Dấu hiệu của da nhạy cảm là gì?

a. Đỏ   c. Khô

b. Vết   d. Lỗ chân lông nhỏ

101. **What ingredients in product that the esthetician uses to treat the client who has dry skin:**

    a. <u>Emollients</u>   c. Alcohol

    b. Essential oil   d. Witch hazel or astringent

Thành phần nào có trong mỹ phẩm mà người thợ chữa trị cho khách có da khô:

a. Chất dầu nhờn   c. Cồn

b. Tinh dầu hương liệu   d. Chất se da và đóng lỗ chân lông

102. **The client who cannot tolerate hot wax, another way for the temporary removal of superfluous hair is cold wax that is removed from the treatment area with:**

    a. <u>Cotton cloth</u>   c. Talcum powder

    b. Muslin   d. Gloves

Khách không thể chịu được loại wax nóng, một loại lấy lông tạm thời khác là wax lạnh, loại này lấy lông dùng với:

a. Vải cotton   c. Phấn bột

b. Vải muslin   d. Bao tay

103. **Lanugo hair or vellus hair is soft hair. If they are removed with hot wax, the skin may:**

    a. Produce more elasticity   c. Lose its porosity

    b. Lose all small hair   d. <u>Lose its softness</u>

Lông lanugo hoặc lông vellus là loại lông tơ, mềm. Nếu chúng bị lấy đi với sáp nóng, làn da có thể:

a. Tăng thêm đàn hồi   c. Mất độ thấm

b. Mất tất cả lông nhỏ   d. Mất đi sự mềm mại

104. **Each M.S.D.S. must contain basic information on except one:**

    a. <u>First aid</u>   c. Physical & chemical characteristics

    b. Health hazards   d. Chemical hazards

  Bảng M.S.D.S (an toàn vật liệu) gồm những điều căn bản sau, ngoại trừ:

a. Dụng cụ cấp cứu   c. Đặt tính về cơ học và hóa học

b. Nguy hại cho sức khỏe   d. Hóa chất độc hại

105. **The largest of the cranial nerves is the trifacial nerve. It is the chief sensory nerve of the face, and serves as the motor nerve of the muscles that control chewing is called:**

    a. <u>Fifth cranial nerve</u>   c. Infraotrochlear nerve

    b. Nasal nerve   d. Mental nerve

Thần kinh sọ lớn nhất trifacial là thần kinh vận động ở mặt kiểm soát bắp thịt nhai được gọi là:

a. Thần kinh sọ thứ 5   c. Thần kinh da màng nhầy vùng mũi

b. Thần kinh dưới mũi   d. Thần kinh da vùng môi dưới và cằm

106. **The depilatories are a temporary hair remover has pH of 11, therefore how many times more alkaline than distilled water has pH of 7.**

    a. 10   c. <u>1,000</u>

    b. 100   d. 10,000

Hóa chất lấy lông tạm thời có độ kiềm 11, vậy bao nhiêu lần nhiều hơn so với nước cất có nồng độ là 7.

a. 10   c. 1,000

b. 100   d. 10,000

107. **The process whereby the galvanic machine forces acidic substances into the skin from the positive toward the negative pole is known as:**

    a. Iontophoresis   c. <u>Cataphoresis</u>

    b. Anaphoresis   d. Tesla high-frequency current

Tiến trình mà dùng điện galvanic đẩy chất acid vào da từ cực dương tiến về cực âm được biết là:

a. Iontophoresis (galvanic đẩy nước vào da)   c. Cataphoresis

b. Anaphoresis (galvanic từ âm sang dương)   d. Dòng cao tần Tesla tạo nhiệt

                                    www.levan900.net

108. Which ingredient derived from yeast helps reduce the appearance of fine lines and wrinkles by stimulating the formation of collagen?

a. Tissue respiratory factor
c. Glycoproteins

b. Polyglucans
d. <u>Beta-glucant</u>

Thành phần nào trích ra từ chất men giúp giảm bớt những lằn nhỏ và vết nhăn bằng cách kích thích tạo chất dinh dưỡng cho da.

a. Yếu tố mô hô hấp
c. Tăng lượng oxygen (glycoproteins)

b. Chất bảo quản và bảo vệ da (polyglucans)
d. Beta-glucant

109. Your hands need to wash with liquid soap, scrub your hands and lather for at least:

a. 10 seconds
c. 30 seconds

b. <u>20 seconds</u>
d. 40 seconds

Bạn nên rửa tay với xà phòng nước, chà đôi tay nổi bọt với thời gian tối thiểu:

a. 10 giây
c. 30 giây

b. 20 giây
d. 40 giây

110. Shaved hair feels thicker because:

a. The hair root is contracted
c. Ingrown hair

b. <u>The hair ends are blunt</u>
d. The skin is dry

Cạo lông cảm thấy dày hơn bởi vì:

a. Gốc lông co lại
c. Lông mọc đâm vô da

b. Phần cuối lông bị cắt ngang
d. Làn da bị khô

111. What method customers often select to remove unwanted hair on large areas on the arms and legs.

a. Sugaring
c. Tweezers

b. Depilatories
d. <u>Shaving</u>

Cách gì mà khách hàng thường muốn lấy lông thừa thải trên những vùng da rộng như cánh tay, chân.

a. Chất dẻo đường
c. Nhíp nhổ

b. Hoá chất rụng lông
d. Cạo

112. The natural arch of the eyebrow follows the:

a. Frontal bone
c. Nasal bone

b. <u>Orbital bone</u>
d. Iris

Vòng cong tự nhiên của chân mày đi theo:

a. Xương trán
c. Xương mũi

b. Xương ổ mắt
d. Mống mắt

113. An epilator treatment that using a thick layer appropriate for sensitive skin is:

a. Hard wax
c. Beeswax

b. Cold wax
d. <u>Sugaring</u>

Cách lấy lông tạm thời với cách trãi một lớp dày lên làn da nhạy cảm là:

a. Sáp cứng
c. Sáp ong

b. Sáp lạnh
d. Chất dẻo đường

114. When brow waxing, apply a thin coat of wax:

a. From the inside to the outside of the orbital bone with two swipes

b. From the ouside to the inside of the orbital bone with one swipe

c. <u>From the inside to the outside of the orbital bone with one swipe</u>

d. Only outside of the orbital bone

Khi dùng sáp lấy lông mày, thoa lớp sáp (wax) mỏng:

a. Từ trong ra ngoài của xương vòng mắt với 2 vòng xoay

b. Từ ngoài vào trong của xương vòng mắt với 1 vòng xoay

c. Từ trong ra ngoài của xương vòng mắt với 1 vòng xoay

d. Chỉ bên ngoài của xương vòng mắt

115. A temporary hair removal method practiced in many Eastern cultures is the process of:

a. Depilatories

c. Sugaring

b. Beeswax

d. **Threading**

Phương pháp tạm thời lấy lông được dùng trong văn hóa phương Đông là việc:

a. Dùng hóa chất

c. Chất dẽo đường

b. Sáp ong

d. Dùng chỉ se lông

116. The facial contour with a narrow forehead and wide jaw and chin line is:

a. Diamond

c. Oval

b. **Triangle (pear)**

d. Round

Vòng khuôn mặt có trán hẹp và càm rộng và lằn cằm là:

a. Hình thoi

c. Trái soan

b. Tam giác (trái lê)

d. Tròn

117. Excessive sweating is called:

a. Asteatosis

c. Anhidrosis

b. **Hyperhydrosis**

d. Bromhidrosis

Mồ hôi ra quá nhiều được gọi là:

a. Bệnh thiếu dầu vảy khô (asteatosis)

c. Bệnh thiếu mồ hôi (anhidrosis)

b. Hyperhydrosis

d. Mồ hôi có mùi (bromhidrosis)

118. One of the major sources of protein used in cosmetics is:

a. Vitamin

c. **Collagen**

b. Meat

d. Poultry

Một trong các nguồn chủ yếu chất đạm dùng trong mỹ phẩm là:

a. Chất bổ

c. Collagen (sợi đạm có 70% trong lớp nội bì)

b. Thịt

d. Gà vịt

119. The chief motor nerve of the face. It controls all the muscles of facial expression is called:

a. Buccal nerve

c. Temporal nerve

b. **Seventh cranial nerve**

d. zygomatic nerve

Thần kinh vận động chính yếu của mặt kiểm soát tất cả các bắp thịt diễn tả nét mặt được gọi là:

a. Thần kinh ở miệng

c. Thần kinh thái dương, trán, chân mày, mí mắt.

b. Thần kinh sọ thứ 7

d. Thần kinh gò má.

120. Daily moisturizers or protective lotions should have a sunscreen with an SPF of at least:

a. **15**

c. 30

b. 20

d. 50

Hằng ngày thoa chất ẩm hoặc kem bảo vệ da nên dùng kem độ chống nắng có SPF tối thiểu:

a. 15

c. 30

b. 20

d. 50

121. Hair follicles, arrectores pili muscles, oil glands, sweat glands, and lymph vessels are located in:

a. **Dermis**

c. Epidermis

b. Subcutaneous fatty tissue

d. Subcutaneous layer

Nang lông, cơ dựng lông, tuyến dầu, tuyến mồ hôi, và mạch bạch cầu name ở trong:

a. Nội bì

c, Ngoại bì

b. Mô mỡ dưới da

d. Lớp dưới da

122. The agency that enforces safety and health standards in the salon is:

a. MSDS (Material Safety Data Sheet)

c. FDA (Food and Drug Administration)

b. CFB (Cosmetology Federal Board)

d. **O.S.H.A**

Cơ quan kiểm soát về tiêu chuẩn an toàn và sức khỏe ở tiệm thẩm mỹ là:

a. Bảng dữ kiện an toàn vật liệu`

c. Cơ quan quản trị thực phẩm và thuốc

b. Hội đồng thẩm mỹ liên bang

d. Quản trị sự nguy hại và an toàn của nghề nghiệp

123. Hair follicles, arrector pili muscles, oil glands, sweat glands, and lymph vessels are located in:

a. **Dermis**

c. Epidermis

c. Subcutaneous fatty tissue

d. Subcutaneous layer

Nang lông, cơ dựng lông, tuyến dầu, tuyến mồ hôi, và mạch bạch cầu name ở trong:

a. Nội bì

c, Ngoại bì

c. Mô mỡ dưới da

d. Lớp dưới da

124. The agency that enforces safety and health standards in the salon is:

a. MSDS (Material Safety Data Sheet)

c. FDA (Food and Drug Administration)

b. CFB (Cosmetology Federal Board)

d. **OSHA** (Occupational Safety Hazard Administration)

Cơ quan kiểm soát về tiêu chuẩn an toàn và sức khỏe ở tiệm thẩm mỹ là:

a. Bảng dữ kiện an toàn vật liệu`

c. Cơ quan quản trị thực phẩm và thuốc

b. Hội đồng thẩm mỹ liên bang

d. Quản trị sự nguy hại và an toàn của nghề nghiệp

125. Your hands need to wash with liquid soap, scrub your hands and lather for at least:

a. 10 seconds

c. 30 seconds

b. **20 seconds**

d. 40 seconds

Bạn nên rửa tay với xà phòng nước, chà đôi tay nổi bọt với thời gian tối thiểu:

a. 10 giây

c. 30 giây

b. 20 giây

d. 40 giây

126. Hair follicles of the skin on the scalp have:

a. Small to medium

c. Medium to large

b. **Larger and deeper**

d. Smaller to deeper

Các nang lông của vùng da đầu có:

a. Nhỏ tới trung bình

c. Trung bình tới lớn

b. Lớn hơn và sâu hơn

d. Nhỏ hơn và sâu hơn

127. What are some of the ingredients transferred by liposome?

a. Alphahydroxy acid

c. antioxidants

b. Hydrators

d. **All of the above**

Một số thành phần nào chuyển tiếp tạo độ ẩm, thấm chất ẩm cho ngoại bì (liposomes)?

a. Acid alphahydroxy

c. Chống oxýt hóa

b. Chất ẩm

d. Tất cả các câu trên

128. Over exfoliation cannot cause:

a. Diminished hydration

c. **An increase in cellular functioning**

b. Inflamation

d. A breakdown of the body's natural protection

Mài da qúa độ không thể là nguyên nhân:

a. Giảm bớt độ ẩm

c. Tăng thêm hoạt động tế bào

b. Sưng phồng

d. Hư hại màn bọc tự nhiên cho cơ thể

129. One should not use exfoliation techniques on clients with:

a. **Skin with many capillaries visible**

c. Oily skin

b. Older skin medically treated

d. Dry skin

Điều gì không thể dùng cách mài da cho khách có:

a. Da nổi lên nhiều mạch máu nhỏ

c. Da dầu

b. Dùng thuốc chữa trị làn da già hơn

d. Da khô

130. The facial contour with a narrow forehead and wide jaw and chin line is:

a. Diamond

c. Oval

b. **Triangle (pear)**

d. Round

Vòng khuôn mặt có trán hẹp và càm rộng và lằn cằm là:

a. Hình thoi

c. Trái soan

b. Tam giác (trái lê)

d. Tròn

131. How many percentage of skin aging that is caused by the rays of the sun?

    a. 65 to 70 percent   **c. 75 to 80 percent**

    b. 70 to 75 percent   **d. <u>80 to 85 percent</u>**

Có bao nhiêu phần trăm làn da lão hóa là nguyên nhân bởi tia mặt trời?

a. 65% đến 70 %   *c. 75% đến 80%*

b. 70 % đến 75%   *d. 80% đến 85%*

132. The UVA rays that are deep-penetrating and can go through a glass window are:

    a. Violet rays   **c. <u>Aging rays</u>**

    b. Heat rays   **d. Actinic rays (cold rays)**

Tia cực tím A (UVA) xâm nhập sâu và có thể xuyên qua cửa kính là:

a. Tia tím   *c, Tia gây lão hoá*

b. Tia nhiệt   *d. Tia lạnh*

133. Daily moisturizers or protective lotions should have a sunscreen with an SPF of at least:

    a. <u>15</u>   **c. 30**

    b. 20   **d. 50**

Hằng ngày thoa chất ẩm hoặc kem bảo vệ da nên dùng kem độ chống nắng có SPF tối thiểu:

a. 15   *c. 30*

b. 20   *d. 50*

134. Checklist used to recognize skin cancer from The American Cancer Society is:

    a. <u>Border, diameter, asymmetry, color</u>   **c. Brown, big, thick, asymmetry**

    b. Color, angle, mole, border   **d. Border, diameter, symmetry, angle**

Các chi tiết liệt kê thường để nhận biết da ung thư theo Cơ Quan Ung Thư Hoa Kỳ là:

a. Vành, đường kính, không cân xứng, màu sắc *c. Nâu, lớn, dày, không cân xứng*

b. Màu sắc, góc độ, nốt ruồi, vành   *d. Vành, đường kính, cân xứng, góc độ*

135. The natural arch of the eyebrow follows the:

    a. Frontal bone   **c. Nasal bone**

    b. <u>Orbital bone</u>   **d. Iris**

Vòng cong tự nhiên của chân mày đi theo:

a. Xương trán   *c. Xương mũi*

b. Xương ổ mắt   *d. Mống mắt*

136. The areas that should never receive an electrolysis treatment are the:

    a. Legs, forhead   **c. Forearm, upper arm**

    b. Face, chin   **d. <u>Inner nose, lower eyelids</u>**

Vùng da mà không bao giờ được làm với cách lấy lông vĩnh viễn là:

a. Chân, trán   *c. Cánh tay trước, cánh tay trên*

b. Mặt, cằm   *d. Trong lỗ mũi, mí mắt dưới*

137. Gloves should be worn during a tweezing or waxing service to prevent contact with possible:

    a. <u>Bloodborne pathogens</u>   **c. Redness skin**

    b. Thin skin   **d. Sensitive skin**

Bao tay nên mang lúc nhổ lông bằng nhíp hoặc bằng sáp để ngăn ngừa sự tiếp xúc có thể xảy ra:

a. Bệnh lây truyền qua máu   *c. Da đỏ*

b. Da mỏng   *d. Da nhạy cảm*

138. The UVA rays that are deep-penetrating and can go through a glass window are:

    a. Violet rays   **c. <u>Aging rays</u>**

    b. Heat rays   **d. Actinic rays (cold rays)**

Tia cực tím A (UVA) xâm nhập sâu và có thể xuyên qua cửa kính là:

a. Tia tím   *c. Tia gây lão hoá*

b. Tia nhiệt   *d. Tia lạnh*

139. How many percentage of skin aging that is caused by the rays of the sun?
   a. 65 to 70 percent   **c. 75 to 80 percent**
   b. 70 to 75 percent   **d. <u>80 to 85 percent</u>**

Có bao nhiêu phần trăm làn da lão hóa là nguyên nhân bởi tia mặt trời?
a. 65% đến 70 %   *c. 75% đến 80%*
b. 70 % đến 75%   *d. 80% đến 85%*

140. Mask products that have soothing, antibacterial ingredients and are helpful for acne-prone skin are:
   a. Gel masks   **c. Heat masks**
   b. <u>Clay based</u>   **d. Water based**

Sản phẩm mặt nạ có tính êm dịu, chống vi trùng và giúp chữa trị màng mụn bọc là:
a. Mặt nạ dẻo bằng gel   *c. Mặt nạ nhiệt*
b. Dạng đất sét   *d. Dạng nước*

141. What is NOT true of shaving?
   a. it can irritate the skin   **c. it is a daily ritual for many woman**
   b. it is a daily ritual for many men   **d. <u>it permanently removes hair</u>**

Điều gì là không đúng của việc cạo lông/tóc/râu?
a. có thể gây ngứa da   *c. là việc thường ngày của phụ nữ*
b. là việc thường ngày của đàn ông   *d. vĩnh viễn loại bỏ lông/tóc*

142. Which method of hair removal uses a cautic alkali solution?
   a. Electolysis   **c. <u>Depilation</u>**
   b. Epilation   **d. Thermolysis**

Cách nào lấy lông bằng cách dùng dung dịch kiềm có tính ăn mòn?
a. Cách lấy lông bằng điện   *c. Depilation*
b. Lấy lông tạm thời (epilation)   *d. Lấy lông dùng nhiệt hủy chân lông*

143. The scientific study of hair is:
   a. Lanugo   **c. Philology**
   b. <u>Trichology</u>   **d. Vellusology**

Môn học về lông, tóc là:
a. Lông măng tơ   *c. Môn ngữ văn*
b. Trichology   *d. Ngành học về lông tơ*

144. The lower part of the hair root is:
   a. Papilla   **c. Muscle**
   b. Blood vessel   **d. <u>Bulb</u>**

Phần dưới của gốc tóc là:
a. Lớp nhủ ở bầu chân lông   *c. Bắp thịt*
b. Mạch máu   *d. Bầu tóc*

145. What is the third stage of hair growth?
   a. anagen   **c. latent**
   b. catagen   **d. <u>telogen</u>**

Giai đoạn thứ ba sự tăng trưởng của tóc là gì?
a. phát triển .   *c. làm chậm*
b. chuyển tiếp   *d. giai đoạn tóc nghỉ (tóc mới mọc ra)*

146. Before you begin a wazing treatment, it is important that you:
   a. Do a patch test on client's skin   **c. Put on disposable gloves**
   b. Have client sign a waiver   **d. <u>All of the above</u>**

Trước khi bạn bắt đầu lấy lông bằng sáp, điều quan trọng là bạn:
a. Làm thử dị ứng trên da khách   *c. Mang bao tay*
b. Khách có vấn đề trên da   *d. Tất cả các điều kể trên*

147. The payroll book, cancelled checks, monthly and yearly records, and service, inventory records are used in filing tax returns and are normally kept for at least:

    a. 1 year   c. 2 years

    b. 5 years   d. <u>7 years</u>

Hồ sơ trả tiền, chi phiếu hủy bỏ, hồ sơ hàng tháng, hàng năm, và hồ sơ phục vụ khách, tồn kho được dùng để làm hồ sơ khách, thông thường cần giữ tối thiểu:

    a. 1 năm   *c. 2 năm*

    b. 5 năm   *d. 7 năm*

148. Before you treat a client it is important that you know health he or she:

    a. Uses any oral medications   c. Uses any topical medications

    b. Has any allergies or sensitive   d. <u>All of the above</u>

Trước khi bạn phục vụ cho khách, điều quan trọng bạn nên biết về sức khỏe của khách:

    a. Dùng bất cứ loại thuốc về miệng   *c. Dùng bất cứ loại thuốc nào*

    b. Có dị ứng hoặc nhạy cảm nào   *d. Tất cả các điều trên*

149. What is the function of a depilatory?

    a. permanently removing superfluous hair by extracting the root

    b. temporarily removing superfluous hair by extracting the root

    c. permanently removing superfluous hair by dissolving it at skin level

    d. <u>temporarily removing superfluous hair by dissolving it at skin level</u>

Chức năng của cách làm rụng lông bằng hóa chất là gì?

    a. vĩnh viễn loại bỏ lông thừa bằng cách rút ra ở gốc tóc

    b. tạm thời loại bỏ lông thừa bằng cách rút ra ở gốc tóc

    c. vĩnh viễn loại bỏ tóc thừa bằng cách hòa tan nồng độ da

    d. tạm thời loại bỏ lông thừa bằng chất kiềm ăn mòn hòa tan nồng độ của da

150. Men grow coarser and thicker hair on their bodies and faces because of their higher levels of:

    a. <u>Testosterone</u>   c. Estrogen

    b. Thick skin   d. Cholesterol

Đàn ông mọc lông cứng hơn và dày hơn trên cơ thể và mặt vì cơ thể đàn ông có điều gì cao hơn:

    a. Kích thích tố nam   *c. Kích thích tố nữ*

    b. Da dày   *d. Cholestoral (chất mỡ trong máu)*

151. When waxing an important rule to remember is to:

    a. Apply wax on small moles   c. Double dip

    b. <u>Wear disposable gloves</u>   d. Pull the fabric straight up

Khi dùng sáp lấy lông điều luật quan trọng nên nhớ:

    a. Trãi sáp lên nốt ruồi nhỏ   *c. Nhúng vào sáp 2 lần*

    b. Mang bao tay loại vứt bỏ sau 1 lần dùng   *d. Kéo vải chiều đứng thẳng*

152. The growth of an unsual amount of hair on parts of the body is called:

    a. <u>Hirsuties</u>   c. Canities

    b. Monolithic   d. Trichoptilosis

Lông mọc nhiều bất thường trên các phần của cơ thể được gọi là:

    a. Hirsuties   *c. Tóc bạc (canities)*

    b. Tóc có hạt, chẻ   *d. Tóc bị chẻ đuôi*

153. A temporary hair removal method that provides the same results as hot or cold wax is:

    a. Shaving   c. <u>Sugaring</u>

    b. Electric tweezer   d. Depilation

Phương pháp tạm thời lấy lông có cùng kết quả như là dùng sáp nóng hoặc sáp lạnh là:

    a. Cạo   *c. Đường dẽo*

    b. Nhíp nhổ bằng điện   *d. Lấy lông bằng hóa chất alkakine*

154. **The temperature of hot wax should be tested on:**
    a. Wax paper
    b. Your finger tip
    c. <u>Your wrist</u>
    d. Client's wrist
    Nhiệt độ của loại sáp nóng nên được thử trên:
    a. Giấy sáp
    b. Đầu ngón tay
    c. Cổ tay bạn
    d. Cổ tay khách

155. **How long should hair effectively is removed by waxing?**
    a. Over 1 inch
    b. Over ½ inch
    c. <u>Between ¼ to ½ inch</u>
    d. Under ¼ inch
    Lông cần dài cở bao nhiêu để hữu hiệu khi dùng sáp lấy lông?
    a.Hơn 1 inch
    b. Hơn ½ inch
    c. Khoảng ¼ inch đến ½ inch
    d. Dưới ¼ inch

156. **Which fibers are dispersed to sweat and oil glands?**
    a. Collagen
    b. <u>Secretory nerve fibers</u>
    c. Sensory nerve fibers
    d. Motor nerve fibers
    Loại tuyến điều tiết nào đến tuyến mồ hôi và tuyến dầu?
    a. Collagen
    b. Sợi thần kinh bài tiết
    c. Sợi thần kinh cảm giác
    d. Sợi thần kinh vận động

157. **Which of the following is a good product for helping wax to adhere to the hair?**
    a. Skin freshener
    b. Talcum powder
    c. <u>Corntarch</u>
    d. After wax lotion
    Chất nào theo sau đây là sản phẩm tốt để giúp sáp dính vào lông?
    a. Chất se da
    b. Phấn thoa ẩm
    c. Phấn bột bắp mịn
    d. Dung dịch thoa sau khi lấy lông

158. **How often should a thermostat on a wax heater be checked?**
    a. Daily
    b. Weekly
    c. <u>Monthly</u>
    d. Annualy
    Thông thường nên kiểm soát hệ thống điều nhiệt của lò sáp lấy lông?
    a. Hằng ngày
    b. Hằng tuần
    c. Hằng tháng
    d. Hằng năm

159. **Under arm waxing is different from waxing other body parts because:**
    a. <u>The hair grows in different directions</u>
    b. The hair is more coarse
    c. The skin is more sensitive
    d. Sweat makes it hard for wax to adhere
    Dùng sáp lấy lông ở nách khác biệt với lấy lông ở những phần khác trên cơ thể vì:
    a. Lông mọc khác hướng
    b. Lông cứng hơn
    c. Da nhiều nhạy cảm hơn
    d. Mồ hôi làm cho khó dính sáp

160. **After a client has had a chemical depilatory, there should be a .... wait to wax:**
    a. One week
    b. <u>Two/three weeks</u>
    c. Until skin hardens
    d. Both a and b
    Sau khi khách hàng dùng hóa chất lấy lông, cần nên đợi bao lâu mới dùng sáp (wax):
    a. Một tuần
    b. Hai/ ba tuần
    c. Cho đến khi da cứng lại
    d. Cả hai a và b

ANSWER KEYS

Esthetician examination 1

1. D	2. A	3. D	4. D
5. C	6. C	7. C	8. B
9. A	10. C	11. D	12. C
13. A	14. A	15. C	16. C
17. B	18. D	19. C	20. D
21. D	22. B	23. A	24. A
25. A	26. C	27. D	28. C
29. A	30. C	31. D	32. B
33. A	34. D	35. B	36. B
37. C	38. C	39. B	40. C
41. B	42. C	43. B	44. D
45. D	46. B	47. B	48. D
49. C	50. D	51. C	52. B
53. C	54. D	55. D	56. C
57. A	58. A	59. B	60. C
61. C	62. C	63. D	64. B
65. D	66. A	67. A	68. D
69. B	70. B	71. C	72. C
73. B	74. B	75. A	76. D
77. A	78. A	79. A	80. C
81. D	82. B	83. A	84. D
85. C	86. B	87. B	88. C
89. A	90. B	91. D	92. B
93. B	94. C	95. D	96. C
97. A	98. B	99. C	100. A

Esthetician examination 3

1. D	2. B	3. B	4. C
5. C	6. A	7. B	8. A
9. D	10. D	11. B	12. C
13. A	14. C	15. C	16. C
17. B	18. C	19. D	20. B
21. A	22. D	23. D	24. B
25. B	26. D	27. C	28. A
29. B	30. A	31. D	32. C
33. D	34. A	35. B	36. A
37. D	38. B	39. C	40. B
41. C	42. B	43. B	44. D
45. B	46. D	47. C	48. D
49. D	50. B	51. D	52. D
53. B	54. C	55. A	56. C
57. C	58. B	59. B	60. A
61. B	62. D	63. B	64. D
65. D	66. A	67. A	68. D
69. A	70. A	71. D	72. C
73. B	74. D	75. D	76. B
77. A	78. C	79. D	80. C
81. C	82. B	83. C	84. B
85. D	86. D	87. A	88. A
89. D	90. B	91. C	92. B
93. D	94. D	95. C	96. A
97. B	98. B	99. D	100. C

Esthetician examination 2

1. B	2. B	3. B	4. B
5. D	6. B	7. A	8. D
9. A	10. D	11. C	12. A
13. D	14. B	15. A	16. A
17. A	18. A	19. C	20. D
21. C	22. D	23. B	24. A
25. C	26. B	27. C	28. B
29. D	30. B	31. D	32. D
33. D	34. D	35. B	36. A
37. A	38. B	39. B	40. D
41. D	42. B	43. B	44. A
45. B	46. B	47. B	48. B
49. A	50. C	51. C	52. A
53. B	54. C	55. B	56. D
57. A	58. C	59. D	60. A
61. A	62. C	63. D	64. A
65. A	66. D	67. A	68. C
69. B	70. D	71. C	72. D
73. D	74. B	75. D	76. C
77. D	78. A	79. D	80. B
81. C	82. D	83. A	84. C
85. B	86. C	87. A	88. A
89. C	90. B	91. B	92. B
93. B	94. A	95. B	96. A
97. C	98. B	99. C	100. C

Esthetician examination 4

1. A	2. A	3. A	4. D
5. D	6. B	7. B	8. C
9. C	10. C	11. D	12. D
13. A	14. B	15. B	16. A
17. A	18. B	19. A	20. D
21. A	22. D	23. D	24. D
25. B	26. D	27. A	28. C
29. B	30. D	31. C	32. C
33. A	34. A	35. C	36. D
37. B	38. B	39. B	40. B
41. B	42. C	43. C	44. C
45. A	46. B	47. C	48. A
49. B	50. C	51. A	52. A
53. B	54. B	55. C	56. A
57. C	58. A	59. C	60. D
61. C	62. C	63. D	64. B
65. C	66. B	67. B	68. A
69. C	70. C	71. D	72. B
73. A	74. A	75. B	76. C
77. D	78. D	79. A	80. B
81. A	82. C	83. A	84. A
85. D	86. D	87. B	88. B
89. A	90. B	91. C	92. C
93. C	94. D	95. A	96. A
97. B	98. A	99. B	100. D

Esthetician examination 5

1. C	2. C	3. A	4. D
5. C	6. A	7. B	8. A
9. A	10. A	11. D	12. B
13. B	14. C	15. C	16. A
17. C	18. D	19. C	20. A
21. A	22. B	23. A	24. D
25. D	26. D	27. C	28. B
29. B	30. D	31. B	32. C
33. B	34. B	35. C	36. D
37. C	38. C	39. C	40. B
41. A	42. D	43. D	44. A
45. C	46. B	47. D	48. B
49. D	50. C	51. A	52. B
53. C	54. D	55. C	56. D
57. A	58. C	59. D	60. A
61. D	62. B	63. C	64. B
65. D	66. C	67. C	68. D
69. C	70. B	71. C	72. D
73. A	74. B	75. D	76. B
77. D	78. C	79. C	80. B
81. C	82. A	83. B	84. B
85. D	86. C	87. B	88. A
89. D	90. A	91. A	92. C
93. C	94. D	95. D	96. B
97. A	98. B	99. A	100. D

Esthetician examination 7

1. B	2. C	3. B	4. D
5. C	6. D	7. B	8. A
9. C	10. C	11. C	12. B
13. D	14. C	15. A	16. C
17. D	18. C	19. C	20. B
21. A	22. D	23. A	24. A
25. A	26. A	27. B	28. B
29. B	30. D	31. C	32. C
33. A	34. B	35. C	36. A
37. D	38. D	39. A	40. A
41. A	42. B	43. B	44. C
45. D	46. D	47. C	48. C
49. B	50. D	51. B	52. D
53. B	54. B	55. D	56. B
57. B	58. B	59. B	60. A
61. C	62. B	63. C	64. C
65. A	66. B	67. C	68. C
69. B	70. A	71. A	72. D
73. C	74. C	75. C	76. B
77. B	78. B	79. C	80. C
81. B	82. D	83. B	84. A
85. D	86. C	87. C	88. D
89. A	90. C	91. C	92. D
93. C	94. A	95. B	96. A
97. B	98. C	99. B	100. C

Esthetician examination 6

1. D	2. B	3. C	4. A
5. B	6. D	7. D	8. A
9. D	10. D	11. C	12. A
13. C	14. D	15. A	16. B
17. C	18. A	19. C	20. B
21. D	22. C	23. B	24. B
25. C	26. D	27. D	28. A
29. B	30. C	31. C	32. A
33. B	34. A	35. B	36. B
37. B	38. C	39. A	40. D
41. C	42. B	43. C	44. B
45. C	46. A	47. B	48. C
49. B	50. B	51. C	52. B
53. C	54. B	55. C	56. B
57. B	58. A	59. B	60. B
61. C	62. A	63. C	64. C
65. B	66. D	67. D	68. B
69. B	70. B	71. C	72. C
73. B	74. A	75. B	76. A
77. B	78. C	79. D	80. D
81. C	82. D	83. B	84. C
85. B	86. B	87. D	88. B
89. A	90. B	91. B	92. C
93. B	94. C	95. D	96. C
97. A	98. C	99. B	100. D

Esthetician examination 8

1. D	2. C	3. D	4. D
5. B	6. C	7. D	8. B
9. D	10. D	11. C	12. B
13. D	14. C	15. A	16. B
17. C	18. D	19. B	20. B
21. A	22. C	23. D	24. C
25. C	26. B	27. D	28. D
29. C	30. C	31. A	32. C
33. D	34. A	35. C	36. B
37. A	38. C	39. C	40. D
41. D	42. B	43. D	44. D
45. C	46. C	47. B	48. B
49. B	50. B	51. C	52. B
53. A	54. B	55. D	56. C
57. D	58. D	59. B	60. C
61. A	62. B	63. D	64. C
65. A	66. C	67. A	68. B
69. A	70. C	71. D	72. B
73. D	74. A	75. B	76. C
77. B	78. B	79. B	80. C
81. B	82. A	83. D	84. C
85. C	86. C	87. A	88. C
89. A	90. D	91. C	92. A
93. A	94. D	95. C	96. D
97. B	98. D	99. D	100. A

1. B	2. D	3. B	4. A
5. C	6. B	7. A	8. B
9. A	10. A	11. A	12. B
13. D	14. B	15. C	16. A
17. A	18. D	19. C	20. B
21. C	22. C	23. B	24. B
25. B	26. A	27. A	28. A
29. A	30. D	31. B	32. A
33. B	34. A	35. D	36. A
37. A	38. D	39. C	40. A
41. A	42. C	43. A	44. D
45. A	46. D	47. B	48. C
49. C	50. D	51. B	52. D
53. D	54. C	55. C	56. A
57. A	58. B	59. C	60. A
61. A	62. C	63. B	64. D
65. B	66. C	67. A	68. D
69. A	70. C	71. A	72. B
73. C	74. B	75. D	76. A
77. C	78. B	79. D	80. B
81. C	82. A	83. D	84. B
85. C	86. A	87. B	88. A
89. B	90. C	91. A	92. D
93. B	94. C	95. B	96. D
97. B	98. B	99. A	100. D

ESTHETICIAN TECHNICAL WORDS

Actinic ray (UV): *tia hóa tính không thấy được*

Acute disease: *bệnh cấp tính*

Adductors: *cơ khép ngón tay*

Adhesive: *chất keo để dán dính hai bề mặt với nhau*

Adipose tissue (subcutis): *mô mỡ dưới nội bì*

Affilating (slithering): *tỉa mỏng tóc đều bằng kéo*

Agae product: *chất khoáng và kích thích tố thực vật tạo ẩm làn da*

Aggressiveness: *tính gây sự*

Aging rays: *tia gây lão hóa*

Albinism: *bệnh bạch tạng do bẩm sinh*

Algae products: *khoáng chất ở biển tạo ẩm làn da*

Allergic sensitizer: *dị ứng do tiếp xúc nhiều lần*

Almond: *quả hạnh nhân có tính nhờn và giúp êm dịu*

Aloe: *cây lô hội có tính nhờn, làm sạch da và lành da*

Alphahydroxy: *chất acid lactic từ sữa giúp lột bỏ tế bào chết*

Alternating current: *dòng điện xoay chiều*

Alum root: *rễ alum có tính se da*

Alum solution: *muối alumium, chất cầm máu*

Aluminum oxide, crystals: *bột nhôm, mài da*

Ammonia water: *dung dịch có khí nồng kết hợp từ hydrogen and nitrogen*

Ammonia: *khí của hydro và nitrogen mùi nồng*

Ammonium sulfite: *hỗn hợp ammonia và muối*

Anaphoresis: *điện cực âm đẩy alkaline vào da*

Anhidrosis: *bệnh thiếu mồ hôi*

Animal parasite: *ký sinh trùng động vật*

Anode: *cực dương*

Anterior auricular artery: *động mạch trước tai*

Anthrax: *bệnh than (mụt có mủ)*

Anti-perspirant: *chất đóng lỗ chân lông*

Antiseptics: *sát trùng*

Antitoxic: *kháng độc tố*

Apocrine: *tuyến mồ hôi dính với nang lông*

Apricot oil: *dầu mận, cho da tuổi già, da khô*

Aromatherapy: *hương liệu thảo mộc để chữa trị*

Aromatic: *hương liệu*

Arrector-pili muscle: *cơ dựng lông*

Arteries: *động mạch mang máu từ tim tới cơ thể*

Aseptic: *vô trùng*

Asteatosis: *bệnh thiếu dầu, vảy khô*

Astringents: *chất đóng lỗ chân lông*

Atrium: *tâm nhĩ, ngăn trên, mỏng của tim*

Atrophy: *rung móng*

Auricularis anterior: *cơ trước tai*

Auriculotemporal: *thần kinh ngoài tai, đỉnh đầu*

Autonomic nervous system: *hệ thần kinh tự động*

Avocado oil: *dầu trái bơ cho da thiếu nước*

Bacilli: *vi trùng hình ống, que (gây bệnh)*

Bactericidal: *chất có khả năng diệt trùng*

Bacteriology: *vi khuẩn học*

Balance diet: *kiêng ăn đúng cách*

Balneology: *chữa trị bằng vòi phun nước khoáng*

Balneotherapy: *dùng chữa trị bỏng, rối loạn tâm thần bằng nước biển chết để massage*

Basal cell carcinoma: *ung thư da nhẹ có nốt màu lợt*

Basal layer: *lớp tế bào giữa ngoại bì và nội bì*

Bee wax: *sáp ong*

Belly (muscle): *phần giữa bắp thịt*

Beneficial bacteria: *vi trùng có lợi*

Biceps: *cơ hai đầu mặt trước của cánh tay trên*

Blemish: *khuyết điểm ở da*

Blender: *trộn lẫn đều nhau*

Blepharoplasty: *cắt mắt, giảm túi mỡ mắt*

Blood vascular system: *hệ thống bơm đẩy máu*

Bloodborne pathogens: *bệnh lây truyền qua máu*

Boiling point: *độ sôi (212 độ F; 100 độ C)*

Boils: *mụt mủ*

Boric acid: *chất bột trắng trong pha trộn từ 2 đến 5% độ mạnh dùng sát trùng nhẹ, làm sạch mắt*

Brass: *thau, hợp kim vàng nhạt cứng hơn đồng*

Brassy tone: *tóc có màu đỏ, cam và vàng hoe*

Brohidrosis: *mồ hôi có mùi khó chịu ở nách*

Bruised nails: *móng bị dập đông máu bên trong có màu tím (chỉ làm manicure thôi)*

Buccal nerve: *thần kinh ảnh hưởng cơ ở miệng*

Buccinator: *bắp thịt mỏng ở má (cơ thổi hơi)*

Bulla: *mụn nước nhỏ*

Bunions: *xương nhô ra ở đốt ngón chân cái*

Camomile flowers (azulene): *cúc La Mã có tính ẩm da, êm dịu, giúp lành da*

Camomile: *cúc vàng, chống sưng, tiêu hóa, êm dịu*

Camphor: *long não*

Capillaries: *mao quản (mạch máu nhỏ)*

Carbonic gas spray: *bình xịt khí carbonic trị da dầu, mụn đầu đen, và mụn bọc*

Carbuncle: *nhiễm trùng lỗ chân lông*

Cardiac muscle: *cơ tim*

Cartilage: *sụn*

Cascarilla: *cỏ thơm ở Ấn độ*

Cassia oil: *dầu quế giúp tăng tuần hoàn*

Castor oil: *chất dầu từ cây thầu dầu*

Catabolism: *tiêu hao năng lượng*
Catagen: *giai đoạn ngưng phát triển*
Catalyst: *chất giúp tác dụng hóa chất nhanh hơn*
Cataphoresis: *tiến trình đẩy acid vào da bằng điện dương galvanic*
Category: *phân loại*
Cathode: *cực âm*
Caustic: *chất ăn mòn*
Cedar: *một loại giống gỗ thông, lá xanh*
Cell membrane: *màng bọc tế bào*
Cell: *tế bào*
Central nervous system: *hệ trung khu thần kinh*
Centrosome: *tích bào, kiểm soát phân chia tế bào*
Cervical cutaneous nerve: *thần kinh bắp thịt cổ*
Cervical nerve: *thần kinh cổ*
Cervical vertebra: *đốt xương cổ*
Chamois buffer: *cục chà mịn móng bọc da dê*
Cheekbone: *xương gò má*
Chemical change: *thay đổi hóa tính thành chất mới*
Chemical compounds: *hợp tố hóa học*
Chemical exfoliation: *hóa chất lột tế bào chết*
Chemical reaction: *phản ứng hóa học*
Chloasma: *đốm nâu đen ở da*
Chronic disease: *bệnh kinh niên*
Cilia: *chân giả, lông bơi của vi trùng di chuyển*
Circulatory system: *hệ thống tuần hoàn tim, máu*
Clavicle: *xương đòn gánh*
Clay masks: *mặt nạ đất sét*
Clove: *đinh hương nhiệt đới có tính sát trùng*
Cocci: *vi trùng hình tròn*
Collagen: *chất đạm có sợi để tạo da*
Comfrey root (allantoin): *rễ cam thảo có tính se da, nhờn và êm dịu giúp mau lành da*
Common carotid arteries: *động mạch đầu, cổ*
Comomile flowers (azulene): *hoa cúc vàng La Mã có tính ẩm, lành da, và êm dịu*
Concealers: *mỹ phẩm để che chỗ khuyết điểm*
Connective tissue: *mô liên kết (như xương, gân)*
Contour: *lớp bọc viền ngoài*
Controversial: *tranh luận*
Converter: *biến điện từ DC qua AC*
Cool color: *màu mát (xanh, xanh lá, tím)*
Corium: *lớp nội bì*
Corneum: *lớp sừng ngoài cùng của biểu bì*
Corrosive: *chất ăn mòn, tiêu hủy chất khác*
Corrugator: *cơ chau mày tạo lằn ngang ở trán*
Cosmetology: *nghành thẩm mỹ học*
Costal cartilage: *sụn sườn*

Cotton strips: *dãi bông gòn*
Couperose skin: *da có nhiều mạch máu bị vỡ*
Courtesy: *sự nhã nhặn*
Cowlick: *xoáy bò, nhúm tóc dựng lên ở phía trước*
Cracking: *nứt*
Cranium: *xương sọ bảo vệ não*
Cream bleach: *kem tẩy*
Croquignole styling: *quấn tóc từ đuôi vào da đầu*
Crown area: *vùng đỉnh đầu*
Crushing: *sự vắt, ép*
Cuticle cream: *kem ngăn ngừa móng dòn, da khô chứa lanolin, petroleum, và sáp ong*
Cuticle oil: *dầu làm mềm và trơn da thoa chung quanh móng tay, móng chân*
Cuticle remover: *kem làm mềm để dễ lấy da chết chung quanh móng; chứa alkali, dầu nhờn glycerin; chứa potassium hydroxide*
Cuticle: *lớp ngoài cùng sợi tóc*
Cyst: *bướu nhỏ*
Dead cuticle: *da chết*
Decontamination: *sự tẩy uế*
Deltoid: *thịt tam giác ở bả vai*
Demarcation: *đường viền*
Depilation: *lấy lông tạm thời bằng chất kiềm ăn mòn*
Depilatory: *cách lấy lông tạm thời*
Depreciation: *sự giảm giá*
Depressor labii inferioris: *nâng môi dưới kéo xéo*
Dermabration: *mài da, chà sẹo*
Dermatitis venenata: *sưng da do hóa chất mỹ phẩm*
Dermatitis: *sưng da*
Dermatologist: *bác sĩ chuyên khoa da*
Dermatology: *ngành học về da*
Diagnosis: *chẩn đoán bệnh*
Diathermy: *tạo nhiệt sâu trong mô bằng điện cao tần*
Diffuse melanin: *phân phối chất màu*
Digital nerve: *thần kinh cung cấp ngón tay và chân*
Diplococci: *cầu khuẩn đi từng đôi*
Discoloration: *sự nhạt màu*
Discolored nails: *có màu, xanh, đỏ, tím do dùng thuốc, bệnh tim.*
Disincrustation: *sự tan dầu trong nang lông*
Disintegrator: *sự phân hủy*
Distillation: *sự chưng cất*
Distilled water: *nước cất*
Double halo: *cỡ đầu lớn, chia tóc làm 8 phần*
Drab color: *màu nâu xám*
Dropped crown: *uốn viền tóc trước và ở gáy*
Dyskeratosis: *thiếu chất sừng ở ngoại bì*

Eccrine: *tuyến mồ hôi không dính với nang lông*

Effleurage movement: *động tác vuốt, nhẹ và đều*

Electrolysis: *cách hủy chân lông bằng điện phân*

Electrologist: *thợ lấy lông vĩnh viễn*

Electrotherapy: *điện chữa trị dùng cho facial*

Emollient cream: *kem mềm và trơn da*

Endocrine (ductless) glands: *tuyến nội tiết*

Enfleurage: *mỡ thấm hương liệu*

Epicranius: *bắp thịt phủ đỉnh đầu từ trán đến ót*

Epidemic: *bệnh dịch lây nhiễm nhiều người*

Epidermabrasion: *mài lớp ngoại bì*

Epidermis: *lớp ngoại bì*

Epilation: *cách lấy lông tạm thời*

Epileptic: *động kinh*

Epithelial tissue: *mô ngoại biên*

Epizoon: *động vật ký sinh ngoài*

Estrogen: *kích thích tố nữ*

Ethmoid: *xương xốp giữa hóc mắt tạo xương mũi*

Etiology: *môn học về nguyên nhân bệnh*

Eucalyptus: *cây khuynh diệp (bạch đàn) có tính sát trùng, lành da, kích thích và hương thơm.*

Evaporate: *bay hơi, thay đổi thể lỏng sang thể khí*

Excoriation: *da sưng và trầy xước*

Excretory system: *hệ thống bài tiết*

Exfoliating: *mài da*

Expression: *phương pháp ép dầu từ vỏ trái cây*

Extensor: *cơ duỗi cánh tay*

External carotid artery: *động mạch ngoài mặt, cổ*

External jugular vein: *tĩnh mạch nằm một bên cổ*

Extraction: *dung môi thấm vào thảo mộc*

Eyebrows: *chân mày*

Eyelashes: *lông mi*

Face-lift: *căng da mặt*

Facial artery: *động mạch của mặt, miệng, và mũi*

Familliarity: *sự thân mật*

Faradic current: *dòng điện co thắt bắp thịt*

Femur: *xương đùi*

Fennel: *có tính kích thích và hương thơm*

Fibula: *xương mác (xương nhỏ ở ống chân)*

Fifth cranial nerve: *thần kinh thứ năm (ăn và nhai)*

Fissure: *da nứt sâu vào nội bì*

Fitzpatrick scale: *bảng đo khả năng da dưới mặt trời của bác sĩ Thomas Fitzpatrick*

Fixative: *chất chỉnh đốn*

Flagella: *lông bơi nhỏ giúp vi trùng di chuyển*

Follicularis: *sưng lỗ chân lông*

Friction (deep rubbing): *động tác ma sát, chà vòng*

Friction movement: *động tác ma sát*

Fringe area: *vùng tóc tam giác trước trán (bang)*

Frizzy curl: *lọn tóc nhỏ, xoắn, tóc quăn xù*

Frontal artery: *động mạch của trán và mí mắt trên*

Frontal bone: *xương trán*

Fuller earth: *đất mùn*

Fumigant: *khí diệt trùng*

Fumigation: *sự xông hơi*

Function: *nhiệm vụ*

Fungi: *nấm ký sinh thực vật*

Fungicidal: *khả năng tiêu diệt nấm*

Galvanic current: *dòng điện âm dương Galvanic*

Gel nail: *chất dẻo trong suốt đắp lên móng thật, cứng chắc và đẹp hơn bột acrylic*

Geranium: *lá đỏ thắm phong lữ có tính làm sạch da*

Gestation: *thời kỳ mang thai*

Ginger: *gừng tạo hương thơm*

Ginseng: *sâm có tính êm dịu và hương thơm*

Glandular nervous system: *hệ thần kinh các tuyến*

Glycerin: *chất dầu nhờn*

Glyceryl monothioglycolate: *hóa chất uốn tóc acid*

Glycosphingolipid: *màng mỡ kết dính mặt ngoài*

Gonorrhea: *bệnh lậu mũ do vi trùng gonococci*

Granulosum: *lớp hạt thuộc ngoại bì*

Grapeseed oil: *dầu massage hạt táo làm mịn da*

Greater auricular nerve: *thần kinh cổ tai, mặt*

Greater occipital nerve: *thần kinh phía sau da đầu*

Hand cream: *kem chứa chất nhờn, chất ẩm dùng cho da khô, da nứt và da ngứa*

Hand lotion: *giống như hand cream nhưng chứa nhiều dầu hơn, ít đặc*

Hard keratin: *chất sừng cứng (tóc)*

Hard water: *nước có nhiều tạp chất như nước rửa tay, tạo sự hạn chế tạo bọt ở xà phòng*

Harmful bacteria: *vi trùng có hại*

Harmless bacteria: *vi trùng vô hại*

Harsh alkali: *chất kiềm mạnh*

Herpes simplex: *mụn giộp nước*

High blood pressure: *áp suất máu cao*

High-frequency current: *dòng điện cao tần*

Hirsuties: *lông mọc nhiều*

Histamines: *hóa chất trương nở có trong máu*

Hollyhock: *cây thục quỳ có tính nhờn*

Homeostasis: *quân bình (cân bằng) nội tạng*

Horizontal position: *chiều ngang*

Hormones: *kích thích tố của tuyến nội tiết*

Hornet: *tổ ong*

Horsechestnut: *đậu ngựa làm chắc thành mạch máu*

Hue: *màu mắt tiếp nhận được*

Humectant: *chất ẩm*

Humerus: *xương lớn của cánh tay trên*

Hungarian: *người Hung gia lợi*

Hyaluronic acid: *acid hấp dẫn nước*

Hydrogen peroxide: *dung dịch với độ mạnh từ 3 – 5% để thoa sát trùng da và vết cắt nhỏ*

Hyoid bone: *xương yết hầu, xương cổ chữ "U"*

Hyperhidrosis: *nhiều mồ hôi*

Hyperpigmentation: *Da đốm màu đậm*

Hypertrichosis: *lông mọc nhiều*

Hypertrophy: *móng mọc quá dày do di truyền*

Hypopigmentation: *Da đốm màu lợt*

Immiscible: *chất không pha trộn được*

Inactive stage: *giai đoạn không hoạt động*

Incandescent: *đèn nhiệt sáng vàng*

Infectious disease: *bệnh lây lan do vi trùng*

Inferior labial artery: *động mạch của môi dưới*

Inflammation: *sự sưng phồng do ngứa, nhiễm trùng*

Infraorbital nerve: *thần kinh mí mắt dưới, bên mũi, môi trên và miệng*

Infra-red ray: *tia hồng ngoại*

Infratrochlear nerve: *thần kinh màng da mũi*

Inorganic chemistry: *hóa vô cơ không chứa than*

Inorganic product: *sản phẩm vô cơ*

Insertion: *ngọn bắp thịt, phần di chuyển*

Insulator or nonconductor: *chất ngăn điện*

Insulator: *chất ngăn điện*

Integumentary system: *hệ thống vỏ bọc cơ thể*

Intense heat: *nhiệt độ cao*

Inventory system: *hệ thống tồn kho*

Iodine: *chất sát trùng iốt*

Ionization: *sự ion hóa*

Iontophoresis: *điện galvanic đẩy chất hòa tan vào da*

Jaundice: *bệnh da, nước tiểu, và mắt bị vàng*

Jojoba: *loại đậu tính ẩm, nhờn, và trơn*

Kaolin: *đất sét trắng*

Keloid: *thẹo dày mảng trắng*

Keratin: *chất sợi (sừng) ở móng tay và tóc*

Keratinzation: *sự hóa sừng*

Kojic acid: *chất làm sáng da*

Lacrimal bone: *xương lệ ở hóc mắt*

Lanolin: *chất kem dưỡng da*

Lanugo: *lông tơ, lông măng*

Laser resurfacing: *dùng tia laser làm mờ vết nhăn, sẹo mụn*

Latissimus dorsi: *thịt phủ rộng phủ sau cổ và lưng, kiểm soát bả vai và đong đưa cánh tay*

Lavender: *cây oải hương có tính sát trùng, kích thích và hương thơm*

Lavender: *nước hoa chống sưng, nhiễm trùng*

Lemon: *chanh có tính se da*

Lemongrass: *cây sả nhiệt đới có tính làm sạch da*

Lentigines (freckle): *tàn nhan*

Lentigo: *tàn nhan, đốm màu trên da*

Lettuce: *rau cải có tính êm dịu*

Leucocytes: *bạch cầu*

Leukoderma (leucoderma): *mảng trắng bẩm sinh*

Leukonychia (white spot): *đốm trắng*

Licorice: *cam thảo, chất chống ngứa cho da nhạy ứng*

Ligament: *dây chằng*

Light-cured gels: *loại gel đắp móng được cứng lại bằng tia đèn cực tím (ultra violet rays)*

Lilac: *bông có màu hồng, tím, trắng*

Liposome: *mỡ chuyển hóa, chống độc tố trong da*

Liposuction: *hút mỡ*

Liquefy: *tan dầu*

Liquid nail polish: *chất hơi đặc để sơn hoặc bóng móng*

Liquid nail wrap: *hoá chất thoa tạo sợi làm cứng chắc mặt móng để giúp móng thật mọc dễ dàng*

Liquid tissue: *mô dinh dưỡng*

Local infection: *nhiễm trùng tại chỗ*

Lovage root: *rễ lovage ở Châu Âu làm sạch da*

Lucas spray: *bình Lucas chứa thảo mộc pha nước cất xịt lên da khô, da có mạch mạch vỡ*

Lucidum: *lớp trong suốt thuộc ngoại bì*

Lumbar vertebra: *đốt xương thắt lưng*

Lymph vascular system: *hệ thống đẩy bạch cầu*

Lymphatic drainage massage: *xoa bóp thông tuyến bạch huyết*

Lymphatic gland: *tuyến bạch cầu*

Maceration: *hoa nhúng vào dầu nóng có mùi thơm*

Macules: *đốm màu nhỏ ở da giống như tàn nhan*

Magnolia bark: *vỏ mộc lan giúp se da và kích thích*

Magnolia: *hoa mộc lan*

Malignant melanoma: *đốm đen, nâu, nhô lên cở không đều (ung thư da nguy hiểm)*

Malnutrition: *dinh dưỡng kém*

Mammaplasty: *sửa ngực*

Mandible: *xương hàm dưới, mạnh và cứng nhất*

Marrow: *tủy xương*

Massage cream: *chất kem nhờn emollient chữa trị, trơn da, dinh dưỡng cho da.*

Massage cream: *chất kem nhờn emollient chữa trị, trơn da, dinh dưỡng cho da.*

Masseter: *bắp thịt nhai*

Matrix: *móng non*

Matter: *chất chiếm chỗ trong không gian*

Maxillae: *xương của hàm trên*

Mechanical reaction: *phản ứng cơ học*

Median nerve: *thần kinh cánh tay & bàn tay*

Medulla: *lỏi tóc, tủy xương*

Melanin: *sắc tố*

Melanoma: *ung thư da*

Melanotic sarcoma: *nốt ruồi ung thư*

Membrane: *màng bọc*

Mental depression: *thần kinh suy sụp*

Mentalis: *bắp thịt nâng môi dưới, nhăn da cằm*

Mentoplasty: *sửa cằm*

Metabolism: *sự trao đổi chất của tế bào*

Microcomedone: *vi khuẩn mụn đầu đen*

Microdermabrasion: *ống hút da trộn với bột cát mịn aluminum dioxide loại bỏ da chết, đốm màu.*

Microorganism: *tế bào vi sinh động và thực vật*

Mildew: *ẩm mốc*

Milfoil: *cỏ thi có tính làm lành và sạch da*

Miliaria rubra: *rôm sởi, ngứa da do sức nóng*

Miniaturization: *sự mất tóc, lông do di truyền, do kích thích tố*

Miscible solution: *dung dịch có thể pha trộn*

Miscible: *chất pha trộn được*

Mitosis: *sinh sản gián phân*

Mobility: *chuyển động*

Modelage mask (thermal mask): *mặt nạ nhiệt đắp cho da khô, da tuổi già*

Moderate heat: *nhiệt độ vừa phải*

Moisturize cream: *chất kem làm ẩm da*

MSDS (Material Safety Data Sheet): *bảng dữ kiện an toàn vật liệu*

Muslin: *vải mịn dùng để wax lấy lông*

Myology: *cấu trúc, nhiệm vu, và bệnh bắp thịt*

Nail anamel: *nước sơn móng tay, móng chân*

Nail bed: *đệm móng*

Nail bleach: *chất tẩy trắng móng, ví dụ như 6% hydrogen peroxide (6% H202)*

Nail conditioner: *chất ẩm để chống móng khô và dòn*

Nail dryer: *chất thoa để bảo vệ nước sơn khô nhanh chống dính*

Nail grooves: *rãnh móng*

Nail hardener: *chất ngăn ngừa móng chẻ hoặc bị lột móng*

Nail matrix: *móng non*

Nail root: *gốc móng*

Nail walls: *thành móng*

Nail whitener: *chất oxýt kẽm và tatinium dioxide làm trắng móng, thoa dưới đầu móng để che đốm*

Nail-bed: *nền móng*

Nasal bones: *xương cầu mũi*

Nasal cavity: *hóc mũi*

Natural barrier: *màng bảo vệ mô da*

Natural immunity: *miễn nhiễm tự nhiên*

Neurology: *cấu trúc, nhiệm vụ, bệnh hệ thần kinh*

Nevus: *nốt ruồi nâu hoặc đen trong móng*

Nipper: *dụng cụ cắt da móng tay*

Nitro cellulose: *chất sợi kết có trong nước sơn*

Nodules: *bướu nhỏ*

No-light gels: *loại gel được cứng lại không cần dùng đèn U.V, cứng gel lại nhờ chất xúc tác hoặc ngâm vào nước*

Non- strip rinse: *chất xả tóc nhuộm không tạo sọc*

Non-contagious: *bệnh không lây lan*

Nonpathogenic: *vi trùng không gây bệnh*

No-stem curl: *lọn tóc sát da đầu*

Nucleus: *nhân tế bào*

Nylon fiber hardener: *chất làm cứng móng có trong nước sơn bóng, thoa theo chiều dọc hoặc ngang trên mặt móng.*

Oak bark: *vỏ gỗ oak có tính se da*

Objective symptom: *triệu chứng thấy được*

Occipital artery: *động mạch ót, sau đầu*

Occipital bone: *xương ót*

Occipitalis: *bắp thịt phủ phía sau da đầu*

Occupational disease: *bệnh nghề nghiệp*

Odorless: *không mùi*

Oil bleach: *thuốc tẩy có dầu*

Oil gland disorder: *xáo trộn tuyến dầu*

Oil-in-water emulsion: *(O/W) kem có ít dầu trong thành phần sản phẩm chứa nhiều thành phần nước hơn như mayonnaise (nước sốt mayonne)*

Oil-in-water: *dầu lơ lửng trong nước*

Ointment cream: *kem mỡ đặc*

Olive leaves: *lá cây olive có tính nhờn*

Olive oil: *dầu olive vàng xanh dùng trong thức ăn và dùng trong hot oil manicure*

On base: *lọn tóc quấn 135 độ so với da đầu*

Onychatrophia (atrophy): *rụng móng*

Onychauxis (hypertrophy): *móng bị dày do bệnh nội thương, di truyền*

Onychia: *móng non sưng có mủ dẫn đến rụng móng*

Onychocryptosis (ingrown nails): *móng đâm khóe*

Onychophosis: *lớp sừng mọc dày ở nền móng*

Onychoptosis: *móng và ngón rụng do bệnh giang mai tạo bởi siêu vi khuẩn syphilis*

Onychorrhexis (split nails): *móng chẻ và dòn*

Onychosis (onychopathy): *bệnh móng*

Opaque: *trắng đục*

Orange blossoms: *hoa cam tính ẩm da, hương thơm*

Orange: *cam tạo hương thơm*

Orbicularis oculi: *bắp thịt vòng hóc mắt, nhắm mắt*

Orbicularis oris: *bắp thịt vòng miệng, và đôi môi*

Orbital bone: *xương ổ mắt*

Organic chemistry: *hóa học hữu cơ có chứa than*

Organic solvent: *dung môi hữu cơ*

Origin: *gốc bắp thịt, phần cố định*

Os coxa: *xương khớp háng*

Osmidrosis: *mồ hôi mùi khó chịu ở nách*

Osteology: *học về cấu trúc và nhiệm vụ của xương*

Out off base: *lọn tóc quấn 45 độ*

Ovary: *tuyến sinh sản của phụ nự*

Overdirected base: *lọn tóc quấn 180 độ*

Overexposure: *tiếp xúc hóa chất lâu dài và nhiều lần*

Overlap: *chồng lên nhau*

Oxidation tint: *thuốc nhuộm oxýt hóa*

Ozone: *khí quyển*

Pacemaker: *mang máy trợ tim*

Palmar: *lòng bàn tay*

Papaya: *chất men mủ đu đủ lột da nhẹ*

Papilary layer: *lớp nhủ đàn hồi*

Papilla: *hình chóp nhỏ dưới nang lông*

Papillary: *lớp nhủ dưới ngoại bì*

Parabens: *chất bảo quản mỹ phẩm và thực phẩm*

Paraffin wax masks: *mặt nạ sáp chứa paraffin*

Paraffin: *sáp làm ẩm da*

Para-phenylenediamine: *hóa chất nhuộm tóc*

Parasitic disease: *bệnh do ký sinh trùng*

Parietal artery: *động mạch đỉnh đầu*

Parietal bones: *xương đỉnh đầu*

Paronychia: *sưng đỏ chung quanh móng*

Partnership: *cách làm chủ từ hai người trở lên*

Patch test: *thử dị ứng*

Patella: *xương đầu gối*

Pathogenic: *vi trùng gây bệnh*

Pathology: *cấu trúc và nguyên nhân của bệnh*

Pectoralis major and minor: *thịt ngực giúp đong đưa cánh tay*

Pediculosis capitis: *chí truyền nhiễm, tạo mảng gàu*

Pellon: *vải wax không co giãn*

Peppermint: *bạc hà, thông mũi, tiêu hóa, có tính sát trùng, lành da*

Percusion movement: *động tác vỗ nhẹ*

Peripheral nervous system: *hệ thần kinh ngoại biên*

Peroximeter: *đo nồng độ peroxide*

Personality: *nhân cách*

Perspiration: *sự ra mồ hôi*

Petrissage (kneading): *động tác nhồi bóp, vặn*

Petroleum cream: *kem bảo vệ da*

Phalanges of fingers: *xương lóng ngón tay*

Phalanges of toes: *xương lóng ngón chân*

Phalanges: *xương ngón tay và ngón chân*

Pharynx: *thực quản*

Phenol: *chất diệt trùng có tính độc, ăn mòn*

Phenolics: *chất diệt trùng mạnh làm mềm hoặc mất màu các đồ vật bằng nhựa; với độ mạnh 5% diệt trùng dụng cụ trong 10 phút*

Phonetician: *nhà ngữ âm học*

Physical reaction: *phản ứng thể lý*

Physically changed: *đổi thể lý không tạo chất mới*

Physiologist: *bác sĩ sinh lý học*

Physiology: *sinh lý học*

Phytotherapy (herbal therapy): *thảo mộc trị liệu da*

Piggy back: *kiểu 2 ống cuốn quấn chồng lên nhau*

Pigment: *hạt màu*

Pimple: *mụn nhọt*

Pinkeges: *viêm mắt cấp tính*

Pith: *lõi ở giữa*

Pityriasis capitis simplex: *gàu vảy khô*

Pityriasis steatoides: *gàu vảy dầu*

Pivot curl: *trục lọn tóc*

Plasma: *huyết tương nuôi tế bào và loại độc tố*

Platelets: *huyết thanh giữ nhiệm vụ đông máu*

Platysma: *bắp thịt rộng từ ngực và vai đến cằm*

Plicatured nail: *móng biến dạng từ móng non ngón chân, đầu móng có hình vuông*

Podiatrist: *bác sĩ về chân*

Polarity: *thay đổi điện cực*

Polish remover: *chất chùi nước sơn*

Polish remover: *chất dung môi hữu cơ dùng làm hoà tan và chùi nước sơn cũ trên móng*

Polish thinner: *chất dung môi để pha nước sơn có chứa aceton*

Polymer: *chất bột acrylic kết với monomer để giúp việc kết cứng lại*

Polymerization: *tiến trình kết dính của hóa học*

Polymers: *phân tử bột acrylic*

Poor penetration: *thấm khó khăn*

oor porosity: độ thấm kém

orosity bond: kết độ thấm

osterior auricular artery: động mạch cung cấp máu đến da đầu phía sau và ở trên tai

osterior auricular muscle: bắp thịt sau tai

osterior auricular nerve: thần kinh sau tai và sọ

ostpartum alopecia: sói tóc, thiếu kích thích tố

otassium hydroxide: hóa chất làm mềm da

owder bleach: thuốc tẩy bột loại mạnh

redisposition test: thử nghiệm dị ứng da

re-lightening: làm lợt trước

reservative: chất bảo quản

re-softening: làm mềm trước

rimary colors: nhóm màu thứ 1: đỏ, vàng, xanh

rimer: chất giúp cho mặt móng kết dính chặt với chất đắp móng giả như gel, bột acrylic..

rism: lăng kính

rocerus: thịt phủ cầu mũi, dưới chân mày

rocessing time: thời gian phát triển

rognosis: tiên đoán bệnh

rogressive color: màu tăng triển

ronators: bắp thịt trở bàn tay vô và úp xuống

ropylene glycol: chất ẩm cho da khô, da nhạy cảm

rotective base: kem bảo vệ da, da đầu

rotein hardener: chất đạm làm cứng móng có chất collagen có trong nước sơn bóng

rotoplasm: nguyên sinh chất không màu như jelly

rotozoa: động vật nguyên sinh

soriasis: bệnh vảy nến có mảng đỏ và vảy bạc

sychiatrist: bác sĩ tâm thần

sychologist: bác sĩ tâm lý

sychotherapy: tâm lý trị liệu

terygium: bệnh da chồm lên móng

uberty: giai đoạn phát triển của thiếu niên

ull test: kéo tóc để thử

ulmonary circulation: sự tuần hoàn phổi

yogenic granuloma: sưng tụ máu đỏ ở nền đệm móng đến thân móng

uadratus: bắp thịt vuông hàm dưới

uaternary ammonium compounds: dung dịch ổn định và an toàn; với độ mạnh 1/1000 nhúng chìm dụng cụ trong 10 phút để diệt trùng

adish: củ cải đỏ có tính se da

adius: xương quay nhỏ của cánh tay trước

am's horn nails (onychogryphosis): móng màu nâu cứng, dài cong như kèn do không chăm sóc, tổn thương móng non, nếu không nhiễm trùng thợ có thể chăm sóc

Rating: tỷ lệ

Realistic expectation: biểu hiện sự mong muốn

Rectangular base: lấy tóc nền chữ nhật

Rectifier: biến điện từ A.C qua D.C

Red blood cells: tế bào máu đỏ

Rededial lotion: chất giảm đau

Reduction: làm co lại

Reflexology: xoa bóp massage tay và chân

Release oxygen: giải thoát oxy

Renaissance: thời phục hưng

Reproductive system: hệ thống sinh sản

Reservoir: bình chứa

Resilient curl: lọn tóc đàn hồi

Resin: chất nhựa dẻo

Respiration: sự hô hấp

Retail sale: bán lẻ

Retail supplies: vật liệu để bán lẻ cho khách

Retard: chậm lại

Retinoic acid: kem trị mụn bọc (retin-A)

Retrogress: suy yếu

Revert: trở lại

Rheostat: điều chỉnh độ mạnh dòng điện

Rhinoplasty: sửa, nâng sóng mũi

Rhytidectomy: căng mặt

Ribs: xương sườn

Rickettsia: bệnh còi xương

Ridge curl: lọn tóc gợn nổi

Rimming: viền lề

Risorius: thịt kéo góc miệng ra sau, biểu lộ gầm gừ

Roller curl: lọn tóc bằng ống

Roman: người La mã

Rosasea: da vỡ mạch máu lâu ngày ở đôi má & mũi

Rose hips: cành hoa hồng có tính ẩm da

Rose leaves: lá hoa hồng có tính ẩm da

Rosemary: cây hương thảo có tính giảm đau, nghẽn máu kích thích và hương thơm

Rosewood: hồng mộc

Ruffing: đánh rối bằng bàn chãi

Sacrum: xương cùng

Sage: húng quế có tính sát trùng

Salicylic acid: acid sát trùng, làm mềm tế bào chết

Saliva: tuyến nước bọt

Salt glows: chà da bằng muối biển, dầu, và lotion da

Sandalwood: gỗ trầm hương có tính sát trùng và kích thích

Sanitary Maintenance Area (S.M.A): nơi giữ vệ sinh

Saprophyte: thực vật hoại sinh

Sassafras bark: loại vỏ cây kích thích

Scabies: bệnh ghẻ ngứa lây lan

Scales: vảy

Scapula: xương vai

Scotch hose treatment: vòi nước nóng xịt lên lưng và các tuyến bạch huyết

Scratch: cào xướt

Sculpture curls: lọn tóc nắn bằng tay

Seasonal disease: bệnh do ảnh hưởng thời tiết

Seaweed: chất dinh dưỡng, kích thích, làm ẩm da từ rong biển

Sebaceous glands: tuyến dầu

Sebaceous secretion: điều tiết dầu

Seborrhea sicca: vảy dầu ở da đầu

Seborrhea: bệnh nhiều dầu

Sebum: chất dầu trong tuyến

Secondary colors: màu thứ 2: cam, xanh lá, tím

Semi-permanent colors: nhuộm bán vĩnh viễn

Senility: tuổi già

Sepsis: nhiễm trùng máu

Septicemia: nhiễm trùng máu

Skeletal system: hệ thống bộ xương

Skeletal: bộ xương

Skull: sọ

Slip: bột mịn cho da mặt

Slithering (effilating): tỉa mỏng tóc bằng kéo

Slouch slightly: hơi uể oải

Slouch: uể oải

Smooth skin: da mịn màng

Sneezing: nhảy mũi

Sorbitol: chất làm ẩm da

Spearmint: cây bạc hà lục có tính kích thích và hương thơm

Sphenoid bone: xương bướm, nối các xương đầu

Spinal cord: dây tủy sống

Staphylococci: vi trùng hình tròn kết chùm có mủ

Steatoma: bướu dầu, hoặc bướu mỡ

Steel pusher: cây sủi kim loại

Stem pin curl: cọng tóc, từ nền đến vòng tóc

Stencil: mẫu hình cắt sẵn để xịt màu airbrush

Sterno cleido mastoideu: thịt vùng cổ và xoay đầu

Sternocleidomastoideus: bắp thịt cổ xoay đầu

Sternum: xương ức, xương ngực kết hợp xương sườn

Stomach: bao tử

Stratum corneum: lớp sừng bên ngoài của ngoại bì

Stratum germinativum: lớp mầm sống

Stratum granulosum: lớp hạt thuộc ngoại bì

Stratum lucidum: lớp trong suốt

Stream hair: dòng tóc, hướng tóc

Stretch: giãn

Striated muscles: bắp thịt có sợi, điều khiển do ý chí

Structure: cấu trúc

Subcutaneous tissue (adipose): mô mỡ dưới nội bì

Submandibular lipectomy: chỉnh sửa cằm

Subtraction: loại bỏ đi

Sudoriferous glands: tuyến mồ hôi

Sudoriferous secretion: điều tiết mồ hôi

Sugaring: chất dẻo đường để lấy lông tạm thời

Supra-orbital: thần kinh trán, chân mày, da đầu

Supra-trochlear: thần kinh giữa đôi mắt

Sympathetic nervous system: hệ thần kinh giao cảm

Syphillis: vi trùng giang mai hình xoắn

Systemic disease: bệnh do xáo trộn nội tiết

Thermostat: dụng cụ tự động điều hòa nhiệt độ

Thermolysis: dùng nhiệt hủy chân lông

Thrombocytes: nghẽn mạch máu

Thyme: cây xạ hương bạc hà để pha chế mỹ phẩm có tính sát trùng

Tibia: xương chày (xương lớn ở ống chân)

Tincture of iodin: dung dịch với độ mạnh 2% để thoa sạch vết cắt và vết thương

Tinea capitis: nấm có đốm đỏ, hở lỗ chân lông

Tinea favosa: vảy nấm vòng nhô trên da đầu

Tissue: mô

Titanium dioxide: chất bột trắng có trong son môi

Translucent powder: bột trong cho trang điểm

Trapezius: thịt phủ bả vai giúp đong đưa cánh tay

Trichloroacetic acid (TCA): hóa chất lột da nhăn, da hư do nắng

Trichology: ngành học về lông tóc

Tumor: bướu lớn

Typhoid fever: bệnh thương hàn do bacillus

Ulcer: vết loét sâu có mủ

Ulna: xương trụ cánh tay trước

Ultraviolet light (U.V): Tia cực tím

Urea: chống sưng, chống mùi hôi, và sát trùng

Vaporizing: máy xông hơi nước

Varicella: bệnh thủy đậu, đậu mùa trái rạ

Vellus: lông tơ

Vitiligo: lang beng, đốm trắng, mất sắc tố ở da

Wax mask: mặt nạ sáp

Wen: bướu dầu thường mọc ở da đầu

Wheals: mẩn đỏ, sưng ngứa do côn trùng cắn

Wrist carpal bones: xương cổ tay

Zinc oxide: oxýt kẽm có tính sát trùng

Zygomatic or malar bones: xương thành lập gò má

Zygomaticus: thịt gò má đến miệng

Nails 900 Book
New edition
Vietnamese & English ($35.00)

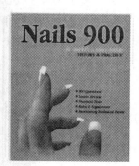

Facial 900 Book
New edition
Vietnamese & English ($40.00)

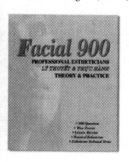

Hair 900 Book
New edition
Vietnamese & English ($45.00)

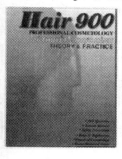

Women Razor Hair Cut
(45 minutes)
Vietnamese ($15.00)

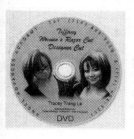

NAILS DVD Demo for Practice *(105 minutes)*
Vietnamese & English ($15.00)

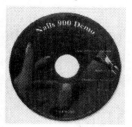

Facial DVD Demo for Practice *(105 minutes)*
Vietnamese & English ($15.00)

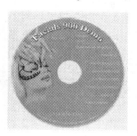

Hair DVD Demo for Practice *(120 minutes)*
Vietnamese & English ($15.00)

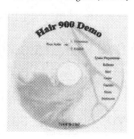

Men's Textured Hair Cut
(45 minutes)
Vietnamese ($15.00)

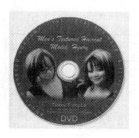

Gel Nails *(60 minutes)*
Vietnamese ($15.00)

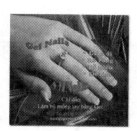

Facial Machine & Deluxe Mask *(60 minutes)*
Vietnamese & English ($15.00)

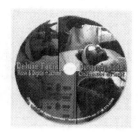

Graduated Bob Triangular Graduation *(45 minutes)*
Vietnamese & English ($15.00)

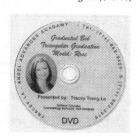

Layer Cut for Long Hair
(45 minutes)
Vietnamese ($15.00)

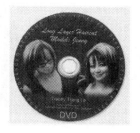

Acrylic Nails *(60 minutes)*
Vietnamese ($15.00)

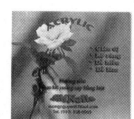

Facial Wrap & Back, Head Massage *(50 minutes)*
Vietnamese & English ($15.00)

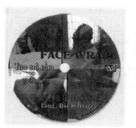

Stomach Wrap & Reflexology *(45 minutes)*
Vietnamese & English($15.00)

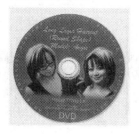

Long Layer Hair Cut Round Shape *(45 minutes)*
Vietnamese ($15.00)

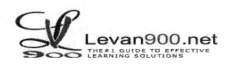

Levan90(

442 N. Rancho Santiago Blv
Orange, CA 9286
Phone: (714) 878-236

E-mail: thammy900@yahoo.com   Website: www:levan900.ne

ORDER FORM

Ship To:

ADDRESS: _____

_____

PHONE: _____

E-MAIL: _____

Quantity	Item	Unit Price (USD)	Total
	Hair 900 book	$45.00	
	Facial 900 book	$40.00	
	Nails 900 book	$35.00	
	Hair DVD demo	$15.00	
	Layer Cut for Long Hair DVD	$15.00	
	Long Layer Hair Cut Round Shape DVD	$15.00	
	Women Razor Hair Cut DVD	$15.00	
	Men's Textured Hair Cut DVD	$15.00	
	Graduated Bob Triangular Graduation DVD	$15.00	
	Facial DVD demo	$15.00	
	Facial Machine & Deluxe Mask DVD	$15.00	
	Facial Wrap & Back, Head Massage DVD	$15.00	
	Nails DVD demo	$15.00	
	Gel Nails DVD	$15.00	
	Acrylic Nails DVD	$15.00	
	Stomach and Reflexology Massage DVD	$15.00	

Order: **www.levan900.net**
Or write checks/money orders
payable to **Van Le 900**

Subtotal	
C.A Tax (subtotal x 8%)	
Shipping & Handling First Book/DVD	$8.00
$3.00 each additional	
Total:	